Funktionsdiagnostik in Endokrinologie,
Diabetologie und Stoffwechsel

Andreas Schäffler
Hrsg.

Funktions-diagnostik in Endokrinologie, Diabetologie und Stoffwechsel

5., vollständig aktualisierte und erweiterte Auflage

Mit einem Geleitwort von Prof. Dr. med. Jürgen Schölmerich
Mit 66 Abbildungen und 174 Tabellen

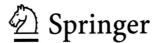

Hrsg.
Andreas Schäffler
Medizinische Klinik und Poliklinik III (Endokrinologie und Diabetologie),
Justus-Liebig-Universität (JLU) Gießen
Universitätsklinikum Gießen und Marburg (UKGM), Standort Gießen
Gießen, Deutschland

ISBN 978-3-662-68562-4   ISBN 978-3-662-68563-1   (eBook)
https://doi.org/10.1007/978-3-662-68563-1

Die Deutsche Nationalbibliothek verzeichnet diese Publikation in der Deutschen
Nationalbibliografie; detaillierte bibliografische Daten sind im Internet über https://
portal.dnb.de abrufbar.

© Der/die Herausgeber bzw. der/die Autor(en), exklusiv lizenziert an Springer-Verlag
GmbH, DE, ein Teil von Springer Nature 2009, 2013, 2015, 2018, 2024
Das Werk einschließlich aller seiner Teile ist urheberrechtlich geschützt. Jede Verwertung,
die nicht ausdrücklich vom Urheberrechtsgesetz zugelassen ist, bedarf der vorherigen Zustimmung des Verlags. Das gilt insbesondere für Vervielfältigungen, Bearbeitungen, Über-
setzungen, Mikroverfilmungen und die Einspeicherung und Verarbeitung in elektroni-
schen Systemen.
Die Wiedergabe von allgemein beschreibenden Bezeichnungen, Marken, Unternehmens-
namen etc. in diesem Werk bedeutet nicht, dass diese frei durch jedermann benutzt werden
dürfen. Die Berechtigung zur Benutzung unterliegt, auch ohne gesonderten Hinweis
hierzu, den Regeln des Markenrechts. Die Rechte des jeweiligen Zeicheninhabers sind zu
beachten.
Der Verlag, die Autoren und die Herausgeber gehen davon aus, dass die Angaben und Informationen in diesem Werk zum Zeitpunkt der Veröffentlichung vollständig und korrekt
sind. Weder der Verlag noch die Autoren oder die Herausgeber übernehmen, ausdrücklich
oder implizit, Gewähr für den Inhalt des Werkes, etwaige Fehler oder Äußerungen. Der
Verlag bleibt im Hinblick auf geografische Zuordnungen und Gebietsbezeichnungen in
veröffentlichten Karten und Institutionsadressen neutral.

Planung/Lektorat: Ulrike Hartmann
Springer ist ein Imprint der eingetragenen Gesellschaft Springer-Verlag GmbH, DE und
ist ein Teil von Springer Nature.
Die Anschrift der Gesellschaft ist: Heidelberger Platz 3, 14197 Berlin, Germany

Wenn Sie dieses Produkt entsorgen, geben Sie das Papier bitte zum Recycling.

Unserem klinisch-wissenschaftlichen Lehrer,
Herrn Prof. Dr. Jürgen Schölmerich, gewidmet.

Geleitwort

Der Schwerpunkt Endokrinologie in der Inneren Medizin besticht schon Studenten wegen der Klarheit und Schönheit der Regelkreise, die im Gesunden, aber auch beim Kranken das Verständnis von Physiologie und Pathophysiologie erlauben. Dementsprechend spielen Messparameter wie Labortests und noch mehr funktionelle Prüfungen von Regelkreisen eine wichtige Rolle in der Diagnostik und fungieren damit als Grundlage der entsprechenden Therapie. Alle Lehrbücher der Inneren Medizin und natürlich auch der Endokrinologie enthalten daher diesbezüglich Daten und Hinweise. Es fehlte bislang aber eine zusammenfassende Darstellung der diagnostischen Verfahren für alle Bereiche von Endokrinologie und Stoffwechsel, die auch hinsichtlich der praktischen Anwendung hinreichend detailliert ist.

Das vorliegende Werk, das im Wesentlichen in der 1. Auflage von 4 Oberärzten der Inneren Medizin mit dem Schwerpunkt Endokrinologie und Stoffwechselerkrankungen geschrieben wurde, füllt diese Lücke. Man merkt den Texten die breite praktische Erfahrung und die Begeisterung für das pathophysiologische Verständnis von Erkrankungen seitens der Autoren an. Es bleibt zu hoffen, dass diese Begeisterung sich auf die Leser und Nutzer überträgt und vielleicht sogar dazu beiträgt, dass sich der eine oder andere Nachwuchsinternist diesem spannenden Gebiet zuwendet.

Ich wünsche dem Buch und den Autoren den verdienten Erfolg und danke diesen für das Engagement, das ein solches Buch erst möglich gemacht hat.

Prof. Dr. med. Jürgen Schölmerich
2009

Vorwort zur 5. Auflage

Die 5. Auflage behält die erprobte Struktur und Gliederung der ersten vier Auflagen in identischer Weise bei. In der 5. Auflage wurde die Einteilung der Hypophysentumore und der Nebennieren-Tumore an die neue WHO-Klassifikation von 2022 angepasst, desweiteren wurden die Assay-abhängigen Normwerte für GH und IGF-1 detaillierter dargestellt. Völlig neu hinzugekommen sind Übersichten zu paraneoplastischen Syndromen, zum Screening der Malnutrition, zu Problematiken bei Immuno-Assays incl. dem dazugehörigen „trouble shooting". Das Kapitel zur Präanalytik wurde neu aufgelegt. Völlig überarbeitet wurden auch die Kapitel zum Calcitonin und zum Metyrapon-Hemm-Test. Die 5. Auflage nimmt Bezug auf etliche Neuentwicklungen wie z.B. den Macimorelin-Test oder den basalen und stimulierten Copeptin-Assay in der Abklärung von Diabetes insipidus centralis/renalis und primärer Polydipsie. Auch werden länger bestehende und aktuelle Engpässe bei der Verfügbarkeit von Testreagenzien wie Pentagastrin, CRH und GHRH kommentiert. Schließlich wurde der digitalen und technischen Weiterentwicklung in der Diabetologie Rechnung getragen und die neuen digitalen Parameter bei der Anwendung von CGM-Systemen in einem eigenen Kapitel aufgenommen.

Die 5. Auflage stellt die nun über 16 Jahre kontinuierlich aktualisierte und erweiterte Version dar und stellt dem Leser 36 eigenständige Kapitel mit 66 Abbildungen zur Verfügung sowie ein umfassend kommentiertes Tabellenwerk mit 174 Tabellen.

Andreas Schäffler
Gießen, Deutschland
2024

Vorwort zur 1. Auflage

Auf dem deutschen Markt existieren einige hervorragende Lehrbücher für Endokrinologie, Diabetologie und Stoffwechsel. Ziel dieses Werkes ist eine detaillierte und praxisrelevante Darstellung der Funktionsdiagnostik sowie deren Interpretation auf diesen Fachgebieten. Hierbei schlägt das Buch einen großen Bogen zwischen einem bloßen „Kochbuch" bzw. einem bloßen Leitfaden, einem ausführlichen Lehrbuch für Endokrinologie und Werken der klinischen Chemie bzw. der Hormonanalytik. Ergebnis ist ein umfassendes und praxisrelevantes Destillat, das für jeden Anwender das simultane „Nachschlagen" in diversen Werken erspart.

Das Neue an diesem Buch ist die einheitliche und umfassende Erklärung aller relevanten Funktionstests mit ausführlicher Darstellung von Indikationen, Kontraindikationen, Nebenwirkungen, Testvorbereitung, Rahmenbedingungen, konkreten Handlungsanleitungen bei der eigentlichen Testdurchführung sowie bei der Interpretation der Testergebnisse. Eine einheitliche Gliederung zieht sich durch das gesamte Werk, und es werden immer konkrete Normbereiche, Umrechnungsfaktoren und Cut-off-Werte angegeben, auch für besondere Situationen (Geschlecht, Alter, BMI, Pubertätsphasen, Zyklusphasen, akute Erkrankungen, Medikamente etc.). Hier zieht sich ein umfassendes Tabellenwerk durch das Buch.

Ein besonderes Merkmal dieses Buches ist die Betonung der Testvorbereitung, Testdurchführung und Testinterpretation (ohne hier den Duktus eines Lehrbuches aufzunehmen) sowie des interdisziplinären Charakters (Gynäkologie, Fertilitätsmedizin, Andrologie, Radiologie, Dermatologie, Neurochirurgie, Humangenetik, Chirurgie, Urologie, Pädiatrie, Endokrinologie, Diabetologie, Stoffwechsel).

Durch die Rubriken „Fallstricke" und „Praxistipps" erhält jeder Funktionstest einen besonders persönlichen und praxisrelevanten Charakter mit vielen Ratschlägen, die eben weit über den theoretischen Hintergrund vieler Lehrbücher hinausgehen. Die Autoren haben sich viel Mühe gegeben, sich auf bestimmte Normwerte oder Cut-off-Werte festzulegen, um dem Anwender die Möglichkeit zu geben, ohne erneutes Nachschlagen von Primärliteratur das Testergebnis profunde zu interpretieren.

Hinweis

Die Indikationsstellung, Durchführung, Dosisauswahl und Applikation sowie die Testinterpretation obliegen der Verantwortung des entsprechenden Arztes. Verlag, Herausgeber und Autoren können hierfür keine Gewähr übernehmen, obwohl bei der Darstellung größte Sorgfalt auf der Basis des aktuellen wissenschaftlichen Standes verwandt wurde.

Es wird ausdrücklich darauf hingewiesen, dass viele Normwerte von der verwendeten Nachweismethode und damit vom jeweiligen Labor abhängig sind. Zudem können cut off-Werte und Normbereiche sich ändern und auf unterschiedlichen Kollektiven basieren. Der Anwender ist in jedem Fall verpflichtet, sich hier mit dem für ihn relevanten Labor zu verständigen und auf aktuelle Leitlinien zu achten.

Andreas Schäffler
Regensburg, Deutschland
2009

Hinweis

Die Indikationsstellung, Durchführung, Dosisauswahl und Applikation sowie die Testinterpretation obliegen der Verantwortung des entsprechenden Arztes. Verlag, Herausgeber und Autoren können hierfür keine Gewähr übernehmen, obwohl bei der Darstellung größte Sorgfalt auf der Basis des aktuellen wissenschaftlichen Standes verwandt wurde.

Es wird ausdrücklich darauf hingewiesen, dass viele Normwerte von der verwendeten Nachweismethode und damit vom jeweiligen Labor abhängig sind. Zudem können cut off-Werte und Normbereiche sich ändern und auf unterschiedlichen Kollektiven basieren. Der Anwender ist in jedem Fall verpflichtet, sich hier mit dem für ihn relevanten Labor zu verständigen und auf aktuelle Leitlinien zu achten.

Inhaltsverzeichnis

1	**Präanalytik, Aufklärung, Biostatistik und Störgrößen bei Hormonbestimmungen**	**1**
	Andreas Schäffler und Thomas Karrasch	
1.1	Körperhaltung, Blutentnahme, Probenmaterial, Logistik, Temperatur	2
1.2	Patientenbezogene Einflussfaktoren	2
1.3	Rolle der Laboreinrichtung	4
1.4	Welche Rolle spielen Erfahrung und interdisziplinäres Denken?	5
1.5	Aufklärung vor der Testdiagnostik	5
1.6	Charakteristika und Aussagekraft von Funktionstests	7
1.7	Störgrößen bei Immuno-Assays	7
1.8	Technologischer Ausblick	10
	Literatur	10
2	**Kohlenhydratstoffwechsel**	**13**
	Andreas Schäffler und Thomas Karrasch	
2.1	Oraler Glukosetoleranztest (75 g, 2 h) aus venöser Plasmaglukose	15
2.2	Oraler Glukosetoleranztest (75 g, 2 h) aus venösem Vollblut	17
2.3	Oraler Glukosetoleranztest (75 g, 2 h) aus kapillärem Vollblut	17
2.4	Oraler Glukosetoleranztest (75 g, 2 h) aus kapillärer Plasmaglukose	18
2.5	Oraler Glukosetoleranztest (50 g, 1 h), Screening auf Gestationsdiabetes	18
2.6	Oraler Glukosetoleranztest (75 g, 2 h), Screening auf Gestationsdiabetes	19
2.7	Oraler Glukosetoleranztest im Kindesalter	20
2.8	Oraler Glukosetoleranztest (75 g, 2 h) mit Insulin und C-Peptid	20
2.9	Oraler Glukosetoleranztest (75 g, 5 h), postprandiale Hypoglykämie	21
2.10	Oraler Glukosetoleranztest (75 g, 5 h), Akromegaliediagnostik	23
2.11	Intravenöser Glukagontest mit C-Peptidbestimmung	23
2.12	Intravenöser Glukosetoleranztest	24
2.13	Hungerversuch, Insulinomdiagnostik	25
2.14	Glukagontest, Insulinomdiagnostik	28
2.15	Tolbutamidtest, Insulinomdiagnostik	29
2.16	C-Peptidsuppressionstest, Insulinomdiagnostik	29
2.17	HbA$_{1c}$ und Fruktosamin	30
2.18	Intaktes Proinsulin	33
2.19	Therapieziele (HbA1c, Glukose) für den Diabetes mellitus	34
	Literatur	35
3	**Lipidstoffwechsel**	**37**
	Andreas Schäffler und Thomas Karrasch	
3.1	Cholesterin- und Triglyzeridstoffwechsel	38
3.2	Definition Risiko-basierter Zielwerte für das LDL-Cholesterin	39
3.3	Parameter der lipidologischen Spezialdiagnostik in der Routine	42
	Literatur	43

XII Inhaltsverzeichnis

4 Protein- und Nukleotidstoffwechsel 45
Andreas Schäffler und Thomas Karrasch
4.1 Harnstoff 46
4.2 Harnsäure 46
Literatur 48

5 Schilddrüse (peripher) 49
Andreas Schäffler und Christiane Girlich
5.1 Schilddrüsenhormone (fT$_3$, T$_3$, fT$_4$, T$_4$), TBG 50
5.2 Schilddrüsenantikörper (TPO, TRAK, Tg-Ak) 51
5.3 Tumormarker hTg 53
5.4 Kalzitonin- und Pentagastrintest 53
5.5 Kalzitonin- und Kalzium-Infusionstest 55
5.6 SOP zur Diagnostik und Therapie vor und nach Applikation
jodhaltiger Kontrastmittel (Regensburger Schema) 57
5.7 Anwendungsgebiete für rekombinantes TSH (rhTSH) 58
Literatur 59

6 Nebenschilddrüse 61
Andreas Schäffler, Christiane Girlich und Thomas Karrasch
6.1 Basales Parathormon (PTH) 62
6.2 Intraoperatives Parathormon 64
6.3 Selektive Halsvenenkatheterisierung mit PTH-Bestimmung 65
6.4 S-Kalzium (frei, gesamt) 66
6.5 Kalziumausscheidung im Urin 67
6.6 S-Phosphat 69
6.7 Phosphatausscheidung im Urin 69
6.8 Parathormon-related Peptide PTHrP 70
6.9 Ellsworth-Howard-Test 71
6.10 Casanova-Test 72
Literatur 74

7 Gastrointestinaltrakt 77
Andreas Schäffler und Thomas Karrasch
7.1 Gastrin und Sekretintest (Gastrinom) 78
7.2 Sammelurin für 5-OH-Indolessigsäure, Serotonin (Karzinoid) 79
7.3 Seltene GEP-NET-Tumoren (VIP, Glukagon, Somatostatin, PP) 80
7.4 Intra-arterieller Calcium-Stimulationstest bei Insulinom 81
Literatur 83

8 Nebennierenmark 85
Andreas Schäffler, Cornelius Bollheimer und Roland Büttner
8.1 Sammelurin für Katecholamine und Metanephrine 86
8.2 Serummetanephrine 89
8.3 Clonidinhemmtest 90
8.4 Glukagonstimulationstest 91
Literatur 91

Inhaltsverzeichnis

9	**Nebennierenrinde**	93

Andreas Schäffler, Cornelius Bollheimer und Roland Büttner

9.1	Zona fasciculata	94
9.2	Zona glomerulosa	100
9.3	Zona reticularis	116
	Literatur	117

10	**Gonaden (männlich)**	119

Andreas Schäffler, Cornelius Bollheimer, Roland Büttner und Christiane Girlich

10.1	Testosteron, freies Testosteron, SHBG, freier Testosteronindex	120
10.2	Gonadotropine: FSH basal und LH basal	121
10.3	HCG-Test	122
10.4	Spermiogramm	123
	Literatur	124

11	**Gonaden (weiblich)**	127

Andreas Schäffler und Christiane Girlich

11.1	Estradiol, Progesteron	128
11.2	AMH (Anti-Müller-Hormon)	129
11.3	Gonadotropine: FSH basal und LH basal	130
11.4	Gestagentest	131
11.5	Östrogen-Gestagen-Test	132
11.6	Clomiphentest	133
11.7	HMG-Test	134
11.8	Metoclopramidtest	134
11.9	17-α-OH-Progesteron (ACTH-Test; Late-onset-AGS)	135
11.10	17-OH-Pregnenolon/17-OH-Progesteron-Quotient (ACTH-Test)	137
11.11	Androgenprofil (Testosteron, Androstendion, DHEA-S)	138
	Literatur	139

12	**Hypothalamus**	141

Andreas Schäffler, Cornelius Bollheimer, Roland Büttner und Christiane Girlich

12.1	Insulinhypoglykämietest	142
12.2	Exercise-Test	143
12.3	Propranolol-Glukagon-Test	144
12.4	Clonidin-Test	145
	Literatur	146

13	**Hypophysenvorderlappen und Austestung der glandotropen Achsen**	147

Andreas Schäffler, Cornelius Bollheimer, Roland Büttner und Christiane Girlich

13.1	Adrenokortikotrope Achse	149
13.2	Thyreotrope Achse	157
13.3	Gonadotrope Achse	159
13.4	Somatotrope Achse	163
13.5	Prolaktin	174
	Literatur	176

XIV Inhaltsverzeichnis

14 Hypophysenhinterlappen 179
Andreas Schäffler und Thomas Karrasch
14.1 Durstversuch 180
14.2 ADH und SIADH 182
14.3 Copeptin basal 184
14.4 Stimuliertes Copeptin 186
Literatur 187

15 Endokrinologische Indikationen zur Gendiagnostik 189
Andreas Schäffler, Charalampos Aslanidis
und Wolfgang Dietmaier
15.1 MEN-1 (Menin-Gen) 190
15.2 MEN-2 (RET-Protoonkogen) 191
15.3 Adrenogenitales Syndrom (21-Hydroxylase-Gen) 198
15.4 Hämochromatose (HFE-Gen) 201
15.5 Monogenetische Diabetesformen 204
15.6 Anderweitige Genmutationen 208
Literatur 210

16 Endokrinologische Indikationen zur Karyotypisierung 213
Andreas Schäffler und Thomas Karrasch
16.1 Klinefelter-Syndrom 214
16.2 Ullrich-Turner-Syndrom 214
Literatur 215

17 Fettgewebsdysfunktion 217
Andreas Schäffler und Thomas Karrasch
17.1 Nichtapparative Abschätzung des Körperfettanteils
am Gesamtgewicht 218
17.2 Adipokine (Fettgewebshormone) 220
Literatur 225

18 Tumormarker in der Endokrinologie 227
Andreas Schäffler und Thomas Karrasch
Literatur 230

19 Autoantikörper und Autoimmunität
in der Endokrinologie 231
Andreas Schäffler und Thomas Karrasch
Literatur 237

20 Radiologisches und nuklearmedizinisches Basiswissen
für die Diagnostik in der Endokrinologie 239
Andreas Schäffler, Cornelius Bollheimer, Roland Büttner
und Christiane Girlich
20.1 Computertomografie (CT) und MRT der Nebenniere 240
20.2 MRT der Hypophyse 246
20.3 Sonografie der Nebennieren 249
20.4 Sonografie der Schilddrüse und Nebenschilddrüsen 250

Inhaltsverzeichnis

20.5	MRT/CT der Nebenschilddrüsen	254
20.6	Basiswissen für die nuklearmedizinische Diagnostik	255
	Literatur	259

21 Hormonmissbrauch, Doping, Wirkstoffnachweis ... 261
Andreas Schäffler und Thomas Karrasch

21.1	Hypoglycaemia factitia	262
21.2	Hormonmissbrauch und Überdosierung im Rahmen der ärztlichen Behandlung	264
21.3	Doping	265
	Literatur	266

22 Osteodensitometrie und Knochenumbauparameter ... 267
Andreas Schäffler und Hilmar Stracke

22.1	Osteodensitometrie	268
22.2	Knochenumbauparameter	279
	Literatur	282

23 Neuropathie-Tests ... 285
Andreas Schäffler und Thomas Karrasch

23.1	Periphere Neuropathie-Tests	286
23.2	Autonome Neuropathie-Tests	290
	Literatur	291

24 Scoring- und Grading-Systeme in der Endokrinologie ... 293
Andreas Schäffler und Thomas Karrasch

24.1	Hodenvolumenbestimmung mittels Orchidometer nach Prader	295
24.2	Pubertätsentwicklung nach Tanner	295
24.3	Hirsutismus-Score nach Ferriman und Gallwey	297
24.4	Akne-Score nach dem Global Acne Grading System	298
24.5	Alopezie-Score nach Ludwig	298
24.6	Ophthalmometrie nach Hertel	299
24.7	Klinische Stadieneinteilung der Struma	300
24.8	Klinische Stadieneinteilung der endokrinen Orbitopathie	301
24.9	Klinische Stadien-Einteilung des diabetischen Fuß-Ulkus	302
24.10	Stadieneinteilung der diabetischen Nephropathie	303
24.11	Scores zur Leberfibrose/Fettleberhepatitis	303
24.12	Der Framingham Risk Score	305
24.13	Der Burch-Wartofsky Score	305
24.14	Der Pituitary Apoplex Score (PAS)	306
24.15	Stadieneinteilung, Prognose und Dialyseprognose der Nephropathie nach KDIGO (Kidney Disease: Improving Global Outcome)	307
24.16	Rotterdam-Kriterien und Diagnosekriterien beim PCOS (Polycystisches Ovar-Syndrom)	308
24.17	Klinische Index-Scores für Statin-assoziierte Muskelsymptome und CK-Erhöhungen	310
	Literatur	312

XVI   Inhaltsverzeichnis

25   Stadieneinteilung endokriner Tumore 315
Andreas Schäffler und Thomas Karrasch
25.1   Hypophysenadenome 317
25.2   Schilddrüsenkarzinome 320
25.3   Nebennierenkarzinom 322
25.4   Neuroendokrine Tumore und Nebennieren-Tumore 322
Literatur 327

26   Die Schilddrüsenpunktion 329
Andreas Schäffler und Thomas Karrasch
26.1   Durchführung der Schilddrüsenpunktion 330
Literatur 332

27   Die ambulante Langzeitblutdruckmessung (ABDM) 333
Andreas Schäffler und Thomas Karrasch
27.1   Die Durchführung der ambulanten Langzeitblutdruckmessung
(ABDM) 334
Literatur 337

28   Die Analyse der Pulswellengeschwindigkeit 339
Andreas Schäffler und Thomas Karrasch
28.1   Die Durchführung der Pulswellenanalyse (PWA) 340
Literatur 343

**29   Klassifikation des GdB (Grad der Behinderung)
bei Endokrinopathien** 345
Andreas Schäffler und Thomas Karrasch
29.1   Die Bestimmung des GdB bei Diabetes mellitus
und Endokrinopathien 346
Literatur 347

**30   Perzentilendokumentation bei Kindern
und Jugendlichen** 349
Andreas Schäffler und Christiane Girlich
30.1   Die Dokumentation von Körperlänge und Gewicht
nach Perzentilen 350
30.2   Die Bestimmung des Knochenalters und der prospektiven
Endlänge 355
Literatur 358

**31   Online engines, Apps und database tools
in der Endokrinologie** 359
Andreas Schäffler und Thomas Karrasch
31.1   OMIM (Online Mendelian Inheritance in Man) 360
31.2   PubMed 361
31.3   HGQN (Humangenetisches Qualitäts-Netzwerk) 361
31.4   Online engines und Apps 362
31.5   UpToDate-Informationsdatenbank 362
Literatur 363

Inhaltsverzeichnis

32	**Messung des Knöchel-Arm-Index (ankle brachial index; ABI)**	365
	Andreas Schäffler und Thomas Karrasch	
32.1	Die Messung des Knöchel-Arm-Index (ankle brachial index; ABI)	366
	Literatur	368

33	**Paraneoplastische Syndrome in Endokrinologie und Metabolismus**	369
	Andreas Schäffler und Thomas Karrasch	
33.1	Paraneoplastische Syndrome in der Endokrinologie	370
33.2	Paraneoplastische Syndrome im Metabolismus	373
	Literatur	375

34	**Basaltemperatur, weiblicher Zyklus, Pearl-Index, Hypothermie, Hyperthermie, Fieber**	377
	Andreas Schäffler und Thomas Karrasch	
34.1	Basaltemperatur und hormonelle Abläufe im weiblichen Zyklus	378
34.2	Temperaturmessung, Hypo-/Hyperthermie, Fieber	380
	Literatur	381

35	**Screening- und Diagnoseparameter für Mangelernährung**	383
	Andreas Schäffler und Thomas Karrasch	
	Literatur	385

36	**Kontinuierliche Gewebe-Glukosemessung (CGM) und ambulantes Glukoseprofil (AGP)**	387
	Andreas Schäffler und Sebastian Petry	
	Literatur	392

Serviceteil

| Anhang | 396 |
| Stichwortverzeichnis | 399 |

Herausgeber und Autoren

Der Herausgeber (und Haupt-Autor)

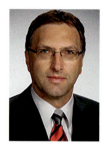

Prof. Dr. med. Andreas Schäffler
war bis 31.05.2013 als Geschäftsführender Oberarzt an der Klinik und Poliklinik für Innere Medizin I des Universitätsklinikums Regensburg tätig und leitete den Bereich Endokrinologie, Diabetologie und Stoffwechsel. Er ist Internist, Endokrinologe, Diabetologe (DDG) und verfügt über die Zusatzbezeichnungen „Diabetologie" sowie „Laboranalytik in der Inneren Medizin" der Bayerischen Landesärztekammer. Seit dem 01.06.2013 hat er die W3-Professur für Innere Medizin mit dem Schwerpunkt Endokrinologie und Diabetologie am Fachbereich 11 (Medizin) der Justus-Liebig-Universität Gießen inne. Zugleich ist er als Chefarzt an der Medizinischen Klinik und Poliklinik III des Universitätsklinikums Gießen und Marburg (UKGM) am Standort Gießen tätig.

Die Mit-Autoren

Apl. Prof. Dr. med. Thomas Karrasch ist als Leitender Oberarzt an der Medizinischen Klinik und Poliklinik III-Endokrinologie und Diabetologie des Universitätsklinikums Gießen und Marburg (UKGM) am Standort Gießen seit 2013 tätig. Mit Prof. Dr.med. Andreas Schäffler verbindet ihn die gemeinsame Zeit am Universitätsklinikum Regensburg in der Klinik und Poliklinik für Innere Medizin I sowie eine langjährige Zusammenarbeit in Forschung und Lehre.

Dr. med. Sebastian Petry ist als Oberarzt an der Medizinischen Klinik und Poliklinik III-Endokrinologie und Diabetologie des Universitätsklinikums Gießen und Marburg (UKGM) am Standort Gießen tätig.

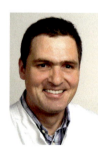

Prof. Dr. med. Cornelius Bollheimer
war als Internist, Endokrinologe und Geriater am Institut für Biomedizin des Alterns der Friedrich-Alexander Universität Nürnberg und an der Klinik für Allgemeine Innere Medizin und Geriatrie des Krankenhauses der Barmherzigen Brüder in Regensburg tätig. Mit Prof. Dr.med. Andreas Schäffler verbindet ihn die gemeinsame Zeit am Universitätsklinikum Regensburg in der Klinik und Poliklinik für Innere Medizin I. Seit 2016 hat er die W3-Professur für Geriatrie am Universitätsklinikum Aachen inne.

Herausgeber und Autoren

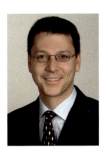

Prof. Dr. med. Roland Büttner
ist als Chefarzt für Innere Medizin am Caritas-Krankenhaus St. Josef in Regensburg tätig. Er ist Gastroenterologe und Endokrinologe. Mit Prof. Dr. med. Andreas Schäffler verbindet ihn die gemeinsame Zeit am Universitätsklinikum Regensburg in der Klinik und Poliklinik für Innere Medizin I.

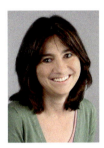

Priv.-Doz. Dr. med. Christiane Girlich
ist als Internistin und Endokrinologin an der Klinik für Allgemeine Innere Medizin und Geriatrie des Krankenhauses der Barmherzigen Brüder in Regensburg tätig. Mit Prof. Dr.med. Andreas Schäffler verbindet sie die gemeinsame Zeit am Universitätsklinikum Regensburg in der Klinik und Poliklinik für Innere Medizin I.

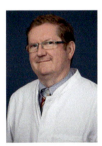

Prof. Dr. med. Hilmar Stracke
war als Leitender Oberarzt und Internist/Endokrinologie/Osteologe (DVO) an der Medizinischen Klinik und Poliklinik III des Universitätsklinikums Gießen und Marburg (UKGM) am Standort Gießen sowie am Fachbereich 11 (Medizin) der Justus-Liebig-Universität Gießen tätig und ist zwischenzeitlich emeritiert.

Weitere Autoren

Prof. Dr. rer. nat. Wolfgang Dietmaier Institut für Pathologie, Klinikum der Universität Regensburg, Regensburg, Deutschland

Prof. Dr. rer. nat. Charalampos Aslanidis Institut für Klinische Chemie und Laboratoriumsmedizin, Klinikum der Universität Regensburg, Regensburg, Deutschland

Fotodokumentation/Bildbearbeitung von klinischen Daten

Andreas Schultz Medizinische Klinik und Poliklinik III, Universitätsklinikum Gießen und Marburg (UKGM), Standort Gießen, Gießen, Deutschland

Autorenverzeichnis

Charalampos Aslanidis Klinikum der Universität Regensburg, Institut für Klinische Chemie und Laboratoriumsmedizin, Regensburg, Deutschland

Cornelius Bollheimer RWTH Aachen, Medizinische Klinik VI, Aachen, Deutschland

Roland Büttner Caritas Krankenhaus St. Josef, Regensurg, Abteilung für Innere Medizin, Regensburg, Deutschland

Wolfgang Dietmaier Klinikum der Universität Regensburg, Institut für Pathologie, Regensburg, Deutschland

Christiane Girlich Krankenhaus der Barmherzigen Brüder, Klinik für Allgemeine Innere Medizin und Geriatrie, Regensburg, Deutschland

Thomas Karrasch Universitätsklinikum Gießen und Marburg (UKGM), Standort Gießen, Klinik und Poliklinik für Innere Medizin III, Gießen, Deutschland

Sebastian Petry Universitätsklinikum Gießen und Marburg (UKGM), Standort Gießen, Klinik und Poliklinik für Innere Medizin III, Gießen, Deutschland

Andreas Schäffler Medizinische Klinik und Poliklinik III (Endokrinologie und Diabetologie), Justus-Liebig-Universität (JLU) Gießen, Universitätsklinikum Gießen und Marburg (UKGM), Standort Gießen, Gießen, Deutschland

Hilmar Stracke Universitätsklinikum Gießen und Marburg (UKGM), Standort Gießen, Klinik und Poliklinik für Innere Medizin III, Gießen, Deutschland

Abkürzungsverzeichnis

ABI	Ankle brachial index
ACTH	adrenokortikotropes Hormon
ADA	American Diabetes Association
ADH	antidiuretisches Hormon
ADN	autonome diabetische Neuropathie
AFP	α_1-Fetoprotein
AGS	adrenogenitales Syndrom
AIRE	auto-immune regulator
AMH	Anti-Müller-Hormon
APA	aldosteronproduzierendes Adenom
APC	aldosteronproduzierendes Karzinom
APS	autoimmunes pluriglanduläres Syndrom
APUD	amine precursor uptake and decarboxylation
ARFI	acoustic radiation force impulse
ARQ	Aldosteron/Renin-Quotient
ARR	Aldosteron-Renin-Ratio
AT	Angiotensin
ATA	American Thyroid Association
AVS	adrenal vein sampling (Nebennierenvenenkatheter)
BBS	Bardet-Biedl-Syndrom
BE	Broteinheit
bEB	basaler Energiebedarf
BMI	Body-Mass-Index
BTA	Britisch Thyroid Association
BZ	Blutzucker
CASR	calcium sensing receptor
CBG	kortisolbindendes Globulin
CEA	karzinoembryonales Antigen
CFTR	zystisches Fibrose-Transmembran-Rezeptorgen
CLIA	Chemolumineszenzimmunoassay
COMT	Catecholamin-O-Methyl-Transferase
CRF	corticotropin releasing factor
CRH	corticotropin releasing hormone
CSI	chemical shift imaging
CTRP	C1qTNF-related proteins
CTRP-3	C1qTNF-related protein-3
DEXA	Dual Energy X-Ray Absorptiometry
DGFF	Deutsche Gesellschaft zur Bekämpfung von Fettstoffwechselstörungen und ihren Folgeerkrankungen e.V.
DHEA	Dehydroepiandrosteron
DHEA-S	Dehydroepiandrosteronsulfat
EDTA	Ethylendiamintetraazetat
ELISA	enzyme-linked immunosorbent assay
f. n.	falsch negativ
f. p.	falsch positiv
FAI	freier Androgenindex
FHH	familiäre hypokalziurische Hyperkalzämie

FMTC	familiäres, medulläres C-Zellkarzinom	HDL	high density lipoprotein
FSH	follikelstimulierendes Hormon	HE	Hounsfield-Einheiten
		HIV	human immunodeficiency virus
fT_3	freies T_3-Hormon	HMG	humanes Menopausengonadotropin
fT_4	freies T_4-Hormon		
		HNF	hepatocyte nuclear factor
G	Gauge	HOMA	homeostasis model assessment
GCS	Glasgow Coma Scale		
GdB	Grad der Behinderung	HPLC	high pressure liquid chromatography
GEKO	Gendiagnostik-Kommission	HPT	Hyperparathyreoidismus
		hTg	humanes Thyreoglobulin
GenDG	Gendiagnostik-Gesetz	HWZ	Halbwertzeit
GEP	gastroenteropankreatisch	iCa	ionisiertes Kalzium
GEP-NET	gastroenteropankreatische neuroendokrine Tumoren	IADPSG	International Association of Diabetes and Pregnancy Study Groups
GEP-System	gastroenteropankreatisches System	IDF	Internationale Diabetes Föderation
GFR	glomeruläre Filtrationsrate	IFFC	International Federation of Clinical Chemistry
GH	growth hormone	IFG	impaired fasting glucose
GHRH	GH releasing hormone	IGF-1	insulin-like growth factor-1
GIST	gastrointestinaler Stromatumor	IGF-BP-3	IGF-binding protein-3
		IGT	impaired glucose tolerance
GNAS	guanine nucleotide-binding protein, α-stimulating activity polypeptide	IHA	idiopathischer Hyperaldosteronismus
		IHH	idiopathischer hypogonadotroper Hypogonadismus
GnRH	gonadotropin releasing hormone		
GSHA	glukokortikoidsupprimierbarer Hyperaldosteronismus	iPTH	intaktes Parathormon
		IRMA	immunradiometrischer Assay
HA	Hyperaldosteronismus	KEV	konstitutionelle Entwicklungsverzögerung
HC	Hämochromatose	KG	Körpergewicht
HCG	humanes Choriongonadotropin	KM	Kontrastmittel
		KOF	Körperoberfläche

Abkürzungsverzeichnis

LDL	low density lipoprotein	NTIS	non-thyroidal illness syndrome
LH	luteinisierendes Hormon		
LHRH	LH-releasing-Hormon	NTx	Nierentransplantation
LI	Lateralisierungsindex		
Lp(a)	Lipoprotein (a)	OGTT	oraler Glukosetoleranz-test
LPI	labile plasma iron		
		PAC	Plasmaaldosteron-konzentration
MAO	Monoaminooxidase		
MAR	mixed antiglobulin reaction	PADAM	partielles Androgendefizit des alternden Mannes
MELAS	mitochondrial myopathy, encephalopathy, lactic acidosis, stroke-like episo-des, diabetes	PAH	primäre unilaterale adre-nale Hyperplasie
		PAS	Pituitary Apoplex Score
MEN-1/-2	multiple endokrine Neo-plasie Typ 1 bzw. Typ. 2	pAVK	periphere arterielle Ver-schlusskrankheit
MeSH	medical subject headings	PC-1	Prohormon-Convertase-1
MIBG	Meta-Iodo-Benzyl-Gua-nidin	PCO	polyzystisches Ovar-syndrom
MIDD	maternally transmitted, diabetes, deafness	PCR	polymerase chain reaction
MIH	Muellerian inhibiting hormone	PEG	Polyethylenglykol
		PHA	primärer Hyperaldo-steronismus
MLPA	multiplex ligation-de-pendent probe amplifica-tion	pHPT	primärer Hyperparathy-reoidismus
MNH	makronoduläre Hyper-plasie	P_{Na}	Plasmanatrium
		POMC	Pro-opiomelanocortin
MODY	maturity onset diabetes of young people	P_{osm}	Plasmaosmolalität
		PP	pankreatisches Polypeptid
MUAN	multinoduläre unilaterale adrenokortikale noduläre Hyperplasie	PRA	Plasmareninaktivität
		PRC	Plasmareninkonzentra-tion
		PRF	prolactin-releasing factor
NGSP	National Glycohemoglo-bin Standardization Pro-gram	PTH	Parathormon
		PTHrP	Parathormon-„related" Peptid
NNR	Nebennierenrinde	PWA	Pulswellenanalyse
NSE	neuronenspezifische Eno-lase	PWS	Prader-Willi-Syndrom
NTBI	non-transferrin bound iron (nicht transferrin-gebundenes Eisen)	PWA	Pulswellengeschwindig-keit

XXIV Abkürzungsverzeichnis

Quicki-Index	quantitative insulin sensitivity check index
rFSH	rekombinantes humanes FSH
rhTSH	rekombinantes humanes TSH
RIA	Radioimmunoassay
RQ	respiratorischer Quotient
SD	Schilddrüse
SHBG	sexualhormon-bindendes Globulin
SI	Selektivitätsindex
SOP	standard operating procedure
SRY	sex determining region on y
STH	somatotropes Hormon
Tbc	Tuberkulose
TBG	thyroxinbindendes Globulin

TFR	Transferrinrezeptor
Tg-Ak	Thyreoglobulinantikörper
TPO	thyreoidale Peroxidase
TRAK	TSH-Rezeptorantikörper
TRH	thyreotropin releasing hormone
TSH	thyroid stimulating hormone
UAH	primäre unilaterale adrenale Hyperplasie
U_{osm}	Urinosmolalität
VHL	von-Hippel-Lindau-Erkrankung
VIP	vasoaktives intestinales Polypeptid
VLDL	very low density lipoprotein
WDHA	wässrige Diarrhö, Hypokaliämie, Achlorhydrie
WHO	World Health Organization

Präanalytik, Aufklärung, Biostatistik und Störgrößen bei Hormonbestimmungen

Andreas Schäffler und Thomas Karrasch

Inhaltsverzeichnis

1.1 Körperhaltung, Blutentnahme, Probenmaterial, Logistik, Temperatur – 2

1.2 Patientenbezogene Einflussfaktoren – 2

1.3 Rolle der Laboreinrichtung – 4

1.4 Welche Rolle spielen Erfahrung und interdisziplinäres Denken? – 5

1.5 Aufklärung vor der Testdiagnostik – 5

1.6 Charakteristika und Aussagekraft von Funktionstests – 7

1.7 Störgrößen bei Immuno-Assays – 7

1.8 Technologischer Ausblick – 10

Literatur – 10

© Der/die Autor(en), exklusiv lizenziert an Springer-Verlag GmbH, DE, ein Teil von Springer Nature 2024
A. Schäffler (Hrsg.), *Funktionsdiagnostik in Endokrinologie, Diabetologie und Stoffwechsel*,
https://doi.org/10.1007/978-3-662-68563-1_1

1.1 Körperhaltung, Blutentnahme, Probenmaterial, Logistik, Temperatur

■ **Körperhaltung**

Zum Beispiel:

- Sitzende Position für mindestens 10 min für die Abnahme zur Gewinnung von Aldosteron und Renin zur Berechnung des Aldosteron/Renin-Quotienten.
- Aufrechte Körperhaltung/Umhergehen für 2 h für die Abnahme zur Gewinnung von Aldosteron und Renin im Rahmen des Orthostasetests.

■ **Stauungszeit**

Zum Beispiel: Hyperkaliämie bei zu langer Stauung.

■ **Verweilkatheterverfälschung**

Erfolgen multiple Blutentnahmen aus einer Venenverweilkanüle oder einem zentralvenösen Zugang, muss unbedingt vor jeder Abnahme ein Leeraliquot (z. B. 2-ml-Monovette) vor der eigentlichen Analyse abgezogen werden, da sonst Verdünnungseffekte die Hormonwerte verfälschen.

■ **Probenbeschriftung**

Eigentlich trivial, kann aber bei zeitlich eng aufeinander erfolgenden Abnahmen aus unterschiedlichen Orten und noch dazu in Abhängigkeit von Stimulationen essenziell sein.

Zum Beispiel:

- Mindestens 12 Röhrchen für ACTH mit 3 anatomischen Lokalisationen vor und nach Stimulation mit CRF zu unterschiedlichen Zeitpunkten bei der Sinus-petrosus-inferior-Katheteruntersuchung
- Selektiver Nebennierenvenenkatheter für Kortisol/Aldosteron
- Seitengetrennte Halsvenenkatheterisierung für PTH.

■ **Logistik, Probenanzahl und Temperatur**

Gerade wenn für selten bestimmte Spezialparameter viele Monovetten anfallen (z. B. ACTH-Bestimmung beim Sinus-petrosus-inferior-Katheter) und die Proben gekühlt (z. B. ACTH) sein müssen, empfiehlt sich eine Ankündigung im Zentrallabor. Wichtig ist, dass gekühlte Proben mit 4 °C-Kühlakkus transportiert werden und nicht direkt auf Eis, da sonst die Proben anfrieren können und hämolysieren.

■ **Art der Monovette**

Hier ist im Einzelfall nachzuschlagen. Serummonovetten für eine Vielzahl von Hormonen, EDTA-Monovette z. B. für ACTH oder HbA_{1c}, Li-Heparin (z. B. für Karyogramm), NaFluorid-Monovette (z. B. für Glukose). Für die Bestimmung von Glukosewerten ist zur Vermeidung falsch-niedriger Glukosewerte ein Probengefäß mit einem Glykolyse-Hemmer (Na-Fluorid, Citrat, beides) erforderlich, ansonsten werden bei längeren Standzeiten 5–7 % niedrigere Glukosewerte detektiert. Manche Autoren empfehlen neuerdings Monovetten mit beiden Glykolyse-Hemmstoffen [17].

■ **Störgrößen**

Allgemeine Störgrößen für die Messverfahren sind Hämolyse, Ikterus, Lipämie, Plasmaexpander.

1.2 Patientenbezogene Einflussfaktoren

■ **BMI-Wert**

Viele Hormone sind abhängig vom Körpergewicht, z. B. Insulin oder Leptin.

■ **Geschlecht**

Alle Sexualsteroide sind geschlechtsabhängig.

■ **Alter**

Erwachsenenalter

Viele Hormone nehmen im Alter physiologischerweise ab, daher sind altersentsprechende Referenzwerte zu beachten, z. B. für Estradiol, Testosteron, DHEA-S, IGF-1.

■■ **Kindesalter und Pubertät**

Für viele Hormone gelten altersentsprechende Normbereiche im Kindesalter, z. B. für IGF-1. In der Pubertät ist die Interpretation der

Präanalytik, Aufklärung, Biostatistik und Störgrößen bei Hormonbestimmungen

Hormonanalytik besonders herausfordernd und muss eng an den Pubertätsstatus (Tanner-Stadien) angepasst werden.

■ Zeitpunkt der Blutentnahme
Zeitpunkt im Menstruationszyklus

Estradiol, FSH, LH, 17-α-Hydroxyprogesteron und Progesteron sind stark zyklusabhängig (s. auch ► Kap. 34). Eine Hormonanalytik bei der Frau sollte immer zwischen dem 3. und 5. Zyklustag erfolgen.

■■ Tageszeit
Viele Hormone folgen einer diurnalen/zirkadianen Rhythmik.

Zum Beispiel:
- Kortisol steigt in den frühen Morgenstunden an, fällt ab Mittags ab und erreicht um Mitternacht den niedrigsten Wert (von Bedeutung z. B. für das Mitternachtskortisol).
- GH wird v. a. nachts sezerniert.
- Testosteron muss zwischen 8:00 und 10:00 Uhr abgenommen werden.

■■ Schichtarbeit, Jet-Lag, Zeitverschiebungen
Diese Faktoren können Hormone beeinflussen, z. B. Prolaktin, GH, Kortisol, Sexualsteroide.

■ Ernährung
Kohlenhydrate

Eine ausgewogene kohlenhydratreiche Ernährung ist 3 Tage vor einem OGTT einzuhalten.

■■ Natriumchlorid und Kalium
Eine salzreiche Kost (mindestens 9 g) und Ausgleich einer Hypokaliämie sind Vorbedingungen für die Bestimmung des Aldosteron/Renin-Quotienten.

■■ Magnesium
Eine Hypomagnesiämie hemmt die PTH-Sekretion.

■■ Lipide
Fettreiche Ernährung beeinflusst LDL-Cholesterin und Triglyzeride. Der Lipidstatus muss nüchtern bestimmt werden.

■■ Alkohol
Alkohol führt zur Erhöhung der Triglyzeride.

■■ Fasten
Übertriebenes Fasten erhöht die Harnsäure- und die Ketonkörperwerte im Urin.

■ Medikamente
Letztlich müssen alle Medikamente hinterfragt werden. Viele Hormone reagieren auf eine unübersehbare Anzahl von Medikamenten. Hier sind die bekanntesten Beispiele aufgeführt:
- Dopaminantagonisten, Antiemetika, Neuroleptika, Antikonvulsiva erhöhen die Prolaktinspiegel.
- Katecholamine, Heparin und viele intensivmedizinische Medikamente beeinflussen den TSH-Wert.
- Unter Einnahme einer hormonellen Kontrazeption sind Analysen der Sexualsteroide nur sehr eingeschränkt möglich.
- Bei intramuskulär verabreichten Hormonpräparaten wie Testosteron sollte der Spiegel immer nur unmittelbar vor der nächsten Applikation bestimmt werden (Talspiegel).
- Steroide supprimieren die adrenokortikotrope Achse.

■ Nahrungsergänzungsmittel
- Biotin kommt of in hohen, supraphysiologischen Dosen in Nahrungsergänzungsmitteln oder auch in pharmakologisch definierten Präparaten vor und wird oft unkritisch eingenommen. Biotin kann empfindlich immunologische Assays stören (s. 1.7 Biotin-Interferenzen).
- Vitamin C (Ascorbinsäure) kann Glukose-Bestimmungsmethoden (z. B. CGM-Systeme) verfälschen (z. B. falsch hohe Werte).

- **Begleiterkrankungen**

Niereninsuffizienz
- Absenkung des Erythropoetinspiegels
- Verminderung des 1,25-Dihydroxycholecalciferols
- Hyperprolaktinämie
- Sekundärer, hyperreninämischer Hyperaldosteronismus bei Nierenarterienstenose
- Erhöhung des Calcitoninspiegels.

■■ **Leberinsuffizienz**
- Verminderung des 25-Hydroxycholecalciferols
- Hyperinsulinämie
- Erhöhung der Östrogene beim Mann
- Sekundärer Hyperaldosteronismus
- Angiotensinogenmangel
- Verminderung von Albumin, dem Hauptbindungsprotein für viele Hormone und Stoffwechselprodukte.

■■ **Herzinsuffizienz**
- Sekundärer Hyperaldosteronismus
- Erhöhung des atrialen natriuretischen Peptids
- Verdünnungshyponatriämie.

■■ **Tumoren**

Paraneoplastische Syndrome wie Hyperkalzämie (Freisetzung von „PTH-related peptide") und SIADH (inadäquat vermehrte ADH-Sekretion).

■■ **Akuter Stress und lebensbedrohliche Erkrankungen**
- Stresshyperglykämie
- Erhöhung der Katecholamine und des Kortisols
- Hyperprolaktinämie
- Insulinresistenz
- Low-T_3-Syndrom
- Suppression der somatotropen und gonadotropen Achse.

Ein OGTT unter Stress (z. B. Myokardinfarkt) erbringt falsch positive Resultate.

■■ **Hypoproteinämische Erkrankungen**

Durch Reduktion der Transportproteine Albumin, thyroxinbindendes Albumin, thyroxinbindendes Präalbumin, CBG (kortisolbindendes Globulin), TBG (thyroxinbindendes Globulin) und SHBG (sexualhormonbindendes Globulin) wird die Konzentration der entsprechenden Gesamthormone beeinflusst.

- **Gravidität und Laktation**

Vermehrung des intravasalen Volumens

Hierdurch kann die Konzentration vieler Proteine abnehmen.

■■ **Prolaktin, Sexualsteroide und Gonadotropine**

Eine Bestimmung in der Gravidität ist wenig sinnvoll. Prolaktin ist von Bedeutung für die Laktation.

■■ **Schwangerschaftsabhängige Effekte**

Die Konzentration mancher Hormone, z. B. TSH, ändert sich im Verlauf einer Schwangerschaft (durch die schilddrüsenstimulierende TSH-Wirkung von β-HCG kann TSH im 1. Trimenon supprimiert sein, ohne dass eine Hyperthyreose vorliegt).

Die Nierenschwelle für Glukose von 180 mg/dl ist in der Gravidität erniedrigt, sodass hier physiologischerweise eine Glukosurie auftritt.

1.3 Rolle der Laboreinrichtung

Die Auswahl des Labors ist von entscheidender Bedeutung, sowohl für die Zuverlässigkeit und Schnelligkeit der Bestimmung als auch für die individuelle Testdiagnostik im Rahmen komplexer Testverfahren.

Jeder Hormonwert und dessen Interpretation hängen vom Referenzbereich sowie der Spezifität und Sensitivität des verwendeten Assays ab. Generell ist hier endokrinologischen sowie pädiatrisch-endokrinologischen Speziallabors im Umfeld einer Universitätsklinik der Vorzug zu geben. Von Vorteil ist hier auch die Koppelung der klinisch-chemischen Analytik an eine oft gleichzeitig veranlasste genetische Diagnostik (Anbindung an ein humangenetisches Labor mit entsprechender humangenetischer Beratung).

Selbst für den relativ einfach erscheinenden Messwert der Glukose müssen neben den Glykolyseinhibitoren etliche Dinge bedacht werden [18]. Zum einen spielt für die Grenzwerte das Messkompartiment eine wesentliche Rolle, also z. B. venöses Plasma, venöses Vollblut, kapilläres Vollblut, arterielles Blut, interstitielle Flüssigkeit etc. Zum anderen sind nicht alle Messplattformen für jede Frage (z. B. Diagnostik des Diabetes) zugelassen. Man unterscheidet hier Laboranalyse-Systeme, patienten-nahe Sofort-Diagnostik (point-of-care Testen), flash Glukose-Monitoring und CGM-Systeme (kontinuierliches Glukosemonitoring im interstitiellen Gewebe).

Von identischer Bedeutung ist auch die Einrichtung eines endokrinologischen Funktionslabors vor Ort, in dem die Funktionstests standardisiert durchgeführt werden. Hier empfiehlt sich die Beschäftigung einer Fachkraft im Sinne der Endokrinologie-assistentin nach DGE (Voraussetzung: spezielle von der DGE angebotene Kurse).

1.4 Welche Rolle spielen Erfahrung und interdisziplinäres Denken?

Hier ist ein kritischer Punkt angesprochen. Einerseits befasst sich die Endokrinologie mit häufigen Volkskrankheiten wie Diabetes mellitus, Adipositas, Osteoporose, Schilddrüsen- und Nebenschilddrüsenerkrankungen, andererseits mit einer Vielzahl seltener, z. T. extrem seltener Erkrankungen. Im Gegensatz zu den routinemäßig bestimmten Parametern der klinisch-chemischen Diagnostik, bei denen Referenzparameter und Cut-off-Werte selbst dem nicht spezialisierten Arzt einfache Hilfestellung geben, gilt dies nicht für die endokrinologischen Werte. Hier ist unabhängig von Referenzbereichen die klinisch-endokrinologische Erfahrung an erster Stelle wichtig und relativiert oftmals Werte außerhalb der Normbereiche. Grundsätzlich sollten jegliche Hormonwerte einer kurzen Plausibilitätskontrolle unterzogen werden.

Nur die Interpretation der Messwerte in der Zusammenschau mit dem individuellen Patienten (Anamnese) und dessen aktueller Situation ergibt eine verlässliche Diagnostik. Oftmals sind selbst Schwankungen innerhalb eines formellen Referenzbereichs Gegenstand der wissenschaftlichen Diskussion und unterliegen teils unterschiedlichen Interpretationen (z. B. TSH-Wert).

Von besonderer Bedeutung für die Endokrinologie ist deren interdisziplinäre Einbindung in ein Klinikum der höchsten Versorgungsstufe. Ohne eine enge Anbindung an insbesondere die Fachabteilungen für Radiologie, Neurochirurgie, Chirurgie, Gynäkologie, Urologie, Humangenetik, Dermatologie, Ophthalmologie, Nuklearmedizin, Klinische Chemie und Pädiatrie ist eine sichere Diagnosestellung oder moderne Therapie häufig nicht möglich.

1.5 Aufklärung vor der Testdiagnostik

Die meisten endokrinologischen Funktionstests sind relativ ungefährlich bzw. nebenwirkungsarm. Eine schriftliche Aufklärung mindestens 24 h zuvor ist unabdingbar beim Insulinhypoglykämietest sowie bei den Hypophysenstimulationstests, ebenso bei den radiologisch unterstützten Verfahren (Halsvenen-, Nebennierenvenen-, Sinus-petrosus-inferior-Katheter). Bei Kindern muss ein Erziehungsberechtigter für das Einverständnis unterschreiben.

Für genetische Untersuchungen gelten besondere Richtlinien. Am 01.02.2010 ist das Gendiagnostik-Gesetz in Kraft getreten [1], das sich an den von der GEKO erarbeiteten Richtlinien orientiert [2]. Für die konkrete Umsetzung sowie für den interessierten Leser sei auf kommentierende Literatur verwiesen [3, 4]. Kurz gesagt besteht der Sachverhalt darin, dass zwischen diagnostischen und prädiktiven genetischen Untersuchungen unterschieden wird. Vor und nach einer prädiktiven genetischen Untersuchung (also schon vor Blutentnahme) muss eine genetische Beratung erfolgen (Humangenetiker oder Endokrinologe mit Erwerb der Qualifikation „Fachgebundene Humangenetische Beratung").

Auch nach einer rein diagnostischen Untersuchung soll eine Beratung angeboten werden, diese muss angeboten werden, wenn sich ein relevanter genetischer Befund ergeben hat. Generell soll eine genetische Testung durchgeführt werden, wenn dies unmittelbare medizinische Relevanz hat für die Sicherung der Diagnose bei Indexpatienten oder Familienangehörigen oder für differenzialtherapeutische Entscheidungen (Operationszeitpunkt, Thyrosinkinaseinhibitor-Therapien). Eine besondere Herausforderung besteht hinsichtlich Aufklärung und Befunderläuterung bei den neuen Methoden des sog. NGS (next generation sequencing) [19]. Denn beim NGS entstehen Mutationsdaten zu Varianten, deren pathogene Signifikanz oftmals nicht eindeutig beurteilt werden kann. Hier wird dann mittels bioinformatischer Prädiktionsprogramme, Berechnungen zur Proteinstruktur nach Änderung der Aminosäuresequenz, epidemiologischer Daten und Segregationsanalysen eine Einteilung in 5 Klassifikationsstufen [19] vorgenommen:

- Klasse 1: benigne
- Klasse 2: wahrscheinlich benigne
- Klasse 3: Unklare Signifikanz
- Klasse 4: Wahrscheinlich pathogen
- Klasse 5: Pathogen

Das NGS selbst lässt sich methodisch in folgende 4 Stufen gliedern [19]:

- Gen-Panels: ausgewählte Exons oder Genkombinationen (ca. 2–100 Gene). Am häufigsten werden hier in der Praxis bis zu 10 Gene untersucht zur Einordnung bzw. Differenzialdiagnose bereits klinischer vermuteter Erkrankungen oder gesicherter Syndrome (z. B. Hypercholesterinämie, Dyslipidämien, Enzymdefekte der Steroidbiosynthese)
- Clinical Exome Sequencing (CES): Exome von vielen Genen, die mit monogenetischen Erkrankungen in Verbindung stehen (ca. 5000 Gene), bis zu 60.000 Exons
- Whole Exome Sequencing (WES): ca. 20.000 Gene, alle codierende Abschnitte

- Whole Genome Sequencing (WGS): Komplettes humanes Genom

Bis 10.07.2016 konnte der Facharzt für Endokrinologie die Qualifikation „Fachgebundene Humangenetische Beratung" bei den zuständigen Landesärztekammern im Rahmen von Refresher-Maßnahmen mit Leistungskontrolle oder durch direkten Zugang zur Leistungskontrolle erwerben. Ab 10.07.1016 ist ein Kurs über 72 FB-Einheiten à 45 min erforderlich, zusammen mit 10 praktischen Übungen.

◻ Tab. 1.1 fasst die zentralen Aussagen heruntergebrochen auf die Endokrinologie an einem Beispiel zusammen.

◻ **Tab. 1.1** Notwendigkeit einer humangenetischen Beratung/fachgebundenen humangenetischen Beratung durch Endokrinologen mit Qualifikation zur humangenetischen Beratung

Situation	Genetische Beratung
Prädiktive Gendiagnostik Beispiel: RET-Protoonkogen-Sequenzierung bei einem asymptomatischen Familienangehörigen (z. B. Kind, Schwester) einer Indexpatientin (z. B. Mutter) mit medullärem C-Zell-Karzinom	Beratung VOR und NACH der genetischen Untersuchung zwingend
Diagnostische genetische Untersuchung Beispiel: Es liegt ein klinisch eindeutig diagnostiziertes Phäochromozytom vor ohne Hinweise für MEN-2. Es soll eine RET-Gendiagnostik zum Ausschluss MEN-2 erfolgen	Situation A: Befund: negativ: Beratung *soll* NACH der genetischen Untersuchung **angeboten** werden. Situation B: Befund: positiv: Beratung *muss* NACH der genetischen Untersuchung angeboten werden

1.6 Charakteristika und Aussagekraft von Funktionstests

Die **Sensitivität** beschreibt, zu wie viel Prozent ein Test einen positiven Sachverhalt auch durch ein positives Testergebnis erkennt. Eine hohe Sensitivität (zulasten der Spezifität) wird für Screening-Testverfahren gefordert, um möglichst alle Patienten mit einer definierten Erkrankung zu erfassen. Sie errechnet sich aus der Anzahl der richtig positiven/(Anzahl der richtig positiven + Anzahl der falsch negativen) Werte.

Die **Spezifität** beschreibt, zu wie viel Prozent ein Test einen negativen Sachverhalt auch durch ein negatives Testergebnis erkennt. Eine hohe Spezifität (zulasten der Sensitivität) wird für Bestätigungstests gefordert. Sie errechnet sich aus der Anzahl der richtig negativen/(Anzahl der richtig negativen + Anzahl der falsch positiven) Werte.

Der Zusammenhang zwischen Sensitivität und Spezifität ist für die meisten Testverfahren invers. Mit zunehmender Sensitivität sinkt meist die Spezifität, und mit zunehmender Spezifität eines Testes nimmt meist die Sensitivität ab. Daher ist ausgehend vom einzelnen Patienten bei der Testauswahl die sog. **Prä-Test-Wahrscheinlichkeit** mit einzukalkulieren und zu überlegen, ob eine hohe Sensitivität oder aber eine hohe Spezifität eines bestimmten Testes gewünscht ist. Daher wurden die im Folgenden definierten Begriffe der positiven und negativen Prädiktion eingeführt:

- Der **positiv prädiktive Wert** beschreibt die Wahrscheinlichkeit, dass ein positives Testergebnis tatsächlich mit dem Vorliegen einer Erkrankung korreliert. Er errechnet sich aus der Anzahl der richtig positiven/(Anzahl falsch positiver + Anzahl richtig positiver) Werte.
- Der **negativ prädiktive Wert** beschreibt die Wahrscheinlichkeit, dass ein negatives Testergebnis tatsächlich mit dem Nichtvorliegen einer Erkrankung korreliert. Er errechnet sich aus der Anzahl der richtig negativen/(Anzahl falsch negativer + Anzahl richtig negativer) Werte.

Für den interessierten Leser sei hinsichtlich der Besonderheiten der Test-Statistik und hinsichtlich eventueller Störgrößen der Messung auf die einschlägige Literatur verwiesen [5–7].

1.7 Störgrößen bei Immuno-Assays

Da die Hormonanalytik in besonderem Maße Immuno-Assays verwendet, soll an dieser Stelle auf einige Fallstricke und Besonderheiten wie kreuzreagierende Antikörper, Präsenz unspezifischer Antikörper, Auto-Antikörper, Interferenzen durch Biotin und den high-dose Hook-Effekt eingegangen werden, in Anlehnung an eine aktuelle Übersicht [8]. Gerade bei unstimmigen Befunden, die nicht gut zur Klinik oder dem Krankheitsverlauf passen, ist der erfahrene klinische Endokrinologe gefordert, diese Störgrößen auszuschließen [13]. Etliche Hormonbestimmungen (z. B. intaktes Parathormon) beruhen auf dem Prinzip des sog. Sandwich-ELISA (◘ Abb. 1.1). Hier bindet z. B. ein Festphasen-immobilisierter Fang-Antikörper das Antigen (zu messendes Hormon). Nach einem Wasch-Schritt wird der Detektions-Antikörper zugegeben, welcher an eine andere, spezifische Domäne des Antigens bindet und mit einer Signalgebung (z. B. Farbreaktion, Colorimetrie) gekoppelt ist.

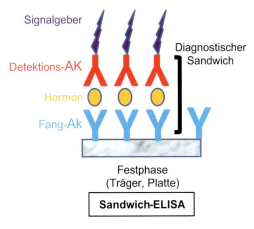

◘ Abb. 1.1   Prinzip des Sandwich-Immuno-ELISA

High-Dose-Hook-Effekt

Dieser Effekt ist klinisch am bedeutsamsten bei Makroprolaktinomen mit exzessiv hohen Prolaktinkonzentrationen [15]. Die Prolaktinkonzentrationen können so hoch sein, dass diese den Detektions-Antikörper sättigen, somit entstehen falsch niedrige Werte. ◘ Abb. 1.2 illustriert dieses Problem. Bei klinischem Verdacht (z. B. Hypophysen-Makroadenom mit niedrigen Prolaktinspiegeln) muss eine sog. Verdünnungsreihe im Labor beauftragt werden, welche dann die „echten" und hohen Prolaktinkonzentrationen offenbart.

Kreuzreagierende Antikörper

Ein Antikörper sollte möglichst hoch-spezifisch sein. Bindet jedoch ein Antikörper an zwei verschiedene, aber ähnliche Antigene, so schränkt diese Kreuzreaktivität die Spezifität eines Assays ein. Kreuzreaktivität gibt es gegen interne und extern zugeführte Antigene/Medikamente. Immuno-Assays (Sandwich-Assays) verwenden einen sog. Fang-Antikörper, der das zu analysierende Hormon z. B. an eine Platte bindet, sowie einen Detektions-Antikörper für die Quantifizierung. Eine sog. positive Kreuzreaktion liegt vor, wenn ein Antigen an den Fang- und an den Detektions-Antikörper bindet. Es werden falsch-positive / falsch hohe Messergebnisse produziert. Eine sog. negative Kreuzreaktion liegt vor, wenn das Epitop eines Antigens nur an den Fang-Antikörper bindet und diesen sozusagen blockiert. Dann kann der Detektions-Antikörper nicht binden und es werden falsch-negative / falsch niedrige Messergebnisse produziert. Die ◘ Abb. 1.3 illustriert diese Problematik.

◘ Tab. 1.2 gibt eine Übersicht über klassische Kreuzreaktionen in der endokrinologischen Analytik, angelehnt an die Übersichten aus [8, 9].

Unspezifische Antikörper

Hier liegen im Serum des Patienten unspezifische Antikörper gegen andere Spezies vor (**human anti-animal antibodies**), sog. HAAAs, die an die Bestandteile eines Assays binden können. Am häufigsten liegen hier humane Antikörper gegen Antigene anderer Spezies, wie z. B. der Maus vor (human anti-mouse antibodies, sog. HAMAs). Dies ist relevant, da die meisten monoklonalen Antikörper in der Maus generiert werden. Die humanen Anti-Maus-AK können an die Fang- und Detektions-Antikörper binden, diese auch miteinander verbinden und somit zu falsch hohen Messergebnissen führen [10]. Die ◘ Abb. 1.4 illustriert diesen Effekt.

Unspezifische Antikörper (**Heterophile Antikörper**), die gegen unterschiedliche Anti-

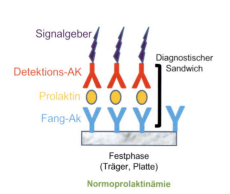
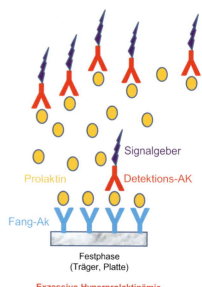

◘ **Abb. 1.2** Grafische Erläuterung des high-dose Hook-Effektes am Beispiel von Prolaktin

Präanalytik, Aufklärung, Biostatistik und Störgrößen bei Hormonbestimmungen

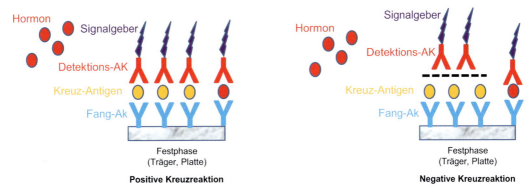

● Abb. 1.3   Problematik der Kreuzreaktivität von Antikörpern

● Tab. 1.2   Klassische Kreuzreaktionen bei endokrinologischen Immuno-Assays

Hormon	Kreuzreagierendes Antigen	Folgen
LH	HCG	LH in der (Früh-)Schwangerschaft messbar
GH	GH-V	Falsch hohes GH in der Schwangerschaft
Cortisol	Prednisolon*	Falsch hohe Cortisolspiegel
Testosteron	Exogene Steroide	Falsch hohe Testosteronkonzentrationen
Insulin	Insulinanaloga	Artefakte bei exogener Insulinapplikation
PTH	PTH-Fragmente	Störgröße bei Niereninsuffizienz

Abk.: LH, luteinisierendes Hormon; GH, growth hormone, GH-V, plazentares GH, PTH, parathyroid hormone
*Die Assays können jedoch Cortisol von Dexamethason unterscheiden (Grundlage für den Dexamethason-Hemm-Test)

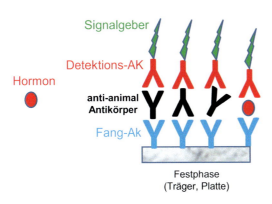

● Abb. 1.4   Problematik der human anti-animal-Antikörper

gene binden (z. B. Rheumafaktoren), sind in der Lage, Sandwich-Immuno-Assays zu stören [11]. Blockierende Reagenzien oder der Wechsel auf ein anderes Nachweisverfahren können hier Abhilfe schaffen.

■ **Autoantikörper**

Am häufigsten sind sicherlich die aus der Praxis bekannten Thyreoglobulin-Auto-Antikörper, sie können die Thyreoglobulin-Bestimmung auch bei modernen Assays stören und führen zu falsch negativen oder falsch-niedrigen Thyreoglobulin-Werten [12]. Standard sollte die simultane Bestimmung von Thyreoglobulin, Thyreoglobulin-Antikörpern und die sog. Thyreoglobulin-Wiederfindung sein.

■ **Biotin-Interferenzen**

Die Biotin-Streptavidin-Bindung wird in vielen diagnostischen ELISA's zur Signaldetektion verwendet. Wenn Biotin aus Medikamenten oder aus Nahrungsergänzungsmitteln im Serum zirkuliert, so kann dieses die Nachweismethoden empfindlich stören und je nach Methode zu falsch niedrigen oder falsch hohen Werten führen [14]. Interferenzen mit fT3, fT4, TSH, TRAK's, PTH, 25-OH-Cholecalciferol, Cortisol, ACTH, Estradiol, LH, FSH, GH, IGF-1 und hCG sind in der Literatur je nach Assay und lokalen Gegebenheiten beschrieben worden. So kann exzessives Biotin in der Probe dazu führen, dass der Sandwich-Komplex aus Fang-Antikörper, Antigen und biotinyliertem Detektions-Antikörper nicht an Streptavidin binden kann, da Streptavidin durch das exzessive Proben-Biotin abgesättigt wird (falsch niedrige Werte bei nicht-kompetitiven Sandwich-Assays). Bei kompetitiven Assays entstehen falsch hohe Messwerte, da hier biotinylierte rekombinante Antigene mit dem Analyt-Antigen konkurrieren [10]. Wenn nicht ohnehin von den einzelnen Laboren Biotin-resistente Assays verwendet werden, muss im Verdachtsfalle im Labor nachgefragt werden und ggf. das Biotinpräparat 2–3 Tage vor der Messung pausiert werden. Künftig wird dieses Phänomen in modernen Laboren mit einem endokrinologischen Funktionsbereich aufgrund der Weiterentwicklung der Assays eher in den Hintergrund treten. Die ◘ Abb. 1.5 illustriert die Problematik des Biotin-Effektes.

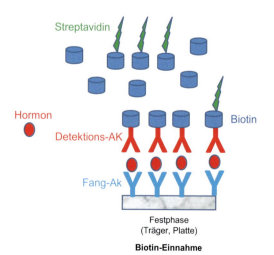

◘ Abb. 1.5 Problematik des Biotin-Effektes auf einen Sandwich-Immuno-Assay

1.8 Technologischer Ausblick

Abschließend sei angemerkt, dass künftig in Zentren vermehrt hoch-technologisierte Verfahren wie z. B. die hochspezifische und hochsensitive LC-MS/MS (liquid chromatography tandem mass spectrometry) für die Quantifizierung von Hormonen (insbesondere Steroide), Gallensäuren, Fettsäuren, Metaboliten und Zytokinen in diversen Kompartimenten (Serum, Urin) zum Einsatz kommen werden. Für die Steroid-Analytik im Urin ist dies in pädiatrisch-endokrinologischen Zentren wie z. B. der Universitätsklinik Gießen bereits der Fall [16]. Die Analyse von bestimmten Sekretionsmustern in Multi-Panel-Analysen aus dem Urin wird jetzt schon eingesetzt, um z. B. bestimmte genetische Erkrankungen der adrenalen Steroidbiosynthese (Enzymdefekte) schnell und nicht invasiv zu diagnostizieren.

Literatur

1. Gesetz über genetische Untersuchungen bei Menschen (Gendiagnostikgesetz GenDG), § 1 27, 31.07.2009
2. Richtlinie der Gendiagnostik-Kommission (GEKO) über die Anforderung an die Qualifikation zur und Inhalte der genetischen Beratung gemäß § 23 Abs. 2 Nr. 2a und § 23 Abs. 2 Nr. 3 GenDG in der Fassung vom 28.01.2011, veröffentlicht am 07.02.2011
3. Info-Blatt GenDG, Bayerischen Landesärztekammer (BLAEK), 01.02.12
4. Schäffler A, Schinner S, Raue F, Schöfle C, Grußendorf M (2012) Aktuelle Informationen zum Gendiagnostik-Gesetz (GenDG). Endokrinologie-Informationen. Thieme, Stuttgart
5. Ghosh AK, Ghosh K (2005) Translating evidence-based information into effective risk communication: current challenges and opportunities. J Lab Clin Med 145:171–180
6. Wegwarth K, Gigerenzer G (2011) Unnötige Ängste vermeiden. Positive (und negative) Testbefunde richtig verstehen und kommunizieren. Dt Ärztebl 17:A943–A944
7. Lackner KJ et al (2018) Auffällige Laborwerte. Plausibilität, Aussagekraft und Konsequenzen. Die Innere Medizin 3: 234–240
8. Kratsch J et al (2022) Troubleshooting in der Labordiagnostik. Endokrinologie Informationen, Sonderheft 2022, 35–39
9. Sturgeon CM (2011) Analytical error and interference in immunoassay: minimizing risk. Ann Clin Biochem 48:418–432

Präanalytik, Aufklärung, Biostatistik und Störgrößen bei Hormonbestimmungen

10. Kricka LJ (1999) Human anti-animal antibody interferences in immunological assays. Clin Chem 45:942–956
11. Boscato LM et al (1986) Incidence and specificity of interference in two-site immunoassays. Clin Chem 32:1491–1495
12. Soh SB et al (2019) Laboratory testing in thyroid conditions-pitfalls and clinical utility. Ann Lab Med 39:3–14
13. Jones AM (2006) Unusual results from immunoassays and the role oft he clinical endocrinologist. Clin Endocrinol (Oxf.) 64:234–244
14. Bowen R et al (2019) Best practices in mitigating the risk of biotin interferences with laboratory testing. Clin Biochem 74:1–11
15. Petakov MS (1998) Pituitary adenomas secreting large amounts of prolactin may give false low values in immunoradiometric assays. The hook effect. J Endocrinol Invest 21:184–188
16. Wudy SA et al (2017) The art of measuring steroids: principles and practice of current hormonal steroid analysis. J Steroid Biochem Mol Biol 179:88–103
17. Petersmann A et al (2022) Moderne Glykolyseinhibitoren. Glukosewerte richtig bestimmen. Dtsch Ärztebl 45:1634
18. Pleus S (2022) Glukosemessung in der Diabetesdiagnostik und –therapie. Diabetes aktuell 20:170–179
19. Elbracht M (2018) Rationaler Einsatz genetischer Tests in der Inneren Medizin. Die Innere Medizin 59(8):756–765

Kohlenhydratstoffwechsel

Andreas Schäffler und Thomas Karrasch

Inhaltsverzeichnis

2.1   Oraler Glukosetoleranztest (75 g, 2 h)
       aus venöser Plasmaglukose – 15

2.2   Oraler Glukosetoleranztest (75 g, 2 h)
       aus venösem Vollblut – 17

2.3   Oraler Glukosetoleranztest (75 g, 2 h)
       aus kapillärem Vollblut – 17

2.4   Oraler Glukosetoleranztest (75 g, 2 h)
       aus kapillärer Plasmaglukose – 18

2.5   Oraler Glukosetoleranztest (50 g, 1 h),
       Screening auf Gestationsdiabetes – 18

2.6   Oraler Glukosetoleranztest (75 g, 2 h),
       Screening auf Gestationsdiabetes – 19

2.7   Oraler Glukosetoleranztest im Kindesalter – 20

2.8   Oraler Glukosetoleranztest (75 g, 2 h)
       mit Insulin und C-Peptid – 20

2.9   Oraler Glukosetoleranztest (75 g, 5 h),
       postprandiale Hypoglykämie – 21

2.10   Oraler Glukosetoleranztest (75 g, 5 h),
       Akromegaliediagnostik – 23

2.11   Intravenöser Glukagontest mit
       C-Peptidbestimmung – 23

© Der/die Autor(en), exklusiv lizenziert an Springer-Verlag GmbH, DE, ein Teil von Springer Nature 2024
A. Schäffler (Hrsg.), *Funktionsdiagnostik in Endokrinologie, Diabetologie und Stoffwechsel*,
https://doi.org/10.1007/978-3-662-68563-1_2

2.12	Intravenöser Glukosetoleranztest – 24
2.13	Hungerversuch, Insulinomdiagnostik – 25
2.14	Glukagontest, Insulinomdiagnostik – 28
2.15	Tolbutamidtest, Insulinomdiagnostik – 29
2.16	C-Peptidsuppressionstest, Insulinomdiagnostik – 29
2.17	HbA_{1c} und Fruktosamin – 30
2.18	Intaktes Proinsulin – 33
2.19	Therapieziele (HbA1c, Glukose) für den Diabetes mellitus – 34
	Literatur – 35

Kohlenhydratstoffwechsel

2.1 Oraler Glukosetoleranztest (75 g, 2 h) aus venöser Plasmaglukose

■ Indikationen

Diagnose des manifesten Diabetes mellitus, der gestörten Glukosetoleranz (IGT = „impaired glucose tolerance") und der gestörten Nüchternglukose (IFG = „impaired fasting glucose").

Einmalig sei an dieser Stelle in Vertretung für alle folgenden Kapitel gesagt, dass nach den Empfehlungen der WHO, ADA, IDF und EASD die Diagnose Diabetes mellitus nach folgenden Kriterien aus der venösen Plasmaglukose ausserhalb eines OGTT gestellt werden kann:

- HbA$_{1c}$ ≥ 6,5 %
- Nüchternglukose ≥ 126 mg/dl (Anmerkung des Herausgebers: mehrfach, bei Symptomen eines Diabetes und ausserhalb einer akuten Erkrankung mit Stresshyperglykämie)
- Gelegenheits-Glukose ≥ 200 mg/dl

■ Kontraindikationen und Nebenwirkungen

Kontraindikationen:

- Bekannter oder manifester Diabetes mellitus
- Aktuell bestehende akute Erkrankungen mit Aktivierung der Stresshormone (Infektion, Myokardinfarkt, Lungenembolie, dekompensierte Herzinsuffizienz)
- Postaggressionsstoffwechsel
- Nach bariatrischer Operation mit veränderter Resorption (Dumping-Syndrome)

Der Test soll nicht perimenstruell (3 Tage vor bis 3 Tage nach der Menstruation) durchgeführt werden (falsch positive Werte).

■ Testprinzip

Durch orale Aufnahme einer definierten Glukosemenge steigt die Glukosekonzentration im Blut physiologischerweise in bestimmten Grenzen an.

■ Testdurchführung

Standardisiert, wie folgt:

■■ Vorbereitung und Rahmenbedingungen

Der orale Glukosetoleranztest (OGTT) wird nüchtern nach einer Nahrungskarenz von 10–14 h durchgeführt. Diabetogene Medikamente (z. B. Thiaziddiuretika, Steroide, Kontrazeptiva) müssen ebenso wie antidiabetogene Medikamente abgesetzt werden. Der Patient soll sich über 3 Tage zuvor normal mit mindestens 150 bis maximal 250 g Kohlenhydraten pro Tag ernährt haben. Keine körperliche Belastung während der Wartephasen.

■■ Procedere

1. Nüchternglukosebestimmung zum Zeitpunkt 0
2. Trinken von 75 g Glukose (meist als Fertigpräparation, z. B. Dextro O.G-T.) über 10 min
3. Glukosebestimmung nach 1 h und 2 h.

Der Test allein erlaubt keine Diagnosestellung. Diese erfolgt unter Berücksichtigung der jeweiligen Begleitumstände und der klinischen Symptomatik.

■■ Interpretation

Empfehlungen zur Diagnose des Diabetes mellitus wurden von der ADA (American Diabetes Association) 1997, von der WHO (World Health Organization) 1998 und von der IDF (Internationale Diabetes Föderation) 1999 erarbeitet und weitgehend von der DDG (Deutsche Diabetes Gesellschaft) 2001 2004 übernommen worden [1] und regelmäßig in den Praxisempfehlungen der DDG aktualisiert worden [2]. Die Grenzwerte nach den Kriterien der ADA [3–5] von 1997 und nach DDG 2021 sind in ◘ Tab. 2.1 zusammengefasst (nach den evidenzbasierten Leitlinien

Tab. 2.1 Glukosegrenzwerte für den 2 h-OGTT aus venöser Plasmaglukose

Zeitpunkt	Wert	Interpretation
Nüchtern-glukose	< 100 mg/dl	Normal
	100–125 mg/dl	IFG nach *ADA*
	110–125 mg/dl	IFG nach *WHO*
	≥ 126 mg/dl	Diabetes mellitus
2-h-Glukose	< 140 mg/dl	Normal
	140–199 mg/dl	IGT
	≥ 200 mg/dl	Diabetes mellitus

IFG „impaired fasting glucose" = gestörte Nüchternglukose; *IGT* „impaired glucose tolerance" = verminderte Glukosetoleranz; ADA, American Diabetes Association; WHO, World Health Organization

der DDG ist der Grenzwert für die venöse Nüchternglukose ebenfalls auf < 100 mg/dl abgesenkt worden).

- **Fallstricke**
- Nichtbeachten der methodikspezifischen Grenzwerte
- Vorliegen akuter Erkrankungen, Einnahme von Medikamenten
- Die korrekte Interpretation setzt die Verwendung qualitätskontrollierter Labormethoden voraus. Geräte, die der Patientenselbstkontrolle dienen, sind in keinem Fall geeignet. Bei Zweifel an der Diagnose oder bei knappem Erreichen der Grenzwerte sollte in jedem Fall eine Testwiederholung unter kontrollierten Bedingungen erfolgen.
- Patienten mit Zustand nach Magen-Darm-Operationen lassen sich aufgrund der veränderten Zeitkinetik der Resorption oft nicht in diese Grenzwerte einordnen. Bei Zustand nach Billroth-II-Magenresektion kommt es zu einer forcierten Glukoseresorption.

- Ein OGTT sollte nur nach Korrektur einer Hypomagnesiämie und einer Hypokaliämie durchgeführt werden, da sonst die Insulinsekretion abgeschwächt ausfällt.

- **Praxistipps**
- Der 1-h-Wert dient nicht der Interpretation, ist jedoch empfehlenswert zur Plausibilitätskontrolle und zur Abschätzung der Dynamik.
- Der HbA_{1c} ist zur Diagnostik des Diabetes mellitus nicht geeignet.
- Wird nur der Nüchternblutzucker zugrunde gelegt, so gilt ein Diabetes mellitus als gesichert, wenn dieser an 2 Tagen den Grenzwert von 126 mg/dl überschreitet. Gleiches gilt für Gelegenheitsblutzuckerwerte von > 200 mg/dl, wenn diese mit diabetesspezifischen Symptomen verbunden sind. Im Folgenden sind alle OGTT unter Verwendung unterschiedlicher biologischer Blutkompartimente mit den unterschiedlichen Normwerten aufgelistet.
- Im Nüchternzustand ist die Glukosekonzentration im venösen Blut um 5–10 % niedriger als im arteriellen Blut.
- Kapillarblut ist eine Mischung aus venösem und arteriellem Blut und liegt hinsichtlich der Glukosewerte zwischen venösem und arteriellem Blut.
- Kapillarblut hat nüchtern etwa um 5 % höhere Glukosewerte, postprandial etwa um 10–15 % höhere Werte als venöses Blut.
- Da in den Erythrozyten der Glukosegehalt niedriger ist als im Plasma, liegen die Glukosewerte im Plasma um 10–15 % höher als im venösen Vollbluthämolysat.
- Im kapillären Plasma liegen die Glukosewerte postprandial 10–15 % höher als im kapillären Vollbluthämolysat.
- Im heparinisierten Plasma liegen die Glukosewerte um 5 % niedriger als im Serum.
- Die biologische Halbwertszeit der Glukose beträgt wenige Minuten und nimmt ex vivo mit einer Rate von 10 mg/dl/h im Vollblut ab.

- Hinsichtlich der Stabilität der Glukose in einer entnommenen Probe gelten folgende Richtzahlen, ggf. muss der Glykolyse-Inhibitor Natriumfluorid (NaF)verwendet werden:

Abnahmebedingung	Stabilität der Glukose
Vollblut ohne NaF (+20 °C):	1 h
Vollblut mit NaF (+20 °C):	3 Tage
Serum (+20 °C):	8 h
Serum (+4 °C):	3 Tage
Serum/Plasma (–20 °C):	1 Monat
Urin (+20 °C):	2 h
Urin (+4 °C):	7 h

2.2 Oraler Glukosetoleranztest (75 g, 2 h) aus venösem Vollblut

Allgemeines zur Durchführung des OGTT ist in ► Abschn. 2.1 ausführlich dargestellt. ◘ Tab. 2.2 gibt die Grenzwerte geltend für das venöse Vollblut, wieder.

◘ **Tab. 2.2** Glukosegrenzwerte für den 2 h-OGTT aus venösem Vollblut [3–5]

Zeitpunkt	Wert	Interpretation
Nüchtern-glukose	< 100 mg/dl	normal
	100–109 mg/dl	IFG
	≥ 110 mg/dl	Diabetes mellitus
2-h-Glukose	< 120 mg/dl	normal
	120–179 mg/dl	IGT
	≥ 180 mg/dl	Diabetes mellitus

IFG „impaired fasting glucose“ = gestörte Nüchternglukose; *IGT* „impaired glucose tolerance“ = verminderte Glukosetoleranz

2.3 Oraler Glukosetoleranztest (75 g, 2 h) aus kapillärem Vollblut

Allgemeines zur Durchführung des OGTT ist in ► Abschn. 2.1 ausführlich dargestellt. ◘ Tab. 2.3 gibt die Grenzwerte, geltend für das kapilläre Vollblut, wieder.

◘ **Tab. 2.3** Glukosegrenzwerte für den 2 h-OGTT aus kapillärem Vollblut [3–5]

Zeitpunkt	Wert	Interpretation
Nüchtern-glukose	< 100 mg/dl	normal
	100–109 mg/dl	IFG
	≥ 110 mg/dl	Diabetes mellitus
2-h-Glukose	< 140 mg/dl	normal
	140–199 mg/dl	IGT
	≥ 200 mg/dl	Diabetes mellitus

IFG „impaired fasting glucose“ = gestörte Nüchternglukose; *IGT* „impaired glucose tolerance“ = verminderte Glukosetoleranz

Praxistipps
- Dieser Test wird oft unter ambulanten Bedingungen durchgeführt.
- Geräte für die Patientenselbstkontrolle dürfen nicht eingesetzt werden, sondern ausschließlich solche, die einer standardisierten Qualitätskontrolle unterliegen.

2.4 Oraler Glukosetoleranztest (75 g, 2 h) aus kapillärer Plasmaglukose

Allgemeines zur Durchführung des OGTT ist in ▶ Abschn. 2.1 ausführlich dargestellt. ◘ Tab. 2.4 gibt die Grenzwerte für die kapilläre Plasmaglukose wieder.

◘ **Tab. 2.4** Grenzwerte für die kapilläre Plasmaglukose [3–5]

Zeitpunkt	Wert	Interpretation
Nüchtern-glukose	< 100 mg/dl	normal
	110–125 mg/dl	IFG
	≥ 126 mg/dl	Diabetes mellitus
2-h-Glukose	< 160 mg/dl	normal
	160–219 mg/dl	IGT
	≥ 220 mg/dl	Diabetes mellitus

IFG „impaired fasting glucose" = gestörte Nüchternglukose; *IGT* „impaired glucose tolerance" = verminderte Glukosetoleranz

2.5 Oraler Glukosetoleranztest (50 g, 1 h), Screening auf Gestationsdiabetes

Allgemeines zur Durchführung des OGTT ist in ▶ Abschn. 2.1 ausführlich dargestellt.

Indikationen
- Früherkennung eines Gestationsdiabetes bei allen Schwangeren [6]. Der Test soll in der 24.–28. Schwangerschaftswoche durchgeführt werden.
- Bei hohem Risiko wird getestet: im 1. Trimenon, in der 24.–28. und in der 32.–34. Schwangerschaftswoche; hohes Risiko:
  - Alter > 30 Jahre
  - positive Familienanamnese bei Verwandten I. Grades
  - Zustand nach Gestationsdiabetes
  - Zustand nach Geburt eines makrosomen Kindes
  - Adipositas.

Kontraindikationen und Nebenwirkungen
Kontraindikationen: bekannter Diabetes mellitus.

Testprinzip
Der 50-g-GTT mit nur einem 1 h-Wert ist Teil eines zweizeitigen Vorgehens. Fällt der ambulant schnell und einfach durchzuführende Test aus kapillärem Vollblut pathologisch aus, ist die Durchführung eines Standard-2-h-OGTT erforderlich (▶ Abschn. 2.1), für den dann allerdings andere Grenzwerte gelten [1, 6].

Kohlenhydratstoffwechsel

Tab. 2.5 Glukosegrenzwerte für den 1 h-OGTT (50 g) aus kapillärem Vollblut

Zeitpunkt	Wert	Interpretation
1 h-Glukose	< 135 mg/dl	Normal
	≥ 200 mg/dl	Positives Screening, Diabetes mellitus
1 h-Glukose	135–200 mg/dl	Graubereich, 75 g OGTT empfohlen

■ **Testdurchführung**

Unabhängig von der Tageszeit und der letzten Mahlzeit werden ohne vorherige Bestimmung des sog. Gelegenheitsblutzuckers 50 g Glukose verabreicht. Nach 1 h erfolgt die Bestimmung der kapillären Blutglukose. Bei einem Wert von > 140 mg/dl muss ein Standard-2-h-OGTT erfolgen.

■■ **Interpretation**

■ Tab. 2.5.

2.6 Oraler Glukosetoleranztest (75 g, 2 h), Screening auf Gestationsdiabetes

Allgemeines zur Durchführung des OGTT ist in ▶ Abschn. 2.1 ausführlich dargestellt.

■ **Indikationen**

– Früherkennung eines Gestationsdiabetes bei allen Schwangeren [6]. Der Test soll in der 24.–28. Schwangerschaftswoche durchgeführt werden.

– Bei hohem Risiko wird getestet: im 1. Trimenon, in der 24.–28. und in der 32.–34. Schwangerschaftswoche; hohes Risiko:
  – Alter > 30 Jahre
  – positive Familienanamnese bei Verwandten I. Grades
  – Zustand nach Gestationsdiabetes
  – Zustand nach Geburt eines makrosomen Kindes
  – Adipositas.

– Generell soll dieser Test zur Anwendung kommen, wenn der 50-g-Screening-Test (▶ Abschn. 2.5) positiv ausfällt [6].

■■ **Interpretation**

■ Tab. 2.6 und 2.7 geben die Grenzwerte [6] jeweils für die kapilläre Glukosekonzentration und die venöse Plasmaglukosekonzentration an. Ein Gestationsdiabetes liegt vor, wenn jeweils 2 von 3 Grenzwerten überschritten werden. Wird nur ein Grenzwert überschritten, soll der Test nach 2 Wochen wiederholt werden.

■ Tab. 2.8 gibt die seit 2011 gültigen diagnostischen Grenzwerte der S3-Leitlinie [2, 7] basierend auf IADPSG (International Association of Diabetes and Pregnancy Study Groups) für Glukosewerte aus venösem Plasma an.

Tab. 2.6 Glukosegrenzwerte für den 2 h-OGTT kapillärem Vollblut in der Schwangerschaft

Zeitpunkt	Wert	Interpretation
Nüchternglukose	< 90 mg/dl	Normal
1-h-Glukose	< 180 mg/dl	Normal
2-h-Glukose	< 155 mg/dl	Normal

Tab. 2.7 Glukosegrenzwerte für den 2 h-OGTT aus venöser Plasmaglukose in der Schwangerschaft

Zeitpunkt	Wert	Interpretation
Nüchternglukose	< 95 mg/dl	Normal
1-h-Glukose	< 180 mg/dl	Normal
2-h-Glukose	< 155 mg/dl	Normal

Tab. 2.8 Glukosegrenzwerte für den 2 h-OGTT aus venöser Plasmaglukose in der Schwangerschaft (75 g, nach IADPSG, S3-Leitlinie, Praxisempfehlungen der DDG)

Zeitpunkt	Wert	Interpretation
Nüchternglukose	< 92 mg/dl	Normal
1-h-Glukose	< 180 mg/dl	Normal
2-h-Glukose	< 153 mg/dl	Normal

Diese Grenzwerte beruhen auf der Orientierung an klinisch relevanten mütterlichen und kindlichen Endpunkten aus epidemiologischen Studien. Ein pathologischer Wert reicht zur Diagnose aus.

2.7 Oraler Glukosetoleranztest im Kindesalter

Allgemeines zur Durchführung des OGTT ist in ▶ Abschn. 2.1 ausführlich dargestellt. Es gelten die gleichen Grenzwerte wie für Erwachsene. Die Glukosegabe erfolgt allerdings gewichtsadaptiert mit 1,75 g Glukose/kg KG.

2.8 Oraler Glukosetoleranztest (75 g, 2 h) mit Insulin und C-Peptid

Allgemeines zum Test und den Glukosegrenzwerten ist in ▶ Abschn. 2.1 dargestellt. Es wird zusätzlich Serum für die Bestimmung von Insulin und C-Peptid asserviert.

■ **Indikationen**

Diagnose des manifesten Diabetes mellitus, der gestörten Glukosetoleranz (IGT = „impaired glucose tolerance") und der gestörten Nüchternglukose (IFG = „impaired fasting glucose"). Die Bestimmung von Insulin und C-Peptid erfolgt hier fakultativ für wissenschaftliche Fragestellungen, zur Beurteilung der Insulinsensitivität und der β-Zellfunktionsreserve, zur Beurteilung der frühen Insulinantwort bei Personen mit Inselzellantikörpern (Verdacht auf Prädiabetes mellitus Typ 1) und zur Differenzialdiagnostik der Hypoglykämiesyndrome (s. hierzu auch 5-h-OGTT; ▶ Abschn. 2.17).

■ **Kontraindikationen und Nebenwirkungen**

Kontraindikationen:
- Bekannter oder manifester Diabetes mellitus
- Aktuell bestehende akute Erkrankungen mit Aktivierung der Stresshormone (In-

fektion, Myokardinfarkt, Lungenembolie, dekompensierte Herzinsuffizienz)
- Postaggressionsstoffwechsel.

Der Test soll nicht perimenstruell (3 Tage vor bis 3 Tage nach der Menstruation) durchgeführt werden (falsch positive Werte).

■ **Testprinzip**

Durch orale Aufnahme einer definierten Glukosemenge steigen die Konzentrationen von Glukose, Insulin und C-Peptid physiologischerweise in bestimmten Grenzen und in Abhängigkeit von der Insulinsensitivität und der β-Zellfunktionsreserve an.

■ **Testdurchführung**

Standardisiert, wie folgt:

■■ **Vorbereitung und Rahmenbedingungen**

Der orale Glukosetoleranztest (OGTT) wird nüchtern nach einer Nahrungskarenz von 10–14 h durchgeführt. Diabetogene Medikamente (z. B. Thiaziddiuretika, Steroide, Kontrazeptiva) müssen ebenso wie antidiabetogene Medikamente abgesetzt werden. Der Patient soll sich über 3 Tage zuvor normal mit mindestens 150 bis maximal 250 g Kohlenhydraten pro Tag ernährt haben. Keine körperliche Belastung während der Wartephasen.

■■ **Procedere**

1. Nüchternglukosebestimmung zum Zeitpunkt 0
2. Trinken von 75 g Glukose (Fertigpräparation, z. B. Dextro O.G-T.) über 5 min
3. Glukose-, Insulin- und C-Peptidbestimmung nach 1 h und 2 h.

■■ **Interpretation**

Die Glukosegrenzwerte sind in ▶ Abschn. 2.1 dargestellt. Für die Insulin- und C-Peptidwerte existieren keine verbindlichen Grenzwerte, da diese von multiplen Faktoren wie Körpergewicht, Geschlecht, Insulinsensitivität und β-Zellfunktionsreserve abhängen. In ☐ Tab. 2.9 sind unverbindliche Anhalts-

Kohlenhydratstoffwechsel

□ Tab. 2.9 Kinetik von Insulin und C-Peptid beim 2 h-OGTT

Zeitpunkt	Insulin	C-Peptid	Interpretation
0, nüchtern	2,6–11,1 mU/l	0,81–3,85 ng/ml	ungefährer Normbereich (schlank)
	2,6–25 mU/ml	0,81–3,85 ng/ml	ungefährer Normbereich (adipös)
1 h	etwa 6-facher Anstieg bis 60 mU/ml	2,7–5,7 ng/ml	ungefährer Normbereich (schlank)
2 h	etwa 6-facher Anstieg bis 60 mU/ml	2,7–5,7 ng/ml	ungefährer Normbereich (schlank)
1 h	etwa 6- bis 9-facher Anstieg auf 120–180 mU/ml	2,7–5,7 ng/ml	ungefährer Normbereich (adipös)
2 h	etwa 6- bis 9-facher Anstieg auf 120–180 mU/ml; Anstiege bis auf 200 mU/ml möglich	2,7–5,7 ng/ml	ungefährer Normbereich (adipös)
	erhöhte basale Werte und/oder überschießender Anstieg	erhöhte basale Werte und/oder überschießender Anstieg	Adipositas, Insulinresistenz, Hyperinsulinämie bei Lebererkrankungen
	erniedrigte Werte	erniedrigte Werte	Diabetes mellitus Typ 1, β-Zellversagen

punkte dargestellt, die zur orientierenden Beurteilung [8] herangezogen werden können.

■ **Fallstricke**
— Falsch hohe Insulinwerte und falsch niedrige C-Peptidwerte bei Insulintherapie
— Manche Insulintests kreuzreagieren mit Proinsulin.
— C-Peptid kreuzreagiert mit Proinsulin und dessen Spaltprodukten.

■ **Praxistipps**
— Bedeutender als die absoluten Messwerte ist der prozentuale Anstieg nach Glukosebelastung.
— C-Peptid hat eine längere Halbwertszeit als Insulin, daher ist es ein besserer Indikator für die Insulinsekretion der β-Zellen als das kurzlebigere Insulin (HWZ von 20 min).
— Beispiele für kommerzielle Nachweismethoden:
  – Chemolumineszenz-Immuno-Assay ADVIA Centaur CpS (C-Peptid) von Siemens

  – Chemolumineszenz-Immuno-Assay ADVIA Centaur IRI (Insulin) von Siemens.

2.9 Oraler Glukosetoleranztest (75 g, 5 h), postprandiale Hypoglykämie

Allgemeines zum Test und zu den Glukosegrenzwerten ist ausführlich in ▶ Abschn. 2.1 dargestellt. Es wird zusätzlich Serum für die Bestimmung von Insulin und C-Peptid asserviert.

■ **Indikationen**
— Differenzialdiagnostik der Hypoglykämie
— Diagnose der reaktiven postprandialen Hypoglykämie (reaktiver Hyperinsulinismus)
— Diagnose des Spät-Dumping-Syndroms.

■ **Kontraindikationen und Nebenwirkungen**
Kontraindikationen:

- Bekannter oder manifester Diabetes mellitus
- Aktuell bestehende akute Erkrankungen mit Aktivierung der Stresshormone (Infektion, Myokardinfarkt, Lungenembolie, dekompensierte Herzinsuffizienz)
- Postaggressionsstoffwechsel.

Der Test soll nicht perimenstruell (3 Tage vor bis 3 Tage nach der Menstruation) durchgeführt werden (falsch positive Werte).

- **Testprinzip**

Durch orale Aufnahme einer definierten Glukosemenge steigen die Konzentrationen von Glukose, Insulin und C-Pepid im Blut physiologischerweise in bestimmten Grenzen und in Abhängigkeit von der Insulinsensitivität und der β-Zellfunktionsreserve an. Durch die Bestimmung über 5 h wird auch der für die reaktive postprandiale Hypoglykämie und für das Spät-Dumping-Syndrom typische Zeitraum von 3–5 h postprandial erfasst.

- **Testdurchführung**

Standardisiert, wie folgt:

- ■ **Vorbereitung und Rahmenbedingungen**

Der orale Glukosetoleranztest (OGTT) wird nüchtern nach einer Nahrungskarenz von 10–14 h durchgeführt. Diabetogene Medikamente (z. B. Thiaziddiuretika, Steroide, Kontrazeptiva) müssen ebenso wie antidiabetogene Medikamente abgesetzt werden. Der Patient soll sich über 3 Tage zuvor normal mit mindestens 150 bis maximal 250 g Kohlenhydraten pro Tag ernährt haben. Keine körperliche Belastung während der Wartephasen.

- ■ **Procedere**
1. Nüchternglukosebestimmung zum Zeitpunkt 0
2. Trinken von 75 g Glukose (meist als Fertigpräparation, z. B. Dextro O.G-T.) über 5 min

3. Glukose-, Insulin- und C-Peptidbestimmung nach 1 h, 2 h, 3 h, 4 h und 5 h.

- ■ **Interpretation**

Die Glukosegrenzwerte sind in ▶ Abschn. 2.1 dargestellt. Für die Insulin und C-Peptidwerte existieren keine verbindlichen Grenzwerte, da diese von multiplen Faktoren wie Körpergewicht, Geschlecht, Insulinsensitivität und β-Zellfunktionsreserve abhängen.

Der Test allein erlaubt keine Diagnosestellung. Diese erfolgt unter Berücksichtigung der jeweiligen Begleitumstände und der klinischen Symptomatik.

- Typisch für den reaktiven Hyperinsulinismus ist das Auftreten einer Hypoglykämie (< 60 mg/dl) 2–5 h nach der Glukosebelastung und/oder einer klinischen Hypoglykämiesymptomatik. Typischerweise findet sich eine deutliche oder überschießende Insulinsekretion, die der Hypoglykämie messtechnisch unmittelbar vorausgeht.
- Im Fall des Spät-Dumping-Syndroms und bei Zustand nach Billroth-II-Magenresektion zeigt sich oft bereits innerhalb der 1. Stunde eine überschießende Insulinsekretion.

- **Fallstricke**
▶ Abschn. 2.1.

- **Praxistipps**
- ▶ Abschn. 2.1
- Wichtig ist neben der Dokumentation der Blutzuckerwerte auch die Dokumentation der genauen Zeitangabe, wann der Patient Hypoglykämiesymptomatik verspürt.
- Beispiele für kommerzielle Nachweismethoden:
  - Chemolumineszenz-Immuno-Assay ADVIA Centaur CpS (C-Peptid) von Siemens
  - Chemolumineszenz-Immuno-Assay ADVIA Centaur IRI (Insulin) von Siemens.

Kohlenhydratstoffwechsel

2.10 Oraler Glukosetoleranztest (75 g, 5 h), Akromegaliediagnostik

■ **Indikationen**
- Klinischer Verdacht auf Akromegalie
- Abklärung erhöhter IGF-1-Spiegel
- Therapiekontrolle nach transsphenoidaler Hypophysenresektion bei Akromegalie.

■ **Kontraindikationen und Nebenwirkungen**
Kontraindikationen:
- Der Test ist bei (schlecht eingestelltem) Diabetes mellitus und Hyperglykämie nicht zu empfehlen.
- Der Test darf nicht bei akuten schweren Erkrankungen (Stressreaktion) durchgeführt werden.

■ **Testprinzip**
Der GH-Suppressionstest basiert auf dem physiologischen Mechanismus der GH-Suppression bei Hyperglykämie. Im Fall einer autonomen GH-Produktion kommt es auf orale Glukosebelastung nicht zu einer Suppression von GH [9] im Verlauf des OGTT.

■ **Testdurchführung**
Standardisiert, wie folgt:

■ ■ **Vorbereitung und Rahmenbedingungen**
Der Test muss nüchtern erfolgen.

■ ■ **Procedere**
1. Anlage einer Venenverweilkanüle und Bestimmung von GH und Glukose zum Zeitpunkt – 30 min.
2. Bestimmung von GH und Glukose zum Zeitpunkt 0 min. Danach Trinken von 75 g Glukose (meist als Fertigpräparation, z. B. Dextro O.G-T.) über 10 min.
3. Weitere Blutproben werden zu den Zeitpunkten 30, 60, 90, 120, 150, 180, 210, 240, 270, 300 min entnommen.

■ ■ **Interpretation**
Kommt es zu einer Suppression von GH auf < 1 ng/ml [9], so ist eine Akromegalie ausgeschlossen, bzw. es liegt eine kurative Situation nach Operation vor [10]. Zu fordern ist

die GH-Suppression in mindestens 1 Probe aus dem Zeitprotokoll. Fehlt diese Suppression oder kommt es zu einem paradoxen Anstieg, spricht dies für einen GH-Exzess.

■ **Fallstricke**
- Bei Diabetes mellitus und Hyperglykämie kann der Test zu einem paradoxen GH-Anstieg oder zu einer fehlenden Suppression führen. Bei florider Akromegalie liegt oftmals bereits eine gestörte Glukosetoleranz oder ein Diabetes mellitus vor.
- Ein paradoxer GH-Anstieg kann auch bei Niereninsuffizienz auftreten.
- Beim Cushing-Syndrom (Hyperkortisolismus) und bei Stress kann ebenfalls eine fehlende GH-Suppression beobachtet werden.

■ **Praxistipps**
- Bei klinischem Verdacht auf eine Akromegalie kann der IGF-1-Wert als guter Screening-Test und der 5-h-OGTT (GH-Suppressionstest) als Bestätigungstest dienen.
- Die Definition der Heilung einer Akromegalie erfordert einen normalisierten IGF-1-Wert in Kombination mit einer GH-Suppression < 1 ng/dl.
- Beispiel für eine kommerzielle Nachweismethode: Chemolumineszenz-Immunoassay Immulite 1000 für GH von Siemens.

2.11 Intravenöser Glukagontest mit C-Peptidbestimmung

■ **Indikationen**
Beurteilung der β-Zellfunktion und der therapeutischen Insulinbedürftigkeit. Der Test hat nur eine geringe klinische Bedeutung.

■ **Kontraindikationen und Nebenwirkungen**
Kontraindikationen:
- Vorliegen eines Phäochromozytoms
- Dekompensierte diabetische Stoffwechsellage
- Aktuell bestehende akute Erkrankungen mit Aktivierung der Stresshormone (In-

fektion, Myokardinfarkt, Lungenembolie, dekompensierte Herzinsuffizienz)
— Postaggressionsstoffwechsel.

Der Test soll nicht perimenstruell (3 Tage vor bis 3 Tage nach der Menstruation) durchgeführt werden.

■ **Testprinzip**
Die Sekretionskapazität der β-Zellen auf Glukagon als Stimulus wird untersucht.

■ **Testdurchführung**
Standardisiert, wie folgt:

■■ **Vorbereitung und Rahmenbedingungen**
Der Test wird nüchtern nach einer Nahrungskarenz von 10–14 h durchgeführt. Diabetogene Medikamente (z. B. Thiaziddiuretika, Steroide, Kontrazeptiva) müssen ebenso wie antidiabetogene Medikamente abgesetzt werden. Der Patient soll sich über 3 Tage zuvor normal mit mindestens 150 bis maximal 250 g Kohlenhydraten pro Tag ernährt haben. Keine körperliche Belastung während der Wartephasen.

■■ **Procedere**
1. Intravenöse Injektion von 1 mg Glukagon in 10 ml 0,9 %igem NaCl als Bolus
2. Abnahme von C-Peptid zum Zeitpunkt 0 und 6 min.

■■ **Interpretation**
◨ Tab. 2.10 gibt orientierend Grenzwerte für die Interpretation [11].

■ **Fallstricke**
Nichtbeachten der Zeitkinetik und der Kontraindikationen.

■ **Praxistipps**
— Der Test wird in der klinischen Routine nur sehr selten eingesetzt.
— Beispiel für eine kommerzielle Nachweismethode: Chemolumineszenz-Immuno-Assay ADVIA Centaur CpS (C-Peptid) von Siemens.

◨ **Tab. 2.10** C-Peptid-Grenzwerte im Glukagontest

Zeitpunkt	C-Peptid	Interpretation
0, nüchtern	>1,8 ng/ml	normale β-Zellfunktion nicht insulinbedürftig
	<0,7 ng/ml	verminderte β-Zellfunktion insulinbedürftig
6 min nach Glukagon	>2,9 ng/ml	normale β-Zellantwort nicht insulinbedürftig
	<1,0 ng/ml	reduzierte β-Zellantwort insulinbedürftig

2.12 Intravenöser Glukosetoleranztest

■ **Indikationen**
— Beurteilung der frühen Insulinantwort bei Personen mit Inselzellantikörpern (Verdacht auf Prädiabetes mellitus Typ 1)
— Beurteilung der frühen Insulinantwort (sog. First-phase-Reaktion/Phase-1-Reaktion) auf eine definierte intravenöse Glukosebelastung

■ **Kontraindikationen und Nebenwirkungen**
Kontraindikationen:
— Bekannter oder manifester Diabetes mellitus
— Aktuell bestehende akute Erkrankungen mit Aktivierung der Stresshormone (Infektion, Myokardinfarkt, Lungenembolie, dekompensierte Herzinsuffizienz)
— Postaggressionsstoffwechsel.

Der Test soll nicht perimenstruell (3 Tage vor bis 3 Tage nach der Menstruation) durchgeführt werden (falsch positive Werte).

Kohlenhydratstoffwechsel

■ Testprinzip

Nach intravenöser Bolusinjektion von Glukose tritt eine biphasische Insulinantwort [8] auf mit Maximalwerten von Insulin und C-Peptid in Phase 1 (0–10 min) und Phase 2 (11–60 min). Eine reduzierte Phase-1-Insulinsekretion ist ein Frühzeichen eines Prädiabetes mellitus Typ 1.

■ Testdurchführung

Standardisiert, wie folgt:

■■ Vorbereitung und Rahmenbedingungen

Der Test wird nüchtern nach einer Nahrungskarenz von 10–14 h durchgeführt. Diabetogene Medikamente (z. B. Thiaziddiuretika, Steroide, Kontrazeptiva) müssen ebenso wie antidiabetogene Medikamente abgesetzt werden. Der Patient soll sich über 3 Tage zuvor normal mit mindestens 150 bis maximal 250 g Kohlenhydraten pro Tag ernährt haben. Keine körperliche Belastung während der Wartephasen.

■■ Procedere

1. Intravenöse Bolusinjektion von 0,5 g Glukose pro kg KG (maximal 35 g) innerhalb von 3 min
2. Abnahme von Insulin und C-Peptid zu den Zeitpunkten 0, 1, 3, 5, und 10 min.

■■ Interpretation

Beurteilt wird die Summe aus dem 1-min-Wert und dem 3-min-Wert. Der Normbereich für Insulin liegt bei ca. >100 mU/l. Werte von <50 mU/ml weisen auf eine Abschwächung der Phase-1-Reaktion hin.

■ Fallstricke

- Fehldosierung der Glukose
- Nichtbeachten der bolusartigen Applikation
- Nichtbeachten der Zeitkinetik.

■ Praxistipps

- Der Test wird in der klinischen Routine nur sehr selten eingesetzt und ist v. a. für wissenschaftliche Fragestellungen von Bedeutung.
- Beispiele für kommerzielle Nachweismethoden:

- Chemolumineszenz-Immuno-Assay ADVIA Centaur CpS (C-Peptid) von Siemens
- Chemolumineszenz-Immuno-Assay ADVIA Centaur IRI (Insulin) von Siemens.

2.13 Hungerversuch, Insulinomdiagnostik

■ Indikationen

Diagnose oder Ausschluss einer autonomen Hyperinsulinämie bei der Abklärung von unklaren Hypoglykämien, insbesondere Verdacht auf Insulinom.

■ Kontraindikationen und Nebenwirkungen

Kontraindikationen:
- Schwere Akuterkrankungen
- Herabgesetzte Glukoneogenese bei höhergradiger Leberinsuffizienz
- Bekannte Epilepsie.

Nebenwirkungen: Aufgrund des Testprinzips kommt es zur Unterzuckerung mit der Gefahr einer Bewusstseinstrübung bis hin zum hypoglykämischen Koma und Krampfanfällen.

■ Testprinzip

Hungern führt zu einem Substratmangel und konsekutiv zu einem fallenden Blutzuckerspiegel. Im Rahmen der physiologischen Gegenreaktion wird die Insulinsekretion gehemmt und die hepatische Glykogenolyse gesteigert. Auch nach Verbrauch der Glykogenspeicher erhalten die hepatische und renale Glukoneogenese einen individuell schwankenden, aber in der Regel konstanten Plasmaglukosewert von >50–60 mg/dl aufrecht. Bei autonomer Insulinsekretion, wie sie beim Insulinom auftritt, unterbleibt die Hemmung der Insulinsekretion durch den Substratmangel. Es resultiert also eine Hypoglykämie bei inadäquat hohem Insulinspiegel.

Dies wird durch die standardisierte Durchführung des Hungerversuchs provoziert. Da eine pathologisch persistierende Insulinsekretion während des Hungerns den kompletten Abbau der Glykogenspeicher in der

Leber verhindert, steigt typischerweise bei endogenem Hyperinsulinismus der Blutzuckerspiegel nach Glukagongabe und damit induzierter Glykogenolyse trotz längeren Fastens an.

- **Testdurchführung**

Standardisiert, wie folgt:

■■ **Vorbereitung und Rahmenbedingungen**

Der Test wird während eines (intensiv-)stationären Aufenthalts durchgeführt. Er beginnt am Morgen gegen ca. 7 Uhr. Der Patient darf zuvor ein leichtes Frühstück zu sich nehmen, Flüssigkeit ad libitum, kein Kaffee. Bei Wohlbefinden und normalen Blutzuckerwerten (BZ) muss keine strenge Bettruhe eingehalten werden, unter Beaufsichtigung ist auch Bewegung außerhalb des Zimmers erlaubt. Wenn im Verlauf des Tests der BZ unter 60 mg/dl fällt, werden sicherheitshalber Bettruhe und Monitorüberwachung (Herzfrequenz, Blutdruck, Sauerstoffsättigung) empfohlen.

■■ **Procedere**

1. Beginn des Hungerversuchs – Zeitpunkt 0 h: Legen eines venösen Zugangs, dann venöse Blutentnahme: Plasmainsulin (Bestimmung des „immunreaktiven Insulins", d. h. polyklonaler Test mit Proinsulinkreuzreaktivität, alternativ spezifischer Test und Bestimmung von Plasmaproinsulin), Plasma-C-Peptid, Plasmaglukose; zusätzlich wird der BZ vor Ort gemessen („BZ-Stix" im Rahmen des Point-of-care-Testings mit einem BGA-Gerät oder tragbaren Blutzuckermessgerät). Im weiteren Testverlauf werden zu den jeweils angegebenen Zeiten dieselben Parameter abgenommen.
2. Infusion von NaCl 0,9 %, ca. 500 ml/Tag, weitere venöse Blutentnahmen nach Möglichkeit aus der Venenverweilkanüle.
3. Ab jetzt keine Kalorienzufuhr, Flüssigkeit (Wasser, ungesüßter Tee, kein Koffein) ad libitum.
4. Alle 3 h BZ-Stix, alle 6 h venöse Blutentnahme (s. oben).
5. **Falls BZ < 60 mg/dl:** Sofort und weiter jede Stunde venöse Blutentnahme (s. oben),

einmalig Urin für Sulfonylharnstoff- und Glinidanalytik. Ab jetzt alle 60 min BZ-Stix auf Station.
6. **Falls BZ im Stix vor Ort oder im Plasma < 50 mg/dl:** Sofort venöse Blutentnahme (s. oben), diese weiterhin stündlich, ab jetzt alle 30 min BZ-Stix auf Station.
7. Dauer des Hungerversuchs: 72 h ab dem Zeitpunkt der letzten Nahrungsaufnahme oder bis die Abbruchbedingungen erfüllt sind (s. unten). Venöse Blutentnahme zum Schluss (s. oben) nach 72 h bzw. wenn die Abbruchkriterien erfüllt sind.
8. Dann **Glukagonbelastung:** Glukagon 1 mg i.v., nach 10, 20 und 30 min Bestimmung der Plasmaglukose.

■■ **Abbruchkriterien**

- Plasmaglukose < 45 mg/dl und Hypoglykämiesymptome
- Plasmaglukose < 40 mg/dl bei 2 aufeinanderfolgenden Messungen, auch wenn keine Hypoglykämiesymptome bestehen
- Unerträglicher Hunger, neurologische Symptome, Incompliance.

Vor dem Abbruch: Sicherstellen, dass abschließend eine venöse Blutentnahme erfolgt ist!

Interpretation

Insulinwerte Zum Nachweis einer hyperinsulinämischen Hypoglykämie sind in der Literatur sowohl der absolute Insulinspiegel bei gleichzeitig niedrigen BZ-Werten als auch verschiedene Insulin/Glukose-Indizes (z. B. Fajans-Index: Insulin [mU/l]-Glukose [mg/dl]-Quotient, bei Gesunden in der Regel < 0,3) verwendet worden [12]. Für Letztere werden aber unterschiedliche diagnostische Cut-off-Werte angegeben, außerdem sind sie mit modernen Insulinassays nicht evaluiert und werden hier daher nicht weiter empfohlen.

Da die unten genannten Grenzwerte sich nur auf den in der jeweiligen Studie angewandten Insulinassay beziehen, muss die Übertragbarkeit auf die eigenen Messwerte immer mit dem untersuchenden klinisch-chemischen Labor rückgesprochen werden.

Kohlenhydratstoffwechsel

Als Grenzwerte für den Nachweis eines Hyperinsulinismus gelten allgemein bei gleichzeitigem BZ < 45 mg/dl:

- Bei Verwendung eines 2-Antikörper-Radioimmunassays (Detektionsgrenze 5 mU/l) ein Insulinspiegel von > 6 mU/l [13]
- Bei Verwendung eines Immunchemiluminieszenzassays (Detektionsgrenze 1 mU/l) ein Insulinspiegel von > 3 mU/l [14]
- Falls ein hochspezifischer Insulinassay ohne Proinsulinkreuzreaktivität verwendet wurde, kann neben dem Nachweis einer mit dem hochspezifischen Test überhaupt detektierbaren Insulinsekretion in der Hypoglykämie auch ein Proinsulinspiegel von > 5 pmol/l [15] zur Diagnose eines endogenen Hyperinsulinismus herangezogen werden.

C-Peptidwerte Die Plasma-C-Peptidspiegel sind bei exogener Insulinzufuhr supprimiert. Bei einem BZ < 45 mg/dl gilt ein C-Peptidspiegel > 0,2 nmol/l als beweisend für einen endogenen Hyperinsulinismus [13].

Glukagongabe Bei gesunden Probanden kommt es nach längerem Fasten trotz Glukagoninjektion nicht zu einem Anstieg der Plasmaglukose (Inkrement < 25 mg/dl). Ein Anstieg der Plasmaglukose nach Glukagongabe um mindestens 25 mg/dl ist hinweisend auf einen pathologischen Hyperinsulinismus [13].

- **Fallstricke**
- Die sichere Diagnose einer symptomatischen hyperinsulinämischen Hypoglykämie kann nur bei inadäquat hohen Insulinspiegeln und Nachweis der sog. Whipple-Trias (Hypoglykämie und neuroglykopenische Symptome und Besserung nach Glukosegabe) spontan oder während des Hungerversuchs gestellt werden. Niedrige BZ-Werte per se sind ein notwendiges, aber kein hinreichendes Kriterium. Insbesondere jüngere schlanke Frauen können nach längerem Fasten BZ-Werte um 40 mg/dl ohne Krankheitswert aufweisen.
- Der Nachweis eines endogenen Hyperinsulinismus ist nicht gleichbedeutend mit

der Diagnose eines Insulinoms. Selten kann z. B. auch beim Erwachsenen eine Nesidioblastose, d. h. eine diffuse Inselzellhyperplasie, vorliegen. Durch eine selektive intraarterielle Kalziumgabe (angiografische Injektion in die Arterien des Truncus coeliacus und die A. mesenterica superior) mit Bestimmung des konsekutiven Insulinanstiegs in einer Lebervene kann ggf. ein Hinweis auf die Lokalisation der hyperplastischen Areale oder eines in der Schnittbildgebung zuvor nicht aufgefallenen Insulinoms gefunden werden [16].

- Ein erhöhter Insulinspiegel bei niedrigem C-Peptid deutet meist auf eine exogene Zufuhr von Insulin oder insulinotropen Pharmaka (Anamnese, Sulfonylharnstoff- und Glinidanalytik) hin. Selten können aber Insulinautoantikörper durch eine Verzögerung des Insulinabbaus zu einem ähnlichen Bild führen. Auch können sie durch Interaktionen mit dem Assay zu falschen Insulinbestimmungen führen. Im Zweifelsfall empfiehlt sich daher die zusätzliche Bestimmung der immunglobulingebundenen Insulinmenge nach Polyethylenglykolfällung [17].

- **Praxistipps**
- Während des Hungerversuchs ist auf eine sorgfältige Dokumentation des klinischen Verlaufs und der Blutentnahmen zu achten, da nur bei richtiger Zuordnung eine korrekte Diagnose gestellt werden kann.
- Der oben angegebene Cut-off-Wert von 45 mg/dl in der Auswertung des Hungerversuchs ist ein klinischer Erfahrungswert. Manche Patienten zeigen subtile Symptome der Neuroglukopenie (z. B. Verlangsamung, Müdigkeit, Denkstörungen) schon bei höheren BZ-Werten und erfüllen so die Bedingungen der Whipple-Trias. Während des Tests ist also neben der apparativen und laborchemischen auch auf eine sorgfältige klinische Überwachung zu achten.
- Bei Insulinompatienten fällt der Blutzuckerspiegel meistens schon innerhalb von 12–24 ab. Die Wahrscheinlichkeit einer symptomatischen Hypoglykämie im

Hungerversuch nach 48 h ist gering [18]. Da der Test aber meist zum definitiven Ausschluss eines Hyperinsulinismus verwendet wird, empfehlen wir trotzdem die Durchführung über 72 h.

— In der Literatur wird der C-Peptidsuppressionstest als Screening-Test für einen autonomen Hyperinsulinismus erwähnt. Methodisch ist dieser allerdings sehr aufwändig (im Idealfall im Rahmen eines hyperinsulinämischen-hypoglykämischen Clamp-Versuchs), sodass er für die Routine nicht empfohlen werden kann.

— Für die erweiterte Lokalisationsdiagnostik sei auf den intra-arteriellen Calcium-Stimulationstest im ▶ Abschn. 7.4 verwiesen.

2.14 Glukagontest, Insulinomdiagnostik

■ **Indikationen**
Dieser Test hat für die Diagnostik des Insulinoms aufgrund reduzierter Aussagekraft und geringerer Sensitivität nur noch limitierte Bedeutung.

■ **Kontraindikationen und Nebenwirkungen**
Kontraindikationen:
— Vorliegen eines Phäochromozytoms
— Dekompensierte diabetische Stoffwechsellage
— Aktuell bestehende akute Erkrankungen mit Aktivierung der Stresshormone (Infektion, Myokardinfarkt, Lungenembolie, dekompensierte Herzinsuffizienz)
— Postaggressionsstoffwechsel.

Der Test soll nicht perimenstruell (3 Tage vor bis 3 Tage nach der Menstruation) durchgeführt werden.

■ **Testprinzip**
Die bolusartige Injektion von Glukagon führt zu einer maximalen Stimulation der endogenen Insulin- und C-Peptidsekretion. Beim Inselzelladenom fallen die glukagonstimulierten Werte höher aus als bei gesunden Probanden.

■ **Testdurchführung**
Standardisiert, wie folgt:

■■ **Vorbereitung und Rahmenbedingungen**
Der Test wird nüchtern nach einer Nahrungskarenz von 10–14 h durchgeführt. Diabetogene Medikamente (z. B. Thiaziddiuretika, Steroide, Kontrazeptiva) müssen ebenso wie antidiabetogene Medikamente abgesetzt werden. Der Patient soll sich über 3 Tage zuvor normal mit mindestens 150 bis maximal 250 g Kohlenhydraten pro Tag ernährt haben. Keine körperliche Belastung während der Wartephasen.

■■ **Procedere**
1. Intravenöse Injektion von 1 mg Glukagon (z. B. GlucaGen, Novo Nordisk) in 10 ml 0,9 %igem NaCl als Bolus
2. Abnahme von C-Peptid und Insulin zu den Zeitpunkten 0, 1, 5, 10, 15 und 30 min.

■■ **Interpretation**
Werden nach Glukagonstimulation maximale Insulinwerte von > 130 mU/l (oder Anstieg > 100 mU/l nach nächtlichem Fasten) oder C-Peptidanstiege von > 2,5 ng/ml erreicht, so spricht dies für das Vorliegen eines Insulinoms, allerdings mit einer geringen Sensitivität von nur 50–80 % [19, 20].

■ **Fallstricke**
Nichtbeachten der Zeitkinetik und der Kontraindikationen.

■ **Praxistipps**
Der Test wird in der klinischen Routine aufgrund der reduzierten Aussagekraft und der geringen Sensitivität nur sehr selten eingesetzt. Der Standardtest für die Insulinomdiagnostik ist der Hungerversuch (▶ Abschn. 2.13).

Kohlenhydratstoffwechsel

2.15 Tolbutamidtest, Insulinomdiagnostik

■ **Indikationen**
Dieser Test hat für die Diagnostik des Insulinoms nur noch eine limitierte Bedeutung, da er dem Insulinhypoglykämietest unterlegen ist, nur eine Momentaufnahme darstellt (während der Hypoglykämietest bis zu 72 h dauern kann), nicht bei niedrigen Glukosespiegeln durchgeführt werden soll und intravenöses Tolbutamid vielerorts gar nicht mehr vorgehalten wird.

■ **Kontraindikationen und Nebenwirkungen**
Kontraindikationen:
– Vorliegen eines Phäochromozytoms
– Dekompensierte diabetische Stoffwechsellage
– Aktuell bestehende akute Erkrankungen mit Aktivierung der Stresshormone (Infektion, Myokardinfarkt, Lungenembolie, dekompensierte Herzinsuffizienz)
– Postaggressionsstoffwechsel.

Der Test soll nicht perimenstruell (3 Tage vor bis 3 Tage nach der Menstruation) durchgeführt werden. Der Test darf nicht durchgeführt werden bei niedrigen Ausgangsglukosewerten von < 60 mg/dl.

■ **Testprinzip**
Die Injektion von Tolbutamid führt bei Patienten mit Inselzelladenom zu einem abweichenden Sekretionsverhalten von Insulin und C-Peptid und damit auch zu veränderten Blutglukosewerten.

■ **Testdurchführung**
Standardisiert, wie folgt:

■■ **Vorbereitung und Rahmenbedingungen**
Der Test darf nicht durchgeführt werden bei niedrigen Ausgangsglukosewerten von < 60 mg/dl. Diabetogene Medikamente (z. B. Thiaziddiuretika, Steroide, Kontrazeptiva) müssen ebenso wie antidiabetogene Medikamente abgesetzt werden. Der Patient soll sich über 3 Tage zuvor normal mit mindestens 150 bis maximal. 250 g Kohlenhydraten pro Tag ernährt haben. Keine körperliche Belastung während der Wartephasen.

■■ **Procedere**
1. Intravenöse Injektion von 1 g Tolbutamid als 5 %ige wässrige Lösung in 3 min (Kinder: 25 mg/kg KG, aber nicht mehr als 1 g)
2. Abnahme von C-Peptid, Insulin und Glukose zu den Zeitpunkten 0, 5, 10, 20, 30, 40, 60, 90, 120 und 180 min.

■■ **Interpretation**
Liegt der mittlere Glukosewert aus dem venösen Plasma der Zeitpunkte 120, 150 und 180 min bei < 56 mg/dl (schlanke Probanden) bzw. bei < 61 mg/dl (adipöse Probanden), so spricht dies mit einer Sensitivität von 95 % und einer Spezifität von 95 % für ein Insulinom [19].

■ **Fallstricke**
– Nichtbeachten der Zeitkinetik und der Kontraindikationen
– Nichtbeachten der Ausgangsglukose
– Auslösung einer klinisch relevanten Hypoglykämie.

■ **Praxistipps**
– Der Test wird in der klinischen Routine nur sehr selten eingesetzt. Der Standardtest für die Insulinomdiagnostik ist der Hungerversuch (▶ Abschn. 2.13).
– Beispiele für kommerzielle Nachweismethoden:
– Chemolumineszenz-Immuno-Assay ADVIA Centaur CpS (C-Peptid) von Siemens
– Chemolumineszenz-Immuno-Assay ADVIA Centaur IRI (Insulin) von Siemens.

2.16 C-Peptidsuppressionstest, Insulinomdiagnostik

■ **Indikationen**
Der Test hat für die Diagnostik des Insulinoms nur eine limitierte klinische Bedeutung, da er dem Insulinhypoglykämietest unter-

legen ist und nicht bei niedrigen Glukosespiegeln angewandt werden soll.

■ Kontraindikationen und Nebenwirkungen
Kontraindikationen:
− Dekompensierte diabetische Stoffwechsellage
− Aktuell bestehende akute Erkrankungen mit Aktivierung der Stresshormone (Infektion, Myokardinfarkt, Lungenembolie, dekompensierte Herzinsuffizienz)
− Postaggressionsstoffwechsel
− Der Test darf nicht durchgeführt werden bei niedrigen Ausgangsglukosewerten von < 60 mg/dl.

Der Test soll nicht perimenstruell (3 Tage vor bis 3 Tage nach der Menstruation) durchgeführt werden.

■ Testprinzip
Die insulininduzierte Hypoglykämie führt bei Normalpersonen zu einer Suppression der endogenen C-Peptidsekretion. Bei autonomer Insulinsekretion ist diese Suppression nicht oder nur vermindert zu beobachten.

■ Testdurchführung
Standardisiert, wie folgt:

■■ Vorbereitung und Rahmenbedingungen
Der Test darf nicht durchgeführt werden bei niedrigen Ausgangsglukosewerten von < 60 mg/dl. Diabetogene Medikamente (z. B. Thiaziddiuretika, Steroide, Kontrazeptiva) müssen ebenso wie antidiabetogene Medikamente abgesetzt werden. Der Patient soll sich über 3 Tage zuvor normal mit mindestens 150 bis maximal. 250 g Kohlenhydraten pro Tag ernährt haben. Keine körperliche Belastung während der Wartephasen.

■■ Procedere
1. Es erfolgt über 60 min die Infusion von 0,12 E Insulin pro kg KG
2. Abnahme von C-Peptid und Glukose zu den Zeitpunkten 0, 10, 20, 30, 40, 50 und 60 min.

■■ Interpretation
Normalerweise kommt es zu einem Abfall der C-Peptidsekretion um 67–71 %. Liegt ein prozentual geringerer Abfall vor, spricht dies für ein Insulinom [20].

■ Fallstricke
− Nichtbeachten der Zeitkinetik und der Kontraindikationen
− Nichtbeachten der Ausgangsglukose
− Auslösung einer klinisch relevanten Hypoglykämie.

■ Praxistipps
− Der Test wird in der klinischen Routine nur sehr selten eingesetzt. Der Standardtest für die Insulinomdiagnostik ist der Hungerversuch (▶ Abschn. 2.13).
− Beispiel für eine kommerzielle Nachweismethode: Chemolumineszenz-Immuno-Assay ADVIA Centaur CpS von Siemens.

2.17 HbA$_{1c}$ und Fruktosamin

■ Indikationen
− Mittelfristige Beurteilung der Stoffwechsellage bei Diabetes mellitus (Patienten-Compliance und Therapieeinstellung)
− Goldstandard für Patienten mit Diabetes mellitus zur Bewertung der initialen Stoffwechsellage bei der Erstdiagnose und zur Therapieüberwachung und Patientenführung.
− Diagnosestellung eines Diabetes mellitus
− Die empfohlene Häufigkeit der Bestimmung (◻ Tab. 2.11) richtet sich nach dem Diabetestyp und der Therapie [21].

■ Kontraindikationen und Nebenwirkungen
Keine.

■ Testprinzip
Bei einem erhöhten Blutzuckerspiegel findet eine vermehrte, nicht enzymatische Glykierung des Hämoglobins statt. Da Erythrozyten durchschnittlich etwa 120 Tage leben, ent-

Kohlenhydratstoffwechsel

⬛ Tab. 2.11 Empfohlene Häufigkeit der HbA1c-Bestimmung

Diabetes Typ/Therapie	Empfohlene Häufigkeit
Diabetes mellitus Typ 1	
Konventionelle Therapie	3- bis 4-mal jährlich
Intensivierte Therapie	alle 3 Monate
Diabetes mellitus Typ 2	
Bei stabilen Patienten (Therapieziel erreicht)	2-mal jährlich
Bei instabilen Patienten (Therapieziel nicht erreicht)	4-mal jährlich
Schwangerschaft bei Diabetes mellitus	alle 1–2 Monate[a]
Gestationsdiabetes	alle 1–2 Monate[a]

[a]Gegebenenfalls ergänzt durch Fruktosamin

spricht diese Veränderung der Stoffwechseleinstellung der letzten 2–3 Monate. 50 % des Glykierungsgrades des HbA_{1c}-Werts spiegelt eine Hyperglykämie des letzten Monats wider, 25 % entspricht einem Zeitraum von 1–2 Monaten, und die restlichen 25 % entsprechen einem Zeitraum von 3–4 Monaten [22].

■ **Testdurchführung**
Standardisiert, wie folgt:

■■ **Vorbereitung und Rahmenbedingungen**
Bei der Patientenvorbereitung und der Probenentnahme sind keine besonderen Bedingungen zu beachten. Eine Beeinflussung der Ergebnisse durch die Körperlage, venöse oder kapilläre Blutentnahme ist nicht zu erwarten.

■■ **Procedere**
Untersuchungsmaterial ist EDTA-Blut, Heparin- oder Kapillarblut. Die entnommene Probe sollte baldmöglichst analysiert werden, da v. a. bei hohen Blutglukosekonzentrationen in der Vollblutprobe die Glykierung auch in vitro fortschreitet. Die Hochdruckflüssigkeitschromatografie gilt heute als Referenz-

methode zur Messung von HbA_{1c} mit einer hohen Präzision und einer geringen erforderlichen Probenmenge (auch für kapilläre Messung von HbA_{1c} geeignet).

■■ **Interpretation**
Die Therapieziele Nach den DDG-Leitlinien von 2002 sind für den HbA_{1c}-Wert in ⬛ Tab. 2.12 dargestellt.

Eine Korrelation zwischen der mittleren Blutglukose der vergangenen 6–8 Wochen und dem zugehörigen Glykohämoglobinwert ist mithilfe des in ⬛ Tab. 2.13 genannten Algorithmus zu interpretieren [23]. ▶ Abschn. 2.13 zeigt die Korrelation zwischen HbA_{1c} und durchschnittlicher Plasmaglukose.

⬛ Tab. 2.12 Therapieziele für das HbA_{1c}

	Zielwert	Interventionsbedürftig
Diabetes mellitus Typ 1	<6,5 %[a]	>7 %
Diabetes mellitus Typ 2	<6,5 %[a]	>7 %

[a]Der Referenzbereich für Nichtdiabetiker liegt bei 4–6 % entsprechend der DCCT-Studie (Diabetes Control and Complications Trial) [23]

⬛ Tab. 2.13 Korrelation zwischen HbA_{1c}-Wert und mittlerer Blutglukosekonzentration [23]

HbA1c [%]	Glukose [mg/dl]
6	135
7	170
8	205
9	240
10	275
11	310
12	345

◼ Fallstricke

Bei jeder Änderung der Überlebensdauer der Erythrozyten kommt es zu einer Verkürzung oder Verlängerung der Reaktionszeit der Glukose mit Hämoglobin und damit zu falsch niedrigen oder hohen HbA_{1c}-Werten. ◻ Tab. 2.14 fasst diese Erkrankungen zusammen.

◼ Praxistipps

- Das HbA_{1c} ist der primäre Vorhersagewert für Spätkomplikationen bei Diabetes mellitus.
- Bei älteren Patienten kann das Therapieziel unter Berücksichtigung der individuellen Lebenserwartung gelockert werden.
- Bei Hypoglykämien unter antidiabetischer Therapie kann das HbA_{1c} falsch niedrig sein.
- Beispiel für eine kommerzielle Nachweismethode: Immuni-Turbidimetrie, Cobas Integra HbA_{1c} von Roche.
- Bei Hämoglobinopathien oder hämolytischen Anämien sowie bei Schwangerschaft ist u. U. die Messung von Fruktosamin eine Alternative zur HbA_{1c}-Messung

und liefert Informationen über die Blutzuckereinstellung der letzten 2 Wochen.

- Fruktosamin bezeichnet die Plasmaproteine aus der Familie der Ketoamine. Die Plasmaproteine werden wie Hämoglobin in Abhängigkeit von der mittleren Blutglukosekonzentration glykiert. Die Bestimmung der glykierten Proteine mit dem Fruktosamintest erlaubt die Kontrolle der diabetischen Stoffwechsellage in den letzten 1–3 Wochen. Die Ergebnisse sind von der Konzentration und der Zusammensetzung der Serumproteine abhängig.
- Eine Beeinflussung durch die Körperlage und venöse Stauung bei der Blutentnahme ist zu erwarten.
- Die Interpretation der Fruktosaminwerten ist bei S-Albumin < 30 g/l sowie Proteinurie > 1 g/l schwierig.
- Referenzbereich für Fruktosamin: Nichtdiabetiker: 205–285 μmol/l (Alter: 20–60 Jahre).
- Für die Bewertung des Fruktosamintests gibt es keine allgemein akzeptierten Normwerte. Die Werte sollten mit den letzten Werten des Patienten verglichen werden, was die praktische Anwendung stark einschränkt.
- Beispiel für eine kommerzielle Nachweismethode: Farbtest von Roche, Cobas Integra Fructosamine.

◼ Änderung der Referenzmethodik und der Einheit für den HbA1c-Wert

Seit 2010 erfolgt die Angabe des HbA_{1c}-Werts nicht mehr in %, sondern in mmol/mol [24–26]. Viele Labore geben aber zur erleichterten Interpretation beide Einheiten parallel an. ◻ Tab. 2.15 gibt den Normbereich für den HbA_{1c} in mmol/mol an. Nach den Richtlinien von EASD, ADA und IDF hat sich auch die DDG [27] auf die entsprechenden Empfehlungen und Referenzmethoden geeinigt. Die

◻ **Tab. 2.14** Erkrankungen, die den HbA1c-Wert verfälschen

Falsch niedrige Werte	Falsch hohe Werte
Bei hämolytischen Anämien, erhöhter Erythropoese	Bei erhöhtem fetalem Hämoglobin
Bei Hämoglobinopathien	Bei verminderter Erythropoese
Bei Schwangerschaft	Bei erhöhter Lebensdauer der Erythrocyten
Bei Splenomegalie	Z.n. Splenektomie
Antiretrovirale Therapien, ASS, Vitamine C und E hoch dosiert	Bei Einnahme von β-Laktamantibiotika
Bei Eisentherapie	Bei Alkoholabusus
Bei chronischer Niereninsuffizienz und verkürzter Erythrozytenlebensdauer	Bei chronischer Niereninsuffizienz
Bei **Leberzirrhose** mit erhöhter Blutungsneigung und verstärktem Abbau der Erythrozyten	Bei Einnahme von ASS Eisenmangel

◻ **Tab. 2.15** Normbereich für den HbA_{1c}-Wert nach IFCC

HbA_{1c} nach NGSP	20–42,0 mmol/mol

Kohlenhydratstoffwechsel

hiernach gültige Referenzmethodik ist diejenige nach IFCC. Diese besteht aus der enzymatischen Spaltung des Hämoglobins nach Hämolyse der Erytrhozyten und der folgenden Analytik des N-terminalen Hexapeptids des Hämoglobins mit HPLC-ESO/MS oder HPLC-CE. In Anschluss hieran wird das Verhältnis von glykiertem zum nicht glykierten Peptid berechnet und als mmol/mol angegeben. Der Vorteil dieser Anpassung besteht in der internationalen Vergleichbarkeit zwischen den Laboren. Die Neuerung besteht in der Koppelung von Massenspektrometrie an die HPLC. Dieser Schritt erhöht die Spezifität, da die HPLC-Fraktion mit anderen Hämoglobinvarianten verunreinigt ist.

Eine Umrechnung des HbA_{1c} von % in mmol/mol und umgekehrt ist nach der NGSP-Formel möglich:

$$IFCC\ HbA_{1c} (mmol\ f\ mol) = \frac{\left[10 \times NGSP\ HbA_{1c}(\%) - 21.52\right]}{f\ 0.9148}\ oder:$$

$$IFCC\ HbA_{1c} (mmol\ f\ mol) = \left[NGSP\ HbA_{1c}(\%) - 2,15\right] \times 10,929$$

◘ Tab. 2.16 zeigt zur schnellen Orientierung einen Vergleich der alten und neuen Einheiten für den HbA_{1c}-Wert.

Aktuelle Empfehlungen internationaler [28] und nationaler Diabetes-Fachgesellschaften schlagen den HbA_{1c}-Wert auch als diagnostischen Parameter außerhalb

◘ **Tab. 2.17** Diagnostische Grenzwerte für das HbA_{1c}

	HbA_{1c} (%) nach NGSP	HbA_{1c} (mmol/mol) nach IFCC
Diabetes mellitus	$\geq 6,5^a$	≥ 48
Kein Diabetes mellitus	$< 5,7$	< 39
Unsicherer Graubereich, 2-h-OGTT empfohlen	5,7–6,5	39–47

[a]Der Referenzbereich für Nichtdiabetiker liegt bei 4–6 % entsprechend der DCCT-Studie (Diabetes Control and Complications Trial) [23]; Ein Prädiabetes liegt vor bei einem HbA1c von 5,7–6,4 % nach ADA (American Diabetes Association) oder von 6,0–6,4 % nach IEC (International Expert Committee)

von Schwangerschaft und Kindheit vor. ◘ Tab. 2.17 gibt diese Grenzwerte [28] und die Empfehlungen hieraus wieder.

2.18 Intaktes Proinsulin

■ **Indikationen**
- Klassifizierung und Frühdiagnose der Insulinresistenz
- Polyzystisches Ovarsyndrom (PCOS)
- Risikoevaluation bzgl. Arteriosklerose, Diabetes und KHK
- Evaluation der Beta-Zellfunktion.

■ **Kontraindikationen und Nebenwirkungen**
Kontraindikationen:
- Dekompensierte diabetische Stoffwechsellage
- Aktuell bestehende akute Erkrankungen mit Aktivierung der Stresshormone (Infektion, Myokardinfarkt, Lungenembolie, dekompensierte Herzinsuffizienz)
- Postaggressionsstoffwechsel.

■ **Testprinzip**
Proinsulin wird von den pankreatischen Beta-Zellen sezerniert und in C-Peptid und Insulin gespalten. Bei Insulinresistenz und Typ-2-

◘ **Tab. 2.16** Gegenüberstellung einiger HbA_{1c}-Werte nach NGSP (%) und IFCC (mmol/mol)

HbA_{1c} (%) nach NGSP	HbA_{1c} (mmol/mol) nach IFCC
6,0 %	42 mmol/mol
6,5 %	48 mmol/mol
7,0 %	53 mmol/mol
7,5 %	58 mmol/mol

Diabetes-mellitus liegt eine vermehrte Sekretion von Proinsulin vor. Hohe Spiegel weisen auf eine Insulinresistenz, Beta-Zelldysfunktion und Typ-2-Diabetes-mellitus hin [29].

- **Testdurchführung**

Standardisiert, wie folgt:

- **Vorbereitung und Rahmenbedingungen**

Die Blutentnahme muss nüchtern frühmorgens erfolgen.

- **Procedere**

Die Abnahme erfolgt nüchtern in EDTA-Plasma, Heparin-Plasma oder als Serum-Monovette. Intaktes Proinsulin ist bei Raumtemperatur ohne Zentrifugieren etwa 48 °h stabil. Vollblut muss innerhalb von 2 °h abgesert und bei 4 °C gelagert werden.

- **Interpretation**

◘ Tab. 2.18 gibt einen Überblick der intakten Proinsulinwerte unter verschiedenen Bedingungen.

Ein Wert im Serum von > 11 pmol/l zeigt eine pankreatische β-Zelldysfunktion auf dem Boden einer Insulinresistenz an.

- **Fallstricke**

Der Test soll nicht perimenstruell (3 Tage vor bis 3 Tage nach der Menstruation) durch-

geführt werden, da sonst fälschlicherweise eine Insulinresistenz angezeigt werden könnte.

- **Praxistipps**
- Hohe Spiegel weisen auf eine Insulinresistenz, Beta-Zelldysfunktion und Typ-2-Diabetes mellitus hin [29].
- Der Großteil der Patienten mit einem Insulinom weist erhöhte Proinsulinwerte auf, oft im Bereich von 180–2700 ng/l (20–300 pmol/l) [32].
- Proinsulin inhibiert die Fibrinolyse durch Stimulation von Plasminogen-Aktivator-Inhibitor-1 (PAI-1).
- Beispiel für eine kommerzielle Nachweismethode: Proinsulin ELISA, Beckmann Coulter.

2.19 Therapieziele (HbA1c, Glukose) für den Diabetes mellitus

- **Indikationen**
- Therapiekontrolle, Verlaufskontrolle des Diabetes mellitus
- Spezifikation nach Diabetesart, Alter und Komorbidität nötig
- Festlegung von individuellen Werten für die Diabetes-Therapieziele

- **Kontraindikationen und Nebenwirkungen**

Keine

- **Testprinzip**

Bestimmung von HbA1c und Glukosewerten (nüchtern, 1 h, 2 h, postprandial)

- **Testdurchführung**

Standardisiert, wie folgt:

- **Vorbereitung und Rahmenbedingungen**

Je nach Art der Bestimmung (s. vorhergehende Kapitel) Bei postprandialen Glukosewerten muss der Zeitpunkt postprandial (1 h, 2 h) bekannt sein.

- **Procedere**

Siehe vorhergehende Kapitel zu Glukose und HbA1c.

◘ **Tab. 2.18** Referenzbereiche für intaktes Proinsulin

	Intaktes Proinsulin (ng/l)[a]	Intaktes Proinsulin (pmol/l)[a]
Nüchtern-Wert	< 103	< 11
Post-absorptive Phase	17–103[b]	1,8–11[b]
	63–848[b]	6,7–90,3[b]

[a]Umrechnung in Molaritäten: Intaktes Proinsulin ng/l x 0,106 = pmol/l [30, 31]
[b]Angegeben sind die 2,5 und die 97,5 Perzentilen [30, 31]

Kohlenhydratstoffwechsel

◘ Tab. 2.19 Zielwerte in der Therapie des Diabetes mellitus [33, 34]

Diabetes mellitus (Typ 2)

Venöse Plasmaglukose Nüchtern: 100–125 mg/dl	Venöse Plasmaglukose postprandial: 140–199 mg/dl	HbA1c: <6,5 % (6,5–7,5 %)

Diabetes mellitus (Typ 2) im geriatrischen Bereich

Venöse Nüchtern-Plasmaglukose: 100–125 mg/dl Venöse Nüchtern-Plasmaglukose: 100–150 mg/dl Venöse Nüchtern-Plasmaglukose: 110–180 mg/dl Symptomfreiheit im Vordergrund	**Go-Go:** HbA1c: < 7,5 % **Slow-Go:** HbA1c: < 8,0 % **No-Go:** HbA1c: < 8,5 % **End-of life:** HbA1c bedeutungslos

Diabetes mellitus in der Schwangerschaft

Nüchtern (kapilläre Werte):	65–95 mg/dl
1 h postprandial (kapilläre Werte):	<140 mg/dl
2 h postprandial (kapilläre Werte):	<120 mg/dl
Vor dem Schlafen (kapilläre Werte):	90–120 mg/dl
Nachts (2.00–4.00 Uhr) (kapilläre Werte):	>65 mg/dl
Mittlere Blutglukose	90–110 mg/dl

Go-Go guter, unabhängiger funktioneller Status; *Slow-Go* eingeschränkter, funktionell leicht abhängiger Status; *No-Go* extrem eingeschränkter, funktionell stark abhängiger Status oder terminal erkrankte Patienten

■■ **Interpretation**

◘ Tab. 2.19 gibt einen Überblick über die Zielwerte [33] in der Therapie des Diabetes mellitus.

■ **Fallstricke**

Zeitpunkt der Glukosebestimmung nicht bekannt. Ansonsten s. vorhergehende Kapitel zu Glukose und HbA1c.

■ **Praxistipps**

— Nächtliche Hypoglykämien bei strengen Therapiezielen müssen erkannt und vermieden werden.

— Für die Definition des HbA1c eignet sich immer ein individualisierter Zielkorridor

Literatur

1. Kerner W, Brückel J, Böhm BO (2004) Definition, Klassifikation und Diagnostik des Diabetes mellitus. In: Scherbaum WA, Kiess W (Hrsg) Evidenzbasierte Leitlinie der Deutschen Diabetes-Gesellschaft (DDG). www.deutsche-diabetes-gesellschaft.de
2. Schleicher E (2021) Definition, Klassifikation und Diagnostik des Diabetes mellitus: update 2021. Diabetologie 16(S2):S110–S118
3. Kerner W, Fuchs C, Redaelli M (2001) Definition, Klassifikation und Diagnostik des Diabetes mellitus. In: Scherbaum WA, Lauterbach KW, Joost HG (Hrsg) Evidenzbasierte Leitlinie der Deutschen Diabetes-Gesellschaft (DDG). www.deutsche-diabetes-gesellschaft.de
4. Expert Committee on the Diagnosis and Classification of Diabetes mellitus (E. C. o. t. D. a. C. o. D.) (1997) Report of the expert committee on the diagnosis and classification of diabetes mellitus. Diabetes Care 20:1183–1197
5. Heinemann L, Sawicki PT, Withold W, Starke AAR (1995) Kapitel: diabetes mellitus. In: Berger M (Hrsg) Klinische Chemie. Urban und Schwarzenberg, München
6. Lee-Paritz A, Heffer LJ (1995) Gestational diabetes. In: Brown FM, Hare JW (Hrsg) Diabetes complicating pregnancy. Wiley, New York, S 15–40
7. Kleinwechter H, Schäfer-Graf U (2011) Gestationsdiabetes – praktische Aspekte nach der neuen S3-Leitlinie. Diabetologie 6:R27–R40
8. Polonsky KS, Given BD, Van Cauter E (1988) Twenty-four-hour profiles and pulsatile patterns of insulin secretion in normal and obese subjects. J Clin Invest 81:442–448
9. Cazabat L, Souberbielle JC, Chanson P (2008) Dynamic tests for the diagnosis and assessment of treatment efficacy in acromegaly. Pituitary 11:129–139
10. Ronchi CL, Arosio M, Rizzo E, Lania AG, Beck-Peccoz P, Spada A (2007) Adequacy of current postglucose GH nadir limit (< 1 microg/l) to define long-lasting remission of acromegalic disease. Clin Endocrinol (Oxf) 66:538–542
11. Eisenbarth GS, Connelly J, Soeldner JS (1987) The „natural" history of type I diabetes. Diabetes Metab Rev 3:873–891
12. Fajans SS, Vinik AI (1989) Insulin-producing islet cell tumors. Endocrinol Metab Clin North Am 18:45–74

13. Service FJ (1995) Hypoglycemic disorders. N Engl J Med 332:1144–1152
14. Service FJ (1999) Diagnostic approach to adults with hypoglycemic disorders. Endocrinol Metab Clin North Am 28:519–532, vi
15. Vezzosi D, Bennet A, Fauvel J, Caron P (2007) Insulin, C-peptide and proinsulin for the biochemical diagnosis of hypoglycaemia related to endogenous hyperinsulinism. Eur J Endocrinol 157:75–83
16. Doppman JL, Miller DL, Chang R, Shawker TH, Gorden P, Norton JA (1991) Insulinomas: localization with selective intraarterial injection of calcium. Radiology 178:237–241
17. Ismail AA (2008) The double whammy of endogenous insulin antibodies in non-diabetic subjects. Clin Chem Lab Med 46:153–156
18. Quinkler M, Strelow F, Pirlich M, Rohde W, Biering H, Lochs H, Gerl H, Strasburger CJ, Ventz M (2007) Assessment of suspected insulinoma by 48-hour fasting test: a retrospective monocentric study of 23 cases. Horm Metab Res 39:507–510
19. Service FJ (1991) Hypoglycemias. West J Med 154:442–454
20. Service FJ, O'Brien PC, Kao PC, Young WF Jr (1992) C-peptide suppression test: effects of gender, age, and body mass index; implications for the diagnosis of insulinoma. J Clin Endocrinol Metab 74:204–210
21. Singer DE, Coley CM, Samet JH, Nathan DM (1989) Tests of glycemia in diabetes mellitus. Their use in establishing a diagnosis and in treatment. Ann Intern Med 110:125–137
22. Goodall I, Colman PG, Schneider HG, McLean M, Barker G (2007) Desirable performance standards for HbA(1c) analysis – precision, accuracy and standardisation: consensus statement of the Australasian Association of Clinical Biochemists (AACB), the Australian Diabetes Society (ADS), the Royal College of Pathologists of Australasia (RCPA), Endocrine Society of Australia (ESA), and the Australian Diabetes Educators Association (ADEA). Clin Chem Lab Med 45:1083–1097
23. Rohlfing CL, Wiedmeyer HM, Little RR, England JD, Tennill A, Goldstein DE (2002) Defining the relationship between plasma glucose and HbA(1c): analysis of glucose profiles and HbA(1c) in the diabetes control and complications trial. Diabetes Care 25:275–278
24. Kaiser P, Akerboom T, Dux L, Reinauer H (2006) Modification of the IFCC reference measurement procedure for determination of HbA1c by HPLC-ESI-MS. Ger Med Sci 4:Doc06
25. Miedema K (2005) Standardization of HbA1c and optimal range of monitoring. Scand J Clin Lab Invest Suppl 240:61–72
26. Penttila I, Halonen MT, Punnonen K, Tiikkainen U (2005) Best use of the recommended IFCC reference method, material and values in HbA1C analyses. Scand J Clin Lab Invest 65:453–462
27. Rentfro AR, McEwen M, Ritter L (2009) Perspectives for practice: translating estimated average glucose (eAG) to promote diabetes self-management capacity. Diabetes Educ 35:581, 585–586, 588–590 passim
28. American DiabetesAssociation (ADA) (2010) Diagnosis and classification of diabetes mellitus. Diabetes Care 33:S62–S69
29. Pfutzner A, Kann PH, Pfutzner AH, Kunt T, Larbig M, Weber MM, Forst T (2004) Intact and total proinsulin: new aspects for diagnosis and treatment of type 2 diabetes mellitus and insulin resistance. Clin Lab 50:567–573
30. Thomas L (2008) Labor und diagnose, Bd 216. TH-Books, Frankfurt am Main, S 221
31. Pfutzner A, Pfutzner AH, Kann PH, Stute R, Lobig M, Yang JW, Mistry J, Forst T (2005) Clinical and laboratory evaluation of a new specific ELISA for intact proinsulin. Clin Lab 51:243–249
32. Kao PC, Taylor RL, Service FJ (1994) Proinsulin by immunochemiluminometric assay for the diagnosis of insulinoma. J Clin Endocrinol Metab 78:1048–1051
33. Kellerer M, Gallwitz B (2015) Praxisempfehlungen der DDG. Aktualisierte Version 2015(Suppl):S97–234
34. Zeyfang A (2022) Diabetes mellitus im Alter. Therapieziele und alterstypische Beschwerden. Diabetes aktuell 20:256–266

Lipidstoffwechsel

Andreas Schäffler und Thomas Karrasch

Inhaltsverzeichnis

3.1   Cholesterin- und Triglyzeridstoffwechsel – 38

3.2   Definition Risiko-basierter Zielwerte für das LDL-Cholesterin – 39

3.3   Parameter der lipidologischen Spezialdiagnostik in der Routine – 42

      Literatur – 43

© Der/die Autor(en), exklusiv lizenziert an Springer-Verlag GmbH, DE, ein Teil von Springer Nature 2024
A. Schäffler (Hrsg.), *Funktionsdiagnostik in Endokrinologie, Diabetologie und Stoffwechsel*,
https://doi.org/10.1007/978-3-662-68563-1_3

3.1 Cholesterin- und Triglyzeridstoffwechsel

Die basale Routinediagnostik bei Störungen im Cholesterin- sowie im Triglyzeridstoffwechsel (Fettstoffwechselstörungen) ist im Folgenden zusammenfassend dargestellt. Eine umfassende Darstellung des Lipidstoffwechsels ist nicht Zielsetzung dieses Buches. Es wird im Folgenden nur auf generelle Aspekte der Lipidanalytik im Rahmen der Routineanwendung eingegangen. Für Spezialparameter und eine detailliertere Darstellung sei auf bekannte Standardwerke der Lipidologie sowie die Empfehlungen der relevanten Leitlinien in ihrer jeweils aktuellsten Form verwiesen [1–3].

Epidemiologisch am bedeutsamsten sind die **Hyperlipidämien**. Historisch erfolgte ursprünglich eine Einteilung nach Fredrickson [4]. Klinisch hat sich heute eine Klassifikation nach atherogenem Risiko durchgesetzt, welches sich insbesondere aus dem ApoB-Gehalt der einzelnen Lipoproteine ergibt (insbesondere LDL-Cholesterin sowie als weiterer Parameter das sogenannte non-HDL-Cholesterin (Gesamtcholesterin-HDL-Cholesterin)) [1, 5]:

— **LDL-Hypercholesterinämien:**
Erhöhung von Gesamtcholesterin, LDL-Cholesterin und non-HDL-Cholesterin;
Triglyceride und HDL-Cholesterin normwertig

— **Hypertriglyreridämien:**
Erhöhung von Gesamtcholesterin, Triglyceriden und non-HDL-Cholesterin;
LDL-Cholesterin normwertig, HDL-Cholesterin erniedrigt

— **Gemischte Hyperlipoproteinämien:**
Erhöhung von Gesamtcholesterin, Triglyceriden, LDL-Cholesterin und non-HDL-Cholesterin;
HDL-Cholesterin erniedrigt

— **HDL-Erniedrigung:**
Erniedrigung von HDL-Cholesterin, non-HDL-Cholesterin teilweise erhöht;

— Gesamtcholesterin, Triglyceride und LDL-Cholesterin normwertig

— **Erhöhung von Lipoprotein(a):**
Lipoprotein(a) ist ein LDL-Partikel, in welchem Apo(a) kovalent an ApoB gebunden ist, und ist daher ebenso atherogen; Lipoprotein(a)-Spiegel sind im Wesentlichen konstant, sodass eine einmalige Bestimmung empfohlen wird; Lipoprotein(a)-Erhöhungen können isoliert oder zusammen mit den anderen genannten Hyperlipidämieformen auftreten

■ **Indikationen**

Die Bestimmung des Lipidprofils (Gesamtcholesterin, Triglyceride, LDL- und HDL-Cholesterin) erfolgt fakultativ beispielsweise im Rahmen einer sogenannten Gesundheitsuntersuchung nach dem Einheitlichen Bewertungsmaßstab (EBM) in seiner jeweils gültigen Fassung ab dem 35. Lebensjahr. Zusätzlich sollte eine Basisdiagnostik bei Patienten mit hohem kardiovaskulärem Risiko oder manifester kardiovaskulärer Erkrankung sowie bei Kindern/Jugendlichen mit Verdacht auf eine familiäre Hyperlipidämie erfolgen; hier wird auf die entsprechenden Leitlinien der Fachgesellschaften verwiesen [5].

■ **Kontraindikationen und Nebenwirkungen**

Keine.

■ **Testprinzip**

Empfohlen wird die Bestimmung des Lipidstatus im venösen Patientenserum oder -plasma; die Erfassung der Lipidkonzentrationen erfolgt enzymatisch.

■ **Testdurchführung**

Standardisiert, wie folgt:

■■ **Vorbereitung und Rahmenbedingungen**

Während die Triglycerid-Spiegel postprandial stark schwanken können und daher nüchtern bestimmt werden sollten, ist die heute in der Regel angewandte direkte Bestimmung des LDL-Cholesterins (und anderer Cholesterin-Fraktionen) auch beim nicht-nüchternen Patienten aussagekräftig. Nur bei Berechnung der LDL-Cholesterin-Spiegel über die sogenannte Friedewald-Formel ist weiterhin eine Bestimmung bei nüchternem Patienten

Lipidstoffwechsel

notwendig, da in diese Formel die Triglycerid-Spiegel eingehen (siehe unten unter Praxistipps) [1, 5].

▪▪ Procedere
Venöse Blutentnahme (Serum/Plasma).

▪▪ Interpretation
- Die Indikation zur Einleitung einer lipidsenkenden Therapie wird in den aktuell gültigen Leitlinien im Sinne einer primären oder sekundären Prävention kardiovaskulärer Ereignisse gestellt; daher erfolgt die Interpretation erhöhter Lipidwerte in Abhängigkeit vom atherogenen Potenzial [1, 3, 5–8].
- Das atherogene Potenzial ergibt sich wie oben dargestellt insbesondere aus dem ApoB-Gehalt der einzelnen Lipoproteine; daher wird in den verfügbaren Leitlinien das LDL-Cholesterin als primärer Zielparameter definiert; sekundäre Zielparameter sind das Non-HDL-Cholesterin und der ApoB-Spiegel [1, 5, 6].
- Internationale Leitlinien definieren unterschiedliche Zielbereiche für das LDL-Cholesterin in Abhängigkeit des individuellen kardiovaskulären Risikos; ▶ Abschn. 3.2 gibt einen Überblick über die Empfehlungen der European Society of Cardiology (ESC) sowie der Deutschen Gesellschaft für Kardiologie (DGK) aus dem Jahre 2019 [1, 3, 5–8].
- Für die Einschätzung des individuellen kardiovaskulären Risikos wird in den Leitlinien auf das sogenannte Systematic Coronary Risk Evaluation-System (SCORE-System) verwiesen, welches im Jahre 2021 als SCORE2 aktualisiert wurde [9]. Für die Berechnung stehen Online-Rechner zur Verfügung (▶ https://www.escardio.org/Education/Practice-Tools/CVD-prevention-toolbox/HeartScore). Für die Interpretation wird auf die Leitlinien in ihrer jeweils gültigen Form verwiesen.
- Nur bei ausgeprägter Erhöhung der Triglyceride auf über 1000 mg/dl ist auch die Senkung der Triglyceride als Prävention einer Triglycerid-induzierten Pankreatitis relevanter Zielparameter [10].

▪ Fallstricke
- Insbesondere bei niedrigen Spiegeln wurde eine relative Ungenauigkeit der LDL-Cholesterin-Bestimmung beschrieben; daher sollten serielle Messungen unter Therapie geeigneterweise im jeweils selben Labor erfolgen [5, 11].

▪ Praxistipps
- Hyperlipidämien sind sekundär auch auf dem Boden anderer Grunderkrankungen zu beobachten, beispielsweise im Rahmen von cholestatisch betonten Lebererkrankungen, beim Vorliegen eines nephrotischen Syndroms, bei Alkoholabusus (Triglyzeride) oder bei Hypothyreose (Cholesterin).
- Die sog. Friedewald-Formel erlaubt eine Abschätzung des LDL-Cholesterinspiegels individueller Patienten nach Bestimmung des Gesamtcholesterins, des HDL-Cholesterins sowie der Triglyzeride. Bei Angabe in mg/dl ergibt sich [12]: LDL-Cholesterin [mg/dl] = Gesamtcholesterin [mg/dl] − HDL-Cholesterin [mg/dl] − (Triglyzeride [mg/dl]:5) beziehungsweise LDL-Cholesterin [mmol/l] = Gesamtcholesterin [mmol/l] − HDL-Cholesterin [mmol/l] − (Triglyzeride [mmol/l]:2,2). Die Friedewald-Formel kann dabei nur bis zu Triglyzeridspiegeln < 400 mg/dl zur Anwendung kommen; oberhalb dieses Grenzwerts ergeben sich zu ungenaue Werte [1, 12]. Da die Triglyceride postprandial stark schwanken, sollte bei Berechnung des LDL-Cholesterins über die Friedewald-Formel eine Nüchtern-Blutentnahme erfolgen.

3.2 Definition Risiko-basierter Zielwerte für das LDL-Cholesterin

Die Definition exakter und Risiko-basierter Zielwerte für das LDL-Cholesterin in der Therapie der Dyslipidämien ist ein wichtiges Praxis-Element. Die ◻ Tab. 3.1 gibt einen Überblick über die Empfehlungen der European Society of Cardiology (ESC) sowie

◘ Tab. 3.1 Empfohlene therapeutische Zielwerte für das LDL-Cholesterin, gestaffelt nach kardiovaskulärem Risikoprofil in den Leitlinien der ESC und DGK 2019 [1]. (Tabelle modifiziert nach: Parhofer 2023 [5])

Risikoklassifikation	Definition der Patientengruppen	Zielwerte LDL-Cholesterin	Zielwerte Non-HDL-Cholesterin	Zielwerte ApoB-Spiegel
sehr hohes Risiko	10 Jahres-Risiko nach SCORE ≥ 10 % (oder *unabhängig von SCORE*: manifeste KHK oder anderweitige kardiovaskuläre Erkrankung (z. B. Schlaganfall/TIA, pAVK), Diabetes mellitus Typ 1/2 mit Endorganschäden oder ≥ 3 Risikofaktoren, Diabetes mellitus Typ 1 seit > 20 Jahren, chronische Niereninsuffizienz mit GRF < 30 ml/min)	**< 55 mg/dl** *und* **≥ 50%ige Absenkung**	< 85 mg/dl	< 65 mg/dl
hohes Risiko	10 Jahres-Risiko nach SCORE ≥ 5 % und < 10 % (oder *unabhängig von SCORE*: Gesamtcholesterin > 310 mg/dl, LDL-Cholesterin > 190 mg/dl, ausgeprägte arterielle Hypertonie (≥ 180/110 mmHg), familiäre Hyperlipidämie ohne weitere Risikofaktoren, Diabetes mellitus Typ 1/2 ohne Endorganschäden seit ≥ 10 Jahren *oder* mit weiteren Risikofaktoren, mäßiggradige Niereninsuffizienz mit GFR 30–59 ml/min)	**< 70 mg/dl** *und* **≥ 50%ige Absenkung**	< 100 mg/dl	< 80 mg/dl
moderates Risiko	10 Jahres-Risiko nach SCORE ≥ 1 % und < 5 % (oder *unabhängig von SCORE*: Diabetes mellitus Typ 1 bei Patienten < 35 Jahren seit < 10 Jahren ohne weitere Risikofaktoren, Diabetes mellitus Typ 2 bei Patienten < 50 Jahren seit < 10 Jahren ohne weitere Risikofaktoren)	Ziel < 100 mg/dl *sollte erwogen werden*	< 130 mg/dl	< 100 mg/dl
niedriges Risiko	10 Jahres-Risiko nach SCORE < 1 %	Ziel < 116 mg/dl *könnte erwogen werden*	kein Ziel	kein Ziel

der Deutschen Gesellschaft für Kardiologie (DGK) aus dem Jahre 2019 [1, 3, 5–8]. Für die Einschätzung des individuellen kardiovaskulären Risikos wird in den Leitlinien auf das sogenannte Systematic Coronary Risk Evaluation-System (SCORE-System) verwiesen, welches im Jahre 2021 als SCORE2 aktualisiert wurde [9]. Für die Berechnung stehen Online-Rechner zur Verfügung (► https://www.escardio.org/Education/Practice-Tools/CVD-prevention-toolbox/Heart-Score). Für die Interpretation wird hier auch nochmals auf die Leitlinien in ihrer jeweils gültigen Form verwiesen.

Die Indikationsstellung für und die Auswahl bestimmter therapeutischer Interventionen kann hier nicht im Einzelnen dargestellt werden; es wird auf die Leitlinien der ESC und der DGK in ihrer jeweils gültigen Form sowie publizierte Übersichten verwiesen [1, 3, 5–8]. Gleichwohl sei darauf hingewiesen, dass die Leitlinien 2019 die empfohlenen therapeutischen Strategien nach Indikationsart (primäre oder sekundäre Intervention) sowie nach kardiovaskulärem Risikoprofil (LDL-Cholesterin-Spiegel, Risiko nach SCORE) wichten. Die ◘ Tab. 3.2 gibt eine diesbezügliche Übersicht.

Lipidstoffwechsel

◘ **Tab. 3.2** Therapeutische Strategien nach kardiovaskulärem Risikoprofil und unbehandelten LDL-Cholesterin-Spiegeln nach ESC [1]

	Risikoklassifikation (10 Jahres-Risiko nach SCORE, oder unabhängig von SCORE, siehe Tab. 3.1)	basale LDL-Cholesterin-Spiegel (vor Behandlung)					
		< 55 mg/dl	55 bis < 70 mg/dl	70 bis < 100 mg/dl	100 bis < 116 mg/dl	116 bis < 190 mg/dl	≥ 190 mg/dl
Primär-Prävention	< 1% niedriges Risiko	Lebensstil-Intervention	Lebensstil-Intervention	Lebensstil-Intervention	Lebensstil-Intervention	Lebensstil-Intervention ggf. zusätzliche Pharmakotherapie	Lebensstil-Intervention und zusätzliche Pharmakotherapie
	≥ 1% und < 5% oder moderates Risiko (siehe Tab. 3.1)	Lebensstil-Intervention	Lebensstil-Intervention	Lebensstil-Intervention	Lebensstil-Intervention ggf. zusätzliche Pharmakotherapie	Lebensstil-Intervention ggf. zusätzliche Pharmakotherapie	Lebensstil-Intervention und zusätzliche Pharmakotherapie
	≥ 5% und < 10% oder hohes Risiko (siehe Tab. 3.1)	Lebensstil-Intervention	Lebensstil-Intervention	Lebensstil-Intervention ggf. zusätzliche Pharmakotherapie	Lebensstil-Intervention und zusätzliche Pharmakotherapie	Lebensstil-Intervention und zusätzliche Pharmakotherapie	Lebensstil-Intervention und zusätzliche Pharmakotherapie
	≥ 10% oder sehr hohes Risiko (siehe Tab. 3.1)	Lebensstil-Intervention	Lebensstil-Intervention ggf. zusätzliche Pharmakotherapie	Lebensstil-Intervention und zusätzliche Pharmakotherapie	Lebensstil-Intervention und zusätzliche Pharmakotherapie	Lebensstil-Intervention und zusätzliche Pharmakotherapie	Lebensstil-Intervention und zusätzliche Pharmakotherapie
Sekundär-Prävention	sehr hohes Risiko (siehe Tab. 3.1)	Lebensstil-Intervention ggf. zusätzliche Pharmako-Therapie	Lebensstil-Intervention und zusätzliche Pharmakotherapie	Lebensstil-Intervention und zusätzliche Pharmakotherapie	Lebensstil-Intervention und zusätzliche Pharmakotherapie	Lebensstil-Intervention und zusätzliche Pharmakotherapie	Lebensstil-Intervention und zusätzliche Pharmakotherapie

3.3 Parameter der lipidologischen Spezialdiagnostik in der Routine

Da die Darstellung der exakten differenzialdiagnostischen Abklärung der Dyslipidämien nicht Ziel dieses Buches ist, soll ◘ Tab. 3.3 grob orientierend die generellen Indikationen für eine Spezialanalytik darstellen. Für Details sein auf einschlägige Fachliteratur verwiesen [13–15].

- **Praxistipps**
- VLDL-Cholesterin: Bei einer Erhöhung der Triglyzeride kann das Gesamtcholesterin erhöht sein, ohne dass das LDL-Cholesterin signifikant erhöht ist. Dieses Phänomen ist durch die hypertriglyzeridämisch bedingte Erhöhung des VLDL-Cholesterins bedingt. Formel: VLDL-Cholesterin = Gesamtcholesterin – HDL-Cholesterin – LDL-Cholesterin
- Die familiäre Hypercholesterinämie wird autosomal-dominant vererbt, wobei heterozygote Individuen LDL-Cholesterinwerte von etwa 250–400 mg/dl aufweisen und homozygote Individuen Werte > 600 mg/dl aufweisen. Ein ähnliches Bild (15 % der Fälle) zeigen Patienten mit Mutationen im LDL-Rezeptor-Adaptor-Protein (autosomal rezessiver Erbgang).

◘ **Tab. 3.3** Indikationen für eine lipidologische Spezialanalytik

Spezialparameter	Indikationen
VLDL-Cholesterin	familiäre Hypertrigylzeridämie (Typ IV) Typ-V-Hyperlipoproteinämie
β-VLDL (Lipoproteinelektrophorese)	Typ-III-Hyperlipoproteinämie Cholesterin und Triglyzeride > 300 mg/dl
LP(a)	Zusatzparameter für die Beurteilung des koronaren Risikos
Lp(a)-Polymorphismus	nur sinnvoll bei erhöhtem Lp(a)
HDL2- und HDL3-Cholesterin	familiäre Störungen der HDL-Lipoproteine
Apolipoproteine A-I und A-II	Abklärung der Hypoalphalipoproteinämien Verdacht auf M. Tangier
Apolipoprotein B	Abklärung der Hyper- und Hypobetalipoproteinämien
Apolipoprotein C-II	Abklärung der Hyperchylomikronämie (wenn Triglyzeride > 1000 mg/dl und sekundäre Ursache ausgeschlossen)
Apolipoprotein E	Abklärung der Apolipoprotein E-Defizienz Typ-III-Hyperlipoproteinämie
Lipoproteinisotachophorese	Remnant-Hyperlipoproteinämien Typ-III-Hyperlipoproteinämie
LDL-Rezeptor	Verdacht auf familiäre Hypercholesterinämie
Apolipoprotein E-Polymorphismus	Verdacht auf Typ-III-Hyperlipoproteinämie Beurteilung des kardiovaskulären Risikos Beurteilung des M.-Alzheimer-Risikos
Apo B-100-Mutanten	Verdacht auf familiäre Hypercholesterinämie
Sterol-27-Hydroxylase (CYP27A1)	Verdacht auf cerebrotendinöse Xanthomatose
Methylentetrahydrofolat-Reduktase (MTHFR)	Verdacht auf Hyperhomocysteinämie

Lipidstoffwechsel

- Die Durchführung einer Lipoprotein-elektrophorese ist bei unauffälliger Basis-diagnostik des Lipidstoffwechsels nicht sinnvoll.
- Lp(a) stellt ein Lipoprotein dar, das Apoli-poprotein B-100 und Apolipoprotein (a) enthält, die über eine Disulfidbrücke mit-einander verbunden sind. Es existieren zahlreiche Isoformen, die sich durch das jeweilige Molekulargewicht unterscheiden (Anzahl von „Kringle-IV-repeats"). Je höher das Molekulargewicht, umso niedri-ger die Serumspiegel und umgekehrt. Die Bestimmung des Lp(a)-Polymorphismus ist nur bei Patienten mit erhöhtem Lp(a) sinnvoll.
- Die Apolipoproteine A-I und A-II sind wichtige Bestandteile des HDL.
- Apolipoprotein A-V inhibiert die LPL-Funktion.
- Apolipoprotein C-II ist ein Kofaktor der Lipoproteinlipase. Der Mangel an C-II be-wirkt einen funktionellen Mangel der LPL-Aktivität.
- Apolipoprotein C-III inhibiert Apolipo-protein C-II und damit die LPL und HSL (Hypertriglyceridämie bei erhöhtem C-III).
- Apolipoprotein E kommt in HDL, VLDL und Chylomikronen vor. Das Apo-E2-Allel ist mit der Typ III Hyperlipoprotei-nämie assoziiert, das Apo-E3-Allel ist das Wildtyp-Allel, und das Apo-E4-Allel ist mit dem M. Alzheimer assoziiert. ApoE ist am Chylomikronenabbau beteiligt, die as-soziierte Erkrankung lautet auch Dysbeta-lipoproteinämie oder remnant disease.
- Apolipoprotein B-100 ist das wesentliche Apolipoprotein im LDL.
- Apolipoprotein B-48 ist das wesentliche Apolipoprotein in den Chylomikronen.
- Hinsichtlich des Apolipoprotein E-Polymorphismus wird das Apo-E3-Allel als das Wildtyp-Allel bezeichnet. Das Apo-E4-Allel geht mit einem erhöhten kardiovaskulären Risikoprofil sowie mit einem erhöhten Risiko für M.Alzheimer einher.
- Das β-VLDL kann bei sehr hohen Cholesterinwerten falsch positiv ausfallen

(„Überstrahlungs-Artefakt" in der Lipoprotein-Elektrophorese).
- Die Lipoproteinlipase (LPL) bewirkt den Abbau der Triglyceride zu freien Fett-säuren aus Chylomikronen und den VLDL. Es existiert eine LPL-Defizienz (LPLD).
- Die hormonsensitive Lipase HSL in Adi-pozyten wird durch Insulin gehemmt, bei Insulinmangel oder Insulinresistenz be-wirkt die Disinhibition eine Lyse der Tri-glyceride aus Adipozyten.
- Die GPD-1 (Glyzerin-3-Phosphat-Dehydrogenase-1) fungiert als Enzym zwi-schen Kohlehydratmetabolismus und Lipoproteinmetabolismus, eine Defekt be-wirkt Hypertriglyceridämie.
- Der LMF-1 (Lipase-Maturation-Factor1), steuert LPL-Dimer-Bildung und LPL-Sekretion, ein Mangel bedingt Hy-pertriglyceridämie.
- ANGPTL-4 (Angiopoietin-like Protein-4), inhibiert die LPL-Funktion, eine Er-höhung bewirkt Hypertriglyceridämie.
- Vor einer Anforderung der oben ge-nannten lipidologischen Spezialparameter sollte unbedingt ein Informationsgespräch mit einem lipidologischen Zentrum bzw. einem erfahrenen Zentrallabor erfolgen.

Literatur

1. Mach F, Baigent C, Catapano AL, Koskinas KC, Casula M, Badimon L, Chapman MJ, De Backer GG, Delgado V, Ference BA, Graham IM, Halli-day A, Landmesser U, Mihaylova B, Pedersen TR, Riccardi G, Richter DJ, Sabatine MS, Taskinen MR, Tokgozoglu L, Wiklund O (2020) E. S. C. Scientific Document Group. 2019 Esc/Eas guideli-nes for the management of dyslipidaemias: lipid modification to reduce cardiovascular risk. Eur Heart J 41(1):111–188
2. Schwandt P, Richter WO, Parhofer KG (2000) Handbuch Der Fettstoffwechselstörungen. Schat-tauer, Stuttgart
3. Deutsche Gesellschaft für Kardiologie – Herz-und Kreislaufforschung e.V. (2020) Esc/Eas Pocket Guidelines. Diagnostik Und Therapie Der Dyslipi-dämien, Version 2019. Börm Bruckmeier Verlag Gmbh, Grünwald
4. Fredrickson DS, Lees RS (1965) A system for phe-notyping hyperlipoproteinemia. Circulation 31:321–327

5. Parhofer KG (2023) Update lipidology : evidence-based treatment of dyslipidemia. Inn Med (Heidelb) 64(7):611–621
6. Visseren FLJF, Mach YM, Smulders D, Carballo KC, Koskinas M, Back A, Benetos A, Biffi JM, Boavida D, Capodanno B, Cosyns C, Crawford CH, Davos I, Desormais E, Di Angelantonio OH, Franco S, Halvorsen FDR, Hobbs M, Hollander EA, Jankowska M, Michal S, Sacco N, Sattar L, Tokgozoglu S, Tonstad KP, Tsioufis I, van Dis IC, van Gelder C, Wanner B, Williams, E. S. C. National Cardiac Societies, E. S. C. Scientific Document Group et al (2021) Eur Heart J 42(34):3227–3337
7. Weingärtner O, Landmesser U, März W, Katzmann JL, Laufs U, D. G. K. Kommission für Klinische Kardiovaskuläre Medizin der (2020) Kommentar Zu Den Leitlinien (2019) Der Esc/Eas Zur Diagnostik Und Therapie Der dyslipidämien. Der Kardiologe 14(4):256–266
8. Gielen S, Wienbergen H, Reibis R, Koenig W, Weil J, Landmesser U (2022) Kommentar Zu Den Neuen Leitlinien (2021) Der Europäischen Gesellschaft Für Kardiologie (Esc) Zur Kardiovaskulären Prävention. Die Kardiologie 16(6):439–454
9. group, Score working, and E. S. C. Cardiovascular risk collaboration (2021) Score2 risk prediction algorithms: new models to estimate 10-year risk of cardiovascular disease in Europe. Eur Heart J 42(25):2439–2454
10. Laufs U, Parhofer KG, Ginsberg HN, Hegele RA (2020) Clinical review on triglycerides. Eur Heart J 41(1):99–109c
11. Kallner A, Petersmann A, Nauck M, Theodorsson E (2020) Measurement repeatability profiles of eight frequently requested measurands in clinical chemistry determined by duplicate measurements of patient samples. Scand J Clin Lab Invest 80(3):202–209
12. Friedewald WT, Levy RI, Fredrickson DS (1972) Estimation of the concentration of low-density lipoprotein cholesterol in Plasma, without use of the preparative ultracentrifuge. Clin Chem 18(6):499–502
13. Grammer T, Scharnagl H, März W (2016) Rationelle Lipiddiagnostik. Klinikarzt 45:74–81
14. Kassner U, Dippel M, Steinhagen-Thiessen E (2017) Severe hypertriglyceridemia: diagnostics and new treatment principles. Internist (Berl) 58(8):866–876
15. Ramasamy I (2016) Update on the molecular biology of dyslipidemias. Clin Chim Acta 454:143–185

Protein- und Nukleotidstoffwechsel

Andreas Schäffler und Thomas Karrasch

Inhaltsverzeichnis

4.1   **Harnstoff – 46**

4.2   **Harnsäure – 46**

       Literatur – 48

© Der/die Autor(en), exklusiv lizenziert an Springer-Verlag GmbH, DE, ein Teil von Springer Nature 2024
A. Schäffler (Hrsg.), *Funktionsdiagnostik in Endokrinologie, Diabetologie und Stoffwechsel*, https://doi.org/10.1007/978-3-662-68563-1_4

4.1 Harnstoff

Harnstoff entsteht beim Abbau von Proteinen und Aminosäuren und wird daher bei kataboler Stoffwechsellage (Proteinabbau) in der Leber gebildet. Harnstoff wird überwiegend renal eliminiert. Neben dem metabolischen Status wird die Harnstoffkonzentration im Serum daher maßgeblich durch die Nierenfunktion beeinflusst [1].

■ **Indikationen**
− Die Bestimmung der Serumharnstoffwerte liefert Anhaltspunkte für die Beurteilung des metabolischen Status der Patienten.
− Daneben dient sie aber auch der Differenzialdiagnose des akuten Nierenversagens und der Beurteilung der terminalen Niereninsuffizienz.

■ **Kontraindikationen und Nebenwirkungen**
Keine.

■ **Testprinzip**
Die Erfassung der Harnstoffkonzentration erfolgt enzymatisch im venösen Patientenserum oder -plasma.

■ **Testdurchführung**
Standardisiert, wie folgt:

■■ **Vorbereitung und Rahmenbedingungen**
Die Bestimmung der Harnstoff-Serumspiegel/Harnstoff-Plasmaspiegel kann unabhängig von der Nahrungsaufnahme erfolgen.

■■ **Procedere**
Venöse Blutentnahme (Serum/Plasma).

■■ **Interpretation**
− Der Referenzbereich für Harnstoffserumspiegel wird von der Deutschen Vereinten Gesellschaft für Klinische Chemie und Laboratoriumsmedizin e. V. mit 17–43 mg/dl (2,8–7,2 mmol/l) angegeben. Frauen und Kinder tendieren zu niedrigeren Werten.
− Der Serumharnstoff/Kreatinin-Quotient ist vermindert bei erniedrigter Proteinaufnahme mit der Nahrung, reduzierter Proteinsynthese (z. B. bei Leberzirrhose)

und im Rahmen intrarenaler Störungen (z. B. bei akuter Tubulusnekrose). Er ist erhöht bei kataboler Stoffwechsellage, mangelhafter Nierendurchblutung und bei Harnstau. Als Normwert wird von der Deutschen Vereinten Gesellschaft für Klinische Chemie und Laboratoriumsmedizin e. V. ein Harnstoff/Kreatinin-Quotient (beide in mg/dl) von 25–40 angegeben.

■ **Fallstricke**
Erhöhte Ammoniakserumspiegel können je nach verwendeter laborchemischer Bestimmungsmethode zu falsch hohen Harnstoffserumspiegeln führen.

■ **Praxistipps**
− Zur Abschätzung des basalen Energiebedarfs (bEB) in kcal kann die Harrison-Benedict-Formel herangezogen werden, die das Geschlecht (m/w), das Gewicht (g [kg]), die Körpergröße (k [cm]) sowie das Alter der Patienten (a [Jahre]) einbezieht:
  − bEBm [kcal] = 66 + (13,7 × g) + (5,0 × k) − (6,8 × a)
  − bEB$_w$ [kcal] = 655 + (9,5 × g) + (1,8 × k) − (4,7 × a)
− Der reale Energiebedarf ergibt sich durch Multiplikation des bEB mit
− 1,3 für sitzende Tätigkeiten,
− 1,5 für mäßige körperliche Arbeit und
− 2,0 für starke körperliche Arbeit.

4.2 Harnsäure

Harnsäure ist das Endprodukt des Metabolismus der Purine und fällt vermehrt bei jeder Form von Zelluntergang (beispielsweise Tumor unter Chemo- oder Radiotherapie), bei erhöhter alimentärer Zufuhr oder bei (angeborenen) Enzymdefekten im Purinstoffwechsel an. Die Harnsäureausscheidung erfolgt hauptsächlich über die Nieren sowie zu ungefähr 20–30 % über den Darm [2]. Klinisch relevant ist die symptomatische Hyperurikämie.

Protein- und Nukleotidstoffwechsel

■ **Indikationen**

Eine 2- bis 3-malige unabhängige Harnsäurebestimmung wird empfohlen:

— bei dem klinischen Verdacht auf das Vorliegen einer Hyperurikämie:
  – akute und chronisch deformierende Arthritis mit Tophi
  – Harnsäurenephrolithiasis
  – akute und chronische Uratnephropathie
— während Chemotherapie aktiver Tumoren, Induktionschemotherapien, Verdacht auf Tumorlysesyndrom [2, 3].

■ **Kontraindikationen und Nebenwirkungen**

Keine.

■ **Testprinzip**

Die Erfassung der Harnsäurekonzentration erfolgt enzymatisch im venösen Patientenserum oder -plasma.

■ **Testdurchführung**

Standardisiert, wie folgt:

■ ■ **Vorbereitung und Rahmenbedingungen**

Die Bestimmung der Harnsäurespiegel sollte morgens und im Nüchternzustand erfolgen. In den Tagen vor der Bestimmung sollten sich die Patienten wie gewohnt ernähren.

■ ■ **Procedere**

Venöse Blutentnahme (Serum/Plasma) bei nüchternem Patienten.

■ ■ **Interpretation**

— Der Referenzbereich für Harnsäureserumspiegel wird von der Deutschen Vereinten Gesellschaft für Klinische Chemie und Laboratoriumsmedizin e. V. für Frauen mit 2,3–6,1 mg/dl (137–363 µmol/l), für Männer mit 3,6–8,2 mg/dl (214–488 µmol/l) angegeben. Eine Hyperurikämie ist definiert als wiederholt gemessene Harnsäureserumspiegel > 6,5 mg/dl (387 µmol/l) für Frauen und > 7,0 mg/dl (416 µmol/l) für Männer.
— Bei diesen Grenzwerten handelt es sich um arbiträre Grenzen. Definitionsgemäß liegt eine Hyperurikämie dann vor, wenn ab 6,8 mg/dl (400 µmol/l) das Löslichkeits-

produkt der freien Uratsäure bei 37 °C überschritten wird oder wenn ab 8,4 mg/dl (500 µmol/l) das Löslichkeitsprodukt von Mononatriumurat bei 37 °C und pH = 7,4 überschritten wird.

— Bei Vorliegen einer asymptomatischen Hyperurikämie von ≤ 9,0–10,0 mg/dl (≤ 536–596 µmol/l) wird eine Ernährungsberatung empfohlen. Eine zusätzliche medikamentöse Therapie sollte bei höheren Harnsäurewerten oder dem Auftreten klinischer Komplikationen erfolgen. Unter Therapie strebt man Zielharnsäurekonzentrationen ≤ 5,0–5,5 mg/dl (≤ 298–327 µmol/l) an [3].

■ **Fallstricke**

Starke Muskelarbeit, Diäten oder intensive Sonneneinstrahlung, Alkoholgenuss sowie Medikamente (besonders Salizylate, Diuretika, Omeprazol) können die Harnsäurespiegel im Plasma erhöhen.

■ **Praxistipps**

— Ätiologisch sind primäre Hyperurikämien (z. B. verminderte renale Exkretion, Enzymdefekte im Purinstoffwechsel) von sekundären Hyperurikämien (z. B. Tumorlysesyndrom, Niereninsuffizienz) zu unterscheiden. Daher sollte bei Feststellung einer Hyperurikämie eine erweiterte Diagnostik bezüglich sekundärer Störungen des Harnsäurestoffwechsels angeschlossen werden [2–4].
— Insbesondere im akuten Gichtanfall schließt ein normaler Harnsäurespiegel das Vorliegen einer akuten Gicht nicht aus.
— Frauen haben aufgrund des urikosurischen Effekts von Östrogenen geringere Harnsäurespiegel.
— Die Harnsäurekonzentration unterliegt einem säkularen Trend, lag um 1920 bei < 3,5 mg/dl und hat sich bis 1970 bereits verdoppelt (Lebensstil, Medikamente, Ernährung, Fleischkonsum, Lebenserwartung).
— Um das Risiko einer Urat-Nephrolithiasis einschätzen zu können, eignet sich die Bestimmung der Harnsäure-Exkretion im

24 h-Urin. Bei einer Urat-Ausscheidung von > 1100 mg/24 h (oder > 6,54 mmol/l) beträgt das Risiko für Harnsäuresteine etwa 50 % [5].

Literatur

1. Deutsche Vereinte Gesellschaft für Klinische Chemie und Laboratoriumsmedizin (D. V. G. f. K.). LabTestsOnlineDE: Harnstoff. Harnsäure.Lipide. Lp(a). In: Informationsportal zur medizinischen Labordiagnostik, produziert durch die Deutsche Vereinte Gesellschaft für Klinische Chemie und Laboratoriumsmedizin, den Verband der Diagnostica-Industrie e.V. und die European Diagnostic Manufacturers Association, in Assoziation mit der American Association of Clinical Chemistry. www.labetestsonline.de/tests/
2. Tausche AK, Unger S, Richter C, Wunderlich J, Grassler B, Roch B, Schroder HE (2006) Hyperuricemia and gout: diagnosis and therapy. Internist (Berlin) 47:509
3. Gröbner W, Walter-Sack I (2002) Hyperuricämie und Gicht. Dt Med Wochenschrift 127:207
4. Agudelo CA, Wise CM (2001) Gout: diagnosis, pathogenesis, and clinical manifestations. Curr Opin Rheumatol 13:234–239
5. Becker MA (2013) Asymptomatic hyperuricaemia. UpToDate online. Wolters Kluwer Health, St. Louis

Schilddrüse (peripher)

Andreas Schäffler und Christiane Girlich

Inhaltsverzeichnis

5.1 Schilddrüsenhormone (fT_3, T_3, fT_4, T_4), TBG – 50

5.2 Schilddrüsenantikörper (TPO, TRAK, Tg-Ak) – 51

5.3 Tumormarker hTg – 53

5.4 Kalzitonin- und Pentagastrintest – 53

5.5 Kalzitonin- und Kalzium-Infusionstest – 55

5.6 SOP zur Diagnostik und Therapie vor und nach Applikation jodhaltiger Kontrastmittel (Regensburger Schema) – 57

5.7 Anwendungsgebiete für rekombinantes TSH (rhTSH) – 58

Literatur – 59

© Der/die Autor(en), exklusiv lizenziert an Springer-Verlag GmbH, DE, ein Teil von Springer Nature 2024
A. Schäffler (Hrsg.), *Funktionsdiagnostik in Endokrinologie, Diabetologie und Stoffwechsel*,
https://doi.org/10.1007/978-3-662-68563-1_5

5.1 Schilddrüsenhormone (fT$_3$, T$_3$, fT$_4$, T$_4$), TBG

- **Indikationen**
- fT$_3$/T$_3$:
  - Verdacht auf T$_3$-Hyperthyreose
  - Abklärung eines abnormen TSH
  - Verdacht auf NTIS („non-thyroidal illness syndrome")
  - Überwachung einer T3-Substitution.
- fT$_4$/T$_4$:
  - Abklärung eines abnormen TSH
  - Verdacht auf NTIS („non-thyroidal illness syndrome ")
  - Verdacht auf hypothalamisch-hypophysäre Störung
  - Kontrolle einer thyreostatischen Therapie.
- TBG:
  - implausibles Verhalten von TSH mit fT$_4$,
  - implausibles Verhalten zwischen T$_4$ und fT$_4$,
  - Verdacht auf TBG-Mangel.

- **Kontraindikationen und Nebenwirkungen**
- Keine.

- **Testprinzip**
- T$_3$/fT$_3$, T$_4$, fT$_4$: Als Teil des hypothalamisch-hypophysär-thyreoidalen Regelkreises stellen die peripheren Schilddrüsenhormone einen direkten Parameter der sekretorischen Kapazität und damit der Funktion dar. Die Analytik erfolgt mittels Immunoassays.
- TBG: Das Glykoprotein TBG stellt das wichtigste Transportprotein für die Schilddrüsenhormone dar. Der Nachweis erfolgt mittels Radio- oder Enzymimmunoassays.

- **Testdurchführung**
Standardisiert, wie folgt:

- ■■ **Vorbereitung und Rahmenbedingungen**
- Keine.

- ■■ **Procedere**
- Periphere Venenblutentnahme.

Tab. 5.1 Normwerte für die basalen peripheren Schilddrüsenfunktionsparameter

Parameter	Normbereich
fT3	2,0–4,2 ng/l
fT4	0,8–1,7 ng/dl
T3	0,78–1,82 µg/l (1,2–2,8 nmol/l)
T4	56–123 µg/l (72–158 nmol/l)
TBG	13–30 mg/l (220–510 nmol/l)[a]

[a]mg/l × 17 = nmol/l

- ■■ **Interpretation**
- Tab. 5.1 gibt die Normbereiche für fT$_3$, T$_3$, fT$_4$, T$_4$ und TBG [1, 2] an. Für das TSH sei auf ▶ Abschn. 13.2.1 und ■ Tab. 5.2 verwiesen.

- **Fallstricke**
- In der Schwangerschaft und bei Einnahme von östrogenhaltigen Kontrazeptiva sind die TBG-Spiegel erhöht.
- Bei hypothalamischen und hypophysären Erkrankungen müssen immer die peripheren Schilddrüsenhormone bestimmt werden, da das TSH in diesen Fällen nicht immer verwertbar ist.
- Schwangere haben im 2. und 3. Trimenon niedrigere Werte innerhalb des Normbereichs.
- Erhöhte freie Fettsäuren (z. B. unter Heparintherapie infolge einer Aktivierung der Lipoproteinlipase oder bei diabetischer Ketoazidose) führen zu einer Verdrängung von Schilddrüsenhormonen aus der Plasmaeiweißbindung und somit zu einer Erhöhung der fT$_4$-Spiegel.

- **Praxistipps**
- Die primäre Untersuchung zur Diagnostik von Schilddrüsenfunktionsstörungen ist die basale TSH-Bestimmung.
- Generell sollten in der Routinediagnostik immer gleich die freien Hormone fT$_3$ und fT$_4$ statt der Gesamthormone bestimmt werden. FT$_4$ spiegelt am besten die thyreoidale Sekretion wider.

Schilddrüse (peripher)

◻ Tab. 5.2 TSH und periphere Hormonkonstellationen

fT3	fT4	TSH	Interpretation
Normal	normal	normal	Euthyreose
Erhöht	erhöht	erniedrigt	manifeste Hyperthyreose
Erniedrigt	erniedrigt	erhöht	manifeste Hypothyreose
Normal	normal	erhöht	latente Hypothyreose
Normal	normal	erniedrigt	latente Hyperthyreose
Erniedrigt	erniedrigt	normal/erniedrigt	hypophysäre/hypothalamische Hypothyreose NTIS („non-thyroidal illness syndrome")
Erhöht	erhöht	erhöht	Thyreotropinom Schilddrüsenhormonresistenz

— Aus dem T_4 und dem TBG kann der sog. T4/TBG-Quotient errechnet werden. In der Euthyreose liegt dieser bei $4,3 \pm 1,2$, in der Hypothyreose bei $1,1 \pm 0,9$ und in der Hyperthyreose bei $11,2 \pm 3,6$. Generell hat die Bestimmung des TBG weitgehend an Bedeutung verloren.

— T_4 ist das Prohormon von T_3, das in den peripheren Geweben durch Dejodierung entsteht (Präsenz von Dejodasen). Allein T_3 vermittelt die zellulären Effekte über den nukleären T_3-Rezeptor.

— Bei Hypoazidität des Magens (Säureblocker, Protonenpumpeninhibitoren) und bei Helicobacter-pylori-induzierter Gastritis ist die Resorption oral verabreichter Schilddrüsenhormone vermindert.

— Das NTIS („non-thyroidal illness syndrome"; Low-T_3-Syndrom) findet sich bei kritisch kranken Patienten (oftmals Intensivpatienten) und zeichnet sich durch eine verminderte Konversion von T_4 zu T_3 aus mit verminderten Spiegeln von T_3 und/oder fT_3 bei niedrig normalem bis leicht erniedrigtem TSH. Die Konzentration von „reverse T_3" (rT_3) ist erhöht.

— Das sog. „reverse T_3" (rT_3) ist biochemisch durch eine andere Positionierung eines Jodatoms gekennzeichnet (3,3′,5′-T3). Es

ist biologisch inaktiv. Der Normbereich liegt in etwa bei 0,1–0,3 µg/l (0,15–0,5 nmol/l) [1].

— Beispiele für kommerzielle Nachweismethoden:
  – Chemolumineszenz-Immuno-Assay ADVIA Centaur FT3 und FT4 von Siemens
  – RIA für TBG von Brahms, Dynotest TBG.

— Die unteren Detektionslevel für fT4 betragen 0,4 ng/dl (Abbot Diagnostics), 0,25 ng/dl (Beckman Coulter), 0,1 ng/dl (Siemens Healthcare Diagnostics), 0,023 ng/dl (Roche Diagnostics) und 0,07 ng/dl (Ortho-Clinical Diagnostics) [3]. Die Variabilität innerhalb der Methode liegt bei 12,2 % und zwischen den Methoden bei 11,2 %.

5.2 Schilddrüsenantikörper (TPO, TRAK, Tg-Ak)

■ **Indikationen**

— TPO-Antikörper gegen die thyreoidale Peroxidase:
  – Verdacht auf Hashimoto-Thyreoiditis
  – Abklärung einer Hypothyreose.

- TRAK-Antikörper gegen den TSH-Rezeptor:
  - Verdacht auf M. Basedow
  - Abklärung einer Hyperthyreose.
- Tg-Antikörper gegen humanes Thyreoglobulin (hTg):
  - In Kombination mit hTg zur Verlaufskontrolle nach Schilddrüsenkarzinom
  - Verdacht auf Autoimmunthyreoiditis, wenn TPO-Antikörper negativ sind.

- **Kontraindikationen und Nebenwirkungen**
- Keine.

- **Testprinzip**
- Diverse Immunoassays.

- **Testdurchführung**
Standardisiert, wie folgt:

- **Vorbereitung und Rahmenbedingungen**
- Keine.

- **Procedere**
- Periphere Venenblutentnahme.

- **Interpretation**
Die Interpretation unterscheidet zunächst nur in positiv (Antikörper nachweisbar) und negativ (Antikörper nicht nachweisbar), wobei für jeden Assay unterschiedliche Cut-off-Werte gelten. Ältere Nachweismethoden geben einen sog. Graubereich an. Die Höhe und der Verlauf der Antikörperkonzentration können im Einzelfall in der Therapie von Bedeutung sein. Für die unter Praxistipps genannten Anbieter sind in ❏ Tab. 5.3 die Grenzwerte dargestellt.

❏ **Tab. 5.3** Grenzwerte für die Schilddrüsenantikörper

	Cut-off-Wert
TPO-Antikörper	< 60 IU/ml
TRAK-Antikörper	< 1,75 IU/l
Tg-Antikörper	< 60 IU/ml

- **Fallstricke**
- Die Cut-off-Werte variieren je nach Methodik und Anbieter. Ältere Bestimmungsmethoden geben oftmals einen Graubereich an.

- **Praxistipps**
- Für die Diagnose der Autoimmunthyreoiditis hat die Tg-Antikörperbestimmung an Bedeutung verloren. Da es aber TPO-negative Autoimmunthyreoiditiden (etwa 6 %) gibt, sollten bei Verdacht und negativen TPO-Antikörpern in einem zweiten Schritt die Tg-Antikörper bestimmt werden. Die Prävalenz der Tg-Antikörper ist in der Normalbevölkerung hoch. Je nach Studie schwanken sie von etwa 7–20 % [4].
- TPO-Antikörper sind pathognomonisch für die Hashimoto-Thyreoiditis (Prävalenz etwa 80–90 %).
- TRAK-Antikörper sind pathognomonisch für M. Basedow. Nur etwa 4–5 % der Basedow-Patienten sind negativ. Normalerweise wirken TRAK-Antikörper stimulierend auf die Schilddrüsenzellen, es gibt aber auch inhibierende TRAK-Antikörper.
- Da sowohl die retroorbitalen als auch die subkutanen Adipozyten und Präadipozyten funktionelle TSH-Rezeptoren exprimieren, ist hierüber die endokrine Orbitopathie und das prätibiale Myxödem pathogenetisch erklärbar. Daneben kreuzreagieren TRAK-Antikörper mit dem IGF-1-Rezeptor.
- TRAK-Antikörper passieren die Plazenta und können eine fetale Hyperthyreose auslösen.
- Beispiele für kommerzielle Nachweismethoden:
  - Chemolumineszenz-Immuno-Assay ADVIA Centaur a TG von Siemens
  - Chemolumineszenz-Immuno-Assay ADVIA Centaur aTPO von Siemens
  - Chemolumineszenzmethode mit dem Elecsys 2010 oder Jason Trab ELISA von Osteomedical.

Schilddrüse (peripher)

5.3 Tumormarker hTg

- **Indikationen**
- Verlaufsbeurteilung des differenzierten Schilddrüsenkarzinoms.

- **Kontraindikationen und Nebenwirkungen**
- Keine.

- **Testprinzip**
- Das Thyreoglobulin ist im Kolloid der Follikel enthalten. Sein Nachweis im peripheren Blut nach totaler Schilddrüsenresektion bei differenziertem Karzinom bedeutet die Präsenz von Schilddrüsengewebe bzw. von Metastasen.

- **Testdurchführung**
Standardisiert, wie folgt:

- ■■ **Vorbereitung und Rahmenbedingungen**
- Keine.

- ■■ **Procedere**
- Periphere Venenblutentnahme zusammen mit den Tg-Antikörpern.

- ■■ **Interpretation**
- Der Normbereich für hTg liegt bei 1,7– 55,6 ng/ml (Fa. DPC, Immulite, Chemolumineszenz-Immuno-Assay).

- **Fallstricke**
- Patienten mit differenziertem Schilddrüsenkarzinom haben oftmals erhöhte Tg-Antikörper, die die Methodik des Immunoassays stören und somit falsch hohe Tg-Konzentrationen vortäuschen können. Daher ist die simultane Bestimmung der Tg-Antikörper zwingend. Sogenannte „Wiederfindungstests" bei der Tg-Bestimmung können unzuverlässig ausfallen.

- **Praxistipps**
- Da rekombinantes humanes TSH (rhTSH; Thyrogen) als intramuskuläre Injektion zur Verfügung steht, kann in der Nachsorge des differenzierten Schilddrüsenkarzinoms (sowohl hTg-basierte Nachsorge als auch Radiojodtherapie ohne Absetzen der Schilddrüsenhormonsubstitution) dieses Prinzip zum Einsatz kommen. Beispielsweise wird rhTSH über 2 Tage (jeweils 0,9 mg i.m.) verabreicht, am Tag 5 kann die hTg-Bestimmung erfolgen (sog. TSH-stimuliertes hTg). Diese stimulierte hTg-Bestimmung hat eine bessere Sensitivität bzw. diagnostische Präzision für ein Rezidiv. Bei einem Anstieg des stimulierten hTg auf > 2 ng/ml sollte eine erneute Radiojodtherapie erwogen werden [5]. Es empfiehlt sich hier eine enge Absprache mit der Nuklearmedizin.
- Beispiel für eine kommerzielle Nachweismethode: Chemolumineszenz-Immuno-Assay Immulite 1000 Thyreoglobulin von Siemens.

5.4 Kalzitonin- und Pentagastrintest

- **Indikationen**
- Verlaufskontrolle nach medullärem C-Zellkarzinom
- Klinischer Verdacht auf ein C-Zellkarzinom
- Familien-Screening bei familiärem, medullärem Schilddrüsenkarzinom (FMTC) und MEN-II
- Differenzialdiagnostik kalter Schilddrüsenknoten
- Abklärung unklarer Diarrhöen.

In etlichen Punkten hat der Gentest (RET-Protoonkogen) die Bedeutung des Pentagastrintests deutlich eingeschränkt.

- **Kontraindikationen und Nebenwirkungen**
Nebenwirkungen:
- Flush-Symptomatik
- Allergische Reaktionen
- Blutdruckabfall
- Abdominelle Beschwerden
- Übelkeit.

Testprinzip

Das Peptidhormon Kalzitonin wird von den parafollikulären C-Zellen der Schilddrüse sezerniert und dient somit als Tumormarker (basal und pentagastrinstimuliert) für das medulläre C-Zellkarzinom. Das gastrointestinale Hormon Gastrin setzt Kalzitonin frei, es treten ca. 1,3- bis 3-fache Anstiege auf [6].

Testdurchführung

Standardisiert, wie folgt:

Vorbereitung und Rahmenbedingungen

Kreatininwert bzw. die Kreatinin-Clearance des Patienten sollten bekannt sein. Die Probe muss gekühlt gelagert und transportiert werden. Aufgrund der o. g. potenziellen Nebenwirkungen muss der Test in Anwesenheit eines Arztes mit einer Notfallausrüstung durchgeführt werden. Die Proben müssen innerhalb von 60 min zentrifugiert und tiefgefroren werden.

Procedere

1. Abnahme liegend von 1 Serumröhrchen für die basale Kalzitoninbestimmung
2. Bolusinjektion von Pentagastrin (0,5 µg/kg KG)
3. Weitere Blutentnahmen bei 2 und 5 min.

Interpretation

Die Normbereiche (❏ Tab. 5.4) hängen von der Bestimmungsmethode und dem verwendeten Assay ab [7–9].

Patienten mit klinisch manifestem medullärem C-Zellkarzinom haben präoperativ oftmals sehr deutlich erhöhte Werte. Postoperativ darf im Fall einer kurativen Resektion und bei Metastasenfreiheit das basale und pentagast-

rinstimulierte Kalzitonin nicht mehr nachweisbar sein bzw. sich nur noch innerhalb der Referenzbereiche bewegen. Aufgrund der Weiterentwicklungen der Assays und der Nicht-Verfügbarkeit von Pentagastrin sowie schlecht definierter Graubereiche der Stimulationsteste finden heute vorwiegend basale Calcitonin-Bestimmungen statt. Neue, sensitivere, vollautomatische Chemolumineszenz-Immuno-Assays liefern untere Detektionslimits von 0,5 pg/ml mit geschlechtsspezifischen oberen Normbereichen [10–12].

Aufgrund dieser Entwicklungen [10–12] werden neue Referenz- und Graubereiche als klinische Entscheidungshilfe [12] propagiert, welche ❏ Tab. 5.5 zusammenfasst.

Fallstricke

- Es gibt keinen gut definierten unteren Normbereich für das SerumKalzitonin.
- Frauen weisen niedrigere basale und pentagastrinstimulierte Normwerte auf.
- Ältere Patienten mit Struma multinodosa können erhöhte Kalzitoninwerte aufweisen (in bis zu 1,6 %), ohne dass ein medulläres C-Zellkarzinom vorliegt [13]. Außerdem kann Kalzitonin bei Patienten mit einer C-Zellhyperplasie erhöht sein, so z. B. bei der Hashimoto-Thyreoiditis. Unnötige Operationen müssen hier vermieden werden, insbesondere muss die Höhe der Kalzitoninwerte in die Überlegungen miteinbezogen werden (oft > 500–1000 pg/ml bei klinisch manifestem Tumor).
- Der Pentagastrintest kann falsch positiv und falsch negativ ausfallen. Daher ist für das Familien-Screening eines Indexpatienten selbstverständlich immer die Gendiagnostik indiziert und nicht der Pentagastrintest. Somit hat der Pentagastrintest viel an Bedeutung verloren und ist v. a. in der Nachsorge eines medullären C-Zellkarzinoms indiziert.

Praxistipps

- Alle neuroendokrinen Tumoren können prinzipiell Kalzitonin exprimieren und sezernieren. Dies kann Bedeutung für die differenzialdiagnostische Abklärung einer Kalzitoninspiegelerhöhung haben.

❏ **Tab. 5.4** Normwerte für basales Kalzitonin und für den Pentagastrintest

	Basales Kalzitonin [ng/l][a]	Nach Pentagastrin [ng/l]
Männer	2–48	< 79
Frauen	2–10	< 50

[a]pmol/l = ng/l × 0,28

Schilddrüse (peripher)

◻ Tab. 5.5 Neuere Normwerte und klinische Entscheidungshilfen für basales Kalzitonin (pg/ml = ng/l)

	Referenzbereich	Graubereich (ng/l)[a]	OP-Empfehlung
Männer	0,5–9,5	30–60	über 60
Frauen	0,5–6,4	20–30	über 30

[a]pmol/l = ng/l × 0,28

- Unspezifisch erhöhte Kalzitonin-Spiegel können bei Struma nodosa, Hashimoto-Thyreoiditis, Morbus Basedow, primärem Hyperparathyreoidismus und Niereninsuffizienz auftreten [12].
- Die basalen Kalzitoninspiegel korrelieren positiv mit der Tumorgröße und der Anzahl der Lymphknoten-Filiae eines medullären C-Zell-Karzinoms sowie negativ mit der biochemischen Heilung.
- Erhöhte Kalzitoninspiegel können chronische Diarrhöen verursachen.
- Erhöhte Kalzitoninspiegel bewirken keine Hypokalzämie.
- Patienten mit einer Niereninsuffizienz haben erhöhte basale Kalzitoninwerte.
- Gegebenenfalls kann im Rahmen selektiver Blutentnahmen (z. B. Halsvenenkatheter etc.) mit Kalzitoninbestimmung eine Lokalisationsdiagnostik erfolgen [14].
- Medulläre C-Zellkarzinome können eine ganze Reihe weiterer Tumormarker sezernieren, wie z. B. CEA, NSE und Chromogranin A. Diese sind für die Diagnostik unbedeutend, können u. U. jedoch als zusätzliche Verlaufsparameter dienen.
- Medulläre C-Zellkarzinome können entweder sporadisch, familiär gehäuft (sog. FMTC) oder im Rahmen von MEN-II auftreten. In jedem Fall ist bei Nachweis eines medullären C-Zellkarzinoms eine Gendiagnostik (RET-Proto-Onkogen, ▶ Abschn. 15.2) indiziert. Oft sind selbst scheinbar sporadische Fälle (insuffiziente oder unvollständige Familienanamnese) durch eine entsprechende Genmutation bedingt (Neumutationen).
- Bei Vorliegen einer Genmutation im Rahmen einer MEN-IIa empfehlen die Autoren die prophylaktische Thyreoidektomie im 6. Lebensjahr. Es zeichnet sich hinsicht-

lich der chirurgisch-prophylaktischen Chirurgie immer mehr ein Codon-orientiertes Vorgehen ab [15].
- Etwa 1 von 200 Patienten mit Struma multinodosa kann mittels einer Kalzitoninbestimmung hinsichtlich eines nicht bekannten medullären Schilddrüsenkarzinoms frühdiagnostiziert werden [16].
- Es ist unklar, ob alle Patienten mit einer C-Zellhyperplasie ein medulläres C-Zellkarzinom entwickeln.
- Pentagastrin ist in Deutschland nicht erhältlich, kann aber über die Auslandsapotheke bezogen werden (z. B. Nova Laboratories via IDIS limited, IDIS House, Churchfield Road, Weybridge, Surrey, KT13 8DB, U.K., E-Mail: international-sales@idispharma.com).
- Ampullen zu 500 µg/2 ml Injektionslösung müssen verdünnt werden mit 0,9 %igem NaCl: z. B. 1 ml der Stammlösung auf 20 ml NaCl 0,9 % (250 µg/20 ml), dann entspricht 1 ml 12,5 µg.
- Beispiel für eine kommerzielle Nachweismethode: Chemolumineszenz-Immuno-Assay Immulite 1000 für Kalzitonin von Siemens.

5.5 Kalzitonin- und Kalzium-Infusionstest

- **Indikationen**
- Verlaufskontrolle nach medullärem C-Zellkarzinom
- Klinischer Verdacht auf ein C-Zellkarzinom
- Familien-Screening bei familiärem, medullärem Schilddrüsenkarzinom (FMTC) und MEN-II

- Differenzialdiagnostik kalter Schilddrüsenknoten
- Abklärung unklarer Diarrhöen
- Verwendung bei Nicht-Verfügbarkeit von Pentagastrin.

In etlichen Punkten hat der Gentest (RET-Protoonkogen) die Bedeutung des Kalzium-Infusionstests deutlich eingeschränkt [17].

■ **Kontraindikationen und Nebenwirkungen**
Nebenwirkungen:
- Flush-Symptomatik
- Herzrhythmus-Störungen
- Palpitationen
- Blutdruckabfall
- Übelkeit.

■ **Testprinzip**
Das Peptidhormon Kalzitonin wird von den parafollikulären C-Zellen der Schilddrüse sezerniert und dient somit als Tumormarker (basal und kalziumstimuliert) für das medulläre C-Zellkarzinom. Kalzium setzt ähnlich wie Pentagastrin Kalzitonin frei [18, 19].

■ **Testdurchführung**
Standardisiert, wie folgt:

■■ **Vorbereitung und Rahmenbedingungen**
Kreatininwert bzw. die Kreatinin-Clearance des Patienten sollten bekannt sein, ebenso das CRP. Die Probe muss gekühlt abgenommen werden. Der Test muss in Anwesenheit eines Arztes und einer Notfallausrüstung stattfinden.

■■ **Procedere**
1. Abnahme liegend von 1 Serumröhrchen für die basale Kalzitoninbestimmung via Venenverweilkanüle bei 15 min und 0 min
2. Anschluss eines Perfusors mit vorher errechnetem Volumen der injektionsfertigen, unverdünnten 10 %igen Kalziumglukonatlösung (z. B. B. Braun Melsungen).

Langsame i.v.-Injektion (Perfusor 10 ml/min oder alternativ langsam per Hand) von Kalziumgluconat (2,5 mg/kg KG). (1 ml 10 % Kalziumglukonat von B. Braun Melsungen enthält 0,23 mmol Kalzium-Ionen).

Volumen-Rechnung: kg KG $\times 2,5$ mg/kg = Menge in mg Kalzium-Ionen. Diese Menge geteilt durch das MG von Kalzium (40,08 g/mol) ergibt die Menge in mmol. Diese Menge/0,23 mmol/ml entspricht dem Volumen in ml der 10 % Kalziumglukonat-Lösung, die zu verabreichen ist. Kurzformel:

$$\frac{(\text{kg KG} \times 2,5)/40}{0,23} = \text{ml über Perfusor}$$
$$(V = 10\,\text{ml}/\text{min})$$

Weitere Blutentnahmen bei 2, 5, 10, 15 und 30 min.

■■ **Interpretation**
Die basalen Normbereiche (◻ Tab. 5.6) hängen von der Bestimmungsmethode und dem verwendeten Assay ab [7–9], ebenso die stimulierten Werte [18, 19].

Patienten mit klinisch manifestem medullärem C-Zellkarzinom haben präoperativ oftmals sehr deutlich erhöhte Werte. Postoperativ darf im Fall einer kurativen Resektion und bei Metastasenfreiheit das basale und stimulierte Kalzitonin nicht mehr nachweisbar sein bzw. sich nur noch innerhalb der Referenzbereiche bewegen. Die stimulierten Kalzitoninwerte nach Kalziuminfusion entsprechen nicht denjenigen nach Pentagastrininfusion und fallen in der Regel höher aus, bei einzelnen Patienten ohne medulläres C-Zellkarzinom bis zu 160 pg/ml.

■ **Fallstricke**
- Es gibt keinen gut definierten unteren Normbereich für das Serumkalzitonin.

◻ **Tab. 5.6** Normwerte für basales Kalzitonin und für den Calciuminfusionstest

	Basales Kalzitonin [ng/l][a]	Nach Kalzium-Infusion[ng/l]
Männer	2–48	131,1 ng/ml (95. Perzentile)
Frauen	2–10	90,2 ng/ml (95. Perzentile)

[a]pmol/l = ng/l $\times 0,28$

Schilddrüse (peripher)

- Frauen weisen niedrigere basale und kalziumstimulierte Normwerte auf.
- Ältere Patienten mit Struma multinodosa können erhöhte Kalzitoninwerte aufweisen (in bis zu 1,6 %), ohne dass ein medulläres C-Zellkarzinom vorliegt [13]. Außerdem kann Kalzitonin bei Patienten mit einer C-Zellhyperplasie erhöht sein, so z. B. bei der Hashimoto-Thyreoiditis. Unnötige Operationen müssen hier vermieden werden. Insbesondere muss die Höhe der Kalzitoninwerte in die Überlegungen miteinbezogen werden (oft > 500–1000 pg/ml bei klinisch manifestem Tumor). Erhöhte Kalzitoninwerte können auch bei M. Basedow, bei akuten Infektionen und bei Niereninsuffizienz vorliegen.
- Manche Autoren [20] empfehlen einen basalen Kalzitonin-Grenzwert von ca. 30 pg/ml für Frauen und von ca. 60 pg/ml für Männer.
- Der Kalzium-Infusionstest kann falsch positiv und falsch negativ ausfallen. Daher ist für das Familien-Screening eines Indexpatienten selbstverständlich immer die Gendiagnostik indiziert und nicht der Kalzium-Infusionstest.
- Nach Kalzium-Infusion können pentagastrinnegative Patienten mit einem Anstieg reagieren, während dies umgekehrt nicht der Fall ist [18].

- Praxistipps
- Alle neuroendokrinen Tumoren können prinzipiell Kalzitonin exprimieren und sezernieren. Dies kann Bedeutung für die differenzialdiagnostische Abklärung einer Kalzitoninspiegelerhöhung haben.
- Erhöhte Kalzitoninspiegel können chronische Diarrhöen verursachen.
- Erhöhte Kalzitoninspiegel bewirken keine Hypokalzämie.
- Gegebenenfalls kann im Rahmen selektiver Blutentnahmen (z. B. Halsvenenkatheter etc.) mit Kalzitoninbestimmung eine Lokalisationsdiagnostik erfolgen [14].
- Medulläre C-Zellkarzinome können eine ganze Reihe weiterer Tumormarker sezer-

nieren, z. B. CEA, NSE und Chromogranin A. Diese sind für die Diagnostik unbedeutend, können u. U. jedoch als zusätzliche Verlaufsparameter dienen.
- Medulläre C-Zellkarzinome können entweder sporadisch, familiär gehäuft (sog. FMTC) oder im Rahmen von MEN-II auftreten. In jedem Fall ist bei Nachweis eines medullären C-Zellkarzinoms eine Gendiagnostik (RET-Proto-Onkogen, ▶ Abschn. 15.2) indiziert. Oft sind selbst scheinbar sporadische Fälle (insuffiziente oder unvollständige Familienanamnese) durch eine entsprechende Genmutation bedingt (Neumutationen).
- Bei Vorliegen einer Genmutation im Rahmen einer MEN-IIa empfehlen die Autoren die prophylaktische Thyreoidektomie im 6. Lebensjahr. Es zeichnet sich hinsichtlich der chirurgisch-prophylaktischen Chirurgie immer mehr ein codon-orientiertes Vorgehen ab [15, 17].
- Etwa 1 von 200 Patienten mit Struma multinodosa kann mittels einer Kalzitoninbestimmung hinsichtlich eines nicht bekannten medullären Schilddrüsenkarzinoms frühdiagnostiziert werden [16].
- Es ist unklar, ob alle Patienten mit einer C-Zellhyperplasie ein medulläres C-Zellkarzinom entwickeln.
- Der Kalziuminfusionstest ist die einzige Alternative bei Nicht-Verfügbarkeit von Pentagastrin.
- Beispiel für eine kommerzielle Nachweismethode: Chemolumineszenz-Immuno-Assay Immulite 1000 für Kalzitonin von Siemens.

5.6 SOP zur Diagnostik und Therapie vor und nach Applikation jodhaltiger Kontrastmittel (Regensburger Schema)

Es empfiehlt sich das in der Übersicht dargestellte Vorgehen.

Regensburger Schema zur Diagnostik und Therapie vor und nach Applikation jodhaltiger Kontrastmittel
Vor geplanter KM-Gabe basales TSH bestimmen.
- TSH normwertig:
  - Keine Struma/SD-Knoten in der Anamnese: keine weiteren Maßnahmen erforderlich
  - Struma/SD-Knoten in der Anamnese: Ausschluss einer Autonomie durch Tc^{99m}-SD-Szintigraphie (falls dies nicht möglich/praktikabel: Prophylaxe mit Perchlorat, z. B. Irenat-Tropfen)
- TSH erniedrigt/supprimiert:
  - Latente Hyperthyreose (fT3 und fT4 normwertig): endokrinologische Abklärung vor KM-Gabe. Wenn die Indikation zur KM-Gabe dringlich ist, Prophylaxe mit Perchlorat (z. B. Irenat-Tropfen) und Beginn einer Thyreostase (z. B. 20 mg Thiamazol)
  - Manifeste Hyperthyreose (fT3 und/oder fT4 erhöht): endokrinologische Abklärung obligat. KM-Gabe kontraindiziert: Überprüfung auf alternative Verfahren (z. B. MRT). Wenn KM-Gabe aus vitaler Indikation notwendig ist: Prophylaxe mit Perchlorat (z. B. Irenat-Tropfen) und Beginn einer Thyreostase (z. B. 40 mg Thiamazol)
- Durchführung einer Prophylaxe mit Perchlorat:
  - Beginn möglichst 2 h vor KM-Gabe (im Notfall auch noch unmittelbar vor KM-Gabe sinnvoll!)
  - 45 Trpf. einmalig vor der Untersuchung (1 ml = 15 Trpf. = 344,2 mg Perchlorat)
  - Für weitere 14 Tage 3 × 20 Trpf.
  - Kontrolle der SD-Werte 1–2 Wochen nach Absetzen der Prophylaxe

5.7 Anwendungsgebiete für rekombinantes TSH (rhTSH)

- **Indikationen**
- Stimulation des Radio-Iod-Uptakes für diagnostische und therapeutische Zwecke in der Nachsorge und in der Therapie differenzierter Schilddrüsenkarzinome anstelle eines Schilddrüsenhormonentzugs nach totaler Thyreoidektomie. Dieses Verfahren ist für den Patienten weit besser verträglich als die induzierte Hypothyreose mit endogener TSH-Stimulation und dazu noch identisch effektiv [21].
- Methode der Wahl bei Patienten mit hypophysärer, zentraler Hypothyreose.
- Stimulation des hTG als diagnostischer Tumormarker in der Nachsorge des differenzierten Schilddrüsenkarzinoms.

- **Kontraindikationen und Nebenwirkungen**
Nebenwirkungen:
- Übelkeit
- Kopfschmerzen

Kontraindikation: keine i.m.-Injektion bei Patienten unter Cumarinen.

- **Testprinzip**
rhTSH verlängert die effektive biologische Halbwertszeit von Radiojod im Schilddrüsenrestgewebe [22, 23]. rhTSH stimuliert den Radio-Iod-Uptake für diagnostische und therapeutische Zwecke in der Nachsorge und in der Therapie differenzierter Schilddrüsenkarzinome genauso effektiv, aber ohne die einschlägigen Nebenwirkungen, wie sie beim endogenen, hypothyreoseinduzierten TSH-Anstieg (> 30 mU/l) infolge eines Schilddrüsenhormonentzugs auftreten. Dieses Verfahren ist für den Patienten weit besser verträglich als die induzierte Hypothyreose [24].

- **Testprinzip**
- Radiojodtherapie: Gentechnisch hergestelltes rhTHS wird als i.m.-Injektion über 2 Tage (1 × 0,9 mg/die) verabreicht.

Schilddrüse (peripher)

Am 3. Tag wird die Radiojod-Therapie durchgeführt, am 5. Tag erfolgt ein Ganzkörperszintigramm.

- hTg-Bestimmung: Die Bestimmung des rhTSH-stimulierten hTg hat eine gute diagnostische Präzision.

■ **Testdurchführung**

Standardisiert, wie folgt:

■ ■ **Vorbereitung und Rahmenbedingungen**

Die Untersuchung erfolgt meist in der nuklearmedizinischen Abteilung. Gerinnungswerte und Thrombozytenzahlen müssen vor i.m.-Injektion bekannt sein.

■ ■ **Procedere**

1. Tag 1: i.m.-Injektion von 0,9 mg rhTSH (z. B. Thyrogen^R, Genzyme)
2. Tag 2: i.m.-Injektion von 0,9 mg rhTSH
3. Tag 3: Radiojodtherapie oder in der Nachsorge hTg-Bestimmung
4. Tag 4: Interpretation
5. Tag 5: Ganzkörperszintigramm und hTg-Bestimmung.

■ ■ **Interpretation**

- Radiojodtherapie: entfällt.
- Stimuliertes hTg: Die Cut-off-Werte für hTg unter endogener TSH-Stimulation differieren von denen nach rhTSH-Stimulation (2–4-fach höher unter endogener TSH-Stimulation). Für rhTSH gilt ein Cut-off-Wert von >2 ng/ml, ab welchem eine Radiojodtherapie erwogen werden sollte, während für die endogene TSH-Stimulation unter Hypothyreose traditionell Cut-off-Werte von > 5–10 ng/ml galten [25]. Studien zeigten, dass rhTSH-stimuliertes hTg eine ähnliche Sensitivität aufweist, aber eine niedrigere Spezifität verglichen mit endogener Stimulation [26].

■ **Fallstricke**

Wenn hTg nach rhTSH ansteigt und die Ganzkörperszintigrafie negativ ist, sollte eine erneute Diagnostik nach endogener TSH-Stimulation erwogen werden, um potenzielle Fernmetastasen frühzeitig nachweisen zu können.

■ **Praxistipps**

- Viele nationale und internationale Fachgesellschaften empfehlen den routinemäßigen Einsatz von rhTSH [27].
- Eine exogene rhTSH-Stimulation vor ablativer Radiojodtherapie erfolgt ohne Unterbrechung der Schilddrüsenhormonsubstitutionstherapie und ist zugelassen für die ablative Therapie aller Patienten mit differenziertem Schilddrüsenkarzinom ohne bekannte Fernmetastasen.
- Somit kann eine Radiojodablation auch direkt nach einer Thyreoidektomie in der Euthyreose stattfinden und reduziert damit die Therapiedauer um etwa 75 % [21].
- Die Verträglichkeit vs. einer induzierten Hypothyreose mit endogener TSH-Stimulation ist bei weitem besser und akzeptierter bei den Patienten [24].
- Bei Hypophyseninsuffizienz mit Insuffizienz der thyreotropen Achse ist nur der rhTSH-basierte Ansatz durchzuführen (Mangel an endogenem TSH).
- Bei zerebralen und spinalen raumfordernden Metastasen ist rhTSH vorzuziehen, da in der Hypothyreose Kompressionsgefahr durch Schwellung und Ödem besteht.
- Einige Studien zeigen, dass eine Vorbehandlung von Patienten mit multinodösen, hochvolumigen Strumen mit rhTSH die Effektivität einer Radiojodbehandlung zur Volumenreduktion steigern kann [28].

Literatur

1. Thomas L (2008) Labor und diagnose, 7. Aufl. TH-Books, Frankfurt am Main, S 644–648
2. Kratzsch J, Fiedler GM, Leichtle A, Brugel M, Buchbinder S, Otto L, Sabri O, Matthes G, Thiery J (2005) New reference intervals for thyrotropin and thyroid hormones based on National Academy of Clinical Biochemistry criteria and regular ultrasonography of the thyroid. Clin Chem 51:1480–1486
3. Fleseriu M, Hashim IA, Karavitaki N, Melmed S, Murad MH, Salvatori R, Samuels MH (2016) Hormonal replacement in hypopituitarism in adults: an endocrine society clinical practive guideline. JCEM 101:3888–3921

4. Pedersen IB, Knudsen N, Jorgensen T, Perrild H, Ovesen L, Laurberg P (2003) Thyroid peroxidase and thyroglobulin autoantibodies in a large survey of populations with mild and moderate iodine deficiency. Clin Endocrinol (Oxf) 58:36–42

5. Mazzaferri EL, Robbins RJ, Spencer CA, Braverman LE, Pacini F, Wartofsky L, Haugen BR, Sherman SI, Cooper DS, Braunstein GD, Lee S, Davies TF, Arafah BM, Ladenson PW, Pinchera A (2003) A consensus report of the role of serum thyroglobulin as a monitoring method for low-risk patients with papillary thyroid carcinoma. J Clin Endocrinol Metab 88:1433–1441

6. Vitale G, Ciccarelli A, Caraglia M, Galderisi M, Rossi R, Del Prete S, Abbruzzese A, Lupoli G (2002) Comparison of two provocative tests for Kalzitonin in medullary thyroid carcinoma: omeprazole vs pentagastrin. Clin Chem 48:1505–1510

7. Perdrisot R, Bigorgne JC, Guilloteau D, Jallet P (1990) Monoclonal immunoradiometric assay of Kalzitonin improves investigation of familial medullary thyroid carcinoma. Clin Chem 36:381–383

8. Bieglmayer C, Vierhapper H, Dudczak R, Niederle B (2007) Measurement of Kalzitonin by immunoassay analyzers. Clin Chem Lab Med 45:662–666

9. Grauer A, Raue F, Ziegler R (1998) Clinical usefulness of a new chemiluminescent two-site immunoassay for human Kalzitonin. Exp Clin Endocrinol Diabetes 106:353–359

10. Kratsch J et al (2011) Basal and stimulated calcitonin and procalcitonin by various assays in patient with and without medullary thyroid cancer. Clin Chem 57:467–474

11. Kahaly GJ et al (2017) United States and European multicenter prospective study for the analytical performance and clinical validation of a novel sensitive fully automated immunoassay for calcitonin. Clin Chem 63:1489–1496

12. Frank-Raue K et al (2018) Empfehlung zum Calcitonin-Screening bei Struma nodosa. Dtsch Med Wochenschr 143:1065–1069

13. Papi G, Corsello SM, Cioni K, Pizzini AM, Corrado S, Carapezzi C, Fadda G, Baldini A, Carani C, Pontecorvi A, Roti E (2006) Value of routine measurement of serum Kalzitonin concentrations in patients with nodular thyroid disease: a multicenter study. J Endocrinol Invest 29:427–437

14. Frank-Raue K, Raue F, Buhr HJ, Baldauf G, Lorenz D, Ziegler R (1992) Localization of occult persisting medullary thyroid carcinoma before microsurgical reoperation: high sensitivity of selective venous catheterization. Thyroid 2:113–117

15. Machens A, Dralle H (2007) Genotype-phenotype based surgical concept of hereditary medullary thyroid carcinoma. World J Surg 31:957–968

16. Raue F, Frank-Raue K (1997) Gehört die Kalzitoninbestimmung zur Abklärung der Struma nodosa? Dt Ärztebl 94:1067–1068

17. Ahmed SR, Ball DW (2011) Clinical review: incidentally discovered medullary thyroid cancer: diagnostic strategies and treatment. J Clin Endocrinol Metab 96:1237–1245

18. Doyle P, Duren C, Nerlich K, Verburg FA, Grelle I, Jahn H, Fassnacht M, Mader U, Reiners C, Luster M (2009) Potency and tolerance of Kalzitonin stimulation with high-dose Kalzium versus pentagastrin in normal adults. J Clin Endocrinol Metab 94:2970–2974

19. Kudo T, Miyauchi A, Ito Y, Yabuta T, Inoue H, Higashiyama T, Tomoda C, Hirokawa M, Amino N (2011) Serum Kalzitonin levels with Kalzium loading tests before and after total thyroidectomy in patients with thyroid diseases other than medullary thyroid carcinoma. Endocr J 58:217–221

20. Allelein S, Feldkamp J, Schott M (2017) Diagnostik und Therapie der Struma multinodosa im Jahr 2017. DMW 142:1097–1100

21. Emmanouilidis N, Muller JA, Jager MD, Kaaden S, Helfritz FA, Guner Z, Kespohl H, Knitsch W, Knapp WH, Klempnauer J, Scheumann GF (2009) Surgery and radioablation therapy combined: introducing a 1-week-condensed procedure bonding total thyroidectomy and radioablation therapy with recombinant human TSH. Eur J Endocrinol 161:763–769

22. Hanscheid H, Lassmann M, Luster M, Thomas SR, Pacini F, Ceccarelli C, Ladenson PW, Wahl RL, Schlumberger M, Ricard M, Driedger A, Kloos RT, Sherman SI, Haugen BR, Carriere V, Corone C, Reiners C (2006) Iodine biokinetics and dosimetry in radioiodine therapy of thyroid cancer: procedures and results of a prospective international controlled study of ablation after rhTSH or hormone withdrawal. J Nucl Med 47:648–654

23. Remy H, Borget I, Leboulleux S, Guilabert N, Lavielle F, Garsi J, Bournaud C, Gupta S, Schlumberger M, Ricard M (2008) 131I effective half-life and dosimetry in thyroid cancer patients. J Nucl Med 49:1445–1450

24. Dueren C, Dietlein M, Luster M, Plenzig F, Steinke R, Grimm J, Groth P, Eichhorn W, Reiners C (2010) The use of thyrogen in the treatment of differentiated thyroid carcinoma: an intraindividual comparison of clinical effects and implications of daily life. Exp Clin Endocrinol Diabetes 118:513–519

25. Zanotti-Fregonara P, Rubello D, Hindie E (2008) Recombinant human TSH in differentiated thyroid cancer: a nuclear medicine perspective. Eur J Nucl Med Mol Imaging 35:1397–1399

26. Eustatia-Rutten CF, Smit JW, Romijn JA, van der Kleij-Corssmit EP, Pereira AM, Stokkel MP, Kievit J (2004) Diagnostic value of serum thyroglobulin measurements in the follow-up of differentiated thyroid carcinoma, a structured meta-analysis. Clin Endocrinol (Oxf) 61:61–74

27. Pacini F, Castagna MG, Brilli L, Pentheroudakis G (2009) Differentiated thyroid cancer: ESMO clinical recommendations for diagnosis, treatment and follow-up. Ann Oncol 20(Suppl 4):143–146

28. Cubas ER, Paz-Filho GJ, Olandoski M, Goedert CA, Woellner LC, Carvalho GA, Graf H (2009) Recombinant human TSH increases the efficacy of a fixed activity of radioiodine for treatment of multinodular goitre. Int J Clin Pract 63:583–590

Nebenschilddrüse

Andreas Schäffler, Christiane Girlich und Thomas Karrasch

Inhaltsverzeichnis

6.1   **Basales Parathormon (PTH) – 62**

6.2   **Intraoperatives Parathormon – 64**

6.3   **Selektive Halsvenenkatheterisierung mit PTH-Bestimmung – 65**

6.4   **S-Kalzium (frei, gesamt) – 66**

6.5   **Kalziumausscheidung im Urin – 67**

6.6   **S-Phosphat – 69**

6.7   **Phosphatausscheidung im Urin – 69**

6.8   **Parathormon-related Peptide PTHrP – 70**

6.9   **Ellsworth-Howard-Test – 71**

6.10   **Casanova-Test – 72**

        Literatur – 74

© Der/die Autor(en), exklusiv lizenziert an Springer-Verlag GmbH, DE, ein Teil von Springer Nature 2024
A. Schäffler (Hrsg.), *Funktionsdiagnostik in Endokrinologie, Diabetologie und Stoffwechsel*,
https://doi.org/10.1007/978-3-662-68563-1_6

6.1 Basales Parathormon (PTH)

■ **Indikationen**

– Abklärung des primären, sekundären und tertiären Hyperparathyreoidismus (HPT) sowie bei Verdacht auf Hypoparathyreoidismus

– Intraoperativ zur Evaluation der Adenomentfernung

– Im Rahmen einer seitengetrennten Halsvenenkatheterisierung bei unklarer Lokalisationsdiagnostik

– Abklärung von Störungen des Kalzium- und Vitamin-D-Stoffwechsels

– Osteoporoseabklärung.

■ **Kontraindikationen und Nebenwirkungen**
Keine.

■ **Testprinzip**
Intaktes Parathormon (iPTH) ist ein Peptid aus 84 Aminosäuren, die N-terminalen Aminosäuren 1–34 sind für die Bindung am PTH-Rezeptor notwendig. Parathormon stellt zusammen mit Vitamin D_3 den wichtigsten Regulator der Kalziumhomöostase dar. Die Menge des ionisierten Kalziums im Blut beeinflusst den Parathormonspiegel und umgekehrt.

Die Bestimmung des intakten Parathormons erfolgt aus EDTA-Plasma oder Serum mittels immunradiometrischen (IRMA) oder immunluminometrischen Assays der 2. Generation. Hierbei bindet der lösliche Antikörper an die N-terminalen Aminosäuren 1–6, während der Festphasenantikörper gegen das karboxyterminale Ende gerichtet ist. Hierdurch werden Interferenzen mit Nicht-1–84-PTH-Fragmenten (z. B. 7–84 PTH), die z. B. bei Niereninsuffizienz vermehrt anfallen, oder dem sog. Parathormon-„related" Peptide (PTHrP), das für die Hyperkalzämie bei Tumorleiden verantwortlich ist, vermieden.

Allerdings wurde gezeigt, dass dennoch mit diesem Testverfahren N-Formen des Parathormons detektiert werden, die nicht identisch sind mit 1–84-iPTH. Bei Normalpersonen machen diese N-Formen ungefähr 8 % des gemessenen iPTH aus, bei Patienten mit Niereninsuffizienz kann der Anteil auf 15 % steigen [1].

■ **Testdurchführung**
Standardisiert, wie folgt:

■■ **Vorbereitung und Rahmenbedingungen**
Da Parathormon eine zirkadiane Rhythmik mit einem Peak zwischen 2:00 und 6:00 Uhr sowie zwischen 16.00 und 19.00 Uhr aufweist (die bei autonomer Parathormonproduktion allerdings aufgehoben ist), erfolgt die venöse Blutentnahme am besten am Vormittag [2].

■■ **Procedere**
1. Periphere Venenblutentnahme (EDTA oder Serum). Die Probe sollte gekühlt versandt werden, da nach ca. 3 h Lagerung bei Raumtemperatur eine Veränderung der Parathormonmesswerte eintritt [3].
2. Eine möglichst vollständige Füllung des Probenröhrchens empfiehlt sich, da bei einigen Nachweismethoden unvollständiges Füllen zu falsch niedrigen Parathormonwerten führen kann [4].

■■ **Interpretation**
Der Normbereich für PTH liegt bei 15–65 ng/l.

Parathormon kann nur in Zusammenschau mit den Werten für ionisiertes Kalzium, Phosphat sowie 25-OH-Cholecalciferol und 1,25-$(OH)_2$-Cholecalciferol interpretiert werden. ❏ Tab. 6.1 gibt diese Zusammenhänge wieder.

■ **Fallstricke**
1. Eine verzögerte Probenprozessierung bei Raumtemperatur führt zu Veränderungen des Parathormonmesswerts. Eine unzureichende Füllung des Probenröhrchens kann bei manchen Testmethoden falsch niedrige Werte ergeben.
2. Eine isolierte Interpretation des Parathormonwerts (s. oben) führt zu Fehlschlüssen.
3. Mit zunehmendem Alter zeigt sich ein Anstieg des iPTH. Als ursächlich hierfür wird – neben einer nachlassenden Nierenfunktion und einer geringeren intestinalen Kalziumabsorption – v. a. auch eine altersbedingte Resistenz gegenüber der kalzämischen bei erhaltener phosphaturischer Wirkung des Parathormons diskutiert [5].

Nebenschilddrüse

◘ Tab. 6.1 Interpretation für typische Konstellationen von PTH, Kalzium, Phosphat und Vitamin D_3

PTH	Ca^{2+}	Phosphat	Vitamin D3	Klinik	Interpretation
↑	↑	↓	1;25-(OH)$_2$-D3 hochnormal–↑ 25-OH–D3 normal–↓		primärer HPT
↑	(↓)-normal	↑	1;25-(OH)$_2$-D3 ↓	– Niereninsuffizienz?	sekundärer renaler HPT
		↓	25-OH–D3 ↓	– Darmoperation? – Diarrhö? – Ernährung?	sekundärer intestinaler HPT
				– UV-Exposition?	sekundärer kutaner HPT (sehr selten)
↑	↑	↑, normal oder ↓		– Niereninsuffizienz – Zustand nach NTx	tertiärer HPT
↑ oder nicht adäquat supprimiert	↑	↓	normal	– Malignom (PTHrP)? – Immobilisation? – Knochen-erkrankung – Hyperthyreose? – Steroiddefizit? – Medikamente? – HIV?	milder primärer HPT bei konkommittanter Ursache der Hyperkalzämie
			1;25-(OH)$_2$-D3 ↑	– Medikamente? – Sarkoidose? – Tbc? – Histoplasmose?	
↓	↓	↑	normal		Hypoparathyreoidismus
↑	↓	↑	normal	– Stigmata (Kleinwuchs, Brachymetakarpie, -tarsie)?	Pseudohypoparathyreoidismus (Endorganresistenz)
↑	↑	↓ -normal	1;25-(OH)$_2$-D3 hochnormal–↑ 25-OH–D3 normal–↓	– Familienanamnese – Kalzium-Clearance < 0,01	familiäre hypokalzurische Hyperkalzämie

4. Es wurde gezeigt, dass schnelle Änderungen im Säuren-Basen-Haushalt zu Veränderungen des PTH-Spiegels führen. So wurde bei Azidose ein Anstieg und bei Alkalose ein Abfall des iPTH beobachtet [6, 7].
5. Hyper- und Hypomagnesiämie führen zu einem Abfall der PTH-Sekretion [8].
6. Eine Beurteilung der Kalziumwerte über das Gesamtkalzium und nicht über das io-

nisierte Kalzium bzw. über das Gesamtkalzium nach Eiweißkorrektur führt je nach Albuminkonzentration zu falsch niedrigen oder falsch hohen Kalziumwerten.

■ **Praxistipps**

— Die familiäre hypokalzurische Hyperkalzämie (FHH; ◘ Tab. 6.1) ist die wichtigste Differenzialdiagnose zum primären Hyperparathyreoidismus (pHPT). Da die FHH im Gegensatz zum pHPT keine Operationsindikation darstellt, muss sie vor einer eventuellen Operation sicher ausgeschlossen werden. Insbesondere bei jungen asymptomatischen Erwachsenen mit milder Erhöhung von PTH und Kalzium muss an diese Differenzialdiagnose gedacht werden.

— Bei Verdacht auf eine humorale Tumorhyperkalzämie (normales oder supprimiertes PTH, ansonsten Befunde, die denen eines primären HPT ähneln) sollte das sog. PTHrP (Parathormon-„related" Peptid) bestimmt werden.

— Die Halbwertszeit von PTH in der Zirkulation ist sehr kurz und beträgt nur etwa 4 min.

— Bei Dialysepatienten soll die Bestimmung vor der Dialyse erfolgen.

— Beispiel für eine kommerzielle Nachweismethode: Elektrochemolumineszenz-Immunoassay Elecsys 2010 PTH STAT von Roche.

— Das bioaktive PTH stellt das PTH (1–84) dar. Daneben finden sich im Plasma verschiedene Fragmente von PTH. Unterschiedliche Assays erfassen unterschiedliche PTH-Fragmente. Beim sog. Non(1–84)-PTH-Fragment kann eine erhöhte PTH-Aktivität vorgetäuscht werden. Im Einzelfall muss hier mit dem zuständigen Zentrallabor Rücksprache gehalten werden.

6.2 Intraoperatives Parathormon

■ **Indikationen**

Intraoperative Beurteilung des Operationserfolgs (d. h. ob das für den Hyperparathyreoidismus verantwortliche Adenom auch tatsächlich entfernt wurde bzw. ob noch weitere autonome PTH-Quellen existieren). Insbesondere die oft enttäuschenden Ergebnisse der präoperativen Lokalisationsdiagnostik sowie die Entwicklungen auf dem Gebiet

der minimalinvasiven Nebenschilddrüsenchirurgie erfordern eine intraoperative Erfolgskontrolle.

■ **Kontraindikationen und Nebenwirkungen**

Keine.

■ **Testprinzip**

► Abschn. 6.1.

■ **Testdurchführung**

Standardisiert, wie folgt:

Die intraoperative Parathormonbestimmung gewann mit der Entwicklung minimalinvasiver Operationsverfahren zunehmend an Bedeutung. Sie macht sich die kurze Halbwertszeit des iPTH von ca. 4 min in vivo zunutze.

Mittlerweile stehen mehrere manuelle/halbautomatische und automatische Assays von verschiedenen Anbietern zur Verfügung, die in der Regel über Immunochemilumineszenz iPTH messen. Innerhalb von 10–15 min stehen mit diesen Testmethoden zuverlässige iPTH-Werte zur Verfügung, die gut mit der Standardbestimmung von iPTH in einem Zentrallabor korrelieren. So kann im Operationssaal selbst oder in seiner unmittelbaren Nachbarschaft iPTH bestimmt werden [9].

■■ **Vorbereitung und Rahmenbedingungen**

► Abschn. 6.1.

■■ **Procedere**

► Abschn. 6.1.

■■ **Interpretation**

Zur Beurteilung der Operationserfolgs, d. h. ob das für den Hyperparathyreoidismus verantwortliche Adenom entfernt wurde oder ob noch weitere PTH-Quellen vorhanden sind, existieren verschiedene Kriterien. Von einer erfolgreichen Operation mit vollständiger Entfernung des hyperfunktionellen Gewebes ist auszugehen nach den in der Übersicht genannten Kriterien.

Nebenschilddrüse

> **Kriterien zur Beurteilung des Operationserfolgs: Entfernung des für den Hyperparathyreoidismus verantwortlichen Gewebes**
> - **Wiener Kriterien(Vienna Criterion):**
>   Wenn 10 min nach Adenomresektion ein iPTH-Abfall $\geq$ 50 % im Vergleich zum Ausgangswert vor Hautinzision nachweisbar ist [10].
> - **Miami-Kriterien(Miami Criterion):**
>   Bei einem iPTH-Abfall von $\geq$ 50 % vom höchsten gemessenen Wert (vor Hautinzision oder vor Adenomresektion) innerhalb von 10 min nach Adenomexstirpation oder ein Abfall von $\geq$ 60 % nach 15 min [11].
> - **Halle-Kriterien(Halle Criterion):**
>   Wenn iPTH in den niedrig normalen Bereich ($\leq$ 35 pg/ml) innerhalb von 15 min nach Exstirpation des vermuteten hyperfunktionellen Gewebes abfällt [10].

- **Fallstricke**
- ▶ Abschn. 6.1.
- Eine vermehrte PTH-Ausschüttung mit verlängertem PTH-Abfall aufgrund intraoperativer Manipulation stellt eine Fehlerquelle dar [10].
- Sogenannte „double adenomas" oder „sleeping adenomas" werden klinisch erst nach Entfernung des „dominanten" Adenoms nach einer gewissen Latenzphase (Tage bis Monate) biologisch aktiv [12].

6.3 Selektive Halsvenenkatheterisierung mit PTH-Bestimmung

- **Indikationen**

Präoperative Lokalisationsdiagnostik vor Rezidiveingriffen am Hals oder bei persistierendem Hyperparathyreoidismus und inkonklusiver bzw. negativer Bildgebung.

- **Kontraindikationen**

Kontraindikationen gegen Heparinisierung während der Untersuchung.

- **Testprinzip**

In den Venen, die hyperfunktionelles Nebenschilddrüsengewebe drainieren, ist eine erhöhte Parathormonkonzentration zu erwarten. Die selektive Venenblutentnahme stellt die abnorme Nebenschilddrüse selbst nicht dar, vielmehr liefert sie Werte, die eine Seitendifferenzierung oder gar die Eingrenzung einer bestimmten Region, in der sich die abnorme Nebenschilddrüse befindet, ermöglicht.

- **Testdurchführung**

Standardisiert, wie folgt:

- ■ **Vorbereitung und Rahmenbedingungen**
- ▶ Abschn. 6.1.
- Rechtzeitige Vorbereitung und Beschriftung der Probenröhrchen. Bereitstellung von Kühlmedium zu Probenlagerung bzw. -transport.

- ■ **Procedere**
1. Legen einer Verweilkanüle (18 G, Innendurchmesser 1 mm) in eine Ellenbeugen- oder Unterarmvene. Hieraus Bestimmung des peripheren PTH-Vergleichswerts.
2. Punktion der rechten und linken Femoralvene und Sondierung der ipsilateralen Halsvenen unter radiologischer Kontrolle. Entnahme von Blutproben an definierten Stellen (◘ Abb. 6.1), und zwar aus:
   - V. cava superior im proximalen, mittleren und distalen Anteil (1)
   - V. brachiocephalica im distalen Anteil rechts (2) und links (3)
   - V. jugularis im proximalen Anteil rechts (4) und links (5)
   - V. thyroidea media rechts (6) und links (7) – mittlerer Abschnitt der V. jugularis interna
   - V. thyroidea superior rechts (8) und links (9) – distale V. jugularis interna
   - V. thyroidea inferior rechts (17) und links (18) – proximale V. brachiocephalica

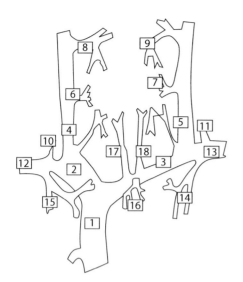

Abb. 6.1 Anatomisches Schema zu den Entnahmestellen für die PTH-Bestimmung im Rahmen der selektiven Halsvenenkatheterisierung [13] (Zahlen im Text erklärt)

- V. vertebralis (10) rechts und links (11)
- V. subclavia rechts (12) und links (13)
- V. thymi (16)
- V. thoracica inferior links (14) und rechts (15).

Interpretation

Als pathologische Erhöhung aufgrund hyperfunktionellen Nebenschilddrüsengewebes wird eine 2-fach erhöhte PTH-Konzentration in einer Probe im Vergleich zum peripheren Wert (aus dem Arm) angesehen [14]. Manche Autoren sehen den Cut-off-Wert bereits bei einer 1,5-fachen Erhöhung im Vergleich zur Peripherie.

Es muss nochmals darauf hingewiesen werden, dass die selektive Venenblutentnahme keine Darstellung des abnormen Nebenschilddrüsengewebes ist, sondern im positiven Fall lediglich die Region anzeigt, in der sich das abnorme Nebenschilddrüsengewebe vermutlich befindet. Somit kann das Operationsgebiet eingegrenzt und die Operationszeit verkürzt werden (Sensitivität 50–90 %).

Praxistipps

- Eine intrainterventionelle PTH-Bestimmung analog der intraoperativen PTH-Bestimmung bietet den Vorteil einer nahezu sofortigen Verfügbarkeit der Werte und somit die Option, ggf. durch zusätzliche Probengewinnung im Rahmen des Halsvenenkatheters die Lokalisation des hyperfunktionellen Gewebes zu präzisieren. Außerdem besteht die Möglichkeit, inkonklusive Werte oder sog. Ausreißerwerte sofort zu kontrollieren [15].
- Je nach Zentrum werden auch aufgrund der Praktikabilität weniger anatomische Entnahmestellen definiert. Nach Ansicht der Autoren sind 4 höhengestaffelte Entnahmestellen ebenso praktikabel:
  - aus der V. jugularis interna, jeweils rechts und links
  - aus der V. cava superior
  - aus der V. subclavia links
  - aus dem Truncus brachicephalicus rechts.

Fallstricke

- ▶ Abschn. 6.1.
- Durch forcierte Aspiration kann es über vaskuläre Shunt-Verbindungen zur Mischung des Blutes mit Blut der kontralateralen Seite und somit zur Wertverfälschung kommen.
- Probenverwechslung.

6.4 S-Kalzium (frei, gesamt)

Indikationen

- Verdacht auf alle Störungen im Kalziumstoffwechsel
- Verdacht auf Hyperparathyreoidismus
- Verdacht auf Hypoparathyreoidismus.

Kontraindikationen

Keine.

Testprinzip

Das Gesamtkalzium [16] besteht aus 3 Fraktionen:
- 50 % ionisiertes bzw. freies Kalzium (biologisch aktiv)
- 45 % proteingebundenes Kalzium (vorwiegend an Albumin gebunden)
- 5 % anionengebundenes Kalzium (Bikarbonat, Phosphat).

Nebenschilddrüse

Im klinischen Alltag wird entweder das Gesamtkalzium im Serum oder Plasma oder das ionisierte Kalzium im antikoagulierten Vollblut bestimmt. Das ionisierte Kalzium stellt die biologisch aktive Form dar, die der direkten Regulation durch $1,25\text{-}(OH)_2$-Cholecalciferol und Parathormon unterliegt.

■ **Testdurchführung**
Standardisiert, wie folgt:

■■ **Vorbereitung und Rahmenbedingungen**
— Nahrungskarenz für 4 h
— Mindestens 5 min vor Blutentnahme Sitzen oder Liegen
— Möglichst kurze Venenstauung.

■■ **Procedere**
— Bestimmung des Gesamtkalziums: aus Serum oder Heparinplasma; periphere Venenblutentnahme
— Bestimmung des ionisierten Kalziums: heparinisiertes Vollblut oder anaerob gewonnenes Serum (komplette Röhrchenfüllung!).

■■ **Interpretation**
Der Normbereich für das Gesamtkalzium beträgt 2,03–2,6 mmol/l. Der Normbereich für das ionisierte Kalzium beträgt 1,15–1,35 mmol/l [17].

■ **Praxistipps**
— Das Gesamtkalzium ist leichter zu bestimmen, ist aber vom Eiweiß- bzw. Albumingehalt des Blutes abhängig. Eine Erniedrigung des Albumins führt zur gleichsinnigen Reaktion des Gesamtkalziums. Somit ist die Bestimmung des ionisierten Kalziums bei Erkrankungen mit Dysproteinämie oder in Situationen mit veränderter Eiweißbindung (Schwangerschaft) von Vorteil.
— Die Beurteilung, ob eine Hyper- oder Hypokalzämie vorliegt, ist nur durch die Bestimmung des ionisierten Kalziums möglich. Kann dieses nicht bestimmt werden, so kann das Gesamtkalzium unter Kenntnis von Albumin im Serum mittels der Korrekturformel nach Payne [18] auf

einen definierten Wert von Gesamtalbumin korrigiert werden:
— Korrigiertes Ca^{2+}[mmol/l] = gemessenes Ca^{2+}[mmol/l] – 0,025×Albumin [g/l] + 1,0
— Korrigiertes Ca^{2+}[mg/dl] = gemessenes Ca^{2+}[mg/dl] – Albumin [g/dl] + 4,0

■ **Fallstricke**
— Werden Gesamtkalziumwerte ohne Berücksichtigung des Gesamtproteins beurteilt, kann fälschlicherweise eine Hypo- oder Hyperkalzämie diagnostiziert werden, obwohl nach Albuminkorrektur eine Normokalzämie vorliegt.
— Eine Beeinflussung des ionisierten Kalziums (iCa) durch den pH-Wert ist möglich. Eine Alkalisierung vermindert das ionisierte Kalzium, Nahrungsaufnahme vermindert das ionisierte Kalzium aufgrund konsekutiv erhöhter Protein- und Bikarbonatkonzentration oder pH-bedingt.

6.5 Kalziumausscheidung im Urin

■ **Indikationen**
— Zur weiteren Differenzierung von Hyper- oder Hypokalzämie
— Zur Differenzialdiagnose familiäre hypokalzurische Hyperkalzämie (FHH) vs. primärer Hyperparathyreoidismus.

■ **Kontraindikationen**
Keine.

■ **Testprinzip**
— Etwa 40 % des oral aufgenommenen Kalziums werden v. a. im oberen Dünndarm resorbiert, und zwar zum überwiegenden Anteil über einen aktiven, durch hohe intestinale Kalziumkonzentrationen sättigbaren Transportmechanismus und zum geringen Anteil über passive Diffusion. Dies hat zur Folge, dass ein hoher Kalziumgehalt der Nahrung lediglich zu einer geringen Steigerung der Kalziumresorption führt.
— Die Kalziumausscheidung im Urin ist abhängig vom glomerulär filtrierten Kalzium und der tubulären Rückresorption. Das im

Primärharn enthaltene Kalzium wird im proximalen Tubulus zusammen mit Natrium passiv reabsorbiert, außerdem erfolgt eine parathormonabhängige Rückresorption im aufsteigenden dicken Teil der Henle-Schleife sowie im distalen Tubulus, sodass normalerweise insgesamt 98 % des ultrafiltrierten Kalziums rückresorbiert werden.

– Die verschiedenen Störungen des Kalziumstoffwechsels beeinflussen Kalziumaufnahme und -reabsorption, sodass die Kalziumausscheidung im Urin bei der Differenzialdiagnose hilfreich sein kann.

■ **Testdurchführung**
Standardisiert, wie folgt:

■■ **Vorbereitung und Rahmenbedingungen**
Möglichst Absetzen von allen Medikamenten, die die Kalziumausscheidung im Urin beeinflussen (v. a. Schleifendiuretika, Thiaziddiuretika, Kalziumpräparate).

■■ **Procedere**
Es wird ein 24-h-Sammelurin mit 10 ml 20 % HCl pro 2-l-Sammelgefäß gesammelt. Die Sammelperiode beginnt nach der morgendlichen Blasenentleerung und schließt den Morgenurin des Folgetages mit ein. Während der Sammelperiode Kühlung und Lichtschutz der Sammelbehälter. Nach Abschluss der Sammelperiode Dokumentation des Gesamturinvolumens. Gute Durchmischung des Sammelurins vor Abfüllung des Probenröhrchens.

■■ **Interpretation**
Die Referenzwerte für Kalzium im 24-h-Sammelurin betragen (nach [17, 19]):
– Frauen < 250 mg/Tag (6,2 mmol/Tag) oder 4 mg (0,1 mmol) pro kg KG
– Männer < 300 mg/Tag (7,5 mmol/Tag) oder 4 mg (0,1 mmol) pro kg KG.

Beim primären Hyperparathyreoidismus (pHPT) ist die tubuläre Rückresorption erhöht, sodass eigentlich eine verminderte Kalziumausscheidung beobachtet wird. Eine hohe Kalziumausscheidung wird nur dann gefunden, wenn das glomerulär filtrierte Kalzium bei Hyperkalzämie auf Werte ansteigt, die die Kapazität der tubulären Rückresorption übersteigen. So können beim pHPT in Abhängigkeit von der Ausprägung der Hyperkalzämie auch normokalzurische Werte beobachtet werden.

■ **Praxistipps**
– Eine Hypokalzurie findet man bei der familiären hypokalzurischen Hyperkalzämie (FHH); entscheidend ist hier das Verhältnis Kalzium-Clearance/Kreatinin-Clearance von < 0,01 bei gleichzeitiger Hyperkalzämie.
– Bei der idiopathischen Hyperkalzurie ist die tubuläre Rückresorption normal, man unterscheidet je nach zugrunde liegender Pathogenese in absorptive bzw. resorptive Hyperkalzurie bei vermehrter intestinaler Kalziumaufnahme bzw. bei vermehrter Kalziummobilisation aus dem Knochen. Eine Unterscheidung gelingt bei Betrachtung der Kalziumausscheidung unter Berücksichtigung der Kalziumaufnahme:
  – Absorptive Hyperkalzurie: Steigerung der Hyperkalzurie durch orale Kalziumbelastung bzw. Rückgang der Hyperkalzurie durch Kalziumkarenz
  – Resorptive Hyperkalzurie: Unabhängig von Kalziumgehalt der Nahrung bzw. Hyperkalzurie auch im Nüchternzustand.

■ **Fallstricke**
– Eine hohe Natriumbelastung führt zur Erhöhung der Kalziumausscheidung (tubuläre Rückresorption sinkt).
– Eine Azidose führt zur Erhöhung der Kalziumausscheidung, zum einen über einen Anstieg der ionisierten Kalziumfraktion, zum anderen über eine Verminderung der tubulären Rückresorption.
– Verzögerte Prozessierung der Urinprobe, Fehler in der Durchführung der Urinsammlung.
– Unzureichende Durchmischung des Sammelurins vor Füllung des Probenröhrchens.

Nebenschilddrüse

6.6 S-Phosphat

■ **Indikationen**
- Verdacht auf alle Störungen im Phosphathaushalt
- Verdacht auf Hyperparathyreoidismus
- Verdacht auf Hypoparathyreoidismus.

■ **Kontraindikationen**
Keine.

■ **Testprinzip**
85 % des Gesamtköpergehalts an Phosphat befinden sich im Knochen, die restlichen 15 % überwiegend intrazellulär (14 %) und zu einem geringen Anteil extrazellulär (1 %). 70 % des extrazellulären Phosphats wiederum liegen in organischer Form (Phospholipide) und 30 % in anorganischer Form vor. Das anorganische Phosphat ist zu 15 % an Proteine gebunden, zu 5 % mit Natrium, Magnesium oder Kalzium komplexiert und zu 80 % als freies Phosphat. Das intrazelluläre Phosphat liegt in Form organischer Verbindungen (z. B. Lipide, Kohlenhydratintermediärprodukte) vor und spielt eine wesentliche Rolle bei Transportvorgängen, bei katabolen und anabolen Stoffwechselvorgängen, im Intermediärstoffwechsel und beim Zellwachstum.

Für den Nachweis existieren enzymatische Methoden sowie die Phosphomolybdatmethode. Serum und Heparinplasma sind geeignet.

■ **Testdurchführung**
Standardisiert, wie folgt:

■■ **Vorbereitung und Rahmenbedingungen**
Da eine zirkadiane Rhythmik mit Nadir am frühen Vormittag bekannt ist und der Phosphatgehalt der Nahrung die Phosphatspiegel beeinflussen kann, empfiehlt sich die Blutentnahme morgens nüchtern.

■■ **Procedere**
Periphere Venenblutentnahme, Serum und Heparinplasma sind geeignet.

■■ **Interpretation**
Der Referenzbereich [17] liegt für Erwachsene bei 2,6–4,5 mg/dl bzw. 0,84–1,45 mmol/l.

■ **Praxistipps**
- Ursächlich für eine Hypophosphatämie ist entweder eine vermehrte renale Ausscheidung (pHPT), eine verminderte intestinale Aufnahme oder eine Umverteilung von extra- nach intrazellulär.
- Eine Hyperphosphatämie ist durch eine verminderte renale Exkretion, durch eine vermehrte intestinale Aufnahme oder durch vermehrten Phosphatanfall bedingt.
- Der vermehrte intrazelluläre Einbau von Phosphat in organische Verbindungen führt konsekutiv zum Shift von extrazellulärem Phosphat nach intrazellulär. Der Gesamtphosphatgehalt des Körpers ist nicht vermindert. Dieser Umverteilungsmechanismus tritt auf bei respiratorischer Alkalose, Behandlung einer Malnutrition, Behandlung einer Hyperglykämie, Sepsis, „hunger of the bone" nach erfolgreicher Behandlung eines pHPT und nach Gabe von Insulin, Glukagon, Adrenalin, Kortisol, Glukose, Fruktose.

■ **Fallstricke**
Pseudohyperphosphatämie bei hämolytischer Probe, verzögerter (>2 h) Probenprozessierung (Freisetzung von Phosphat aus Zellen), multiplem Myelom, Thrombozytose, Hyperbilirubinämie, Hyperlipidämien (Interferenzen mit Analyse).

6.7 Phosphatausscheidung im Urin

■ **Indikationen**
- Verdacht auf alle Störungen im Phosphathaushalt
- Verdacht auf Hyperparathyreoidismus
- Verdacht auf tubuläre Phosphatverluste
- Verdacht auf Fancony-Syndrom.

◾ Kontraindikationen

Keine.

◾ Testprinzip

— Der Phosphatstoffwechsel ist an den Kalziummetabolismus gekoppelt. Die intestinale Phosphatabsorption ist eine lineare Funktion des Nahrungsphosphats und erfolgt ganz überwiegend passiv, nur ein kleiner Teil wird $1{,}25\text{-}(OH)_2$-Cholecalciferol-abhängig aktiv aufgenommen.

— Phosphat wird frei filtriert, und 80–95 % des filtrierten Phosphates werden tubulär rückresorbiert, wobei die Fähigkeit der Niere, Phosphat zu reabsorbieren, vom sog. tubulären Maximum der Phosphatrückresorption abhängt. Diese Größe beschreibt somit die maximale Phosphatkonzentration im Ultrafiltrat, unterhalb derer (nahezu) alles filtrierte Phosphat tubulär rückresorbiert werden kann.

— Die Phosphatausscheidung wird in Abhängigkeit von der Phosphataufnahme renal reguliert. Bei unzureichender intestinaler Phosphataufnahme wird die tubuläre Rückresorption gesteigert, bei hoher intestinaler Phosphataufnahme gehemmt. Unter anderem steigern PTH, Kalzitonin und Glukokortikoide die renale Phosphatausscheidung über die Hemmung der Rückresorption; Wachstumshormon, Insulin, Thyroxin, $1{,}25\text{-}(OH)_2$-Cholecalciferol erhöhen die tubuläre Rückresorption und vermindern so die renale Phosphatausscheidung.

◾ Testdurchführung

Standardisiert, wie folgt:

◾◾ Vorbereitung und Rahmenbedingungen

Möglichst Absetzen aller Medikamente, die die Phosphatausscheidung im Urin oder die Urinmenge beeinflussen (v. a. Schleifendiuretika, Thiaziddiuretika, Phosphatpräparate, Tenofovir).

◾◾ Procedere

Es wird ein 24-h-Sammelurin mit 10 ml 20 %iger HCl pro 2-l-Sammelgefäß durchgeführt. Die Sammelperiode beginnt nach der morgendlichen Blasenentleerung und schließt den Morgenurin des Folgetages noch mit ein. Während der Sammelperiode Kühlung und Lichtschutz der Sammelbehälter. Nach Abschluss der Sammelperiode Dokumentation des Gesamturinvolumens. Gute Durchmischung des Sammelurins vor Füllung des Probenröhrchens.

◾◾ Interpretation

Der Referenzbereich für Phosphat im 24-h-Sammelurin beträgt ca. 25–50 mmol/24 h.

◾ Praxistipps

Da die Phosphatausscheidung im Urin abhängig ist von der Phosphatzufuhr, dem Knochenstoffwechsel, der glomerulären Filtration und der tubulären Rückresorption, ist sie extrem störanfällig. Besser geeignet sind Clearance-Methoden wie die Errechnung der Phophat-Clearance oder die Bestimmung des tubulären Maximums der Phosphatrückresorption. Hier sei auf Speziallehrbücher der Nephrologie oder der klinischen Chemie verwiesen [17].

◾ Fallstricke

In die Bestimmung der Phosphat-Clearance geht die Nierenfunktion nicht mit ein, sodass eine eingeschränkte Nierenfunktion bei Störungen, die mit einer vermehrten Phosphat-Clearance einhergehen müssten, zu Phosphat-Clearance-Werten im Referenzbereich führen kann.

6.8 Parathormon-related Peptide PTHrP

◾ Indikationen

PTHrPist ein parathormonähnliches Peptid [20], das von verschiedenen Tumorzellen exprimiert wird, wie z. B. beim Mamma-, Bronchial-, Nierenzell-, Blasen- und Ösophaguskarzinom. Bei ansonsten unterschiedlicher Aminosäuresequenz sind 8 der ersten 13 Aminosäuren am N-terminalen Ende identisch zum Parathormon (PTH). PTHrP bindet an die PTH-Rezeptoren von Knochen und Niere und ruft somit Veränderungen wie beim

Nebenschilddrüse

primären Hyperparathyreoidismus hervor. Die Indikation zur Bestimmung von PTHrP besteht in der Differenzialdiagnose der Hyperkalzämie mit supprimiertem PTH. Des Weiteren kann es im Einzelfall der Verlaufskontrolle der Tumorhyperkalzämie und der Bisphosphonat-Therapie sowie als prognostischer Faktor für die Entwicklung von Knochenfiliae beim Mamma- und Bronchialkarzinom dienen [21].

- **Kontraindikationen**
Keine.

- **Testprinzip**
Kompetitive Immunoassays (RIA, ELISA) unter Verwendung von Antikörpern, gerichtet gegen das aminoterminale (Aminosäuren 1–34) oder das mittregionale (Aminosäuren 44–68 oder 53–84) Fragment. Two-site immunometrische Assays mit Antikörpern gegen den aminoterminalen Abschnitt 1–74, 1–84 oder 1–86.

- **Testdurchführung**
Standardisiert, wie folgt:

- ■ **Vorbereitung und Rahmenbedingungen**
Ein gekühlter Transport ins Labor ist erforderlich.

- ■ **Procedere**
Abnahme von 1 ml Plasma (heparinisiert/ED-TA-Monovette) [22].

- ■ **Interpretation**
Der Referenzbereich (RIA) für 1-34-PTHrP liegt bei < 2,5 pmol/l [23].

- **Praxistipps**
- Es kommt zu keinen Kreuzreaktionen mit dem PTH
- Die Blutentnahme sollte morgens nüchtern erfolgen. PTHrP wird im Vollblut schneller als im Plasma abgebaut, deshalb sollte das Blut nach Entnahme sofort zentrifugiert und das Plasma eingefroren werden. Die Stabilität bei Raumtemperatur beträgt ca. 2 h, bei 4 °C ca. 8 h.

- Bei intakter Nebenschilddrüsenfunktion ist bei erhöhtem PTHrP das PTH erniedrigt.
- Da bei normokalzämischen Tumorpatienten nur selten das PTHrP erhöht ist, eignet sich vor der Manifestation einer Hyperkalzämie das PTHrP nicht zum Screening.
- Beispiel für eine kommerzielle Nachweismethode: RIA von Beckman Coulter.

- **Fallstricke**
- Die mit unterschiedlichen Assays gemessenen PTHrP-Werte sind nicht miteinander vergleichbar, es müssen die assaybezogenen Normwerte herangezogen werden.
- Biologisch inaktive Fragmente von PTHrP werden überwiegend renal ausgeschieden, sodass mit zunehmender Niereninsuffizienz diese Fragmente im Plasma ansteigen [24].

6.9 Ellsworth-Howard-Test

- **Indikationen**
Der Ellsworth-Howard-Test findet kaum noch Anwendung und hat vor allem historische Bedeutung, zunehmend bedingt auch durch die Fortschritte der humangenetischen Diagnostik (z. B. GNAS-Gen-Diagnostik bei V. a. PTH-Resistenz). Prinzipiell bestehen folgende Indikationen im Kindes- oder jungen Erwachsenenalter:
- Differenzialdiagnose Hypoparathyreoidismus und periphere Parathormonresistenz (Pseudohypoparathyreoidismus)
- Differenzierung Pseudohypoparathyreoidismus Typ 1 und Pseudohypoparathyreoidismus Typ 2

- **Kontraindikationen**
- Hypercalcämie
- Unverträglichkeiten/Allergien auf rekombinante PTH-Analoga

72   A. Schäffler et al.

- **Testprinzip**

PTH bewirkt über eine Bindung an den PTH-Rezeptor in der Niere im proximalen Tubulus über das $G_s\alpha$-Protein eine Erhöhung des second messengers cAMP und darüber eine Aktivierung der Proteinkinase A. Schließlich kommt es zum spezifischten aller PTH-Effekte, nämlich der Induktion einer Phosphaturie. Durch Gabe von rekombinantem PTH(1-34) oder PTH(1-84) wird die Antwort des cAMP und der Phosphaturie untersucht.

- **Testdurchführung**

Standardisiert, wie folgt:

- ■ **Vorbereitung und Rahmenbedingungen**

Der Test [25] erfolgt morgens nüchtern. Der Urin wird z. B. um 8.00 morgens verworfen (Start mit leerer Blase). Anschließend soll der Patient 200–400 ml Wasser trinken, um die Entnahme von 10 ml Spontanurin zu ermöglichen (9.00)

- ■ **Procedere**
- Start mit leerer Blase um 8.00
- Trinken von 200–400 ml Wasser
- 9.00: Abnahme einer Serumonovette für die Bestimmung von Calcium, Phosphat, Kreatinin. Direkt danach subcutane Injektion von 20 µg PTH(1-34) (Forsteo^R) oder künftig evtl. auch einer adäquaten Dosis von PTH(1-84) (Natpar^R).
- Abnahme einer Serumonovette (Phosphat, Calcium, Kreatinin) alle 15 min. in den ersten 2 h, dann $3\times$ im Abstand von 1 h (Gesamtdauer: 5 h).
- Abnahme einer Spontanurinprobe (für Kreatinin, Phosphat, cAMP) alle 30 min. (falls möglich) nach PTH-Gabe für insgesamt 3 h.

- ■ **Interpretation**

Beim echten Hypoparathyreoidismus mit normaler Nierenfunktion sind im Serum die Konzentrationen von Calcium und PTH erniedrigt, Kreatinin normal und Phosphat (fakultativ) erhöht. Nach Gabe von PTH steigt das Phosphat im Urin mind. 5-fach und das cAMP im Urin mind. 10-fach an.

Bei der PTH-Rezeptor-Resistenz (Pseudohypoparathyreoidismus Typ 1) mit normaler Nierenfunktion sind im Serum die Konzentrationen von PTH und Phosphat erhöht, Kreatinin normal und Calcium erniedrigt. Nach Gabe von PTH steigen Phosphat und cAMP im Urin *nicht* signifikant an.

Beim Pseudohypoparathyreoidismus Typ 2 mit normaler Nierenfunktion liegt ein Defekt der intrazellulären distalen Signaltransduktion vor, sodass nach PTH-Gabe zwar das Urin-cAMP 10-fach ansteigt, nicht aber das Urin-Phosphat.

- **Praxistipps**
- Die moderne Gendiagnostik in der Pädiatrie hat diesen Test oftmals obsolet gemacht.

- **Fallstricke**
- Die Urin-cAMP-Bestimmung ist nicht überall etabliert.

6.10 Casanova-Test

- **Indikationen**
- Lokalisationsdiagnostik bei Rezidiv eines (sekundären) Hyperparathyreoidismus nach Parathyreoidektomie mit Autotransplantation von Nebenschilddrüsengewebe in den Unterarm einseitig
- Überprüfung der Transplantatfunktion nach Transplantation von Nebenschilddrüsengewebe in den Unterarm

- **Kontraindikationen und Nebenwirkungen**

Kontraindikation: Keine Untersuchung möglich am Dialyseshunt-tragenden Arm.

Nebenwirkungen:
- Ischämieschmerz
- Schwindel, Sehstörungen (durch systemische Wirkung von Lidocain)
- Halluzinationen (durch systemische Wirkung von Lidocain)

Nebenschilddrüse

- **Testprinzip**

Das Parathyreoidea-Graft am Unterarm sezerniert Parathormon. Unter Anlage eines pneumatischen Tourniquets wird der Bereich des Grafts von der systemischen Zirkulation getrennt und Blutproben vom kontralateralen Arm vor, während und nach pneumatischem Tourniquet genommen. Der Verlauf der systemischen Parathormon-Spiegel erlaubt eine Aussage, ob der das Graft tragende Arm die Quelle des systemisch detektierten Parathormons ist.

- **Testdurchführung**

Standardisiert, wie folgt:

- ■ **Vorbereitung und Rahmenbedingungen**

Der Magnesiumspiegel sollte ausgeglichen sein (da Magnesium für die Sekretion von Parathormon aus den Nebenschilddrüsen essenziell ist) [26, 27].

- ■ **Procedere**

1. Erfassung des basalen systolischen Blutdrucks und Abnahme (Serumröhrchen) eines Parathormon-Basalwertes am nicht Graft-tragenden Arm bei 0 min
2. Anlage zweier pneumatischer Tourniquets proximal des Graft-tragenden Unterarms und Exsanguination des venösen Blutes aus der Extremität mittels Esmarch-Bandage
3. Füllen des proximalen Tourniquets bis 100 mmHg über den basalen systolischen Blutdruck (Puls der A. radialis sistiert)

4. Langsame Injektion von Lidocain 0,5 % (3 mg/kg KG) in den ischämischen Arm
5. Beim Auftreten von Ischämieschmerz Füllen des distaleren Tourniquets und Ablassen des proximaleren Tourniquets
6. Weitere Abnahmen am nicht Graft-tragenden Arm während Ischämie des Graft-tragenden Armes bei 10, 20 und 30 min
7. Ablassen auch des distaleren Tourniquets und Abnahme eines weiteren Parathormonwertes am nicht Graft-tragenden Arm 10 min nach Beendigung der Ischämie

- ■ **Interpretation**

Der Verlauf der systemischen Parathormon-Spiegel vor, während und nach Ischämie des Graft-tragenden Armes erlaubt eine Aussage, ob der Graft-tragende Arm die Quelle des systemisch detektierten Parathormons ist (◘ Tab. 6.2) [28, 29].

- **Fallstricke**
- ▬ Der Magnesiumspiegel sollte ausgeglichen sein (da Magnesium für die Sekretion von Parathormon aus den Nebenschilddrüsen essenziell ist) [26, 27].
- ▬ Unterschiedliche Formen des zirkulierenden Parathormons werden durch verschiedene verfügbare Parathormon-Assays mit unterschiedlicher Sensitivität und Spezifität gemessen (Erst-, Zweit- und Drittgenerations-Assays). Eine Rücksprache mit dem Labor bezüglich des verwendeten Assays ist essenziell.

◘ Tab. 6.2 Interpretation der Parathormon-Serumspiegel im (modifizierten) Casanova-Test

Verlauf der systemischen Parathormon-Spiegel während Ischämie	Interpretation
PTH-Abnahme um mehr als 50 %	Graft-tragender Unterarm ist als Quelle des systemisch detektierten Parathormons anzunehmen
PTH-Abnahme zwischen 20 % und 50 %	Quelle des systemisch detektierten Parathormons kann nicht zugeordnet werden
PTH-Abnahme um weniger als 20 %	Graft-tragender Unterarm ist nicht als Quelle des systemisch detektierten Parathormons anzunehmen

- **Praxistipps**
  - Deutlich weniger invasiv bei vergleichbarer Sensitivität und Spezifität ist der modifizierte Casanova-Test [29]. Für die Interpretation der PTH-Serumspiegel gelten die gleichen Referenzwerte (◘ Tab. 6.2):
  - Abnahme (Serumröhrchen) eines Parathormon-Basalwertes am nicht Graft-tragenden Arm bei 0 min
  - Erfassung des basalen systolischen Blutdrucks und Anlage eines pneumatischen Tourniquets proximal des Graft-tragenden Unterarms, gefolgt von Exsanguination des venösen Blutes aus der Extremität mittels Elevation des Armes
  - Füllen des Tourniquets bis 80 mmHg über den basalen systolischen Blutdruck (Puls der A. radialis sistiert)
  - Weitere Abnahmen am nicht Graft-tragenden Arm während Ischämie des Graft-tragenden Armes bei 2, 4, 6, 8, 10, 20 und 30 min
  - Ablassen des Tourniquets und Abnahme eines weiteren Parathormonwertes am nicht Graft-tragenden Arm 10 min nach Beendigung der Ischämie
    - Beispiel für eine kommerzielle Nachweismethode: Elektrochemolumineszenz-Immunoassay Elecsys 2010 PTH STAT von Roche.

6

Literatur

1. D'Amour P, Brossard JH, Rousseau L, Roy L, Gao P, Cantor T (2003) Amino-terminal form of parathyroid hormone (PTH) with immunologic similarities to hPTH(1-84) is overproduced in primary and secondary hyperparathyroidism. Clin Chem 49:2037–2044
2. Fraser WD, Ahmad AM, Vora JP (2004) The physiology of the circadian rhythm of parathyroid hormone and its potential as a treatment for osteoporosis. Curr Opin Nephrol Hypertens 13:437–444
3. Holmes DT, Levin A, Forer B, Rosenberg F (2005) Preanalytical influences on DPC IMMULITE 2000 intact PTH assays of plasma and serum from dialysis patients. Clin Chem 51:915–917
4. Glendenning P, Musk AA, Taranto M, Vasikaran SD (2002) Preanalytical factors in the measurement of intact parathyroid hormone with the DPC IMMULITE assay. Clin Chem 48:566–567
5. Haden ST, Brown EM, Hurwitz S, Scott J, El-Hajj Fuleihan G (2000) The effects of age and gender on parathyroid hormone dynamics. Clin Endocrinol (Oxf) 52:329–338
6. Lopez I, Aguilera-Tejero E, Felsenfeld AJ, Estepa JC, Rodriguez M (2002) Direct effect of acute metabolic and respiratory acidosis on parathyroid hormone secretion in the dog. J Bone Miner Res 17:1691–1700
7. Lopez I, Rodriguez M, Felsenfeld AJ, Estepa JC, Aguilera-Tejero E (2003) Direct suppressive effect of acute metabolic and respiratory alkalosis on parathyroid hormone secretion in the dog. J Bone Miner Res 18:1478–1485
8. Cholst IN, Steinberg SF, Tropper PJ, Fox HE, Segre GV, Bilezikian JP (1984) The influence of hypermagnesemia on serum calcium and parathyroid hormone levels in human subjects. N Engl J Med 310:1221–1225
9. Sokoll LJ, Wians FH Jr, Remaley AT (2004) Rapid intraoperative immunoassay of parathyroid hormone and other hormones: a new paradigm for point-of-care testing. Clin Chem 50:1126–1135
10. Riss P, Kaczirek K, Bieglmayer C, Niederle B (2007) PTH spikes during parathyroid exploration – a possible pitfall during PTH monitoring? Langenbecks Arch Surg 392:427–430
11. Carneiro DM, Solorzano CC, Nader MC, Ramirez M, Irvin GL (2003) Comparison of intraoperative iPTH assay (QPTH) criteria in guiding parathyroidectomy: which criterion is the most accurate? Surgery 134:973–979; discussion 979–981
12. Zettinig G, Kurtaran A, Prager G, Kaserer K, Dudczak R, Niederle B (2002) ‚Suppressed' double adenoma – a rare pitfall in minimally invasive parathyroidectomy. Horm Res 57:57–60
13. Reidel MA, Schilling T, Graf S, Hinz U, Nawroth P, Buchler MW, Weber T (2006) Localization of hyperfunctioning parathyroid glands by selective venous sampling in reoperation for primary or secondary hyperparathyroidism. Surgery 140:907–913; discussion 913
14. Jones JJ, Brunaud L, Dowd CF, Duh QY, Morita E, Clark OH (2002) Accuracy of selective venous sampling for intact parathyroid hormone in difficult patients with recurrent or persistent hyperparathyroidism. Surgery 132:944–950; discussion 950–941
15. Udelsman R, Aruny JE, Donovan PI, Sokoll LJ, Santos F, Donabedian R, Venbrux AC (2003) Rapid parathyroid hormone analysis during venous localization. Ann Surg 237:714–719; discussion 719–721
16. Baker SB, Worthley LI (2002) The essentials of calcium, magnesium and phosphate metabolism: part I. Physiology. Crit Care Resusc 4:301–306
17. Thomas L (2008) Labor und diagnose, 7. Aufl. TH-Books, Frankfurt am Main, S 350–353
18. Payne RB, Carver ME, Morgan DB (1979) Interpretation of serum total calcium: effects of adjust-

Nebenschilddrüse

ment for albumin concentration on frequency of abnormal values and on detection of change in the individual. J Clin Pathol 32:56–60

19. Pak CY, Oata M, Lawrence EC, Snyder W (1974) The hypercalciurias. Causes, parathyroid functions, and diagnostic criteria. J Clin Invest 54:387–400

20. Strewler GJ (2000) The physiology of parathyroid hormone-related protein. N Engl J Med 342:177–185

21. Hiraki A, Ueoka H, Bessho A, Segawa Y, Takigawa N, Kiura K, Eguchi K, Yoneda T, Tanimoto M, Harada M (2002) Parathyroid hormone-related protein measured at the time of first visit is an indicator of bone metastases and survival in lung Karzinoma patients with hypercalcemia. Cancer 95:1706–1713

22. Dumon JC, Jensen T, Lueddecke B, Spring J, Barle J, Body JJ (2000) Technical and clinical validation of an immunoradiometric assay for circulating parathyroid hormone-related protein. Clin Chem 46:416–418

23. Ratcliffe WA, Norbury S, Heath DA, Ratcliffe JG (1991) Development and validation of an immunoradiometric assay of parathyrin-related protein in unextracted plasma. Clin Chem 37:678–685

24. Burtis WJ, Brady TG, Orloff JJ, Ersbak JB, Warrell RP Jr, Olson BR, Wu TL, Mitnick ME, Broadus AE, Stewart AF (1990) Immunochemical characterization of circulating parathyroid hormone-related protein in patients with humoral hypercalcemia of cancer. N Engl J Med 322:1106–1112

25. Tang JCY, Washbourne CJ, Galitzer H, Hiemstra T, Meek C, Chipchase A, Fraser D (2013) The Ellsworth-howard-test revisited. Bone Abstr 1:PP129

26. Mahaffee DD et al (1982) Magnesium promotes both parathyroid hormone secretion and adenosine 3′,5′-monophosphate production in rat parathyroid tissues and reverses the inhibitory effects of calcium on adenylate cyclase. Endocrinology 110:487–495

27. Rodriguez-Ortiz ME et al (2014) Magnesium modulates parathyroid hormone secretion and upregulates parathyroid receptor expression at moderately low calcium concentration. Nephrol Dial Transplant 29:282–289

28. Casanova D et al (1991) Secondary hyperparathyroidism: diagnosis of site of recurrence. World J Surg 15:546–549; discussion 549–550

29. Schlosser K et al (2004) Assessing the site of recurrence in patients with secondary hyperparathyroidism by a simplified Casanova autograftectomy test. World J Surg 28:583–588

Gastrointestinaltrakt

Andreas Schäffler und Thomas Karrasch

Inhaltsverzeichnis

7.1 Gastrin und Sekretintest (Gastrinom) – 78

7.2 Sammelurin für 5-OH-Indolessigsäure, Serotonin (Karzinoid) – 79

7.3 Seltene GEP-NET-Tumoren (VIP, Glukagon, Somatostatin, PP) – 80

7.4 Intra-arterieller Calcium-Stimulationstest bei Insulinom – 81

Literatur – 83

© Der/die Autor(en), exklusiv lizenziert an Springer-Verlag GmbH, DE, ein Teil von Springer Nature 2024
A. Schäffler (Hrsg.), *Funktionsdiagnostik in Endokrinologie, Diabetologie und Stoffwechsel*, https://doi.org/10.1007/978-3-662-68563-1_7

7.1 Gastrin und Sekretintest (Gastrinom)

■ **Indikationen**
- Verdacht auf Gastrinom (sporadisch oder bei MEN-I)
- Rezidivierende, therapieresistente oder atypisch lokalisierte Ulcera ventriculi bzw. duodeni
- Chronische (sekretorische) Diarrhö
- Differenzialdiagnostische Abklärung einer Hypergastrinämie.

■ **Kontraindikationen und Nebenwirkungen**
Kontraindikation:
 akute Pankreatitis.

Nebenwirkungen
- Überempfindlichkeitsreaktionen
- Bauchschmerzen
- Übelkeit.

■ **Testprinzip**
Gastrin wird im oberen Dünndarm sowie von den antralen G-Zellen des Magens gebildet. Es wird durch Hypoazidität im Magen sowie durch Magendehnung freigesetzt und stimuliert die Magensäuresekretion. Sekretin stimuliert direkt die antralen G-Zellen sowie Gastrinome hinsichtlich der Gastrinfreisetzung.

■ **Testdurchführung**
Standardisiert, wie folgt:

■■ **Vorbereitung und Rahmenbedingungen**
Die Gastrinbestimmung (Radioimmunoassay; RIA) bzw. der Sekretintest wird morgens nüchtern durchgeführt [1]. Protonenpumpeninhibitoren sollten mindestens 8 Tage abgesetzt sein (besser länger). Die Probe muss gekühlt gelagert und transportiert werden, ein schneller Transport ins Labor ist essenziell, da am besten innerhalb von 30 min zentrifugiert sein sollte.

■■ **Procedere**
1. Nüchternabnahme (gekühlt, Serumröhrchen) zweier Basalwerte bei − 15 min und 0 min
2. Bolusartige Injektion von 2 kE/kg KG Sekretin (z. B. Secrelux)
3. Weitere Abnahmen bei 2, 5, 10, 15 und 30 min.

■■ **Interpretation**
Der Test wird als positiv bewertet [2], wenn das Gastrin um mehr als 200 ng/l zu einem beliebigem Zeitpunkt im Testverlauf ansteigt.

Basale Werte von > 1000 ng/l sind bei gleichzeitig zu fordernder Hyperazidität des Magens (pH < 2,5) suggestiv für ein Gastrinom, im Bereich von 210–1000 ng/l hilft der Sekretintest weiter. Gesunde Probanden haben oft basale Werte von deutlich unter 100 ng/l. Beim Syndrom des „excluded antrum" und bei der antralen G-Zellhyperplasie tritt kein Gastrinanstieg auf. Minimale transiente Gastrinanstiege können auch beim Gesunden vorkommen. ❏ Tab. 7.1 fasst die Normwerte [1, 2] zusammen.

Ein Anstieg nach Sekretion von > 200 ng/l besitzt eine Sensitivität von 85 % und eine Spezifität von 100 % für ein Gastrinom [3].

■ **Fallstricke**
- Gastrin ist instabil und verliert etwa 50 % seiner Aktivität in 2 Tagen, auch bei 4 °C.
- Die Gastrinbestimmung wird durch Hämolyse gestört.

❏ **Tab. 7.1** Normwerte für das basale Gastrin und für den Sekretintest

	Basales Gastrin [ng/l][a]	Stimuliertes Gastrin [ng/l][a]
Normbereich	< 40–210 ng/l	deutlich < 200 ng/l
Gastrinom	Oft > 1000 ng/l	Anstieg um mehr als 200 ng/l

[a]ng/l × 0,48 = pmol/l

Gastrointestinaltrakt

- Unter Einnahme von säurehemmenden Medikamenten sind massive Erhöhungen von Gastrin regelhaft zu beobachten.
- Die meisten Assays zeigen eine gewisse Kreuzreaktivität mit Cholezystokinin.
- Die Referenzbereiche variieren von Labor zu Labor und hängen stark von den verwendeten Antikörpern ab. Im Serum existieren mehrere molekulare Formen von Gastrin, G-17 und G-34 sind die beiden häufigsten Formen mit biologischer Aktivität. Eine Rücksprache mit dem Labor ist essenziell.

■ **Praxistipps**
- Erhöhte Gastrinspiegel finden sich bei folgenden Erkrankungen bzw. Situationen:
  - Einnahme von Protonenpumpeninhibitoren und anderen säurehemmenden Therapien
  - Zustand nach Vagotomie
  - Syndrom des „excluded antrum" bei Billroth-II-Magen
  - Chronisch atrophische Gastritis
  - Helicobacter-pylori-Gastritis,
  - Magenausgangsstenose
  - antrale G-Zellhyperplasie
  - Gastrinom
  - MEN-I.
- Der Test kann auch bei Vorliegen eines Gastrinoms falsch negativ ausfallen.
- Beispiel für eine kommerzielle Nachweismethode: Radio-Immuno-Assay für Gastrin von Siemens.

7.2 Sammelurin für 5-OH-Indolessigsäure, Serotonin (Karzinoid)

■ **Indikationen**
- Verdacht auf Karzinoidtumor (Diagnostik und Nachsorge).
- Abklärung von Flush-Symptomatik und von chronischen Diarrhöen.

■ **Kontraindikationen und Nebenwirkungen**
Keine.

■ **Testprinzip**
Die essenzielle Aminosäure Tryptophan wird durch die Tryptophanhydroxylase in 5-OH-Tryptophan umgewandelt und dieses durch die DOPA-Decarboxylase in Serotonin. Die Monoaminoxidase in Leber und Niere wandelt schließlich Serotonin in 5-OH-Indolessigsäure um, die mit dem Urin ausgeschieden wird. Die Serotoninsynthese erfolgt in den enterochromaffinen Zellen des Gastrointestinaltrakts (APUD-Zellen; GEP-System). Liegt ein Karzinoidtumor mit vermehrter Serotoninsynthese vor, steigt die Ausscheidung der 5-OH-Indolessigsäure im Urin an.

■ **Testdurchführung**
Standardisiert, wie folgt:

■ ■ **Vorbereitung und Rahmenbedingungen**
Da viele Nahrungsmittel und Medikamente den Test verfälschen können, ist dem Patienten eine Checkliste mitzugeben (Übersicht).

Nahrungsmittel und Medikamente, die die Testergebnisse verfälschen können
- **Nahrungsmittel, die falsch positive Resultate verursachen können (Auswahl):** Bananen, Nüsse, Kiwis, Melonen, Stachelbeeren, Tomaten, Ananas, Johannisbeeren, Avocados, Auberginen, Mirabellen, Zwetschgen
- **Genussmittel, die falsch positive Resultate verursachen können:** Koffein, Nikotin
- **Medikamente, die falsch positive Resultate verursachen können (Auswahl):** Phenacetin, Paracetamol, Phenoprocoumon, Phenobarbital, Ephedrin, Phentolamin
- **Medikamente, die falsch negative Resultate verursachen können (Auswahl):** Levodopa, Azetylsalizylsäure, Chlorpromazin, Streptozocin, Isoniazid, Promethazin

▪▪ Procedere

1. Vorbereitung der Urinsammelgefäße: Vorlage von 25 %iger HCl (10 ml pro Gefäß), um die notwendige Probenansäuerung zu erreichen (mindestens pH 4).
2. Urinsammlung über 24 h (z. B. 8.00 Uhr an Tag 1 bis 8.00 Uhr an Tag 2). Die Urinsammlung beginnt mit einer Blasenentleerung (Verwerfen des Urins) und endet mit einer Blasenentleerung (Sammeln der letzten Portion).
3. Unmittelbarer Versand ins Labor (keine Kühlung bei Ansäuerung erforderlich).

▪▪ Interpretation

- Der Normbereich [4, 5] für die 5-OH-Indolessigsäure im Urin liegt bei 2–8 mg/24 h, entsprechend 10–42 μmol/24 h (mg/l × 5,23 = μmol/l).
- Werte deutlich darüber (> 15 mg/24 h oder > 78 μmol/24 h) sprechen für das Vorliegen eines Karzinoids [6] und müssen eine entsprechende Tumorsuche nach sich ziehen.
- Die Analytik eignet sich auch als Tumormarker für die Nachsorge bei Karzinoid.

▪ Fallstricke

- Nichteinhalten der oben erwähnten Karenz für Nahrung und Medikamente
- Fehler bei der Urinsammlung

▪ Praxistipps

- Da Foregut-Karzinoide das Enzym DOPA-Decarboxylase nicht bilden, wird 5-OH-Tryptophan nicht in Serotonin umgewandelt. Bei diesen Patienten kann die 5-OH-Indolessigsäureausscheidung normal sein. Da jedoch ein Teil des 5-OH-Tryptophans in den Thrombozyten zu Serotonin verstoffwechselt wird, hilft hier die Serotoninbestimmung aus dem plättchenreichen Plasma weiter (Normbereich unterschiedlich je nach Methodik: 0,28–1,135 μmol/l entsprechend 50–200 μg/l (HPLC); thrombozytenreiches Plasma: 2,5–6,1 nmol/10^9 Thrombozyten) [5, 7].

- Beispiele für kommerzielle Nachweismethoden:
  - HPLC für 5-OH-Indolessigsäure von ChromSystems
  - HPLC für Serotonin von ChromSystems

7.3 Seltene GEP-NET-Tumoren (VIP, Glukagon, Somatostatin, PP)

▪ Indikationen

Verdacht auf seltene gastroenteropankreatische neuroendokrine (GEP-NET) Tumoren wie:
- VIPom (VIP)
- Glukagonom (Glukagon)
- Somatostatinom (Somatostatin)
- PPom (PP; pankreatisches Polypeptid).

▪ Kontraindikationen und Nebenwirkungen

Keine.

▪ Testprinzip

Die oben erwähnten, äußerst seltenen endokrin aktiven GEP-NET-Tumoren sezernieren charakteristische Markerpeptidhormone, die sich durch eine basale Blutanalyse nachweisen lassen.

▪ Testdurchführung

Standardisiert, wie folgt:

▪▪ Vorbereitung und Rahmenbedingungen

Nüchternblutentnahme erforderlich. Die Blutproben (Serumproben) müssen gekühlt werden, ununterbrochene Kühlkette bis ins Labor.
- PP: β-Blocker und Parasympathomimetika sind 1 Woche vorher abzusetzen.
- VIP: Somatostatinanaloga (Octreotid) müssen je nach Wirkdauer des Präparats ausreichend lange vorher abgesetzt werden.
- Glukagon: erhöhte Werte bei Diabetes mellitus, akuter Pankreatitis, Leberzirrhose, Niereninsuffizienz, Schockzuständen.

Gastrointestinaltrakt

▪▪ Procedere
Basale Nüchternblutentnahme einer gekühlten Serumprobe (Modalitäten in jedem Fall vorher mit dem Labor klären, ggf. Zusatz von Proteaseninhibitoren notwendig, z. B. bei VIP).

▪▪ Interpretation
Die Normbereiche hängen von der verwendeten Methode und vom jeweiligen Labor ab; ◘ Tab. 7.2 gibt in etwa die physiologischen Bereiche für Glukagon [8], Somatostatin [9], VIP [10] und PP [11] an. Bei Vorliegen einer der seltenen Tumorentitäten können die basalen Werte deutlich erhöht sein.

▪ Fallstricke
- Postprandial finden sich deutliche PP-Anstiege (12-stündige Nahrungskarenz erforderlich). PP steigt altersabhängig an.
- Die Bestimmung der sehr störanfälligen Parameter sollte niemals zum Screening, sondern nur bei eindeutigem klinischem Verdacht erfolgen, da sonst Fehlinterpretationen häufig sind und eine ungerechtfertigte bildgebende Diagnostik nach sich ziehen.

▪ Praxistipps
- Beim PPom findet sich keine spezifische endokrine Symptomatik.
- Beim Glukagonom zeigen sich ein migratorisches, nekrolytisches Exanthem, Hyperglykämie, normochrome Anämie, Kachexie, Venenthrombosen.
- Beim VIPom (Verner-Morrison-Syndrom) finden sich profuse, wässrige, sekretorische Diarrhöen mit WDHA-Syndrom (wässrige Diarrhö, Hypokaliämie, Achlorhydrie).
- Das Somatostatinom zeichnet sich durch Hyperglykämie aus.
- Beispiel für eine kommerzielle Nachweismethode: RIA von DPC Biermann, Glukagon Doppel-AK.

7.4 Intra-arterieller Calcium-Stimulationstest bei Insulinom

▪ Indikationen
- (ergänzende) Lokalisationsdiagnostik bei Patienten mit nachgewiesenem endogenen Hyperinsulinismus (Verdacht auf Insulinom) [12, 13]
- Differenzialdiagnose zwischen Insulinom und Nesidioblastose bei Patienten mit nachgewiesenem endogenen Hyperinsulinismus [14]

▪ Kontraindikationen und Nebenwirkungen
Kontraindikationen: Schwere Akuterkrankungen, Kontraindikationen für die Verabreichung Jod-haltigen Kontrastmittels.
Nebenwirkungen:
- Hypoglykämie
- Flush
- Herzrhythmusstörungen
- Palpitationen
- Blutdruckabfall
- Übelkeit

▪ Testprinzip
Die initiale Beschreibung der Testdiagnostik erfolgte durch Doppmann et al. 1991 [15]. Zu Grunde liegt die Beobachtung, dass Kalzium (z. B. in Form von Calcium-Gluconat) in neoplastischen, nicht aber normalen β-Zellen des Pankreas die Sekretion von Insulin induziert. Nach selektiver Katheterisierung der Vena hepatica retrograd über die Vena femoralis sowie zusätzlicher selektiver Katheterisierung der das Pankreas versorgenden splanchnischen Arterien erfolgt die intra-arterielle Applikation von Calcium getrennt in die verschiedene Bereiche des Pankreas versorgenden Arterien, jeweils gefolgt von der Abnahme von Blut in der Vena hepatica mit Bestimmung des

◘ **Tab. 7.2** Normbereiche für gastroenteropankreatische Markerhormone

Peptidhormon	Normbereich
Glukagon	120–517 ng/l
Somatostatin	88–140 pg/ml
VIP	< 65 ng/l (< 20 pmol/l)
PP	< 630 pg/ml (< 150 pmol/l)

Insulinspiegels. Zusätzlich werden die einzelnen pankreatischen Arterien durch Kontrastmittel dargestellt, um anatomische Variationen zu erfassen. Der Gradient der gemessenen Insulinspiegel lässt Rückschlüsse darauf zu, in welchem Vorsorgungsgebiet (Pankreas-Kopf, -Körper oder -Schwanz) ein Insulinom am wahrscheinlichsten vermutet werden kann.

- ■ **Testdurchführung**
Standardisiert, wie folgt:

■■ **Vorbereitung und Rahmenbedingungen**
Voraussetzung für die Durchführung ist der Nachweis eines endogenen Hyperinsulinismus in vorangegangener endokriner Funktionsdiagnostik (z. B. Hungerversuch, siehe dort). Der intra-arterielle Kalzium-Stimulationstest dient insbesondere der Lokalisationsdiagnostik bei Verdacht auf Insulinom sowie ggf. der Differenzialdiagnose zwischen Insulinom und funktioneller Störungen der beta-Zellen (Nesidioblastose); daher sollten andere Ursachen eines endogenen Hyperinsulinismus ausgeschlossen sein (z. B. Insulin-Autoantikörper, Insulin-Rezeptor-Autoantikörper, Sulfonylharnstoffe [13]). Der Test wird im Liegen in der Angiografie und optimalerweise bei nüchternem Patienten durchgeführt.

■■ **Procedere**
1. Anlegen einer Venenverweilkanüle
2. Langsame kontinuierliche Infusion einer Glukose-Lösung (G5 %) intravenös peripher zur Vermeidung von Hypoglykämien während der Durchführung des Tests
3. Punktion der Vena femoralis unter Lokalanästhesie, gefolgt von Vorführen und Positionierung eines 5F-Katheters in die (rechte) Vene hepatica unter Kontrolle in der Durchleuchtung
4. Punktion der (kontralateralen) Arteria femoralis unter Lokalanästhesie und sequenzielles retrogrades Vorführen eines zweiten Katheters in die (1) Arteria splenica (SA), ggf. in die (2) Arteria pancreatica dorsalis (DPA) (Versorgung von Pankreas-Körper und -Schwanz), in die (3) Arteria mesenterica superior (SMA) sowie

in die (4) Arteria gastroduodenalis (GDA) (Versorgung des Pankreas-Kopfes)
5. Nach selektiver Katheterisierung des jeweiligen arteriellen Gefäßes (GDA, SA, SMA, ggf. DPA) jeweils Abnahme eines 0 s-Wertes aus dem in der Vena hepatica liegenden (kontralateralen) Katheter (ca. 5 ml) zur Bestimmung von Insulin, gefolgt von einer zügigen Applikation von 0,025 mEq/kgKG Calcium-Gluconat (entsprechend 5,6 mg/kgKG Calcium-Glukonat), verdünnt als 5 ml-Bolus intraarteriell
6. Abnahme zu den Zeitpunkten 20, 40, 60 s nach jeweiliger intraarterieller Kalzium-Glukonat-Applikation aus dem in der Vena hepatica liegenden (kontralateralen) Katheter (jeweils ca. 5 ml) zur Bestimmung von Insulin
7. Einhalten einer Wartezeit von ca. 5 min zwischen den einzelnen intra-arteriellen Kalzium-Applikationen

■■ **Interpretation**
Eine Verdopplung des Insulinspiegels zu mindestens einem Zeitpunkt nach intra-arterieller Calcium-Glukonat-Applikation im Vergleich zum 0 s-Wert wird als positive Testantwort in dem jeweiligen arteriellen Versorgungsgebiet liegenden Abschnitt des Pankreas gewertet (GDA, SA, SMA beziehungsweise DPA). Um die Möglichkeit falsch-positiver Resultate zu reduzieren, sollte der stimulierte Insulinspiegel > 100 µU/ml betragen [12].

- ■ **Fallstricke**
- − Der intra-arterielle Calcium-Stimulationstest dient nicht der genauen Lokalisation eines Insulinoms, sondern gibt lediglich Hinweise auf den Abschnitt des Pankreas (Kopf, Körper oder Schwanz), in welchem ein Insulinom vermutet werden kann. Dies kann das chirurgische Vorgehen leiten.
- − Die Höhe der Calcium-stimulierten Insulinspiegel korreliert nicht notwendigerweise zur Tumorgröße.
- − Überlappende arterielle Versorgungsgebiete können zu positiven Befunden in mehreren der selektiv katheterisierten Arterien führen.
- − Eine Nesidioblastose kann ebenso zu positiven Befunden in mehreren der selektiv

Gastrointestinaltrakt

katheterisierten Arterien führen. Dennoch kann der Test in diesen Fällen einer Gradienten-orientierte Pankreas-Teilresektion erlauben [14].

- **Praxistipps**
- Bezüglich der empfohlenen Diagnostik zur Abklärung von Hypoglykämien bei erwachsenen Patienten wird auf die Endocrine Society Practice Guideline verwiesen [13]. Nach Beleg eines endogenen Hyperinsulinismus in der endokrinen Funktionsdiagnostik (z. B. Hungerversuch, siehe dort) sind die Sonografie, Endosonographie, Computertomografie beziehungsweise Magnetresonanztomografie des Oberbauches die Methoden der ersten Wahl zur Lokalisationsdiagnostik von Insulinomen. Der intraarterielle Kalzium-Stimulationstest kann diese Diagnostik ergänzen, ebenso wie möglicherweise ein 18F-DOPA-PET [12].
- Beispiel für eine kommerzielle Nachweismethode: Chemolumineszenz-Immunoassay ADVIA Centaur IRI (Insulin) von Siemens.

Literatur

1. Varro A, Ardill JE (2003) Gastrin: an analytical review. Ann Clin Biochem 40:472–480
2. McGuigan JE, Wolfe MM (1980) Secretin injection test in the diagnosis of gastrinoma. Gastroenterologia 79:1324–1331
3. O'Toole D, Grossmann A, Gross D et al (2009) ENETS consensus guidelines for the standards of care in neuroendocrine tumors: biochemical markers. Neuroendocrinology 90:194–202
4. Nuttall KL, Pingree SS (1998) The incidence of elevations in urine 5-hydroxyindoleacetic acid. Ann Clin Lab Sci 28:167–174
5. Thomas L (2008) Labor und diagnose, 7. Aufl. TH-Books, Frankfurt am Main, S 644–648
6. Kema IP, de Vries EG, Schellings AM, Postmus PE, Muskiet FA (1992) Improved diagnosis of carcinoid tumors by measurement of platelet serotonin. Clin Chem 38:534–540
7. Meijer WG, Kema IP, Volmer M, Willemse PH, de Vries EG (2000) Discriminating capacity of indole markers in the diagnosis of carcinoid tumors. Clin Chem 46:1588–1596
8. Cruz-Bautista I, Lerman I, Perez-Enriquez B, Padilla LS, Torres CL, Lopez A, Cabrera T, Mehta RP, Gomez-Perez FJ, Rull JA, Orozco-Topete R (2006) Diagnostic challenge of glucagonoma: case report and literature review. Endocr Pract 12:422–426
9. Schusdziarra V, Grube D, Seifert H, Galle J, Etzrodt H, Beischer W, Haferkamp O, Pfeiffer EF (1983) Somatostatinoma syndrome. Clinical, morphological and metabolic features and therapeutic aspects. Klin Wochenschr 61:681–689
10. Bloom SR (1979) Vasoactive intestinal polypeptide, the major mediator of the WDHA (pancreatic cholera) syndrome: value of measurement in diagnosis and treatment. Am J Dig Dis 23:373–376
11. Allen JM, Hughes J, Bloom SR (1987) Presence, distribution, and pharmacological effects of neuropeptide Y in mammalian gastrointestinal tract. Dig Dis Sci 32:506–512
12. Morera J et al (2016) Preoperative localization of an insulinoma: selective arterial calcium stimulation test performance. J Endocrinol Invest 39:455–463
13. Cryer PE et al (2009) Evaluation and management of adult hypoglycemic disorders: an Endocrine Society Clinical Practice Guideline. J Clin Endocrinol Metab 94:709–728
14. Thompson SM et al (2015) Selective arterial calcium stimulation with hepatic venous sampling differentiates insulinoma from nesidioblastosis. J Clin Endocrinol Metab 100:4189–4197
15. Doppman JL et al (1991) Insulinomas: localization with selective intraarterial injection of calcium. Radiology 178:237–241

Nebennierenmark

Andreas Schäffler, Cornelius Bollheimer und Roland Büttner

Inhaltsverzeichnis

8.1 **Sammelurin für Katecholamine und Metanephrine – 86**

8.2 **Serummetanephrine – 89**

8.3 **Clonidinhemmtest – 90**

8.4 **Glukagonstimulationstest – 91**

Literatur – 91

© Der/die Autor(en), exklusiv lizenziert an Springer-Verlag GmbH, DE, ein Teil von Springer Nature 2024
A. Schäffler (Hrsg.), *Funktionsdiagnostik in Endokrinologie, Diabetologie und Stoffwechsel*, https://doi.org/10.1007/978-3-662-68563-1_8

8.1 Sammelurin für Katecholamine und Metanephrine

■ **Indikationen**

Die 24-h-Sammelurinuntersuchung mit Bestimmung der freien Katecholamine [Adrenalin, Noradrenalin, (Dopamin)] bzw. deren Abbauprodukte [Metanephrin, Normetanephrin, (Vanillinmandelsäure)] ist neben der Quantifizierung von Normeta- und Metanephrin im Plasma (▶ Abschn. 7.2) der diagnostische Ausgangspunkt bei Verdacht auf einen katecholaminproduzierenden Tumor der chromaffinen Zellen des Nebennierenmarks (= Phäochromozytom) oder außerhalb des Nebennierenmarks (= Paragangliom). Die funktionell-biochemische Basisdiagnostik ist insofern immer zu veranlassen:

- Bei einer für einen Katecholaminexzess typischen Klinik. Klassisch ist hierbei die arterielle Hypertonie (intermittierend oder dauernd) mit der zusätzlichen Symptomentrias Palpitation/Kopfschmerz/Schwitzen.
- Bei allen Nebennereninzidentalomen > 1 cm im Durchmesser.
- Bei auffälliger Familienanamnese oder bei anamnestisch-klinischen Hinweisen auf einen hereditären Syndromkomplex, der mit der Entwicklung eines Phäochromozytoms/Paraganglioms einhergehen kann. Hierzu gehören:
  - Neurofibromatose vom Typ 1 → axilläre/inguinale Pigmentierung, Café-au-lait-Flecken, Lisch-Knötchen etc.,
  - von-Hippel-Lindau-Syndrom → Hämangioblastome, retinale Angiome,
  - multiple endokrine Neoplasie vom Typ 2 → Leiterkrankung: medulläres Schilddrüsenkarzinom.
  - Carney-Syndrom → gastrointestinale Stromatumoren (GIST), pulmonale Chondrome.
  - Das Carney-Syndrom darf nicht mit dem Carney-Komplex verwechselt werden.
  - Phäochromozytom-Paragangliom-Syndrome → Assoziation mit GIST, Nierenzellkarzinom, papillärem Schilddrüsenkarzinom.

Cave Phäochromozytome bzw. Parangangliome stellen ein „klinisches Chamäleon" dar. Neben den oben genannten „harten" Indikationen erscheint es insofern ratsam, einen katecholaminproduzierenden Tumor auch immer bei jungen Hypertonikern (< 40 Jahre), bei therapieresistenter Hypertonie oder kurzfristig aufgetretener Kardiomyopathie differenzialdiagnostisch in Erwägung zu ziehen. Selbst hinter einer völlig unspezifischen, bisweilen gar paradox anmutenden Symptomkonstellation – Gewichtsverlust, Kräfteverfall, psychische Auffälligkeiten, Obstipation, Übelkeit, Flush (statt Blässe), orthostatische Hypotonie (statt arterieller Hypertonie), Blutdruckanstieg unter β-Blockertherapie etc. – kann sich ursächlich ein Phäochromozytom verbergen [1].

■ **Kontraindikationen und Nebenwirkungen**
Keine.

■ **Testprinzip**
Dopamin, Noradrenalin und Adrenalin stammen allesamt von der Aminosäure Tyrosin [= 2-amino-3-(4-hydroxyphenyl)propansäure] ab. Tyrosin wird zunächst am Phenolring in Position 3 ein zweites Mal hydroxyliert, wodurch DOPA [= 2-amino-3-(3,4-dihydroxyphenyl)-propansäure] entsteht. Dann wird DOPA zu seinem korrespondierenden biogenen Amin, dem Dopamin [= 2-amino-1-(3,4-dihydroxyphenyl)-ethan], dekarboxyliert. Durch Hydroxylierung des Ethylaminrests von Dopamin entsteht Noradrenalin [= 2-amino-1-(3,4-dihydroxyphenyl)-ethanol], das durch Methylierung seines Aminrests schließlich zum Adrenalin [= 2-methylamino-1-(3,4-dihydroxyphenyl)-ethanol] wird.

Der Abbau von Noradrenalin und Adrenalin beinhaltet zunächst eine Veresterung der Hydroxylgruppe an Position 3 des Dihydroxyphenylrests mit einem Methylrest. Dies wird durch das Enzym COMT [= Catecholamin-O-Methyl-Transferase] vermittelt. Hieraus entsteht aus Noradrenalin das Normetanephrin [= 2-amino-1-(3-methoxy-4-hydroxyphenyl)-ethanol] und aus Adrenalin das Metanephrin [= 2-met-

Nebennierenmark

hylamino-1-(3-methoxy-4-hydroxyphenyl)-ethanol]. Durch das Enzym MAO [= Monoaminooxidase] wird der Aminorest von Normetanephrin bzw. der Methylaminorest von Metanephrin desaminiert und zu einer Carboxylgruppe oxidiert, wodurch das ultimative Abbauprodukt, die Vanillinmandelsäure [= 2-hydroxy-2-(3-methoxy-4-hydroxy-phenyl)-ethansäure], entsteht.

Die systemische Ausschüttung exzessiver Mengen von α-adrenergem Noradrenalin und β-adrenergem Adrenalin (Adrenalin in der Regel nur in geringem Maße und auch nur bei intraadrenalen Phäochromozytomen, nicht aber bei Paragangliomen) bedingt die Klinik des Phäochromozytoms bzw. Parag637glioms. Der autonome Katecholaminexzess chromaffiner Tumoren spiegelt sich jedoch quantitativ viel besser in der Ausschüttung des biologisch inaktiven Normetanephrins bzw. Metanephrins wider. Der Grund hierfür ist, dass Noradrenalin und Adrenalin noch im Tumor selbst durch die dort ansässige COMT weitgehend zu Normetanephrin und Metanephrin umgewandelt und in den Blutstrom abgegeben werden. Das Phäochromozytom bzw. die funktionell aktiven Paragangliome werden deshalb auch pointiert nicht nur als katecholaminproduzierende, sondern auch als katecholaminmetabolisierende Tumoren bezeichnet [2].

Dopamin als die einzig erhöhte Leitsubstanz für ein (dann meist malignes) Phäochromozytom ist eine absolute Rarität [3]. Die Bestimmung von Vanillinmandelsäure als dem gemeinsamen Endprodukt des Abbaus von Noradrenalin und Adrenalin bzw. Normetanephrin und Metanephrin ist historisch und hat heute keine eigenständige diagnostische Bedeutung mehr (geringe Spezifität).

- **Testdurchführung**
Standardisiert, wie folgt:

■■ **Vorbereitung und Rahmenbedingungen**
Die Bestimmung von Katecholaminen und deren Abbauprodukten im Sammelurin kann durch folgende **Störgrößen** falsch positiv (f. p.) ausfallen:
- Hierzu gehört die nicht pausierte (d. h. nicht mindestens 1 Woche vor geplanter Analytik gestoppte) Medikamentenein-

nahme von trizyklischen Antidepressiva, Monoaminooxidaseinhibitoren, DOPA-Derivaten (zur M.-Parkinson- bzw. Blutdruckbehandlung), α-Blockern (hier ist v. a. der zu frühe, „probatorische" Einsatz von Phenoxybenzamin zu vermeiden!), β-Blockern und hoch dosierten Diuretika.
- Aus dem gleichen Grund sollte auch der übermäßige Konsum von Koffein, Nikotin und auch Alkohol sowie der Verzehr von Bananen und Ananas während der Urinsammelperiode vermieden werden [1].

Die konkomitante Einnahme von Clonidin (f. n.) verbietet sich endokrinologischerseits von selbst. Kalziumantagonisten vom Nifedipintyp (f. p.) sowie ACE-Hemmer (f. n.) werden als Störgrößen bei der Katecholamindiagnostik wohl eher überschätzt. Soweit vertretbar, sollten aber auch diese Antihypertensiva bei Phäochromozytom-/Paragangliomverdacht und anstehenden analytischen Tests pausiert und differenzialtherapeutisch am besten durch einen Kalziumantagonisten vom Verapamiltyp ausgetauscht werden.

Dem Patienten werden zur Urinasservierung nach eingehender Aufklärung, die auch die oben genannten diätetischen Empfehlungen beinhaltet, 2-l-Sammelbehältnisse mit Vorlage von 40 ml 20 %iger Salzsäure mitgegeben. Eine Ansäuerung ist nur bei geplanter Messung von Noradrenalin und Adrenalin notwendig, bei ausschließlicher Bestimmung von Normetanephrin und Metanephrin ist sie obsolet.

■■ **Procedere**
Das Urinsammeln beginnt nach der ersten Morgentoilette und endet am folgenden Tag um die gleiche Zeit mit der Abgabe der letzten Urinportion. Die Phäochromozytom-/Parangangliomdiagnostik basiert generell auf zwei 24-h-Urinsammelperioden.

■■ **Interpretation**
Allgemein kann gelten, dass ein Wert über das 2- bis 3-Fache des oberen Normbereichs für Noradrenalin und/oder Normetanephrin bzw. für Adrenalin und/oder Metanephrin das Vorliegen eines Phäochromozytoms/Para-

Tab. 8.1 Schwellenwerte [1] zur Wahrscheinlichkeitsabschätzung für das Vorliegen eines chromaffinen Tumors

	Unwahrscheinlich	Möglich	Wahrscheinlich
Noradrenalin	< 500 nmol/24 h	500–1180 nmol/24 h	> 1180 nmol/24 h
	< 85 µg/24 h	85–200 µg/24 h	> 200 µg/24 h
Normetanephrin	< 3000 nmol/24 h	3000–6550 nmol/24 h	> 6650 nmol/24 h
	< 600 µg/24 h	600–1310 µg/24 h	> 1310 µg/24 h
Adrenalin	< 100 nmol/24 h	100–170 nmol/24 h	> 170 nmol/24 h
	< 18 µg/24 h	18–31 µg/24 h	> 31 µg/24 h
Metanephrin	< 1000 nmol/24 h	1000–2880 nmol/24 h	> 2880 nmol/24 h
	< 200 µg/24 h	200–576 µg/24 h	> 576 µg/24 h

ganglioms nahezu sicher macht. Bei Werten zwischen dem oberen Normbereich und dem 2-Fachen des oberen Normbereichs ist die Diagnose Phäochromozytom/Paragangliom zwar nicht so wahrscheinlich, jedoch durchaus möglich und erfordert insofern weitere Tests, wie z. B. den Clonidintest und/oder die Veranlassung einer funktionstopografischen nuklearmedizinischen Diagnostik (z. B. ^{123}I-MIBG-Szintigrafie). Nur orientierend (s. unten: „Fallstricke") können die in ◘ Tab. 8.1 aufgeführten, auf HPLC-Analytik basierenden Cut-off-Werte gelten [1].

- **Fallstricke**
- Im Jahr 2005 wurde erstmals ein Internationales Symposium zur Diagnostik und Therapie des Phäochromozytoms abgehalten (ISP). Ziel dieses Symposiums war es u. a., unmissverständliche Algorithmen für eine valide Bewertung der biochemischen Tests bei Phäochromozytom zu erarbeiten [4]. Leider zerschlug sich diese Hoffnung, sodass bis heute einheitliche diagnostische Vorgaben – z. B. im Hinblick auf Referenzwerte – ausstehen. So werden nach wie vor in Wissenschaft und klinischer Routine zu unterschiedliche analytische Methoden der Separation und Detektion angewandt, als dass definitive, übergreifend gültige Referenzbereiche angegeben werden können [5]. Die Konsequenz ist, dass in der biochemischen Diag-

nostik der Katecholamine die diagnostische Effektivität und Effizienz beträchtlich divergieren. Für den klinischen Alltag empfiehlt sich immer, im Analyselabor nachzufragen, ob sich die angegebenen Referenzbereiche exakt auf die angewandte Analysemethode beziehen oder ob sie aus der Literatur entlehnt sind.
- Generell ist die biochemische Diagnostik bei Phäochromozytom bzw. Paragangliom so ausgelegt, dass eine hohe Sensitivität (dies entspricht dem Vermeiden eines falsch negativen Übersehens eines Phäochromozytoms bzw. Paraganglioms) zum Preis einer geringeren Spezifität (dies entspricht dem höheren Auftreten von falsch positiven Ergebnissen) erkauft wird. Geringgradig erhöhte Werte sind deshalb bei der funktionell-biochemischen Basisdiagnostik des Phäochromozytoms/Paraganglioms nicht selten. Sie dürfen nicht ignoriert werden, sondern erfordern eine weiterführende Diagnostik, wofür sich ein auf Metanephrinanalytik basierender Clonidintest (▶ Abschn. 7.3) anbietet [6]. Gegebenenfalls kann die Basisdiagnostik auch im 6-Monats-Intervall wiederholt werden.
- Bei der Analyse muss immer darauf geachtet werden, dass Normetanephrin und Metanephrin getrennt bestimmt werden (sog. fraktionierte Metanephrine). Nur die getrennte Analytik gewährleistet eine hohe Testgenauigkeit.

Nebennierenmark

- **Praxistipps**
Immer wieder wird die Korrektur von Sammelurinuntersuchungen auf Kreatinin empfohlen, um damit einem präanalytischen Fehler in Bezug auf eine unvollständige Asservierung der Urinmenge entgegenzusteuern. Allerdings kann auch durch die Kreatininkorrektur selbst die Reliabilität der Messung beeinträchtigt werden [5]. In unseren Augen erfolgversprechender ist deshalb die exakte Aufklärung des Patienten über den genauen Ablauf einer Sammelurinuntersuchung vorab.

8.2 Serummetanephrine

- **Indikationen**
Die getrennte Bestimmung von Normetanephrin und Metanephrin im Plasma (= fraktionierte Metanephrine) wird als gleichberechtigte Alternative zur 24-h-Sammelurinuntersuchung bei der biochemischen Basisdiagnostik von katecholaminproduzierenden Tumoren erachtet (▶ Abschn. 7.1).

- **Kontraindikationen und Nebenwirkungen**
Keine.

- **Testprinzip**
▶ Abschn. 8.1.

- **Testdurchführung**
Standardisiert, wie folgt:

- ■ **Vorbereitung und Rahmenbedingungen**
Auch bei Plasmametanephrinbestimmung muss auf eine Minimierung intervenierender **Störgrößen** geachtet werden [1]:

- Rechtzeitiges (1 Woche zuvor!) Absetzen von trizyklischen Antidepressiva (f. p.), Monoaminooxidaseinhibitoren (f. p.), DOPA-Derivaten (f. p.), α-Blockern (f. p.), hoch dosierten Diuretika (f. p.), β-Blockern (f. p.), Kalziumantagonisten vom Nifedipintyp (f. p.) sowie ACE-Hemmern (f. n.), Clonidin (f. n.).
- Ebenso sollte am Vortag der Bestimmung auf Alkohol, Kaffee, Nikotin sowie übermäßigen Früchteverzehr verzichtet werden.

- ■ **Procedere**
Die Plasmametanephrine werden morgens nach 15-stündiger Nüchternperiode und nach 15-minütigem Liegen abgenommen.

- ■ **Interpretation**
Allgemein kann gelten, dass ein Wert über das 2- bis 3-Fache des oberen Normbereichs für Normetanephrin bzw. Metanephrin das Vorliegen eines Phäochromozytoms/Paraglioms nahezu sicher macht. Bei Werten zwischen dem oberen Normbereich und dem 2-Fachen des oberen Normbereichs ist die Diagnose Phäochromozytom/Paragangliom zwar nicht so wahrscheinlich, jedoch durchaus möglich und erfordert insofern weitere Tests, wie z. B. den Clonidintest und/oder die Veranlassung einer funktionstopografischen nuklearmedizinischen Diagnostik (z. B. ^{123}I-MIBG-Szintigrafie).

Nur orientierend (s. unten: „Fallstricke") können die in ▢ Tab. 8.2 aufgeführten, auf HPLC-Analytik basierenden Cut-off-Werte gelten [7].

▢ **Tab. 8.2** Schwellenwerte [1] zur Wahrscheinlichkeitsabschätzung für das Vorliegen eines chromaffinen Tumors

	Unwahrscheinlich	Möglich	Wahrscheinlich
Normetanephrin	<0,6 nmol/l	0,6–1,4 nmol/l	>1,4 nmol/l
	<120 ng/l	120–280 ng/l	>280 ng
Metanephrin	<0,3 nmol/l	0,3–0,42 nmol/l	>0,42 nmol/l
	<60 ng/l	60–84 ng/l	>84 ng/l

- **Fallstricke**
- Generell ist die biochemische Diagnostik bei Phäochromozytom/Paragangliom so ausgelegt, dass eine hohe Sensitivität zum Preis einer geringeren Spezifität erkauft wird.
- Bei einem Schwellenwert für das Plasmanormetanephrin zwischen 0,6 und 0,9 nmol/l und für das Plasmametanephrin zwischen 0,19 und 0,55 nmol/l kann von einer 98 %igen Sensitivität (fällt mit Anheben des Schwellenwertes) und 87 %igen Spezifität (steigt mit Anheben des Schwellenwerts) ausgegangen werden [1]. Diese Werte zur Testgüte basieren allerdings auf aufwändigen HPLC-Separationen mit z. T. unterschiedlicher Detektionstechnik und können nicht ohne Weiteres auf die in der klinischen Routine zunehmend eingesetzten immunometrischen Verfahren übertragen werden.
- Zur validen Beurteilung eines Testergebnisses sollten deshalb immer genaue Informationen über das angewendete Detektionsverfahren (es gibt auch klinischchemische Institute, die HPLC-Analytik anbieten) und die Herkunft des Referenzbereichs eingeholt werden.

- **Praxistipps**
- Die Bestimmung von Adrenalin und Noradrenalin im Plasma ist zu störanfällig und sollte nicht mehr routinemäßig mitbestimmt werden.
- Die Katecholaminwerte im Plasma können allenfalls während einer Attacke mit typischer Symptomenkonstellation diagnostisch weiter hilfreich sein.

8.3 Clonidinhemmtest

- **Indikationen**
- Bestätigungstest für ein Phäochromozytom, wenn Serum- und/oder Urinkatecholamine bzw. Metanephrine erhöht sind.
- Abklärung gering erhöhter Urinkatecholamine bzw. Urinmetanephrine bei untypischer Klinik bzw. bei Vorliegen eines Nebennniereninzidentaloms.

- **Kontraindikationen und Nebenwirkungen**
Nebenwirkung: Auslösung eines klinisch relevanten Blutdruckabfalls.

- **Testprinzip**
Clonidin wirkt als präsynaptischer, zentraler α_2-Rezeptorstimulator und bewirkt somit eine Inhibition der Noradrenalin- und Adrenalinsekretion.

- **Testdurchführung**
Standardisiert, wie folgt:

- - **Vorbereitung und Rahmenbedingungen**
Absetzen aller zentral wirkenden Antihypertensiva (z. B. Clonidin, α-Methyldopa, Moxonidin) und Therapieumstellung (z. B. Kalziumantagonisten) mindestens 1 Woche vor dem Test. Der Patient soll während der Testphase liegen (Monitorüberwachung zu empfehlen, alternativ RR- und Frequenzprotokoll).

- - **Procedere**
1. Anlage einer Venenverweilkanüle und Bestimmung der basalen Werte für die Serumkatecholamine (Adrenalin und Noradrenalin) und/oder Serummetanephrine
2. Orale Gabe von 300 µg Clonidin
3. Bestimmung der Serumkatecholamine (Adrenalin und Noradrenalin) und/oder Serummetanephrine nach 3 h.

- - **Interpretation**
Physiologischerweise müssen die Katecholamine nach dem Test in den Normbereich abfallen. Ein fehlender Abfall oder gar ein paradoxer Anstieg ist pathologisch [8].

Gefordert wird ein Abfall erhöhter Werte um mindestens 50 %.

- **Fallstricke**
Der Test ist kein Suchtest für ein Phäochromozytom, sondern ein Bestätigungstest bei bereits pathologischen Werten anderer Testverfahren (z. B. Sammelurinuntersuchung auf Katecholamine).

- **Praxistipps**
- Vor jedweder Bildgebung muss die biochemische Sicherung der Diagnose stehen

Nebennierenmark

(hormoninaktive Nebenniereninzidentalome sind häufig).
— Vor jeder geplanten Nebennierenpunktion muss ein Phäochromozytom ausgeschlossen werden.
— Der Test ist besonders hilfreich bei leicht erhöhten Werten z. B. in der Sammelurinuntersuchung ohne typische Klinik.
— Die Sekretion von Katecholaminen beim Phäochromozytom kann aus dem Tumor sehr irregulär und nur intermittierend erfolgen, sodass bei klinischem Verdacht die jeweiligen Testverfahren ggf. mehrfach wiederholt werden müssen.

8.4 Glukagonstimulationstest

■ **Indikationen**
Der Test ist aufgrund seiner Risiken und optimaler anderer Diagnoseverfahren obsolet und kann für die Routine bzw. für das Standardvorgehen nicht mehr empfohlen werden.

■ **Kontraindikationen und Nebenwirkungen**
Strengste Indikationsstellung.
Nebenwirkung: Die Auslösung einer schweren hypertensiven Krise mit vitaler Bedrohung ist möglich.

■ **Testprinzip**
Glukagon induziert beim Phäochromozytom einen raschen Anstieg der Katecholamine [9] im Serum.

■ **Testdurchführung**
Standardisiert, wie folgt:

■■ **Vorbereitung und Rahmenbedingungen**
Eine Monitorüberwachung ist zu empfehlen, ein Intensivbett sollte im Notfall zur Verfügung stehen. Ein sicherer intravenöser Zugang ist obligat. Intravenös zu verabreichende Antihypertensiva (z. B. Urapidil; wenn erhältlich Phentolamin) müssen aufgezogen bereit liegen.

■■ **Procedere**
1. Abnahme der basalen Serumkatecholamine Adrenalin und Noradrenalin.
2. Intravenöse Gabe von 1 mg Glukagon (z. B. GlucaGen, Novo Nordisk).
3. Weitere Blutentnahmen für Katecholamine zu den Zeitpunkten 2, 5, 10 min.

■■ **Interpretation**
Beim Phäochromozytom kommt es im Gegensatz zum essenziellen arteriellen Hypertonus zu deutlichen Anstiegen der Serumkatecholamine im Bereich von mehreren 100 % der Ausgangswerte.

■ **Fallstricke**
Falsche Indikationsstellung.

■ **Praxistipps**
Nach Ansicht aller Verfasser ist der Glukagontest immer verzichtbar. Die Anwendung der Urinkatecholamine und Urinmetanephrine sowie der Serumkatecholamine und Serummetanephrine vor und nach Clonidin zusammen mit den bildgebenden Verfahren in Kombination mit der MIBG-Szintigrafie erlaubt eine eindeutige Diagnosestellung.

Literatur

1. Lenders JW, Eisenhofer G, Mannelli M, Pacak K (2005) Phaeochromocytoma. Lancet 366:665–675
2. Eisenhofer G, Goldstein DS, Kopin IJ, Crout JR (2003) Pheochromocytoma: rediscovery as a catecholamine-metabolizing tumor. Endocr Pathol 14:193–212
3. Dubois LA, Gray DK (2005) Dopamine-secreting pheochromocytomas: in search of a syndrome. World J Surg 29:909–913
4. Pacak K, Eisenhofer G, Ahlman H, Bornstein SR, Gimenez-Roqueplo AP, Grossman AB, Kimura N, Mannelli M, McNicol AM, Tischler AS (2007) Pheochromocytoma: recommendations for clinical practice from the First International Symposium. October 2005. Nat Clin Pract Endocrinol Metab 3:92–102
5. Peaston RT, Weinkove C (2004) Measurement of catecholamines and their metabolites. Ann Clin Biochem 41:17–38

6. Eisenhofer G, Goldstein DS, Walther MM, Friberg P, Lenders JW, Keiser HR, Pacak K (2003) Biochemical diagnosis of pheochromocytoma: how to distinguish true- from false-positive test results. J Clin Endocrinol Metab 88:2656–2666
7. Grossman A, Pacak K, Sawka A, Lenders JW, Harlander D, Peaston RT, Reznek R, Sisson J, Eisenhofer G (2006) Biochemical diagnosis and localization of pheochromocytoma: can we reach a consensus? Ann N Y Acad Sci 1073:332–347
8. Sjoberg RJ, Simcic KJ, Kidd GS (1992) The clonidine suppression test for pheochromocytoma. A review of its utility and pitfalls. Arch Intern Med 152:1193–1197
9. Ohman U, Granberg PO, Lindvall N, Sjoberg HE (1978) Pheochromocytoma: critical review of experiences with diagnosis and treatment. Prog Clin Cancer 7:135–152

Nebennierenrinde

Andreas Schäffler, Cornelius Bollheimer und Roland Büttner

Inhaltsverzeichnis

9.1 Zona fasciculata – 94
9.1.1 Dexamethasonhemmtests – 94
9.1.2 Freies Kortisol im 24-h-Sammelurin – 96
9.1.3 Mitternachtskortisol – 97
9.1.4 ACTH-Kurztest – 99

9.2 Zona glomerulosa – 100
9.2.1 Aldosteron/Renin-Quotient (ARQ) – 100
9.2.2 Orthostasetest – 103
9.2.3 NaCl-Infusionstest – 105
9.2.4 Oraler Kochsalzbelastungstest und Aldosteron im
Sammelurin – 106
9.2.5 Fludrokortisonsuppressionstest – 109
9.2.6 Captoprilsuppressionstest – 111
9.2.7 Aldosteron und selektive Nebennierenvenenkatheterisierung – 113

9.3 Zona reticularis – 116
9.3.1 Nebennierenandrogene – 116
9.3.2 Androgensuppressionstest – 116

Literatur – 117

© Der/die Autor(en), exklusiv lizenziert an Springer-Verlag GmbH, DE, ein Teil von Springer
Nature 2024
A. Schäffler (Hrsg.), *Funktionsdiagnostik in Endokrinologie, Diabetologie und Stoffwechsel*,
https://doi.org/10.1007/978-3-662-68563-1_9

9.1 Zona fasciculata

9.1.1 Dexamethasonhemmtests

- **Indikationen**
- Screening-Test auf das Vorliegen eines Hyperkortisolismus (1-mg-Dexamethasonhemmtest)
- Nachweis eines Hyperkortisolismus in Grenzbereichen (2-mg-2-Tages-Dexamethasonhemmtest) und Zuordnung seiner Genese (8-mg-Dexamethasonhemmtest).

- **Kontraindikationen und Nebenwirkungen**
- Keine absoluten Kontraindikationen
- Nebenwirkungen wie Stimmungsschwankungen, Blutzuckerentgleisung oder arterielle Hypertonie können bei der höherdosierten Gabe von Dexamethason auftreten.

- **Testprinzip**

Durch die physiologische negative Rückkopplung zwischen Hypophyse und Nebennierenrinde bewirkt ein Anstieg des Serumkortisols eine Suppression der hypophysären Sekretion von ACTH (adrenokortikotropes Hormon). Dieser Effekt tritt ebenso nach der Gabe des synthetischen, hochpotenten Glukokortikosteroids Dexamethason ein, das aber seinerseits in den gängigen Messverfahren für die Kortisolbestimmung im Serum und Urin (Immunoassays, HPLC oder Massenspektrometrie) nicht mitreagiert. Hierdurch kann das Ausmaß der Suppression der endogenen Kortisolproduktion nach Gabe von Dexamethason zuverlässig gemessen werden.

- **Testdurchführung**

Standardisiert, wie folgt:

- ■■ **Vorbereitung und Rahmenbedingungen**

Die niedrig- und hoch dosierten Dexamethasonhemmtests (1 mg bzw. 8 mg, s. unten) sind ambulant durchführbar, der 2-Tages-2-mg-Test sollte wegen der komplizierteren Logistik unter stationären Bedingungen erfolgen. Die Patienten dürfen keine exogenen Glukokortikosteroide oder ACTH-Präparate erhalten, ansonsten sind keine Vorbereitungen nötig.

- ■■ **Procedere**

1-mg-Dexamethasonhemmtest (= niedrigdosierter Dexamethasonhemmtest)

Tag 1:
- Blutentnahme für Serumkortisol um 8:00 Uhr
- Orale Einnahme von 1 mg Dexamethason (z. B. Fortecortin) zwischen 23:00 und 24:00 Uhr.

Tag 2:
- Blutentnahme für Serumkortisol um 8:00 Uhr.

2-Tages-2-mg-Dexamethasonhemmtest (modifizierter Liddle-Test)

Tag 1:
- 8:00 Uhr, 14:00 Uhr, 20:00 Uhr: orale Gabe von 0,5 mg Dexamethason.

Tag 2:
- 2:00 Uhr, 8:00 Uhr, 14:00 Uhr, 20:00 Uhr: orale Gabe von 0,5 mg Dexamethason
- Zusätzlich um 8:00 Uhr: Blutentnahme für Serumkortisol und Beginn der 24-h-Urinsammlung (angesäuert mit 5 % Essigsäure).

Tag 3:
- 2:00 Uhr: orale Gabe von 0,5 mg Dexamethason
- 8:00 Uhr: Blutentnahme für Serumkortisol, Beendigung der Urinsammlung, Bestimmung des freien Kortisols im 24-h-Sammelurin.

8-mg-Dexamethasonhemmtest (= hoch dosierter Dexamethasonhemmtest)

Tag 1:
- Blutentnahme für Serumkortisol um 8:00 Uhr
- Orale Einnahme von 8 mg Dexamethason zwischen 23:00 und 24:00 Uhr.

Tag 2:
- Blutentnahme für Serumkortisol um 8:00 Uhr.

- ■■ **Interpretation**
- Tab. 9.1.

Nebennierenrinde

◘ Tab. 9.1 Interpretation der Dexamethasonhemmtests

Untersuchung	Interpretation
1-mg-Dexamethasonhemmtest	
Serumkortisol < 2 µg/dl[a]	normale Suppression
Serumkortisol > 5 µg/dl[a]	pathologisch fehlende Supprimierbarkeit
Serumkortisol 2–5 µg/dl[a]	Graubereich, weitere Tests erforderlich (s. unten)
2-Tages-2-mg-Dexamethasonhemmtest	
Serumkortisol < 1,8 µg/dl[a] sowohl an Tag 2 als auch an Tag 3	normaler Befund
Urinkortisol < 10 µg[b]/24 h (Untersuchung zwischen der 24. und 48. Stunde des Tests)	normaler Befund
8-mg-Dexamethasonhemmtest	
Suppression des Serumkortisolspiegels an Tag 2 um mindestens 50 %	hypophysäre Genese des Hyperkortisolismus
Suppression des Serumkortisolspiegels an Tag 2 um weniger als 50 %	adrenaler Hyperkortisolismus oder ektope ACTH-Produktion

[a]1 µg/dl = 27,6 nmol/l, [b] 1 µg = 2,76 nmol

■ **Fallstricke**
- Die Einnahmeschemata der einzelnen Tests müssen streng beachtet werden. Eine anderweitige exogene Glukokortikoidzufuhr (z. B. Gelenkinjektionen, hoch dosierte Externa in der Dermatologie oder Einnahme per inhalationem) kann die Ergebnisse verfälschen.
- Die Einnahme von oralen Kontrazeptiva erhöht den Spiegel an kortisolbindendem Globulin und kann so zu falsch positiven Befunden führen, während ein Albuminmangel mit falsch negativen Werten einhergehen kann.
- Der Dexamethasonmetabolismus kann bei schweren Nieren- und Lebererkrankungen verändert sein, sodass die angegebenen Grenzwerte hier mit Vorsicht anzuwenden sind. Die Interpretation sollte auch den Normbereich der verwendeten Methode und mögliche Medikamenteninteraktionen (z. B. Fenofibrat, Carbamazepin bei HPLC-Methoden) berücksichtigen.
- Immunoassays können mit bestimmten Kortisolmetaboliten und synthetischen Glukokortikosteroiden wie Prednisolon kreuzreagieren, was bei der Interpretation ggf. berücksichtigt werden muss.

■ **Praxistipps**
- Sensitivität und Spezifität des **1-mg-Dexamethasonhemmtests:**

  Bei Anwendung der Cut-off-Grenze von 2 µg/dl für den 1-mg-Dexamethasontest wird in der neueren Literatur eine falsch negative Rate von bis zu 8 %, bei Anwendung der 5-µg/dl-Grenze von ca. 18 % angegeben [1]. Zum Ausschluss eines Hyperkortisolismus sind im Graubereich oder bei typischer Klinik daher weitere Tests erforderlich, z. B. die Untersuchung der Kortisolausscheidung im 24-h-Sammelurin oder der zirkadianen Kortisolrhythmik. Die Spezifität des 1-mg-Tests liegt bei Verwendung der 5-µg/dl-Grenze bei gleichzeitig hoher klinischer Wahrscheinlichkeit und Ausschluss von Ursachen eines Pseudo-Cushing-Syndroms (z. B. Schwangerschaft, Depression, Alkoholabhängigkeit, hochgradige Adipositas, physischer Stress,

CBG-Exzess) >95 % [2]. Bei niedrigerer Prätestwahrscheinlichkeit sollten andere Testverfahren, ggf. wiederholt, zur Unterstützung der Diagnose hinzugezogen werden.

- Der aufwändigere **2-Tages-2-mg-Dexamethasonhemmtest** hat für den Nachweis eines Hyperkortisolismus eine Spezifität und Sensitivität von >95 % [3]. Eine Kombination der Kriterien (1) Suppression des Serumkortisols im 2-Tages-2-mg-Dexamethasonhemmtest um >30 % und/oder (2) Anstieg des Serumkortisols im CRH-Test um >20 % differenziert bei ACTH-abhängigem Hyperkortisolismus eine hypophysäre von einer ektopen Genese mit einer Sensitivität und Spezifität um 95 % und kann so den oben angegebenen 8-mg-Test ergänzen.
- Die Sensitivität und Spezifität des **8-mg-Dexamethasonhemmtests** in der Differenzierung zwischen hypophysärem und ektopem ACTH-abhängigem Hyperkortisolismus wurden in einer Arbeit [4] mit lediglich 77 % bzw. 60 % angegeben. Daher sollte in dieser Frage auch immer eine zusätzliche Untersuchung, z. B. der CRH-Test (Sensitivität und Spezifität 85–90 %), durchgeführt werden.
- Beispiel für eine kommerzielle Nachweismethode: Chemolumineszenz-Immuno-Assay ADVIA Centaur für Kortisol von Siemens; Cortisol-Assays der Fa. Roche (Elecsys Cortisol II).

9.1.2 Freies Kortisol im 24-h-Sammelurin

■ **Indikationen**
Screening- bzw. Bestätigungstest bei Verdacht auf Hyperkortisolismus.

■ **Kontraindikationen und Nebenwirkungen**
Keine.

■ **Testprinzip**
Die renale Kortisolausscheidung in 24 h stellt ein Integral der pulsatilen körpereigenen Kortisolproduktion dar und ist daher für die Diagnose eines Hyperkortisolismus hilfreich.

Gemessen wird dabei das freie Kortisol im 24-h-Sammelurin mithilfe von Immunoassays, HPLC oder Massenspektrometrie. Da nur ungebundenes Kortisol im Serum renal filtriert wird, werden durch die Bestimmung des freien Kortisols im 24-h-Urin Messprobleme im Zusammenhang mit der Kortisolbindung an kortisolbindendes Globulin (CBG), z. B. bei Östrogeneinnahme, vermieden.

■ **Testdurchführung**
Standardisiert, wie folgt:

■■ **Vorbereitung und Rahmenbedingungen**
Um eine vollständige Urinsammlung zu gewährleisten, sollte jeder Patient individuell angeleitet werden. Exzessives Trinken während der Sammelphase ist zu vermeiden.

Glukokortikoidhaltige Pharmaka jeder Art (inkl. Externa) dürfen nicht verwendet werden.

■■ **Procedere**
Gesammelt wird in einem Behälter mit 25 ml 5 % Essigsäure. Am Sammeltag 1 wird der Morgenurin verworfen, dann jede Urinportion inkl. des Morgenurins an Tag 2 gesammelt. Der Urinbehälter sollte kühl und dunkel aufbewahrt werden.

■■ **Interpretation**
Grundsätzlich sollte der obere Grenzwert des Normalbereichs des jeweils verwendeten Tests als Cut-off-Wert für eine pathologisch erhöhte Urinkortisolausscheidung verwendet werden. Bei der Verwendung von Standardkortisolimmunoassays liegt dieser Wert gewöhnlich bei 90–100 µg/Tag (250–285 nmol/Tag), bei hochsensitiven Immunoassays oder HPLC- bzw. Massenspektrometriemethoden bei 10–55 µg/Tag (27–150 nmol/Tag).

■ **Fallstricke**
- Die verwendete Messmethode muss bei der Interpretation der Ergebnisse beachtet werden. So können mittels HPLC gemessene Urinkortisolwerte bis zu 60 % niedriger sein als solche, die im Immunoassay erhoben wurden (s. oben). Die Interpretation sollte auch den Normbereich der

Nebennierenrinde

verwendeten Methode und mögliche Medikamenteninteraktionen (z. B. Fenofibrat, Carbamazepin bei HPLC-Methoden) beachten.

— Immunoassays können mit bestimmten Kortisolmetaboliten und synthetischen Glukokortikosteroiden wie Prednisolon kreuzreagieren, was bei der Interpretation ggf. berücksichtigt werden muss. Die gleichzeitige Verwendung glukokortikoidhaltiger Präparate kann entweder durch eine Mitreaktion im Kortisolassay zu falsch hohen oder aber durch eine Suppression der adrenokortikotropen Achse zu falsch niedrigen Kortisolwerten führen.

— Die 24-h-Urinsammlung muss vollständig durchgeführt und korrekt dokumentiert werden. Eine falsche Angabe des Urinvolumens kann zu erheblichen Fehlinterpretationen führen; sehr große Urinvolumina durch exzessive Flüssigkeitszufuhr können allerdings auch in falsch positiven Befunden resultieren. Bei eingeschränkter Nierenfunktion (GFR < 60 ml/min) nimmt die Urinkortisolausscheidung ab, hieraus resultieren falsch negative Werte.

— Alle Ursachen eines nichtautonomen Hyperkortisolismus (z. B. hohe emotionale Belastung, Depression, andere psychiatrische Erkrankungen, Alkoholismus, ausgeprägte Adipositas, Schwangerschaft, Anorexia nervosa) können ebenso wie die vorherige Durchführung von ACTH- oder CRH-Tests zu falsch hohen Ergebnissen führen.

■ Praxistipps

— Aufgrund der biologischen Variablität sollten mindestens 2 unabhängige Messungen des freien Urinkortisols über jeweils 24 h durchgeführt werden.

— Die Bestimmung des Urinkreatinins kann als Anhaltspunkt für die Vollständigkeit der Urinsammlung herangezogen werden (Normalwerte bei Männern < 50 Jahren 20–25 mg/kg KG, bei Frauen < 50 Jahren 15–20 mg/kg KG, > 50 Jahre ca. 10 mg/kg KG, jeweils bezogen auf das fettfreie Körpergewicht).

— Die amerikanische Endocrine Society empfiehlt besonders bei schwangeren Frauen sowie bei Patienten mit Epilepsie und Verdacht auf zyklisches Cushing-Syndrom den primären Einsatz der Urinkortisolbestimmung, während bei Niereninsuffizienz und adrenalen Inzidentalomen eher der 1-mg-Dexamethasonhemmtest oder die Bestimmung des Mitternachtskortisols (▶ Abschn. 9.1.3) empfohlen wird.

— Beispiel für eine kommerzielle Nachweismethode: Chemolumineszenz-Immuno-Assay ADVIA Centaur für Kortisol von Siemens.

9.1.3 Mitternachtskortisol

■ Indikationen

Screening-Test bei Verdacht auf Hyperkortisolismus.

■ Kontraindikationen und Nebenwirkungen

Keine.

■ Testprinzip

Im Rahmen der physiologischen Tagesrhythmik ist beim Gesunden am späten Abend der Kortisolspiegel sehr niedrig. Bei autonomem Hyperkortisolismus ist diese Regulation gestört, sodass pathologisch hohe Mitternachtswerte für Kortisol gemessen werden. Möglich ist die Bestimmung von Serumkortisol beim wachen oder schlafenden Patienten oder die Bestimmung von Kortisol im Speichel beim wachen Patienten.

■ Testdurchführung

Standardisiert, wie folgt:

■■ Vorbereitung und Rahmenbedingungen

Die Serumuntersuchungen erfordern eine stationäre Aufnahme, während die Untersuchung des Speichelkortisols ambulant möglich ist. Es sollte in jedem Fall eine ruhige Atmosphäre gewährleistet sein, insbesondere Anstrengungen oder Stresssituationen am Abend sind zu vermeiden.

Glukokortikoidhaltige Pharmaka jeder Art (inkl. Externa) dürfen nicht verwendet werden.

▪▪ Procedere

Kortisol im Serum

Falls eine Blutabnahme beim schlafenden Patienten geplant ist, sollte idealerweise am früheren Abend eine ausreichend große (in der Regel 18 G) Venenverweilkanüle angelegt und mittels Infusion offengehalten werden; über diese erfolgt zwischen 23:00 und 24:00 Uhr die Blutentnahme ohne Störung. Für die Untersuchung am wachen Patienten bleibt dieser durchgehend bis zur Blutentnahme wach und legt sich erst anschließend zum Schlafen; es handelt sich also nicht um eine Untersuchung im unterbrochenen Schlaf.

Freies Kortisol im Speichel

Für die Untersuchung des Speichelkortisols lässt der wache Patient um 24:00 Uhr einige ml Speichel passiv in ein Sammelröhrchen tropfen, das am nächsten Tag ungekühlt ins Labor versendet werden kann. Es gibt auch die Methodik des Kauens von Wattepolstern, die dann asserviert werden.

▪▪ Interpretation

In Abhängigkeit von den gewählten Vorgehensweisen ergeben sich für die Beurteilung folgende Kriterien (* 1 µg/dl = 27,6 nmol/l, 1 ng/dl = 27,6 pmol/l):

Kortisol im Serum – schlafender Patient Ein Serumkortisolwert von >7,5 µg/dl* hat nach neueren Studien bei Sensitivitätswerten zwischen 90 und 95 % eine Spezifität von ca. 87 % für das Vorliegen eines Hyperkortisolismus. Ein Wert von < 1,8 µg/dl* schließt einen Hyperkortisolismus aus (Cushing diagnosis guidelines der Endocrine Society 2008).

Kortisol im Serum – wacher Patient Ein Serumkortisolwert von >7,5 µg/dl* hat bei einer Sensitivität von >96 % eine Spezifität von ca. 83 % für das Vorliegen eines Hyperkortisolismus. Die Spezifität erhöht sich durch die Erhöhung des Cut-off-Werts auf 8,3–12 µg/dl*, hier werden in der Literatur Werte von 96 % bei einer Sensitivität von 90–92 % angegeben [5].

Freies Kortisol im Speichel Der jeweilige Referenzbereich ist von der Art der verwendeten Methode abhängig. Gängig ist ein Cut-off-Wert von 145 ng/dl* als obere Grenze des normalen Bereichs [6]. Sensitivität und Spezifität werden je nach Untersuchung mit 85–100 % angegeben.

▪ Fallstricke

- Lakritze und Kautabak enthalten Glyzyrrhizinsäure, einen potenten Inhibitor der 11β-Hydroxysteroiddehydrogenase 2. Hierdurch kann theoretisch das freie Kortisol im Speichel falsch erhöht gemessen werden.
- Rauchen sollte ebenfalls vermieden werden, da es falsch erhöhte Speichelkortisolwerte verursachen kann.
- Die Grenzwerte des Mitternachtskortisols gelten nicht für Schichtarbeiter oder nach Reisen mit Zeitzonenverschiebung.

▪ Praxistipps

- Aufgrund der biologischen Variablität sollten mindestens 2 unabhängige Messungen des Mitternachtskortisols durchgeführt werden.
- Bei Patienten, die regelmäßig nach Mitternacht schlafen gehen, ist der Kortisolnadir später zu erwarten; dementsprechend muss die Probenentnahme hier später als gewöhnlich direkt vor der üblichen Schlafenszeit erfolgen.
- Als Untersuchung am „schlafenden Patienten" gilt auch eine Blutentnahme bei einem Patienten, der zuvor < 5–10 min wach war. Zur Vermeidung von stressbedingten falsch positiven Befunden sollte diese Untersuchung idealerweise erst ab der 2. Nacht eines stationären Aufenthalts durchgeführt werden.
- Hinweise auf eine relevante Fehlinterpretation des Speichelkortisolwerts durch eine Kontamination mit Blut, wie sie bei z. B. bei heftigem Zähneputzen oder Parodontitis vorstellbar wäre, existieren nicht.
- Beispiel für eine kommerzielle Nachweismethode: Chemolumineszenz-Immuno-Assay ADVIA Centaur für Kortisol von Siemens.

Nebennierenrinde

9.1.4 ACTH-Kurztest

■ Indikationen
- Verdacht auf Nebennierenrinden-insuffizienz
- Verdacht auf „late-onset" adrenogenitales Syndrom (▶ Abschn. 11.9).

■ Kontraindikationen und Nebenwirkungen
Laut Arzneimittelinformation bestehen für die Applikation von synthetischem ACTH (z. B. Synacthen) multiple Kontraindikationen, die sich aber hauptsächlich auf die steroidogene Wirkung bei Langzeittherapie, z. B. eines West-Syndroms, ergeben. Bei der Verwendung als einmalig gegebenes Diagnostikum sind als relevante Kontraindikationen zu nennen:
- bekannte Synacthenüberempfindlichkeit,
- nicht kontrollierter Bluthochdruck,
- schwere Herzrhythmusstörungen,
- deutliche Hypokaliämie.

Mögliche Nebenwirkungen:
- allergische Reaktionen bis zur Anaphylaxie,
- Bradykardie oder Tachykardie und
- Bluthochdruck.

■ Testprinzip
ACTH stimuliert rasch die Sekretion von Kortisol aus der Nebennierenrinde. Das gemessene Kortisolinkrement vor und nach ACTH-Gabe kann somit zur Prüfung der Leistungsfähigkeit der Zona fasciculata verwendet werden. Da der ACTH-Mangel bei der sekundären Nebenniereninsuffizienz zur Nebennierenatrophie führt, zeigt sich in der Regel nicht nur bei der primären, sondern auch bei der länger bestehenden sekundären Nebenniereninsuffizienz eine insuffiziente Kortisolantwort.

■ Testdurchführung
Standardisiert, wie folgt:

■■ Vorbereitung und Rahmenbedingungen
Der Test wird morgens zwischen 8:00 und 10:00 Uhr beim nüchternen Patienten durch-

geführt. Glukokortikosteroide sollten am Morgen vor dem Test nicht eingenommen werden, auch auf die vorabendliche Einnahme längerwirksamer Glukokortikoide (z. B. Prednisolon) sollte verzichtet werden.

■■ Procedere
1. Venöse Blutentnahme zur Bestimmung von Serumkortisol
2. Bolusartige i.v.-Applikation von 250 µg synthetischem ACTH (Tetracosactid = Synacthen)
3. Nach 30 und 60 min venöse Blutentnahme zur Bestimmung des stimulierten Serumkortisols.

■■ Interpretation
Ein fehlender Anstieg des Serumkortisols nach Gabe von synthetischem ACTH auf Werte < 18 µg/dl gilt allgemein als Nachweis einer insuffizienten Nebennierenrindenfunktion. Stimulierte Kortisolwerte > 25 µg/dl sind sicher normal. Im Graubereich zwischen 18 und 25 µg/dl muss das Testergebnis individuell in Zusammenhang mit der Klinik interpretiert werden und ggf. ein Insulinhypoglykämietest erfolgen, allerdings sind Nebenniereninsuffizienzen bei Anstiegen > 20 µg/dl nur sehr selten beschrieben.

Bei Verwendung des neuen Cortisol-Assays der Fa. Roche (Elecsys Cortisol II), welcher einen monoklonalen Antikörper verwendet mit geringerer Kreuzreaktivität gegenüber anderen Steroiden, sind die gemessenen Cortisol-Werte um 20–30 % geringer und die Standardisierung anders (IRMM/IFCC-451 Panel ID-GC-MS anstatt Enzymun-Test Cortisol). Daher sind auch andere cut-off Werte zu definieren, vorgeschlagen wurden [7, 8] folgende Grenzwerte für eine ausreichende Stimulierbarkeit: > 350 nmol/l. Zur praktischen Erleichterung sind hier die Umrechnungsfaktoren für Cortisol in unterschiedliche Einheiten wiedergegeben:

$$\text{nmol/l} \times 0{,}03625 = \text{µg/dl}$$
$$\text{nmol/l} \times 0{,}3625 = \text{µg/l}$$
$$\text{µg/dl} \times 27{,}586 = \text{nmol/l}$$
$$\text{µg/dl} \times 2{,}7586 = \text{nmol/l}$$

Fallstricke

- Bei dem oben genannten Cut-off-Wert für das stimulierte Kortisol von 18 µg/dl beträgt die Spezifität für eine Nebennierenrindeninsuffizienz 95 %, die Sensitivität beträgt im Vergleich zum Goldstandard (Insulinhypoglykämietest; ▶ Abschn. 11.1) allerdings nur 57 %. Die untere Grenze des sicher normalen stimulierten Kortisols wird in der Literatur mit 20–25 µg/dl unterschiedlich angegeben. In retrospektiven Auswertungen hat sich gezeigt, dass eine klinisch relevante adrenokortikotrope Insuffizienz bei Patienten mit stimulierten Kortisolwerten > 20 µg/dl selbst nach mehreren Jahren nur im absoluten Ausnahmefall auftritt.
- Nach erst kürzlich erfolgter Hypophysenoperation kann die Nebennierenrindenfunktion noch normal sein, da die Nebennieren noch nicht atrophiert sind. Entsprechend sollte der Test erst 4–6 Wochen nach operativen Eingriffen an der Hypophyse, zerebralen Traumata etc. durchgeführt werden und bis dahin eine Hydrokortisonsubstitution erfolgen.

Praxistipps

- Neben dem stimulierten Kortisol kann auch das basale Kortisol am Morgen bei der Auswertung berücksichtigt werden: Bei Werten < 3 µg/dl (80 nmol/l) ist eine adrenokortikotrope Insuffizienz sehr wahrscheinlich, bei Werten > 11 µg/dl (300 nmol/l) wenig wahrscheinlich und bei Werten von 18 µg/dl ausgeschlossen. Aldosteron und DHEAS fallen bei der primären Nebennierenrindeninsuffizienz typischerweise erniedrigt oder niedrig-normal aus.
- Die Unterscheidung zwischen primärer und sekundärer Nebenniereninsuffizienz kann in der Regel anhand des basalen ACTH-Werts getroffen werden:
  - primäre NNR-Insuffizienz: deutlich erhöht (mind. 3- bis 5-fach der oberen Norm),
  - sekundäre NNR-Insuffizienz: niedrig normal bis nicht messbar.
- Der in der Literatur erwähnte niedrigdosierte ACTH-Kurztest (Durchführung mit 1 µg Synacthen, um eine supraphysiologische Stimulation zu vermeiden) hat in der Routineanwendung keine relevanten Vorteile und wird hier daher nicht empfohlen.

9.2 Zona glomerulosa

9.2.1 Aldosteron/Renin-Quotient (ARQ)

Indikationen

Screening-Test für den primären Hyperaldosteronismus. Da der primäre Hyperaldosteronismus häufig ist und mittlerweile hinter ca. 10 % aller arteriellen Hypertonien vermutet wird, wird ein Screening [9] empfohlen:

- bei allen Hypertoniepatienten < 40 Jahren,
- bei allen Hypertoniepatienten mit auffälliger Familienanamnese, d. h. erstgradig Verwandten mit primärem Hyperaldosteronismus oder früh (vor dem 41. Lebensjahr) aufgetretener Hypertonie,
- bei Hypertoniepatienten mit einem systolischen Blutdruck > 160 mm Hg und/oder einem diastolischen Blutdruck > 100 mm Hg,
- bei therapieresistenter Hypertonie, d. h. wenn trotz Einsatzes von 3 pharmakologisch unterschiedlichen, maximal dosierten Antihypertensiva einschließlich eines Diuretikums der Blutdruck > 140/90 mm Hg verbleibt,
- bei Hypertonie und gleichzeitig bestehender Hypokaliämie (spontan oder diuretikainduziert),
- bei einem Nebenniereninzidentalom mit gleichzeitig bestehender Hypertonie und/oder Hypokaliämie.

Kontraindikationen und Nebenwirkungen

Keine.

Testprinzip

Die Ausschüttung von Aldosteron unterliegt physiologischerweise einem negativ rückgekoppelten Regelkreis. Der Regler ist dabei die Peptidase Renin; die Regelstrecke läuft

Nebennierenrinde

über Angiotensinogen (Substrat für Renin), Angiotensin I (Substrat für „angiotensin converting enzyme") und Angiotensin II (direkter Stimulus an der Zona glomerulosa).

Die Aldosteronkonzentration verhält sich normalerweise proportional zur Konzentration bzw. enzymatischen Aktivität von Renin, woraus ein konstanter Aldosteron/Renin-Quotient (ARQ) resultiert. Bei einer Angiotensin-II-unabhängigen, autonomen Sekretion von Aldosteron (Zunahme des Zählers im ARQ) kommt es aufgrund des noch intakten negativen Feedbacks zu einer Suppression der Reninaktivität (Abnahme des Nenners im ARQ) und damit insgesamt zu einer drastischen Steigerung des ARQ, der sich von der physiologischen Situation (und auch vom sog. sekundären Hyperaldosteronismus und von den Formen Pseudohyperaldosteronismus) unterscheidet.

- **Testdurchführung**
Standardisiert, wie folgt:

■■ **Vorbereitung und Rahmenbedingungen**
Verschiedene Konstellationen und Medikamente können zu einer im Hinblick auf den primären Hyperaldosteronismus falsch positiven (f. p.) Erhöhung bzw. zu einer falsch negativen (f. n.) Erniedrigung des ARQ führen. Derartigen intervenierenden Variablen muss durch Maßnahmen bereits 1–4 Wochen vor der eigentlichen ARQ-Bestimmung begegnet werden.

Eine kochsalzarme Diät (f. n., da hierunter Reninstimulation größer als Aldosteronstimulation) sollte mindestens 1 Woche vor der ARQ-Bestimmung unterbrochen und die Natriumchloridzufuhr auf täglich mindestens 9 g (der durchschnittliche Bundesbürger nimmt ohnehin täglich 12–15 g Natriumchlorid zu sich!) festgelegt werden.
   Eine Hypokaliämie (f. n., da hierunter Suppression von Aldosteron ohne konkomitanten Einfluss auf Renin) ist einerseits Leitbefund für den klassischen primären Hyperaldosteronismus und kann andererseits durch eine kochsalzreiche Diät (s. oben) weiter aggraviert werden. Eine Hypokaliämie sollte

mindestens 1 Woche vor der ARQ-Bestimmung mittels Substitution (bzw. durch Absetzen entsprechender Medikamente; s. unten) auf > 3,5 mmol/l (deshalb Messung des Kaliums simultan zur ARQ-Bestimmung zwecks Plausibilität empfohlen) ausgeglichen werden. Hinsichtlich des Absetzens von blutdrucksenkenden und anderen Medikamenten, die den ARQ verfälschen können, ist ein **2-stufiges Vorgehen** zu empfehlen:

- **Stufe 1:** 4 Wochen vor der ARQ-Bestimmung sind Aldosteronantagonisten (f. n.), mindestens 1 Woche vor der ARQ-Bestimmung Schleifendiuretika (f. n.) abzusetzen.
- **Stufe 2:** Ergeben sich nach Beachtung der diätetischen Empfehlungen (Natrium, Kalium) und nach Absetzen der oben genannten Medikamente keine eindeutig zuordenbaren Werte für den ARQ (d. h. ± 30 % um die unten angegebenen Cut-off-Werte), so müssen zusätzlich mit mindestens 2-wöchiger Pause folgende Pharmaka vermieden werden:
  - Bei (noch nicht gänzlich überzeugender) Abweichung des ARQs nach unten, was dem Ausschluss eines primären Hyperaldosteronismus gleichkäme: AT-II-Rezeptor-1-Antagonisten (f. n.), ACE-Hemmer (f. n.), Kalziumantagonisten vom Dihydropyridintyp (f. n.).
  - Bei (noch nicht gänzlich überzeugender) Abweichung des ARQ nach oben, was dem Verdacht auf primären Hyperaldosteronismus gleichkäme: β-Blocker (f. p.), zentrale α_2-Agonisten (f. p.), nichtsteroidale Antiphlogistika (f. p.), ggf. auch östrogenhaltige Präparate (f. p., sofern Plasmareninaktivität bestimmt wird).

■■ **Procedere**
1. Der geeignete Zeitpunkt für die ARQ-Bestimmung ist zwischen 9:00 Uhr und 10:00 Uhr, d. h. der Patient ist bereits ca. 2 h wach.
2. Die Blutabnahme erfolgt im Sitzen nach vorangegangener 10-minütiger Ruhepause.
3. Nach Punktion der Vene und nach Lockerung des Stauschlauchs wird ein ED-

TA-Röhrchen abgenommen und ungekühlt versandt, wobei die Zeit bis zur Zentrifugation maximal 30 min betragen sollte.

■■ **Interpretation**

Bei jungen Hypertonikern ist beinahe jede Plasma-Aldosteron-Erhöhung (>100 ng/l; >280 pmol/l) in Anwesenheit eines simultan supprimierten Renins suggestiv für eine autonome Aldosteronsekretion, wenn keine medikamentösen Gründe für eine Reninsuppression (z. B. Betablocker) vorliegen. Nach Expertenmeinung [10] ist ein Bestätigungstest überflüssig, wenn bei einem klinisch floriden Hyperaldosteronismus (Hypertension und Hypokaliämie) die Aldosteronkonzentration bei >200 ng/l (>550 pmol/l) liegt und das Renin bei <2,5 mU/l (<1 ng/ml/h).

Der ARQ wird heute üblicherweise als Verhältnis zwischen Plasmaaldosteronkonzentration (PAC; gängige Einheiten [ng/l] oder [pmol/l]) und Plasmareninkonzentration (PRC; gängige Einheiten [ng/l] oder [mU/l]) angegeben. Die früher statt der Reninkonzentration gebräuchliche Messung der enzymatischen Plasmareninaktivität (PRA; gängige Einheiten [ng/ml/h] oder [pmol/l/min]) ist aufgrund ihrer Anfälligkeit bei der Probenaufbereitung und Analytik im Routinebetrieb kaum noch verbreitet.

Angegeben sind Beispiele für einschlägig empfohlene Richtwerte [10–13] für den ARQ, von denen ab den in ◘ Tab. 9.2 genannten Cutt-off-Quotienten ein primärer Hyperaldosteronismus angenommen werden und durch Bestätigungstests weiter abgeklärt werden muss. Hinsichtlich Testgüte kann dabei von einer Sensitivität im Bereich um 90 % (d. h. 10 % sind f. n.) und einer Spezifität im Bereich um 95 % (d. h. 5 % sind f. p.) ausgegangen werden. Es muss jedoch vor Anwendung dieser Quotienten dringendst immer ein Ablgeich mit den jeweils vor Ort verwendeten Assay und deren Einheiten erfolgen und Anpassungen in der Definition von cut off Werten durchgeführt werden.

◘ Tab. 9.2 gibt für jede erdenkliche Einheitenkonstellation den Cut-off-Wert für einen als positiv zu wertenden Quotienten an (in Abhängigkeit von lokalen Gegebenheiten und verwendeten Assays).

Neuere Entwicklungen verwenden automatisierte Immunoassays mit jeweils direkter Bestimmung von Aldosteronkonzentration und Reninkonzentration in identischen Probengefäßen mittels EDTA-Blut (z. B. LIA-SON[R] Aldosteron [pg/ml = ng/l] und LIA-SON[R] Direct Renin [μU/ml] Assay-DiaSorin[R]). Hier ergeben sich andere cut off Werte für den ARQ wie z. B. im genannten Beispiel von >10 bei einer Sensitivität von 98 %, und einer Spezifität von 86 % sowie einem Detektionslimit für Aldosteron von 2 ng/dl [12].

● **Fallstricke**
— Auch wenn der ARQ generell als robuster Parameter gilt, ist es ratsam, die oben genannten aktuellen diätetischen (Natrium, Kalium) und pharmakologischen Empfehlungen einzuhalten.
— Falsch positive Ergebnisse des ARQ (relative Abnahme von Renin) sind auch bei Patienten im höheren Lebensalter (>65 Jahre) und bei Niereninsuffizienz zu erwarten.

◘ **Tab. 9.2** Grenzwerte für den Aldosteron/Renin-Quotienten

	Einheit							
Aldosteron	[ng/l]	[ng/l]	[ng/l]	[ng/l]	[pmol/l]	[pmol/l]	[pmol/l]	[pmol/l]
Renin	[ng/l]	[mU/l]	[ng/ml/h]	[pmol/l/min]	[ng/l]	[mU/l]	[ng/ml/h]	[pmol/l/min]
|ARQ|	≥57	≥37	≥300	≥25	≥144	≥91	≥750	≥60

Nebennierenrinde

- **Praxistipps**
- In der Literatur finden sich Empfehlungen für den Cut-off-Wert des ARQ, die bis zu 30 % um die oben dargestellten Richtwerte schwanken können. Eine aktuelle Übersicht gibt eine gute Zusammenfassung unterschiedlichster Aspekte des primären Hyperaldosteronismus [10].
- Sieht man dabei von assayspezifischen Abweichungen in der semiquantitativen Bestimmung von Aldosteron und Renin ab, so ist ein niedrigerer Cut-off-Wert für den ARQ gleichzusetzen mit einer Senkung der Spezifität und mit einer Steigerung der Sensitivität, d. h. die Anzahl der falsch positiven Ergebnisse nimmt zu, und die Anzahl der falsch negativen Ergebnisse nimmt ab. Umgekehrt geht eine Erhöhung des Cut-off-Werts für den ARQ mit einer Steigerung der Spezifität und einer Senkung der Sensitivität einher, d. h. die Anzahl der falsch positiven Ergebnisse nimmt ab, und die Anzahl der falsch negativen Ergebnisse nimmt zu.
- Um die Spezifität des ARQ für den primären Hyperaldosteronismus noch zu erhöhen (d. h. Vermeidung falsch positiver Ergebnisse, allerdings unter Inkaufnahme einer erniedrigten Sensitivität mit Erhöhung der Rate für falsch negative Ergebnisse), kann der Absolutwert für die Plasmaaldosteronkonzentration (PAC) als Nebenbedingung bei > 150 ng/l bzw. 416 pmol/l festgelegt werden.
- Als Antihypertensivum mit der geringsten Interferenz zum ARQ zählt die Gruppe der Nicht-Dihydropyridin-Kalziumantagonisten vom Verapamiltyp. Andere mögliche Antihypertensiva wären noch die α-Blocker (z. B. Urapidil, Pra-, Doxa- oder Terazosin).
- Beispiele für kommerzielle Nachweismethoden:
  - Radio-Immuno-Assay COAT-A-Count Aldosterone von Siemens
  - Radio-Immuno-Assay CISBio Renin III. Generation.
  - Immer häufiger werden für die Bestimmung der Aldosteronkonzentration massenspektrografische Messungen eingesetzt (LC-MS/MS), die allerdings

oft höhere Konzentrationen wiedergeben als Immuno-Assays und somit die Anpassung von cut off Werten erfordern.
  - Eine Neuentwicklung stellt das sog. *Steroid Fingerprinting* dar, bei welchem umfangreiche Steroidhormon-Panels mittels Massenspektrometrie erstellt werden. Bei primärem Hyperaldosteronismus sind hier typischerweise 18-Hydroxycortisol und 18-Oxocortisol höher im Vergleich zu Personen mit essenzieller Hypertonie.

9.2.2 Orthostasetest

- **Indikationen**

Unterscheidung zwischen idiopathischem Hyperaldosteronismus (IHA) und den anderen Formen des primären Hyperaldosteronismus (PHA) [9], d. h. insbesondere dem aldosteronproduzierenden Adenom (= APA oder M. Conn).

- **Kontraindikationen und Nebenwirkungen**

Keine.

- **Testprinzip**

Die beiden häufigsten Ursachen für einen primären Hyperaldosteronismus (PHA) sind:
- in 50–70 %: die kleinknotige Hyperplasie der Zona glomerulosa (= idiopathischer PHA oder IHA),
- in 30–50 %: das aldosteronproduzierende Adenom (= APA oder M. Conn)

Raritäten sind demgegenüber:
- die uni- oder bilaterale makronoduläre Hyperplasie (= MNH), auch im Rahmen des sog. Carney-Komplexes (= familiäres Myxomsyndrom; nicht verwechseln mit Carney-Syndrom!),
- der glukokortikoidsupprimierbare Hyperaldosteronismus (= GSHA),
- das aldosteronproduzierende Nebennierenkarzinom.

Die Ausschüttung von Aldosteron erfolgt hauptsächlich über die Kaskade Renin → Angiotensinogen → Angiotensin I (Substrat für "angiotensin converting enzyme") → Angiotensin II, die beim Aufrichten von der liegenden in die stehende Position aktiviert wird. Zu einem geringen Anteil vermag auch ACTH die Aldosteronausschüttung zu stimulieren. Entsprechend der zirkadianen Rhythmik von ACTH ist dieser Effekt morgens am meisten ausgeprägt und nimmt dann im Verlauf des Vormittags ab.

Während der IHA noch partiell auf einen Angiotensin-II-Reiz und damit auch auf Orthostase hin mit einer Aldosteronausschüttung reagiert, erfolgt die Aldosteronausschüttung beim APA (= M. Conn) in der Regel Angiotensin-II-unabhängig und korreliert allenfalls noch mit dem zirkadianen Rhythmus der ACTH-Ausschüttung.

- **Testdurchführung**

Standardisiert, wie folgt:

■■ **Vorbereitung und Rahmenbedingungen**

Hinsichtlich der diätetischen Empfehlungen für Natrium und Kalium und hinsichtlich Medikamenteneinnahme gelten die gleichen Kautelen wie für den Aldosteron/Renin-Quotienten (▶ Abschn. 9.2.1).

■■ **Procedere**

1. 5:00–6:00 Uhr morgens: fakultative Morgentoilette, danach streng liegende Position von 6:00–8:00 Uhr (deshalb stationäre Aufnahme am Vortag sinnvoll)
2. 7:30 Uhr: Legen einer 18-G-Kanüle zwecks späterer stressfreier Blutabnahme
3. 8:00 Uhr: Bestimmung der Basalwerte von Aldosteron, Renin und Kortisol

4. Nach basaler Blutentnahme stehende Körperhaltung (z. B. Spazierengehen) von 8:00 Uhr bis 10:00 Uhr [14] bzw. von 8:00 Uhr bis 12:00 Uhr [15]
5. 10:00 Uhr [14] bzw. 12:00 Uhr [15]: Neuerliche Bestimmung von Aldosteron, Renin und Kortisol.

■■ **Interpretation**

Zur Bewertung werden die Werte nach der Orthostasephase mit den korrespondierenden basalen Werten hinsichtlich Abnahme oder Zunahme verglichen (◘ Abb. 9.1).

- **Fallstricke**

Die Aldosteronausschüttung beim M. Conn erfolgt in der Regel Angiotensin-II-unabhängig und korreliert mit dem zirkadianen Rhythmus der ACTH-Ausschüttung. Jedoch verhalten sich 30–50 % aller APA „entgegen dieser Regel" und zeigen im Orthostasetest einen Aldosteronanstieg (nach [14] „falsch positive" Zunahme um bis zu 70 %). Umgekehrt kann man bei einer Nichtzunahme des Aldosterons im Orthostasetest (d. h. Abnahme oder Konstanz des Aldosteronspiegels) mit sehr hoher Wahrscheinlichkeit von einem APA (oder allenfalls noch von einer der seltenen Entitäten des primären Hyperaldosteronismus) ausgehen und einen IHA ausschließen. Grund ist, dass ein IHA immer mit einer Zunahme des Aldosterons im Orthostasetest einhergeht (Zunahme um > 200 %) [14, 15].

Einfacher ausgedrückt: Der Orthostasetest ist nur bei folgender Konstellation diagnostisch

	Physiologische Reaktion oder IHA	APA-typisch
Aldosteron	**Zunahme** Grund: Stimulation des Renin-Angiotensin-Aldosteron-Systems.	**Abnahme bzw. konstant** Grund: Renin-Angiotensin-Aldosteron-System hat keinen Einfluss mehr. Stattdessen kann der Aldosteronspiegel ACTH-abhängig sein.
Kortisol	**Abnahme**	**Abnahme**
	Plausibilitätskontrolle zum Nachweis der ACTH-Abnahme während des Vormittags	
Renin	**Zunahme**	**Zunahme**
	Plausibilitätskontrolle zum Nachweis des orthostatisch bedingten Reninanstiegs	

◘ **Abb. 9.1** Bewertung der Aldosteron- und Reninwerte bei Orthostase

Nebennierenrinde

entscheidend: Ausschließlich die Nichtzunahme von Aldosteron im Orthostasetest und der gleichzeitige Nachweis eines einzelnen Nebennierenadenoms in der Bildgebung berechtigen zur sicheren Annahme und Lokalisation eines APA und damit zur chirurgischen Therapie [14]. Alle anderen Konstellationen erfordern zur genauen Diagnostik einen Nebennierenvenenkatheter (▶ Abschn. 9.2.7).

- **Praxistipps**
- Voraussetzung für die zuverlässige Testinterpretation sind ein adäquater orthostatischer Reiz (→ Anstieg des Renins) und ein Abfall von ACTH während des Vormittags (→ Abfall von Kortisol). Die Bestimmung von Renin und Kortisol parallel zum Aldosteron ist deshalb aus Plausibilitätsgründen unbedingt anzuraten.
- Die Zu- bzw. Abnahme von Aldosteron wird im Orthostasetest qualitativ bewertet, wobei man unter physiologischen Bedingungen und beim IHA eine Zunahme um > 200 % erwarten kann.
- Für die seltenen Entitäten des primären Hyperaldosteronismus (s. oben) wird ein ähnliches Verhaltensmuster wie für den APA im Orthostasetest beschrieben (d. h. Nichtzunahme von Aldosteron). In unseren Augen ist jedoch der Orthostasetest für diese Entitäten diagnostisch irrelevant.
- Beispiele für kommerzielle Nachweismethoden:
  - Radio-Immuno-Assay COAT-A-Count Aldosterone von Siemens
  - Radio-Immuno-Assay CISBio Renin III. Generation.

9.2.3 NaCl-Infusionstest

- **Indikationen**

Der Kochsalzinfusionstest [16–18] wird neben dem oralen Kochsalzsuppressionstest (▶ Abschn. 9.2.4), dem Fludrokortisonsuppressionstest (▶ Abschn. 9.2.5) und dem Captoprilsuppressionstest (▶ Abschn. 9.2.6) zur Bestätigung eines klinisch und/oder im ARQ-Screening (▶ Abschn. 9.2.1) vermuteten pri-

mären Hyperaldosteronismus herangezogen. Nur der pathologische Ausfall eines – im Gegensatz zum ARQ spezifischeren – Bestätigungstests, wie z. B. des hier abgehandelten Kochsalzinfusionstests, rechtfertigt die Diagnose eines primären Hyperaldosteronismus. Der Kochsalzinfusionstest wird als First-line-Bestätigungstest empfohlen [17].

- **Kontraindikationen und Nebenwirkungen**
- Durch die Gabe von 2 l isotoner Kochsalzlösung innerhalb von 4 h ist der Test mit einer stärkeren Volumenbelastung verbunden. Dies erklärt die (relative) Kontraindikation bei schwer kontrollierbarer Hypertonie sowie bei fortgeschrittener Nieren- und Herzinsuffizienz [9].
- Eine vorbestehende schwere Hypokaliämie kann durch die kaliumfreie Volumenzugabe aggraviert werden und muss zumindest während des Tests überwacht werden (z. B. Kaliumkontrollen vor und nach Testdurchführung).

- **Testprinzip**

Entgegen der gängigen Bezeichnung des Tests als „Kochsalzinfusionstest" steht als Stimulus nicht das zugeführte Natriumchlorid, sondern die kurzfristige intravaskuläre Volumenbelastung durch die Gabe von 2 l isotoner Kochsalzlösung über 4 h im Vordergrund. Physiologischerweise führt der damit einhergehende erhöhte Perfusionsdruck in den zuführenden Arteriolen der Nieren zu einer Hemmung der Reninausschüttung an den den Arteriolen zugehörigen juxtaglomerulären Zellen und damit mittelbar zu einer Suppression von Aldosteron (s. Renin-Angiostensin-Aldosteron-System; ▶ Abschn. 9.2.1).

- **Testdurchführung**

Standardisiert, wie folgt:

- - **Vorbereitung und Rahmenbedingungen**

Hinsichtlich der diätetischen Empfehlungen für Natrium und Kalium und hinsichtlich Medikamenteneinnahme gelten die gleichen Kautelen wie für den Aldosteron/Renin-Quotienten (▶ Abschn. 9.2.1).

Procedere

1. Der Patient muss von Testbeginn (zwischen 7:00 Uhr und 8:30 Uhr) bis zum Testende (12:00 Uhr bzw. 13:30 Uhr) in liegender Position verweilen.
2. Der Test beginnt in der Zeit zwischen 7:00 Uhr und 8:30 Uhr mit dem Legen einer 18-G-Kanüle.
3. 1 h später, d. h. um 8:00 Uhr bzw. 9:30 Uhr, wird mit der intravenösen Gabe von 2 l 0,9 %iger Kochsalzlösung (Laufgeschwindigkeit 500 ml/h) begonnen.
4. 4 h später, d. h. um 12:00 Uhr bzw. 13:30 Uhr nach der Infusion von 2 l isotoner Kochsalzlösung, wird eine Blutprobe für Aldosteron abgenommen.

Interpretation

Zur Bewertung wird der absolute Aldosteronwert nach Kochsalzinfusion herangezogen [9, 18], wie in ◘ Tab. 9.3 dargestellt [10].

■ **Fallstricke**

Der Kochsalzinfusionstest ist aufgrund seiner Einfachheit im deutschsprachigen Raum der am weitesten verbreitete Bestätigungstest für den primären Hyperaldosteronismus. Entsprechend zeichnet er sich durch eine relativ hohe Spezifität um 90 % aus (d. h. geringe Gefahr eines falsch positiven Ergebnisses bei Cut-off-Werten > 10 ng/dl bzw. > 277 pmol/l). Die Sensitivität (d. h. die Gefahr eines fälschlichen Ausschlusses bei Werten < 5 ng/dl bzw. < 137 pmol/l) erscheint dagegen nur für die klassische Form des primären Hyperaldosteronismus (aldosteronproduzierendes Adenom [APA] mit Hypokaliämie = M. Conn) mit ca. 90 % zufriedenstellend.

Für die nichtklassische idiopathische Form des primären Hyperaldosteronismus (IHA) mit Normokaliäme ist dagegen die diagnostische Sensitivität mit ca. 50 % weitaus geringer [18]. Insofern muss gelten: Beim Kochsalzinfusionstest sind nur pathologische Werte im Sinne einer Bestätigung diagnostisch verwertbar. Dagegen sind unauffällige Testergebnisse nicht mit einem Ausschluss gleichzusetzen. Vielmehr sollte dann die Durchführung des – zugegebenermaßen aufwändigeren – Fludrokortisonsuppressionstests (▶ Abschn. 9.2.5) erwogen werden [17].

■ **Praxistipps**

Der Test kann – unter Beachtung des Blutdrucks und des Kaliums – auch ambulant durchgeführt werden.

9.2.4 Oraler Kochsalzbelastungstest und Aldosteron im Sammelurin

■ **Indikationen**

Der orale Kochsalzsuppressionstest [10, 19] wird neben dem Kochsalzinfusionstest (▶ Abschn. 9.2.3), dem Fludrokortisonsuppressionstest (▶ Abschn. 9.2.5) und dem Cap-

◘ **Tab. 9.3** Diagnostische Werte für Aldosteron nach erfolgter Kochsalzinfusion

	Physiologisch	Graubereich	Primärer Hyperaldosteronismus
Liegende Position:			
Aldosteron [ng/dl]	< 5	5–10	> 10
Aldosteron [pmol/l]	< 137	137–277	> 277
Sitzende Position:			
Aldosteron [ng/dl]	< 6	6–8	> 8
Aldosteron [pmol/l]	< 170	170–220	> 220
LC-MS/MS:			
Aldosteron [ng/dl]:	*> 5,8 ng/dl (162 pmol/l)*		

Nebennierenrinde

toprilsuppressionstest (▶ Abschn. 9.2.6) zur Bestätigung eines klinisch und/oder im ARQ-Screening (▶ Abschn. 9.2.1) vermuteten primären Hyperaldosteronismus herangezogen.

Nur der pathologische Ausfall eines Bestätigungstests, wie z. B. des hier abgehandelten oralen Kochsalzsuppressionstests, rechtfertigt die Diagnose eines primären Hyperaldosteronismus.

- **Kontraindikationen und Nebenwirkungen**
- Die erhöhte Zufuhr von Natriumkationen führt mittelbar zu einer intravaskulären Volumenexpansion. Vorsicht ist also angezeigt bei unkontrollierbarer Hypertonie, bei eingeschränkter renaler Ausscheidung sowie bei fortgeschrittener Herzinsuffizienz [20].
- Eine vorbestehende – auch grunderkrankungsbedingte – Hypokaliämie kann durch die vermehrte Kochsalzzufuhr gefährlich aggraviert werden, weswegen der Kaliumhaushalt während der Testphase engmaschig überwacht werden muss (Serumkaliumkontrollen, ggf. entsprechende Supplementation).

- **Testprinzip**

Der dominante Stimulus für die aldosteronproduzierenden Zellen der Zona glomerulosa ist Angiotensin II, das mittelbar durch Renin aktiviert wird. Die Reninausschüttung aus den juxtaglomerulären Zellen der Niere und damit das Renin-Angiotensin-Aldosteron-System wird durch den Perfusionsdruck in den afferenten Nierenarteriolen und durch die Natriumchloridkonzentration im Tubulussystem (Macula densa) beeinflusst (▶ Abschn. 9.2.1). Die intravaskuläre Volumenexpansion mit Erhöhung des Perfusionsdrucks hemmt innerhalb der afferenten Arteriolen die Reninsekretion aus den juxtaglomerulären Zellen (modifizierte glatte Muskelzellen mit sekretorischer Funktion). Auch die verstärkte renale Natriumexkretion mit Erhöhung der tubulären Natriumchloridkonzentration im Bereich der Macula densa führt zu einer un-

mittelbaren Inhibition der Reninausschüttung aus den topisch benachbarten juxtaglomerulären Zellen der afferenten Nierenarteriolen.

Die Aldosteronsekretion ist beim primären Hyperaldosteronismus per definitionem von Renin bzw. Angiotensin II unabhängig und wird dementsprechend auch nicht durch die reninsupprimierende Wirkung einer vermehrten Natriumchloridzufuhr beim oralen Kochsalzsuppressionstest gehemmt.

- **Testdurchführung**

Standardisiert, wie folgt:

- - **Vorbereitung und Rahmenbedingungen**

Hinsichtlich der Medikamenteneinnahme gelten die gleichen Kautelen wie für den Aldosteron/Renin-Quotienten (▶ Abschn. 9.2.1). In der Regel werden 4,5 bis 5,0 g NaCl zugeführt für 3–4 Tage. Zur pharmakotherapeutischen Kontrolle eines Bluthochdrucks bieten sich demnach am ehesten ein Kalziumantagonist vom Verapamiltyp (z. B. 2×120 mg retardiertes Verapamil) und α_1-Blocker (z. B. Pra-, Doxa- oder Terazosin) an.

- - **Procedere**

1. Der Patient muss sich für die Zeit von 3 Tagen natriumchloridreich ernähren. Die tägliche Zufuhr an Natriumkationen soll dabei mindestens 218 mmol ($\hat{=}$ 5 g) betragen, das sind ungefähr 13 g Natriumchlorid (Synonym: Koch- oder Speisesalz) [20]. Diese für den Test erforderliche Mindestmenge liegt in Deutschland ohnehin im Bereich der durchschnittlichen täglichen Kochsalzaufnahme (▶ Abschn. 9.2.1). Die zusätzliche Einnahme von Natriumchloridsupplementen (z. B. in Form von sog. Schwedentabletten mit in der Regel 4 mmol [$\hat{=}$ 250 mg] Kochsalz pro Tablette) ist häufig also gar nicht notwendig. Der hypertone Patient muss lediglich darauf hingewiesen werden, dass er sich in den kommenden Tagen (ausnahmsweise einmal) nicht kochsalzarm zu ernähren braucht. Die Plausibilitätskontrolle, ob während des Tests genügend

Kochsalz zugeführt worden ist, wird durch die Bestimmung der renalen Natriumexkretion im 24-h-Sammelurin von Tag 3 auf Tag 4 erbracht (s. unten).

2. Bei niedrigen Kaliumausgangswerten (s. aldosteronproduzierendes Adenom [APA] mit klassischem hypokaliämischem Hyperaldosteronismus) empfiehlt es sich, während des Tests täglich das Serumkalium zu kontrollieren und ggf. substituierend Kaliumchloridtabletten einzusetzen (s. oben: „Kontraindikationen und Nebenwirkungen").

3. Vom 3. auf den 4. Tag des oralen Kochsalzsuppressionstests sammelt der Patient über 24 h Urin (Beginn am 3. Tag nach Verwerfen des Morgenurins, Ende am 4. Tag unter Einbeziehung des Morgenurins; Sammlung in der Regel über 5 ml Eisessig).

4. Hieraus werden dann bestimmt:
   - die 24-h-Aldosteronausscheidung (entspricht der Summe aus renal ausgeschiedenem Aldosteron und Aldosteron-18-oxo-glukuronid; s. unten: „Fallstricke") sowie
   - aus Plausibilitätsgründen die 24-h-Natriumausscheidung.

■■ Interpretation

Für eine valide Bewertung des Tests ist eine Natriumausscheidung von > 200 nmol ($\hat{=}$ 4,6 g) pro 24 h notwendige Voraussetzung. Ist diese erfüllt, bestätigt eine Aldosteronausscheidung von > 12–14 µg ($\hat{=}$ 33,3 nmol) pro 24 h mit einer Spezifität und Sensitivität von > 90 % einen primären Hyperaldosteronismus [9, 10, 20].

■ Fallstricke

- Der Begriff „Aldosteron im Urin" oder „renale Aldosteronausscheidung" ist verwirrend. Aldosteron wird nur zu einem sehr geringen Teil unkonjugiert als „freies Aldosteron" über die Niere ausgeschieden. Quantitativ wichtiger sind dagegen die beiden Hauptmetaboliten Aldosteron-18-oxo-glukuronid und Tetrahydroaldosteron. Für die Bewertung der renalen Aldosteronausscheidung im oralen Kochsalzsuppressionstest wird die Summe aus freiem Aldosteron und Aldosteron-18-oxo-glukuronid zugrunde gelegt und diese als „Aldosteron im Urin" bezeichnet.

- Für die Miterfassung des Aldosteron-18-oxo-glukuronids muss dabei eine saure Hydrolyse des Probenmaterials vorangestellt werden (s. oben: Sammeln auf Eisessig). Die gesonderte Bestimmung der Ausscheidung von „freiem Aldosteron" (hierzu müsste der Urin ohne Eisessigzusatz gesammelt werden) oder auch die Bestimmung der renalen Ausscheidung von Tetrahydroaldosteron ist im klinischen Alltag nicht angezeigt, zumal es hierzu keine validierten Cut-off-Werte gibt.

■ Praxistipps

- Die Messung der renalen Aldosteronausscheidung ohne gleichzeitige Beachtung einer kochsalzreichen Ernährung wird bisweilen neben dem ARQ (▶ Abschn. 9.2.1) als Screening-Methode empfohlen. Das ist unsinnig, denn es ist nur ein geringer Mehraufwand, eine kochsalzreiche Diät sowie eine plausibilitätssichernde Natriumanalyse im Urin mitzuveranlassen und damit einen oralen Kochsalzsuppressionstest lege artis zu gewährleisten.

- Richtig durchgeführt zeichnet sich der orale Kochsalzsuppressionstest nicht nur durch eine hohe Spezifität (> 90 %, wie für einen Bestätigungstest wünschenswert), sondern durch auch eine hohe Sensitivität (> 90 %, wie für einen Screening-Test wünschenswert) aus [9].

- Nichtsdestoweniger ist im deutschsprachigen Raum der Kochsalzinfusionstest als First-line-Bestätigungstest verbreiteter, was am ehesten methodisch mit der höheren Störanfälligkeit der Aldosteronurinanalysen im Vergleich zur Blutanalyse erklärt werden kann.

- Beispiel für eine kommerzielle Nachweismethode: RIA von Siemens: COAT-A-Count Aldosterone.

Nebennierenrinde

9.2.5 Fludrokortisonsuppressionstest

■ **Indikationen**

Der orale Fludrokortisonsuppressionstest [10, 21] wird neben dem Kochsalzinfusionstest (▶ Abschn. 9.2.3), dem oralen Kochsalzsuppressionstest (▶ Abschn. 9.2.4) und dem Captoprilsuppressionstest (▶ Abschn. 9.2.6) zur Bestätigung eines klinisch und/oder im ARQ-Screening (▶ Abschn. 9.2.1) vermuteten primären Hyperaldosteronismus herangezogen. Nur der pathologische Ausfall eines – im Gegensatz zum ARQ spezifischeren – Bestätigungstests, wie z. B. des hier abgehandelten oralen Fludrokortisonsuppressionstests, rechtfertigt die Diagnose eines primären Hyperaldosteronismus.

Der Fludrokortisontest wird unter den Bestätigungstests als der Goldstandard erachtet [17].

■ **Kontraindikationen und Nebenwirkungen**

Von kardiologischer Seite werden gegen den Fludrokortisonsuppressionstest Bedenken wegen der Gefahr einer QT-Zeitverlängerung und einer linksventrikulär diastolischen Relaxationsstörung geäußert [22]. Von daher sollte der Test nicht bei Patienten mit schwerer Herzinsuffizienz und/oder koronarer Herzerkrankung durchgeführt werden. Wegen der mit dem Test einhergehenden Volumenbelastung ist weiterhin Vorsicht bei unkontrollierbarer Hypertonie und bei Niereninsuffizienz angezeigt.

Eine vorbestehende (auch grunderkrankungsbedingte) Hypokaliämie kann sich unter zusätzlicher Fludrokortisoneinnahme lebensbedrohlich verschlechtern. Wenn der Kaliumhaushalt während des Fludrokortisonsuppressionstests nicht engmaschig (z. B. 12-stündlich!) überwacht werden kann, besteht ebenfalls eine Kontraindikation.

■ **Testprinzip**

Der dominante Stimulus für die aldosteronproduzierenden Zellen der Zona glomerulosa ist Angiotensin II, das mittelbar durch Renin aktiviert wird (▶ Abschn. 9.2.1). Beim Fludrokortisonsuppressionstest wird exogen das Mineralokortikoid Fludrokortison und zugleich eine kochsalzreiche Diät bzw. Natriumchloridsupplementation eingehalten (s. unten). Dies führt

— zu einer Expansion des intravasalen Volumens mit Steigerung des Perfusionsdrucks in den afferenten Nierenarteriolen sowie

— zu einer Erhöhung der Natriumkonzentration im Bereich der Macula densa des renalen Tubulussystems.

Diese beiden Mechanismen inhibieren die Reninfreisetzung an den juxtaglomerulären Zellen der Nierenarteriolen. Damit wird die kaskadenartige Bildung von Angiotensin II, des stärksten Stimulus für die Aldosteronfreisetzung an den Zona-glomerulosa-Zellen der Nebenniere, gehemmt.

Neben Angiotensin II wirken auch Kalium und ACTH – wenngleich in geringerem Maße – direkt an den Zona-glomerulosa-Zellen aldosteronfreisetzend. Fludrokortison vermag auch diese beiden Stimuli zu unterdrücken durch

— seine kaliumsenkende und

— seine ACTH-supprimierende Wirkung.

Zusammenfassend kommt es unter physiologischen Bedingungen bei Fludrokortisongabe und gleichzeitiger kochsalzreicher Diät zu einer maximalen Inhibition der endogenen Aldosteronfreisetzung, sodass auch in aufrechter Körperhaltung kaum mehr Aldosteron nachzuweisen ist.

■ **Testdurchführung**

Standardisiert, wie folgt:

■■ **Vorbereitung und Rahmenbedingungen**

Hinsichtlich der Medikamenteneinnahme gelten im Prinzip die gleichen Kautelen wie für den Aldosteron/Renin-Quotienten (▶ Abschn. 9.2.1). Zur pharmakotherapeutischen Kontrolle eines Bluthochdrucks bieten sich demnach am ehesten ein Kalziumantagonist vom Verapamiltyp (z. B. 2 × 120 mg retardiertes Verapamil) und α_1-Blocker (z. B. Pra-, Doxa- oder Terazosin) an. Für den Fludrokortisonsuppressionstest sollte wegen der oben beschriebenen Nebenwirkungen und der deshalb unabdingbaren engmaschigen Kontrolle von

Blutdruck und Serumkalium (s. unten) ein 5-tägiger stationärer Aufenthalt anberaumt werden (s. unten: „Fallstricke").

▪▪▸ Procedere

1. Der Patient nimmt für die Zeit von 4 Tagen in einem 6-h-Rhythmus je 0,1 mg Fludrokortison ein (d. h. um 4:00 Uhr, um 10:00 Uhr, um 16:00 Uhr und um 22:00 Uhr). Begonnen wird in der Regel an Tag 1 um 10:00 Uhr.
2. Neben der Fludrokortisontabletteneinnahme muss sich der Patient während der Testphase natriumchloridreich ernähren mit dem Ziel einer renalen Natriumausscheidung von mindestens 3 mmol ($\hat{=}$ 70 mg)/kg G/24 h. Die Natriumausscheidung wird anhand einer 24-h-Sammelurinuntersuchung von Tag 4 auf Tag 5 quantifiziert (Plausibilitätskontrolle s. unten). Der Zielwert für die Natriumausscheidung entspricht bei Zugrundelegung eines 70 kg schweren Patienten etwa der Exkretionsrate, wie sie auch beim oralen Kochsalzsuppressionstest angestrebt wird [200 mmol ($\hat{=}$ 4,6 g)/24 h; ▸ Abschn. 9.2.4]. Da der Fludrokortisonsuppressionstest ohnehin unter stationären Bedingungen durchgeführt wird und an einer mangelnden NaCl-Zufuhr nicht scheitern sollte, empfiehlt sich zur definitiven Sicherstellung einer hohen Kochsalzzufuhr die 3× tägliche, mahlzeitenbezogene Einnahme von je 30 mmol [$\hat{=}$ 1,75 g] Natriumchlorid [4, 5], z. B. in Form von sog. Schwedentabletten (1 Schwedentablette enthält in der Regel 4 mmol [$\hat{=}$ 250 mg] Natriumchlorid, d. h. 30 mmol entsprechen 7½ Schwedentabletten!).
3. Da durch Fludrokortison und die hohe Natriumchloridzufuhr schwerste Hypokaliämien provoziert werden können, sind während der gesamten Testperiode Kaliumkontrollen im 12-h-Rhythmus ratsam, an die die orale Substitution mit Kaliumchlorid angepasst wird. Zielwert für das Serumkalium ist dabei der untere Referenzbereich, d. h. um 4 mmol/l.
4. Am 5. Tag wird um 4:00 Uhr morgens zum letzten Mal Fludrokortison eingenommen. Danach verbleibt der Patient bis 7:00 Uhr in liegender Position. Um 4:00 Uhr spätestens sollte – sofern nicht schon zuvor geschehen – eine 18-G-Verweilkanüle gelegt werden, um später eine stressfreie Blutabnahme zu gewährleisten.
5. Um 7:00 Uhr des 5. Tages wird bei dem noch liegenden Patienten eine Blutprobe zur Kortisolbestimmung entnommen (Plausibilitätskontrolle s. unten).
6. Zwischen 7:00 Uhr und 10:00 Uhr des 5. Tages soll der Patient am besten durchweg in aufrechter Körperhaltung verbleiben (die Mindestanforderung für das Verbleiben in aufrechter Körperhaltung sind 30 min, d. h. zwischen 9:30 Uhr und 10:00 Uhr).
7. Um 10:00 Uhr des 5. Tages wird dann bei aufrechter Körperhaltung des Patienten eine Blutprobe zur Bestimmung von Aldosteron sowie zur Plausibilitätskontrolle (s. unten) Renin und Kortisol entnommen.

▪▪▸ Interpretation

Für eine valide Bewertung des Tests müssen die in der Übersicht genannten Voraussetzungen erfüllt sein.

Plausibilitätskontrolle

1. Die renale Natriumexkretion (Ergebnis einer 24-h-Sammelurinuntersuchung von Tag 4 auf Tag 5) muss > 3 mmol ($\hat{=}$ 70 mg)/kg KG/24 h betragen.
2. Während des Tests muss eine Normokaliämie gewährleistet sein (Kalium im unteren Referenzbereich, also um 4 mmol/).
3. Um einen intervenierenden ACTH-stimulatorischen Effekt auf Aldosteron (s. oben: „Testprinzip") auszuschließen, muss das am Tag 5 um 7:00 Uhr gemessene Serumkortisol höher sein als das am Tag 5 um 10:00 Uhr gemessene.
4. Zum Nachweis einer maximalen Reninsuppression muss die Reninaktivität (hier als klassischer Parameter verwendet) < 10 ng/ml/h sein [9, 23]. Dies würde näherungsweise einer Reninkonzentration von < 53 ng/l bzw. 81 U/ml entsprechen.

Nebennierenrinde

Sind die Bedingungen 1–4 der Plausibilitätskontrolle erfüllt, so gilt ein Aldosteronwert von > 6 ng/dl ($\hat{=}$ 166 pmol/l) als beweisend für einen primären Hyperaldosteronismus.

■ **Fallstricke**

Die reliable Durchführung des Fludrokortisonsuppressionstests ist im klinischen Alltag nicht einfach, zudem birgt der Test ernst zu nehmende Gefahren (s. oben). Es empfiehlt sich deshalb, das oben skizzierte Testprotokoll exakt einzuhalten und auch in Zeiten zunehmenden Kostendrucks einen 5-tägigen stationären Aufenthalt einzukalkulieren.

■ **Praxistipps**
- Der richtig durchgeführte Fludrokortisontest ist hinsichtlich Spezifität (reflektiert die Gefahr einer falsch positiven Diagnosestellung eines primären Hyperaldosteronismus) und Sensitivität (reflektiert die Gefahr eines falsch negativen Übersehens eines primären Hyperaldosteronismus) den übrigen Bestätigungstests (▶ Abschn. 9.2.2, 9.2.3 und 9.2.4) überlegen [17, 21].
- Wegen des hohen Aufwands und der testimmanenten Gefahren des Fludrokortisonsuppressionstests (s. oben) sollte bei hohem klinischem Verdacht und positivem ARQ jedoch zunächst ein einfacherer Bestätigungstest gewählt werden. Hier ist insbesondere der Kochsalzinfusionstest (▶ Abschn. 9.2.2) zu empfehlen [17]. Wenn dieser First-line-Test – wider Erwarten – negativ ausfällt, sollte der Fludrokortisonsuppressionstest als sensitiverer und zugleich hochspezifischer Second-line-Bestätigungstest angeschlossen werden.

9.2.6 Captoprilsuppressionstest

■ **Indikationen**

Der Captoprilsuppressionstest [24] wird neben dem Kochsalzinfusionstest (▶ Abschn. 9.2.3), dem oralen Kochsalzsuppressionstest (▶ Abschn. 9.2.4) und dem Fludrokortisonsuppressionstest (▶ Abschn. 9.2.5) zur Bestätigung eines klinisch bestehenden und/oder im ARQ-Screening (▶ Abschn. 9.2.1) vermuteten primären Hyperaldosteronismus herangezogen.

Nur der pathologische Ausfall eines – im Gegensatz zum ARQ spezifischeren – Bestätigungstests, wie z. B. des Captoprilsuppressionstests, rechtfertigt die Diagnose eines primären Hyperaldosteronismus.

■ **Kontraindikationen und Nebenwirkungen**

Im Gegensatz zu den anderen dargestellten Bestätigungstests für den primären Hyperaldosteronismus (▶ Abschn. 9.2.2, 9.2.3, 9.2.4 und 9.2.5) geht der Captoprilsuppressionstest nicht mit einer Volumenbelastung und/oder einer schweren Hypokaliämiegefahr einher und eignet sich insofern auch bei Patienten mit schwer einstellbarem Hypertonus und/oder Herzinsuffizienz. Beim Captoprilsuppressionstest sollten vielmehr die gängigen Kontraindikationen für ACE-Hemmer, wie u. a. die schwere Nierenfunktionsstörung (GFR < 30 ml/min), oder auch der anamnestische Hinweis auf ein Angioödem beachtet werden (s. hierzu entsprechende Pharmakologielehrbücher).

■ **Testprinzip**

Der dominante Stimulus für die aldosteronproduzierenden Zellen der Zona glomerulosa ist Angiotensin II, das aus dem in der Leber gebildeten Angiotensinogen durch die Einwirkung von Renin (Angiotensinogen → Angiotensin I) und dem in der Lunge gebildeten „angiotensin-converting enzyme" (Angiotensin I → Angiotensin II) gebildet wird. Durch die Gabe von Captopril, einem Angiotensin-converting-enzyme-Inhibitor (= ACE-Hemmer), wird die Bildung von Angiotensin II unterbunden und somit unter physiologischen Umständen die Freisetzung von Aldosteron unterdrückt.

Im Sinne eines negativen Feedbacks kommt es unter einem ACE-Hemmer zusätzlich zu einer Steigerung des Renins und damit zusammengenommen zu einer drastischen Abnahme des Aldosteron (↓)-Renin (↑)-Quotienten (ARQ).

Beim primären Hyperaldosteronismus, dessen Aldosteronsekretion per definitionem unabhängig vom Renin-Angiotensinogen-System ist, findet sich nach Captoprilgabe weder eine relevante Aldosteronerniedrigung noch eine Reninerhöhung und somit auch keine ausgeprägte ARQ-Abnahme.

- **Testdurchführung**
Standardisiert, wie folgt:

■■ **Vorbereitung und Rahmenbedingungen**
Hinsichtlich der Elektrolytkontrolle und der Medikamenteneinnahme gelten die gleichen Kautelen wie für den Aldosteron/Renin-Quotienten (▶ Abschn. 9.2.1). Neuere Studien, die dem Captoprilsuppressionstest als Bestätigungstest eher kritisch gegenüberstehen, betonen für die Validität des Tests die Voraussetzung einer kochsalzreichen Ernährung und geben dabei eine Mindestzufuhr von 133 mmol Natriumchlorid pro Tag ($\hat{=}$ 3 g Natriumkationen bzw. $\hat{=}$ 8 g Kochsalz) an. Angesichts der schon hohen Kochsalzaufnahme bei durchschnittlicher Ernährung ist dieser Zielwert in praxi leicht einzuhalten, es sei denn, der Patient hält aufgrund einer nicht erfolgten spezifischen Testaufklärung eine kochsalzarme Diät ein (▶ Abschn. 9.2.4).

Zur pharmakotherapeutischen Kontrolle eines Bluthochdrucks bieten sich am ehesten ein Kalziumantagonist vom Verapamiltyp (z. B. 2 × 120 mg retardiertes Verapamil) und α_1-Blocker (z. B. Pra-, Doxa- oder Terazosin) an.
Selbstredend ist die rechtzeitige, mindestens 2-wöchige Pausierung von ACE-Hemmern und Angiotensin-II-Rezeptor-1-Antagonisten vor Testbeginn.

■■ **Procedere**
1. Der Test beginnt um 9:00 Uhr morgens (d. h. der Patient ist bereits ca. 2 h wach) mit der basalen Blutabnahme zur Bestimmung von Aldosteron und Renin. Die Blutabnahme erfolgt dabei im Sitzen nach vorangegangener 10-minütiger Ruhepause (s. auch ARQ-Bestimmung; ▶ Abschn. 9.2.1).
2. Während der kommenden 3 h des Tests verweilt der Patient in sitzender oder ste-

hender Körperhaltung; sicherheitshalber wird dabei mindestens 1×/h der Blutdruck gemessen.
3. 1 h nach Testbeginn, d. h. gegen 10:00 Uhr, erhält der Patient 25 oder 50 mg Captopril.
4. Der Patient verweilt weitere 2 h in sitzender oder stehender Position.
5. 3 h nach Testbeginn, d. h. gegen 12:00 Uhr, wird eine 2. Blutprobe für die Bestimmung von Aldosteron und Renin in sitzender Position abgenommen.

■■ **Interpretation**
Aktuellen, von der Endocrine Society herausgegebenen Empfehlungen zufolge gilt ein primärer Hyperaldosteronismus im Captoprilsuppressionstest als bestätigt, wenn durch die Captoprilgabe der Aldosteronwert (basaler Wert um 9:00 Uhr vs. Wert um 12:00 Uhr) um < 30 % abfällt, d. h. primärer Hyperaldosteronismus, wenn $Aldosteron_{[post\ Captopril]} > 0{,}7 \times Aldosteron_{[basal]}$.

Es empfiehlt sich jedoch, zusätzlich zum oben genannten Testkriterium 2 weitere Nebenkriterien zu berücksichtigen, die für die Auswertung des Captoprilsuppressionstests ebenfalls herangezogen worden sind [25]:
- Absolutwert für Aldosteron nach Captoprilgabe: Ein Wert von > 150 ng/l (> 415 pmol/l) [10, 25] bzw. 140 ng/l ($\hat{=}$ 0,39 nmol/l) [26] spricht hier für einen primären Hyperaldosteronismus.
- ARQ nach Captoprilgabe: Ein Wert von > 26 nmol/l $(nmol/l/min)^{-1}$ spricht für einen primären Hyperaldosteronismus [25]. Die entsprechend abgeleiteten, ungefähren Grenzwerte des ARQ unter Zugrundelegung anderer gängiger Einheiten für Aldosteron und Renin bzw. unter Zugrundelegung der Plasmareninkonzentration finden sich in ◘ Tab. 9.4 (Umrechnungsfaktoren entsprechend [9]).

- **Fallstricke**
Trotz vieler klinischer Vergleichsstudien wird der Captopriltest hinsichtlich seiner Testgenauigkeit, d. h. hinsichtlich seiner Sensitivität und Spezifität, nach wie vor recht unterschiedlich bewertet (positiv: z. B. [24, 27] vs.

Nebennierenrinde

◘ Tab. 9.4 Grenzwerte für den Aldosteron/Renin-Quotienten (ARQ) beim Captopriltest

ARQ (post Captoril)	Einheit							
Aldosteron	[ng/l]	[ng/l]	[ng/l]	[ng/l]	[pmol/l]	[pmol/l]	[pmol/l]	[pmol/l]
Renin	[ng/l]	[mU/l]	[ng/ml/h]	[pmol/l/min]	[ng/l]	[mU/l]	[ng/ml/h]	[pmol/l/min]
|ARQ|	>25	>16	>130	>11	>62	>39	>323	>26

eher kritisch: [25, 26, 28]. Unsere Empfehlung ist, dass der Captopriltest nur dann als diagnosebestätigend gewertet wird, wenn alle oben genannten Testkriterien pathologisch ausfallen. Sollte dies nicht der Fall sein, so ist bei verdächtigem ARQ ein weiterer Bestätigungstest angezeigt.

■ **Praxistipps**
Bei bereits klinisch sehr hohem Verdacht auf einen primären Hyperaldosteronismus (Hypertonus; Hypokaliämie, metabolische Alkalose, Hypomagnesiämie etc.) bietet es sich an, den Captoprilsuppressionstest mit der basalen ARQ-Bestimmung (▶ Abschn. 9.2.1) zu kombinieren.

9.2.7 Aldosteron und selektive Nebennierenvenen- katheterisierung

■ **Indikationen**
Der Nebennierenvenenkatheter („adrenal vein sampling"; AVS) ist bei bereits diagnostiziertem primärem Hyperaldosteronismus der Goldstandard zur Bestätigung einer autonom-asymmetrischen Lateralisierung der Aldosteronproduktion, wodurch sich eine chirurgisch-kurative Therapieoption ergibt. Generell ist ein Nebennierenvenenkatheter zum definitiven Nachweis einer autonom-asymmetrischen Lateralisierung der Aldosteronproduktion immer dann indiziert, wenn eine Adrenalektomie zur Behandlung des primären Hyperaldosteronismus geplant ist [9, 10, 20].

■ **Kontraindikationen und Nebenwirkungen**
Das Legen eines Nebennierenvenenkatheters erfordert einen erfahrenen interventionellen Radiologen, da Lokalisierung und Kanülierung insbesondere der rechten Nebennierenvene (diese mündet in einem ungünstigen Winkel direkt in die V. cava inferior) technisch sehr anspruchsvoll sind. Die Komplikationsrate mit etwa 2,5 % erscheint jedoch gering. Die Erfolgsrate für den Erhalt aussagekräftiger Testergebnisse liegt bei etwa 75 % [9].

Schwere Komplikationen, über die der Patient unbedingt aufgeklärt werden muss, sind eine Ruptur der Nebennierenvene bzw. eine Nebennereneinblutung. Weiter sind die gängigen Kontraindikationen gegen jodhaltige Kontrastmittel sowie besondere Gefahren bei zusätzlicher thrombotischer Diathese vor dem Legen eines Nebennierenvenenkatheters zu überprüfen.

■ **Testprinzip**
Das aldosteronproduzierende Adenom (= APA oder M. Conn) ist die häufigste Ursache für einen primären Hyperaldosteronismus mit einseitig lateralisierter Aldosteronproduktion (▶ Abschn. 9.2.6). Sehr selten ist eine autonom-asymmetrische, lateralisierte Aldosteronproduktion Folge einer makronodulären Hyperplasie (MNH) und zwar
- beim MNH-Subtyp der primären unilateralen adrenalen Hyperplasie (PAH oder synonym UAH) und
- beim MNH-Subtyp der multinodulären unilateralen adrenokortikalen nodulären Hyperplasie (MUAN).

Weiter ist als Ursache einer autonom-asymmetrischen, lateralisierten Aldosteronproduktion noch prinzipiell zu denken

- an das aldosteronproduzierende Karzinom (APC).
- Schließlich sind auch Mischformen zwischen APA und idiopathischem Hyperaldosteronismus bzw. zwischen APA und MUAN beschrieben.

Die Begriffsverwirrung infolge der vielen – oft inkonsistent verwendeten – Akronyma und Synonyma ist hier groß, zudem fehlen bislang auch klare histopathologische Kriterien.

Im Fall einer asymmetrischen Lateralisierung zeigt sich auf der Seite der autonomen Aldosteronsekretion ein Aldosteronexzess, wohingegen es auf der kontralateralen – in der Regel intakten – Seite aufgrund der noch funktionierenden negativen Rückkopplung über das gehemmte Renin-Angiotensin-System zu einer maximalen Suppression der Aldosteronausschüttung kommt. Diese Differenz wird anhand der seitengetrennten Blutentnahme aus beiden Nebennierenvenen festgestellt.

- **Testdurchführung**

Standardisiert, wie folgt:

■■ **Vorbereitung und Rahmenbedingungen**

Hinsichtlich der Medikamenteneinnahme gelten die gleichen Kautelen wie für den Aldosteron/Renin-Quotienten (▶ Abschn. 9.2.1). Zur pharmakotherapeutischen Kontrolle eines Bluthochdrucks bieten sich demnach am ehesten ein Kalziumantagonist vom Verapamiltyp (z. B. 2 × 120 mg retardiertes Verapamil) und α_1-Blocker (z. B. Pra-, Doxa- oder Terazosin) an.

Vor dem Test muss unbedingt auf einen ausgeglichenen Kaliumspiegel geachtet werden, da die aldosteronsupprimierende Wirkung einer Hypokaliämie Seitendifferenzen weniger pronociert zur Darstellung kommen lässt [29].

■■ **Procedere**

Im Folgenden wird die Vorgehensweise bei sequenzieller Nebennierenvenenkatheterisierung beschrieben. Der zusätzliche Aufwand bei An-

wendung noch elaborierterer Testprotokolle, wie die statt der sequenziellen simultan durchgeführte Nebennierenvenenkatheterisierung oder die zusätzliche ACTH-Stimulation (Synacthen als Bolus oder kontinuierlich) [30], erscheint in unseren Augen standardmäßig nicht gerechtfertigt.

1. Der Patient wird am Vortag aufgenommen. Es empfiehlt sich, nochmals die bisherigen Untersuchungsergebnisse zu überprüfen und insbesondere darauf zu achten, dass der primäre Hyperaldosteronismus valide durch einen Bestätigungstest (▶ Abschn. 9.2.2, 9.2.3, 9.2.4 und 9.2.5) gesichert worden ist. Eine detaillierte Aufklärung des Patienten sowohl endokrinologischer- als auch radiologischerseits ist unabdingbar. Zum Ausschluss potenzieller Kontraindikationen sind am Vortag durchzuführen:
   - Blutbild,
   - Globaltests der Gerinnung,
   - Bestimmung von Kreatininwert mit GFR-Kalkulation, TSH-Wert, Kaliumwert
   - sowie ggf. ein Schwangerschaftstest.
2. Die Untersuchung sollte am Folgetag morgens nüchtern erfolgen. Der Patient hat bereits um 5:00 Uhr seine Morgentoilette verrichtet und verweilt danach bis zu Beginn des Tests in liegender Position.
3. Das Legen des Nebennierenvenenkatheters erfolgt in einem entsprechend ausgestatteten Angiografielabor unter Beisein des behandelnden Endokrinologen, der für die Testlogistik verantwortlich zeichnet. Nach Zugang über eine der Femoralvenen müssen sukzessive die linke Nebennierenvene (Abgang aus V. renalis sinistra) und die rechte Nebennierenvene (Abgang aus V. cava inferior) aufgesucht und kanüliert werden. Aus beiden Nebennierenvenen werden Blutproben zur Bestimmung von Aldosteron und Kortisol entnommen.
4. Zusätzlich werden Aldosteron und Kortisol aus der V. cava inferior etwa in Höhe der Bifurkation entnommen.
5. Abhängig vom vorliegenden thrombotischen Risiko ist nach der Untersuchung eine Thromboseprophylaxe mit Heparin zu erwägen [9].

Nebennierenrinde

■■ Interpretation

Für eine stringente Bewertung des Tests ist es zweckmäßig, den sog. Selektivitätsindex (SI) und anschließend den Lateralisierungsindex (LI) zu berechnen [10, 29]:

Der SI errechnet sich als Quotient aus der Kortisolkonzentration einer Nebennierenvene und der Kortisolkonzentration in der V. cava inferior. Bei der hier beschriebenen sequenziellen Nebennierenvenenkatheterisierung ohne ACTH-Stimulation muss der SI für die linke und rechte Nebennierenvene >2 betragen (>5 nach ACTH-Stimulation), damit entsprechend der aktuellen Empfehlungen der Endocrine Society und nach anderen Experten-Reviews von einer richtigen Kanülierung beider Nebennierenvenen ausgegangen werden kann [9, 10, 31].

Sind damit die notwendigen Voraussetzungen hinsichtlich SI gegeben, so wird als nächstes der LI errechnet. Hierzu wird im 1. Schritt für jede der beiden Nebennierenvenen der Quotient aus Aldosteron und korrespondierendem Kortisol errechnet. Dann wird in einem 2. Schritt der zahlenmäßig höhere – also dominante – Quotient (Aldosteron:Kortisol)$_{dominant}$ durch den zahlenmäßig geringeren – also nicht-dominanten – Quotienten (Aldosteron:Kortisol)$_{nicht\ dominant}$ dividiert:

- LI = [(Aldosteron : Kortisol)$_{dominant}$]: [(Aldosteron:Kortisol)$_{nicht\ dominant}$]
- Dabei gilt per definitionem: [(Aldosteron:Kortisol)$_{dominant}$] > [Aldosteron: Kortisol)$_{nicht\ dominant}$]

Bei der hier beschriebenen sequenziellen Nebennierenvenenkatheterisierung ohne ACTH-Stimulation muss der LI mindestens 2–4 betragen, damit entsprechend der aktuellen Empfehlungen der Endocrine Society von einer Lateralisierung ausgegangen werden kann [9, 10, 29], unter ACTH-Stimulation >4.
- Daneben gibt es noch den kontralateralen Suppressions-Index [10]: LI = [(Aldosteron : Kortisol)$_{nichtdominant}$]:[(Aldosteron:Kortisol)$_{dominant}$]. Ein Index von <1 belegt, dass die vermehrte Aldosteronproduktion primär aus der kontralateralen Nebenniere resultiert.

■ Fallstricke

- Generell soll eine Nebennierenvenenkatheterisierung zum Nachweis einer autonom-asymmetrischen Lateralisierung der Aldosteronproduktion immer erfolgen, wenn eine Adrenalektomie zur Behandlung des primären Hyperaldosteronismus geplant ist [9]. Die Schnittbildgebung mittels CT oder MRT ist nämlich im Hinblick auf eine lateralisierte Autonomie weder hinreichend spezifisch (→ z. B. Fehldeutung eines hormoninaktiven Inzidentaloms) noch sensitiv (→ Nichtdetektion von in der Regel sehr kleinen Conn-Adenomen) [29].
- Die wenigen Ausnahmen, in denen bei primärem Hyperaldosteronismus und gleichzeitig geplanter chirurgischer Therapie auf einen Nebennierenvenenkatheter verzichtet werden kann, sind:
  - der Nichtanstieg von Aldosteron im Orthostasetest mit gleichzeitigem Nachweis eines einzelnen einseitigen Nebennierenadenoms (► Abschn. 9.2.6) sowie
  - der Nachweis einer einzelnen einseitigen, >1 cm durchmessenden Nebennierenraumforderung bei Patienten <40 Jahre [20].

■ Praxistipps

- Die nicht korrekte selektive Kanülierung gerade der rechten Nebennierenvene ist nicht selten, zumal ihre Einmündung mit derjenigen von akzessorischen Leber- oder Lumbalvenen verwechselt werden kann [29]. Es empfiehlt sich deshalb, während der Untersuchung Blutproben aus allen potenziellen „Kandidatenvenen" v. a. für die rechte Nebennierenvene zu asservieren. Der Selektivitätsindex zeigt im Nachhinein, ob unter den „Kandidatenvenen" auch die genuine Nebennierenvene getroffen worden ist.
- Bei einer asymmetrisch-autonomen Lateralisierung der Aldosteronsekretion ist die Adrenalektomie nicht zwingend die Therapie der Wahl. In der Tat profitieren nur 30–60 % aller Patienten [20]. Von Vorteil sind dabei:

- weibliches Geschlecht,
- Dauer des Bluthochdrucks < 6 Jahre,
- präoperative Notwendigkeit von nicht mehr als 2 Antihypertensiva,
- Normalgewicht [32].

— Die Heilungsaussichten einer Adrenalektomie bei primärem Hyperaldosteronismus mit asymmetrisch-autonomer Lateralisierung sollten individuell erörtert und mit dem Patienten vor Durchführung einer Nebennierenvenenkatheterisierung besprochen werden. Nur wenn eine Adrenalektomie sinnvoll ist und diese auch vom Patienten gewünscht wird, macht die Durchführung einer Nebennierenvenenkatheterisierung Sinn.

9.3 Zona reticularis

9.3.1 Nebennierenandrogene

Für die Bestimmung der Nebennierenandrogene [Dehydroepiandrosteron (DHEA), Dehydroepiandrosteronsulfat (DHEA-S), Androstendion] sei auf ▶ Abschn. 11.11 verwiesen.

9.3.2 Androgensuppressionstest

■ **Indikationen**
— Prüfung der ACTH-Abhängigkeit einer Hyperandrogenämie bei der Frau
— Prädiktion eines therapeutischen Erfolgs von Dexamethason bei hyperandrogenämisch bedingter Klinik.

■ **Kontraindikationen und Nebenwirkungen**
Kontraindikationen:
— manifester Diabetes mellitus,
— Hyperglykämie,
— Blutdruckentgleisung,
— Depression,
— Glaukom,
— akute Infektionen.

■ **Testprinzip**
Testosteron wird bei der Frau vorwiegend vom Ovar, aber auch von der Nebennierenrinde gebildet. DHEA bzw. DHEA-S ist das Leitandrogen der Nebenniere. Androstendion wird je zur Hälfte von Ovar und Nebenniere gebildet. Durch die Bestimmung aller 3 Hormone lässt sich ein Androgenprofil erstellen mit Ermittlung der Androgenquelle (▶ Abschn. 11.11). Liegt eine ACTH-abhängige Form der Hyperandrogenämie vor (adrenaler Ursprung), so kommt es durch die dexamethasonbedingte Suppression von ACTH zu einem Rückgang der Androgene Testosteron, DHEA-S und Androstendion, nicht aber bei ovarieller Androgenquelle oder bei Tumoren.

■ **Testdurchführung**
Standardisiert, wie folgt:

■■ Vorbereitung und Rahmenbedingungen
Medikamentenanamnese (Anabolika, Steroidhormone).

■■ Procedere
1. Abnahme einer Serumprobe (morgens, 8:00–10:00 Uhr) für Testosteron, Androstendion und DHEA-S an Tag 1
2. Gabe von 0,5 mg Dexamethason (z. B. Fortecortin 0,5 mg) abendlich um 23:00 Uhr für 14 Tage von Tag 1–14
3. Erneute Abnahme einer Serumprobe (morgens, 8:00–10:00 Uhr) für Testosteron, Androstendion und DHEA-S am Tag 15 (sowie von Kortisol zur Überprüfung der Einnahmetreue).

■■ Interpretation
Normal ist ein Abfall der Androgene in den entsprechenden Normbereich oder aber ein deutlicher Abfall. Liegt dies nicht vor, so muss der Verdacht auf eine autonome Androgenproduktion (Ovarialtumor, adrenaler Tumor) oder eine überwiegend ovarielle Androgenproduktion geäußert werden. ◻ Tab. 9.5 fasst die Normbereiche für die Frau zusammen.

Nebennierenrinde

◻ Tab. 9.5 Normbereiche der Androgene bei der Frau

Androgen	Normbereich
Testosteron (gesamt)	< 0,6 µg/l[a]
Testosteron (frei)	< 2,57 pg/ml
DHEA-S	0,45–2,7 mg/l[b]
Androstendion	0,3–3,5 ng/ml[c]

[a] nmol/l = µg/l × 3,47; [b] nmol/l = µg/l × 2,57; [c] nmol/l = µg/l × 3,49

- **Fallstricke**
- Nichteinhalten der Einnahmemodalitäten
- Ungenügende Dosierung von Dexamethason.

- **Praxistipps**
- Die gleichzeitige Bestimmung von Serumkortisol am Tag 15 zeigt an, ob der Patient das Dexamethason eingenommen hat, da es supprimiert sein muss (< 1,8 µg/dl). Ist es nicht supprimiert, so liegt entweder eine Einnahme-Noncompliance oder der Verdacht auf einen Hyperkortisolismus vor.
- Beispiele für kommerzielle Nachweismethoden:
  - Chemolumineszenz-Immunoassay Immulite 1000 für DHEA-S und Androstendion von Siemens
  - Chemolumineszenz-Immunoassay ADVIA Centaur für Testosteron (gesamt).
  - Radioimmunoassay COAT-A-Count free testosterone von Siemens.

Literatur

1. Findling JW, Raff H, Aron DC (2004) The low-dose dexamethasone suppression test: a re-evaluation in patients with Cushing's syndrome. J Clin Endocrinol Metab 89:1222–1226
2. Pecori Giraldi F, Ambrogio AG, De Martin M, Fatti LM, Scacchi M, Cavagnini F (2007) Specificity of first-line tests for the diagnosis of Cushing's syndrome: assessment in a large series. J Clin Endocrinol Metab 92:4123–4129
3. Isidori AM, Kaltsas GA, Mohammed S, Morris DG, Jenkins P, Chew SL, Monson JP, Besser GM,

Grossman AB (2003) Discriminatory value of the low-dose dexamethasone suppression test in establishing the diagnosis and differential diagnosis of Cushing's syndrome. J Clin Endocrinol Metab 88:5299–5306
4. Reimondo G, Paccotti P, Minetto M, Termine A, Stura G, Bergui M, Angeli A, Terzolo M (2003) The corticotrophin-releasing hormone test is the most reliable noninvasive method to differentiate pituitary from ectopic ACTH secretion in Cushing's syndrome. Clin Endocrinol (Oxf) 58:718–724
5. Reimondo G, Allasino B, Bovio S, Paccotti P, Angeli A, Terzolo M (2005) Evaluation of the effectiveness of midnight serum cortisol in the diagnostic procedures for Cushing's syndrome. Eur J Endocrinol 153:803–809
6. Papanicolaou DA, Mullen N, Kyrou I, Nieman LK (2002) Nighttime salivary cortisol: a useful test for the diagnosis of Cushing's syndrome. J Clin Endocrinol Metab 87:4515–4521
7. Kline GA, Buse J, Krause RD (2017) Clinical implications for biochemical diagnostic thresholds of adrenal sufficiency using a highly specific cortisol immunoassay. Clin Biochem 50:475–480
8. Raverot V, Richet C, Morel Y, Raverot G, Borson-Chazot F (2016) Establishement of revised diagnostic cut-offs for adrenal laboratory investigation using the new Roche Diagnostics Elecsys Cortisol II assay. Ann Endocrinol 77:620–622
9. Funder JW, Carey RM, Fardella C, Gomez-Sanchez CE, Mantero F, Stowasser M, Young WF Jr, Montori VM (2008) Case detection, diagnosis, and treatment of patients with primary aldosteronism: an endocrine society clinical practice guideline. J Clin Endocrinol Metab 93:3266–3281
10. Turcu AF, Yang J, Vaidya A (2022) Primary aldosteronism-a multidimensional syndrome. Nat Rev Endocrinol 18:665–682
11. Diederich S, Bidlingmaier M, Quinkler M, Reincke M (2007) Diagnosis of primary hyperaldosteronism. Med Klin (Munich) 102:16–21
12. Derlet V, Lepoutre T, Gruson D (2014) Aldosterone testing: evaluation of a novel automated immunoassay. Biomarkers 19:86–91
13. Funder JW et al (2016) The management of primary aldosteronism: case detection, diagnosis, and treatment: an Endocrine Society Clinical Practice Guideline. J Clin Endocrinol Metab 101:1889–1916
14. Phillips JL, Walther MM, Pezzullo JC, Rayford W, Choyke PL, Berman AA, Linehan WM, Doppman JL, Gill JR Jr (2000) Predictive value of preoperative tests in discriminating bilateral adrenal hyperplasia from an aldosterone-producing adrenal adenoma. J Clin Endocrinol Metab 85:4526–4533
15. Espiner EA, Ross DG, Yandle TG, Richards AM, Hunt PJ (2003) Predicting surgically remedial primary aldosteronism: role of adrenal scanning, posture testing, and adrenal vein sampling. J Clin Endocrinol Metab 88:3637–3644

16. Holland OB, Brown H, Kuhnert L, Fairchild C, Risk M, Gomez-Sanchez CE (1984) Further evaluation of saline infusion for the diagnosis of primary aldosteronism. Hypertension 6:717–723

17. Mulatero P, Milan A, Fallo F, Regolisti G, Pizzolo F, Fardella C, Mosso L, Marafetti L, Veglio F, Maccario M (2006) Comparison of confirmatory tests for the diagnosis of primary aldosteronism. J Clin Endocrinol Metab 91:2618–2623

18. Schirpenbach C, Seiler L, Maser-Gluth C, Rudiger F, Nickel C, Beuschlein F, Reincke M (2006) Confirmatory testing in normokalaemic primary aldosteronism: the value of the saline infusion test and urinary aldosterone metabolites. Eur J Endocrinol 154:865–873

19. Kem DC, Weinberger MH, Mayes DM, Nugent CA (1971) Saline suppression of plasma aldosterone in hypertension. Arch Intern Med 128:380–386

20. Young WF (2007) Primary aldosteronism: renaissance of a syndrome. Clin Endocrinol (Oxf) 66:607–618

21. Stowasser M, Gordon RD (2004) Primary aldosteronism: careful investigation is essential and rewarding. Mol Cell Endocrinol 217:33–39

22. Lim PO, Farquharson CA, Shiels P, Jung RT, Struthers AD, MacDonald TM (2001) Adverse cardiac effects of salt with fludrocortisone in hypertension. Hypertension 37:856–861

23. Giacchetti G, Mulatero P, Mantero F, Veglio F, Boscaro M, Fallo F (2008) Primary aldosteronism, a major form of low renin hypertension: from screening to diagnosis. Trends Endocrinol Metab 19:104–108

24. Lyons DF, Kem DC, Brown RD, Hanson CS, Carollo ML (1983) Single dose captopril as a diagnostic test for primary aldosteronism. J Clin Endocrinol Metab 57:892–896

25. Castro OL, Yu X, Kem DC (2002) Diagnostic value of the post-captopril test in primary aldosteronism. Hypertension 39:935–938

26. Rossi GP, Belfiore A, Bernini G, Desideri G, Fabris B, Ferri C, Giacchetti G, Letizia C, Maccario M, Mallamaci F, Mannelli M, Palumbo G, Rizzoni D, Rossi E, Agabiti-Rosei E, Pessina AC, Mantero F (2007) Comparison of the captopril and the saline infusion test for excluding aldosterone-producing adenoma. Hypertension 50:424–431

27. Agharazii M, Douville P, Grose JH, Lebel M (2001) Captopril suppression versus salt loading in confirming primary aldosteronism. Hypertension 37:1440–1443

28. Mulatero P, Bertello C, Garrone C, Rossato D, Mengozzi G, Verhovez A, Fallo F, Veglio F (2007) Captopril test can give misleading results in patients with suspect primary aldosteronism. Hypertension 50:e26–e27

29. Rossi GP, Seccia TM, Pessina AC (2008) Primary aldosteronism: part II: subtype differentiation and treatment. J Nephrol 21:455–462

30. Rossi GP, Ganzaroli C, Miotto D, De Toni R, Palumbo G, Feltrin GP, Mantero F, Pessina AC (2006) Dynamic testing with high-dose adrenocorticotrophic hormone does not improve lateralization of aldosterone oversecretion in primary aldosteronism patients. J Hypertens 24:371–379

31. Gordon RD (1995) Primary aldosteronism. J Endocrinol Invest 18:495–511

32. Zarnegar R, Young WF Jr, Lee J, Sweet MP, Kebebew E, Farley DR, Thompson GB, Grant CS, Clark OH, Duh QY (2008) The aldosteronoma resolution score: predicting complete resolution of hypertension after adrenalectomy for aldosteronoma. Ann Surg 247:511–518

Gonaden (männlich)

Andreas Schäffler, Cornelius Bollheimer, Roland Büttner und Christiane Girlich

Inhaltsverzeichnis

10.1 Testosteron, freies Testosteron, SHBG, freier Testosteronindex – 120

10.2 Gonadotropine: FSH basal und LH basal – 121

10.3 HCG-Test – 122

10.4 Spermiogramm – 123

Literatur – 124

© Der/die Autor(en), exklusiv lizenziert an Springer-Verlag GmbH, DE, ein Teil von Springer Nature 2024
A. Schäffler (Hrsg.), *Funktionsdiagnostik in Endokrinologie, Diabetologie und Stoffwechsel*,
https://doi.org/10.1007/978-3-662-68563-1_10

10.1 Testosteron, freies Testosteron, SHBG, freier Testosteronindex

■ **Indikationen**
— Abklärung eines Hypogonadismus
— Überwachung bzw. Dosierung einer Testosteronsubstitutionstherapie.

■ **Kontraindikationen und Nebenwirkungen**
Keine.

■ **Testprinzip**
Basale Testdiagnostik bei Verdacht auf Hypogonadismus jedweder Genese.

■ **Testdurchführung**
Standardisiert, wie folgt:
    Periphere Venenblutentnahme.

■ ■ **Vorbereitung und Rahmenbedingungen**
Keine.

■ ■ **Procedere**
Serumblutentnahme morgens 8:00–10:00 Uhr.

■ ■ **Interpretation**
◘ Tab. 10.1 gibt die entsprechenden Normbereiche für den Mann wieder.

Das freie Testosteron kann auch nach folgender Formel berechnet werden [1]:
— Freies Testosteron $[\%]$ = $6{-}2{,}38$ $\log_{10}$ (SHBG)

Der sog. freie Androgenindex (FAI) kann nach folgender Formel berechnet werden:
— FAI = Testosteron$_{gesamt}$ [ng/ml] × 347/ SHBG [nmol/l]
— oder
— FAI = Testosteron$_{gesamt}$ [nmol/l] × 100/ SHBG [nmol/l]

Der Normbereich des FAI für den Mann liegt bei 50–70 %. Bei Werten < 30 % kann in der Regel von einem deutlichen Testosteronmangel ausgegangen werden.

Seit längerem gibt es Bestrebungen, die Testosteron-Referenzwerte einer internationalen Harmonisierung zuzuführen. Die Gesamt-Testosteron-Werte sind abhängig von Alter und BMI. Eine neuere Arbeit [2] publiziert folgende harmonisierte Referenzwerte (◘ Tab. 10.2).

■ **Fallstricke**
— Faktoren wie Adipositas, Hyperinsulinämie, Akromegalie und nephrotisches Syndrom erniedrigen die SHBG-Spiegel, während Hyperthyreose, Lebererkrankungen, Östrogene und bestimmte Antiepileptika die SHBG-Spiegel erhöhen.

◘ **Tab. 10.1** Normbereiche für Testosteron, freies Testosteron und sexualhormonbindendes Globulin (SHBG) beim Mann

Parameter	Normbereich
Testosteron$_{gesamt}$[a]	2,41–8,3 µg/l
Testosteron$_{frei}$	7,2–23,0 pg/ml
SHBG	11–71 nmol/l
Freier Androgenindex (FAI)	50–70 %
Testosteron$_{gesamt}$ (präpubertär)[a]	0,3–1,2 µg/l

[a]µg/l × 3,467 = nmol/l; µg/l = ng/ml

◘ **Tab. 10.2** Harmonisierte Referenzwerte für Testosteron nach Percentilen für junge Männer

Percentile	Testosteron (ng/dl)$_{gesamt}$[a]
Junge, nicht-adipöse Männer (19–39 Jahre)	
2,5 %	264
5 %	303
50 %	531
95 %	852
97,5 %	916
Junge Männer (19–39 Jahre)	
2,5 %	228
5 %	273
50 %	507
95 %	834
97,5 %	895

[a]µg/l × 3,467 = nmol/l; 1 µg/l = 1 ng/ml = 100 ng/dl;

Gonaden (männlich)

- Mit zunehmendem Alter steigen die SHBG-Spiegel. In diesen Fällen ist die Bestimmung des freien Testosterons oder die Errechnung des freien Testosterons nach SHBG-Bestimmung von Bedeutung.
- Die Testosteronkonzentration unterliegt einem zirkadianen Rhythmus, wobei die morgendlichen Werte ausschlaggebend für die Interpretation sind (diese liegen etwa um 20 % höher als nachmittägliche oder abendliche Werte). Daher muss ein erniedrigter Testosteronspiegel auf die Uhrzeit der Blutentnahme abgeglichen sein. Blut zur Testosteronbestimmung sollte ausschließlich morgens zwischen 8:00 und 10:00 Uhr abgenommen werden.
- Jede schwere Erkrankung, viele Drogen und Medikamente (Opioide) senken die Testosteronspiegel.

- **Praxistipps**
- Die Bestimmung der oben genannten Parameter und v. a. deren Interpretation sollten immer in Kombination mit FSH und LH erfolgen.
- Für die Überwachung einer Substitutionstherapie mit Testosteron ist die Bestimmung des Talspiegels unmittelbar vor der nächsten geplanten Injektion angezeigt.
- Im Unterschied zur Frau ist beim Mann ohne Hypoproteinämie die Bestimmung von freiem Testosteron meist nicht notwendig, da Gesamttestosteron und freies Testosteron gut korrelieren. Etwa ab dem 25. Lebensjahr nehmen die Testosteronspiegel des Mannes kontinuierlich um ca. 1 %/Jahr ab, um im Alter von 70 Jahren Werte von 40–50 % von 25-Jährigen zu erreichen. Hierbei steigen LH und FSH typischerweise nicht an wie beim primären Hypogonadismus, es liegt ein sog. partielles Androgendefizit des alternden Mannes (PADAM) vor.
- Die Testosteronspiegel nehmen regelhaft mit zunehmendem Lebensalter ab. Daher sind Testosteronspiegel des alternden Mannes nur in Zusammenschau mit der Klinik zu interpretieren.
- Interessanterweise nehmen die BMI-korrigierten Testosteronspiegel beim alternden, normgewichtigen Mann nicht oder nur weniger ab.

- Beispiel für kommerzielle Nachweismethoden:
  - Für Gesamttestosteron: Chemolumineszenz-Immuno-Assay ADVIA Centaur TSTO von Siemens
  - Für freies Testosteron: Radio-Immuno-Assay COAT-A-Count Free Testosterone von Siemens
  - Für SHBG: Chemolumineszenz-Immuno-Assay Immulite 1000 für SHBG von Siemens.
- Die unteren Detektionslevel für Testosteron betragen 4,33 ng/dl (Abbot Diagnostics), 10 ng/dl (Beckman Coulter), 10 ng/dl (Siemens Healthcare Diagnostics), 2 ng/dl (Roche Diagnostics) und 4,9 ng/dl (Ortho-Clinical Diagnostics) [3]. Die Variabilität innerhalb der Methode liegt bei 11,4 % und zwischen den Methoden bei 15,6 %.

10.2 Gonadotropine: FSH basal und LH basal

- **Indikationen**
- Differenzialdiagnostische Abklärung von jeglicher Form von Hypogonadismus und Fertilitätsstörungen
- Abklärung von Entwicklungsstörungen
- Abklärung von hypophysären und hypothalamischen Erkrankungen.

- **Kontraindikationen und Nebenwirkungen**
Keine.

- **Testprinzip**
Basale Hormondiagnostik.

- **Testdurchführung**
Standardisiert, wie folgt:

- ■ **Vorbereitung und Rahmenbedingungen**
Basale Entnahme von Serum zwischen 8:00 und 10:00 Uhr.

- ■ **Procedere**
Serumblutentnahme.

- ■ **Interpretation**
- Normbereiche für die basale Serumkonzentration fertiler Männer:

- LH: 1,4–9,2 IU/l
- FSH: 1,1–13,3 IU/l.
- Bei primärem Hypogonadismus im Sinne eines primären Hodenschadens sowie bei Klinefelter-Syndrom liegen deutlich erhöhte Werte für beide Gonadotropine vor.
- Die Kombination aus erniedrigten Testosteronwerten und normalen/erniedrigten Gonadotropinen weist auf eine hypophysäre oder hypothalamische Erkrankung hin.
- Hohe Testosteronwerte zusammen mit hohen LH-Werten weisen auf einen Androgenrezeptordefekt hin.

■ **Fallstricke**

Unter Testosteronsubstitution finden sich erniedrigte/supprimierte Gonadotropine.

■ **Praxistipps**

- LH wird auch beim Mann pulsatil freigesetzt, daher können starke Schwankungen von LH bei repetitiven Blutentnahmen auftreten.
- Die Serumwerte für FSH weisen nur geringe Schwankungen auf. Da FSH empfindlich auf Störungen der Spermatogenese reagiert, fungiert es in beschränktem Umfang auch als Spermatogenesemarker in der Fertilitätsdiagnostik.
- Beispiel für eine kommerzielle Nachweismethode: Chemolumineszenz-Immuno-Assay ADVIA Centaur LH und FSH von Siemens.

10.3 HCG-Test

■ **Indikationen**

- Überprüfung der endokrinen Hodenfunktion
- Detektion von Leydig-Zellgewebe
- Abklärung einer Anorchie bzw. eines beidseitigen Kryptorchismus
- Abklärung bei Intersexualität
- Abklärung einer Hypospadie bei Verdacht auf 5-α-Reduktasemangel
- Verdacht auf 17-β-Hydroxysteroid-Dehydrogenasemangel.

■ **Kontraindikationen und Nebenwirkungen**

Kontraindikationen: Marcumarisierung (i.m.-Injektion).

■ **Testprinzip**

HCG besitzt vorwiegend LH-ähnliche Wirkung und stimuliert so die Testosteronproduktion der Leydig-Zellen.

■ **Testdurchführung**

Standardisiert, wie folgt:

■■ **Vorbereitung und Rahmenbedingungen**

Keine.

■■ **Procedere**

1. Basale Testosteronbestimmung zwischen 8:00 und 10:00 Uhr
2. i.m. Injektion von 5000 IE HCG (z. B. Choragon) bei Erwachsenen, bei Kindern 5000 IE/m^2 Körperoberfläche (KOF), höchstens aber 5000 IE
3. Erneute Testosteronbestimmung nach 72 h zwischen 8:00 und 10:00 Uhr.

■■ **Interpretation**

Bei erwachsenen Männern findet sich normalerweise ein 1,5- bis 2-facher Anstieg des basalen Testosteronwertes. Im Senium und bei primärer Hodeninsuffizienz fällt der Anstieg niedriger aus. Ein Anstieg auf > 30 nmol/l bei Männern zeigt eine normale endokrine Hodenfunktion an, bei präpubertären Jungen findet sich ein Anstieg auf > 4 nmol/l bei normaler Funktion bzw. vorhandenen Hoden [4–6].

■ **Fallstricke**

- Es existiert eine Kreuzreaktivität zwischen HCG und LH in manchen Assays.
- Es ist auf eine streng intramuskuläre Injektion zu achten, da sonst der Test falsch negativ ausfallen kann.
- Zu hohe Dosen können ebenfalls falsch negative Ergebnisse bewirken.

■ **Praxistipps**

- Es existieren in der Literatur unterschiedliche Testprotokolle mit v. a. unterschiedlicher Dauer des Tests. Die 3-tägige Dauer wird von den Autoren empfohlen.

Gonaden (männlich)

- Die Bestimmung des Testosteron/Dihydrotestosteron-Quotienten kann diagnostisch für den 5-α-Reduktasemangel erfolgen [7]. Es finden sich dann oft Quotienten von > 30 nach Stimulation. Hier sei jedoch hinsichtlich der Normwerte auf pädiatrisch-endokrine Lehrbücher verwiesen.
- Die Bestimmung des Androstendion/Testosteron-Quotienten kann diagnostisch für den 17-β-Hydroxysteroid-Dehydrogenasemangel [8] erfolgen (Quotient erhöht). Hier sei jedoch hinsichtlich der Normwerte auf pädiatrisch-endokrine Lehrbücher verwiesen.
- Der Test eignet sich sehr gut für die Abklärung eines Kryptorchismus und einer Anorchie. Bei der Anorchie hat der Test einen negativ prädiktiven Wert von 100 % und einen positiv prädiktiven Wert von 89 % [6].
- Beispiel für eine kommerzielle Nachweismethode: Chemolumineszenz-Immuno-Assay ADVIA Centaur TSTO von Siemens.

10.4 Spermiogramm

- **Indikationen**

Fertilitätsdiagnostik beim Mann/unerfüllter Kinderwunsch eines Paares.

- **Kontraindikationen und Nebenwirkungen**

Keine.

- **Testprinzip**

Morphologische, numerische, qualitative und biochemische Analyse der zellulären und liquiden Ejakulatparameter.

- **Testdurchführung**

Standardisiert, wie folgt:

- ▪▪ **Vorbereitung und Rahmenbedingungen**

Das Ejakulat darf erst nach einer Karenzzeit von 7 Tagen untersucht werden. Die Gewinnung sollte vor Ort im Labor erfolgen.

- ▪▪ **Procedere**

Die Gewinnung des Ejakulats erfolgt durch Masturbation in einen sterilen Messzylinder, die Einhaltung einer Temperatur von 37 °C muss gewährleistet sein.

- ▪▪ **Interpretation**

Die genaue Interpretation muss den speziellen Lehrbüchern der Andrologie und der Urologie entnommen werden. In ◘ Tab. 10.3 sind zur orientierenden Übersicht die Referenzbereiche [9] eines Standardspermiogramms dargestellt.

- **Fallstricke**
- Fehlerhafte Befunde bei Nichteinhalten der Karenzzeit oder der physikalisch-chemischen Untersuchungsbedingungen
- Fehlerhafte Präanalytik.

- **Praxistipps**
- Aus Gründen der Qualitätskontrolle und der Standardisierung muss die Untersuchung nach WHO-Richtlinien [9] in einem speziell zertifizierten Labor (Teilnahme an Qualitätskontrollprogrammen) erfolgen. Die Auswertung erfordert Spezialkenntnisse, die im Rahmen einer andrologischen, endokrinologischen, urologischen oder auch dermatologischen Qualifizierung erworben werden müssen.
- Da die Ejakulatparameter erheblichen Schwankungen unterliegen, sollten für die Etablierung einer sicheren Diagnose ggf. bis zu 3 Untersuchungen erfolgen.

◘ Tab. 10.3 Normbereiche und Charakteristika eines Spermiogramms

Parameter	Normbereich
Physikalische Parameter	
Volumen	>2 ml
Farbe	grau-opal
Liquifizierungszeit	20–45 min
Quantitative Analyse	
Spermienkonzentration	>20 Mio. Spermatozoen/ml
Gesamtzahl	>40 Mio. Spermatozoen/Ejakulat
Qualitative Analyse	
Motilität	>50 % mit Vorwärtsbewegung (Kategorie a + b) oder >25 % mit schneller progressiver Motilität (Kategorie a)[a]
Morphologie	>20 % normal geformte Spermatozoen
Vitalität	>75 % vitale Spermatozoen (keine Eosinaufnahme)
MAR-Test[b]	<10 % der Spermatozoen mit anhaftenden Erythrozyten
Leukozytenzahl	<1 Mio./ml
Biochemische Analyse	
pH-Wert	7,2–8,0
α-Glukosidase	>11 mU/Ejakulat
Fruktose	>13 μmol/Ejakulat
Zitrat	>52 μmol/Ejakulat
Saure Phosphatase	>200 μmol/Ejakulat
Zink	>2,4 μmol/Ejakulat

[a]Kategorie *a* sehr rasche Vorwärtsprogression; *b* mittelmäßige Vorwärtsprogression; *c* nichtprogressive Motilität, *d* keine Beweglichkeit
[b]MAR = „mixed antiglobulin reaction"

- Zahlreiche Medikamente, exogene und endogene Faktoren, Drogen und Genussmittel (Alkohol, Nikotin, Koffein) beeinflussen die Ejakulatparameter.

Literatur

1. Nanjee MN, Wheeler MJ (1985) Plasma free testosterone: is an index sufficient? Ann Clin Biochem 22(Pt 4):387–390
2. Travison TG, Vesper HW, Orwoll E, Wu F, Kaufman JM, Wang Y, Lapauw B, Fiers T, Matsumoto AM, Bhasin S (2017) Harmonized reference ranges for circulating testosterone levels in men of four cohort studies in the United States and Europe. Clin Endocrinol Metab 102(4):1161–1173. https://doi.org/10.1210/JC.2016-2935
3. Fleseriu M, Hashim IA, Karavitaki N, Melmed S, Murad MH, Salvatori R, Samuels MH (2016) Hormonal replacement in hypopituitarism in adults: an endocrine society clinical practice guideline. JCEM 101:3888–3921
4. Tapanainen J, Martikainen H, Dunkel L, Perheentupa J, Vihko R (1983) Steroidogenic response to a single injection of hCG in pre- and early pubertal cryptorchid boys. Clin Endocrinol (Oxf) 18:355–362
5. Knorr D, Beckmann D, Bidlingmaier F, Helmig FJ, Sippell WG (1979) Plasma testosterone in male puberty. II. hCG stimulation test in boys with hypospadia. Acta Endocrinol 90:365–371

Gonaden (männlich)

6. Davenport M, Brain C, Vandenberg C, Zappala S, Duffy P, Ransley PG, Grant D (1995) The use of the hCG stimulation test in the endocrine evaluation of cryptorchidism. Br J Urol 76:790–794

7. Saenger P, Goldman AS, Levine LS, Korth-Schutz S, Muecke EC, Katsumata M, Doberne Y, New MI (1978) Prepubertal diagnosis of steroid 5 alpha-reductase deficiency. J Clin Endocrinol Metab 46:627–634

8. Faienza MF, Giordani L, Delvecchio M, Cavallo L (2008) Clinical, endocrine, and molecular findings in 17beta-hydroxysteroid dehydrogenase type 3 deficiency. J Endocrinol Invest 31:85–91

9. Nieschlag S, Meschede D, Nieschlag E, Bals-Pratsch M, Behre HM, Knuth UH (1999) WHO Laborhandbuch zur Untersuchung des menschlichen Ejakulates und der Spermien-Zervikalschleim-Interaktion. Springer, Heidelberg

Gonaden (weiblich)

Andreas Schäffler und Christiane Girlich

Inhaltsverzeichnis

11.1 Estradiol, Progesteron – 128

11.2 AMH (Anti-Müller-Hormon) – 129

11.3 Gonadotropine: FSH basal und LH basal – 130

11.4 Gestagentest – 131

11.5 Östrogen-Gestagen-Test – 132

11.6 Clomiphentest – 133

11.7 HMG-Test – 134

11.8 Metoclopramidtest – 134

11.9 17-α-OH-Progesteron (ACTH-Test; Late-onset-AGS) – 135

11.10 17-OH-Pregnenolon/17-OH-Progesteron-Quotient (ACTH-Test) – 137

11.11 Androgenprofil (Testosteron, Androstendion, DHEA-S) – 138

Literatur – 139

© Der/die Autor(en), exklusiv lizenziert an Springer-Verlag GmbH, DE, ein Teil von Springer Nature 2024
A. Schäffler (Hrsg.), *Funktionsdiagnostik in Endokrinologie, Diabetologie und Stoffwechsel*,
https://doi.org/10.1007/978-3-662-68563-1_11

11.1 Estradiol, Progesteron

- **Indikationen**

Estradiol
- Zyklusdiagnostik
- Beurteilung der Ovarfunktion und der Intaktheit der gonadotropen Achse
- Abklärung von Sterilität
- Hypogonadismus
- Tumordiagnostik
- Diagnostik bei Pubertas tarda bzw. Pubertas praecox.

- **Progesteron**
- Beurteilung der Funktion des Corpus luteum
- Nachweis einer Ovulation.

- **Kontraindikationen und Nebenwirkungen**
Keine.

- **Testprinzip**
Es handelt sich um basale Hormonbestimmungen, die zusammen mit den Gonadotropinen FSH und LH sowie der detaillierten gynäkologischen Anamnese Rückschlüsse auf die Ovarialfunktion und den Regelkreis zulassen (s. auch ► Kap. 34).

- **Testdurchführung**
Standardisiert, wie folgt:

- **Vorbereitung und Rahmenbedingungen**
Die genaue Zyklusangabe ist essenziell.

In der Follikelphase und in der Postmenopause sind Progesteronbestimmungen unnötig. Progesteron sollte in der Lutealphase, aber nicht nach dem 7. postovulatorischen Tag bestimmt werden.
Hormonpräparate müssen mindestens 4–6 Wochen abgesetzt sein.

- **Procedere**
Abnahme einer Serummonovette.

- **Interpretation**
◘ Tab. 11.1 und 11.2.

◘ **Tab. 11.1** Normbereiche für Estradiol nach Zyklusphase und Lebensphase

Zyklusphase bzw. Lebensphase	Estradiol [nmol/l][a]
Follikelphase	0,04–0,61
Peak Zyklusmitte	0,54–1,93
Lutealphase	0,12–0,72
Postmenopausal	< 0,14
Gravidität	1,11–65,7
Präpubertär	< 0,05

[a]pmol/l = nmol/l × 1000; pmol/l = ng/l×3,671

◘ **Tab. 11.2** Normbereiche für Progesteron nach Zyklusphase und Lebensphase

Zyklusphase bzw. Lebensphase	Progesteron [nmol/l][a]
Follikelphase	0,64–2,58
Lutealphase	14,4–80,1
Postmenopausal	< 2,32
Gravidität	35,6–779

[a]nmol/l = µg/l × 3,18; pmol/l = nmol/l × 1000

- **Fallstricke**
- Nichtbeachten des optimalen Zykluszeitpunkts
- Falschinterpretation bei mangelnder gynäkologisch-endokrinologischer Anamnese
- Mangelhafte Zyklusanamnese
- Einnahme einer hormonellen Kontrazeption oder anderer Hormonpräparate (Implantate!).

- **Praxistipps**
- Estradiol (17-β-Estradiol) wird unter Regulation durch FSH von den Follikeln gebildet und stellt das diagnostisch wichtigste und wirksamste Östrogen dar. Dane-

Gonaden (weiblich)

ben sind auch Estriol und Estron als weitere Östrogene messbar (keine Vorteile). Etwa 30 % des zirkulierenden Estrons stammt nicht aus den Ovarien, sondern aus der peripheren Konversion (Fettgewebe) von Dehydroepiandrosteron (DHEA) und Androstendion. Andererseits kann Estron auch in Estradiol umgewandelt werden (Adipositas).
- Estradiol liegt im Blut gebunden an SHBG (sexualhormonbindendes Globulin) vor. SHBG wird in der Leber gebildet. Seine Synthese ist östrogenabhängig und dementsprechend in der Schwangerschaft und bei Einnahme von Kontrazeptiva erhöht. Bei Hyperandrogenämie ist SHBG vermindert.
- Der Estradiolverlauf im Zyklus ist 2-gipfelig (1. Peak präovulatorisch; ein weiterer Anstieg nach der Ovulation).
- Erniedrigte Estradiolwerte finden sich bei jeder Form der Ovarialinsuffizienz bzw. eines Hypogonadismus, bei anovulatorischen Zyklen, Corpus-luteum-Insuffizienz. Erhöhte Werte können bei bestimmten Tumoren wie z. B. Granulosazelltumoren vorkommen.
- Die verwendeten Immunoassays müssen aufgrund der breiten Normbereiche und der weiten Indikationsstellungen (z. B. Fertilitätsbehandlung) einen weiten Bereich abdecken können.
- Progesteron ist das wichtigste Gestagen und wird vom Corpus luteum gebildet. Es steigt postovulatorisch deutlich an und bewirkt die sekretorische Transformation des Endometriums, sein Abfall löst die Menstruation aus.
- Progesteron hat einen sog. thermogenetischen Effekt, d. h. es ist verantwortlich für den Anstieg der Basaltemperatur.
- Bis etwa zur 8. Schwangerschaftswoche produziert das Corpus luteum die notwendigen Progesteronmengen, danach die Plazenta.
- Hohe Progesteronwerte in der 2. Zyklushälfte zeigen an, dass eine Ovulation stattgefunden hat.
- Beispiele für kommerzielle Nachweismethoden:

- Chemolumineszenz-Immunoassay ADVIA Centaur E_2-6 von Siemens
- Chemolumineszenz-Immunoassay ADVIA Centaur für Progesteron von Siemens.
- Die unteren Detektionslevel für Estradiol betragen 25 pg/ml (Abbot Diagnostics), 20 pg/ml (Beckman Coulter), 7 pg/ml (Siemens Healthcare Diagnostics), 5 pg/ml (Roche Diagnostics) und 6,36 pg/ml (Ortho-Clinical Diagnostics) [1]. Die Variabilität innerhalb der Methode liegt bei 16,9 % und zwischen den Methoden bei 64,9 %.

11.2 AMH (Anti-Müller-Hormon)

- **Indikationen**
- Grobe Abschätzung der ovariellen Funktionsreserve
- Beurteilung der Ansprechrate auf eine ovarielle Stimulation im Rahmen einer fertilitätsmedizinischen Behandlung.

- **Kontraindikationen und Nebenwirkungen**
Keine.

- **Testprinzip**
AMH wird bei der Frau ab der Pubertät von den Granulosazellen ausschließlich der reifenden Follikel (Primär- und Sekundärfollikel), nicht aber von den Primordialfollikeln oder den antralen Follikeln synthetisiert. Da eine positive Korrelation zwischen den Serum-AMH-Spiegeln und der Anzahl noch vorhandener reifungsfähiger Follikel besteht, eignet sich AMH zu Abschätzung der ovariellen Funktionsreserve [2].

- **Testdurchführung**
Standardisiert, wie folgt:

- ■ **Vorbereitung und Rahmenbedingungen**
Eine spezielle Vorbereitung ist nicht erforderlich. AMH kann zu jedem beliebigen Zykluszeitpunkt bestimmt werden (Vorteil gegenüber FSH und Inhibin).

- ■ **Procedere**
Abnahme einer Serummonovette.

Interpretation
Der Normbereich für erwachsene, fertile Frauen liegt bei 1–10 µg/l (postmenopausal < 1 µg/l). Je höher die Werte, umso besser die ovarielle Funktionsreserve [3]. Je niedriger die Werte, umso schlechter das Ansprechen auf eine ovarielle Stimulation und umso höhere Dosen von rFSH sind erforderlich.

Fallstricke
Gefahr der Überinterpretation. Weder Normbereiche noch verwendete Assays sind ausreichend evaluiert für eine strikte Therapieplanung oder strikte Therapieentscheidungen. Der Test liefert lediglich Anhaltspunkte.

Praxistipps
- Der AMH-Abfall geht bei der alternden Frau dem FSH-Anstieg voraus.
- Erhöhte Werte wurden auch beim PCO-Syndrom gefunden.
- AMH bewirkt während der männlichen Embryonalentwicklung eine Rückbildung der Müller-Gänge und unterbindet so die Entwicklung von Uterus und Tuben (Bildungsort: Sertoli-Zellen).
- Auch Männer haben detektierbare Serumspiegel (1,5–4,3 µg/l).
- Für die Pädiatrie existieren zeitlich bezogene und geschlechtsspezifische Normbereiche.
- Beispiel für eine kommerzielle Nachweismethode: ELISA unterschiedlicher Anbieter.

11.3 Gonadotropine: FSH basal und LH basal

Indikationen
- Diagnostik von Zyklusanomalien
- Sterilitätsdiagnostik
- Im Rahmen von Funktionstests (LHRH-Test)
- Beurteilung der gonadotropen Achse
- Diagnostik bei Pubertas tarda bzw. Pubertas praecox.

Kontraindikationen und Nebenwirkungen
Keine.

Testprinzip
Zusammen mit Estradiol sind FSH und LH Bestandteil eines Regelkreises unter dem Einfluss von pulsatil sezerniertem GnRH. Die Werte geben nur eine Momentaufnahme des Zykluszeitpunktes wieder (s. auch ▶ Kap. 34).

Testdurchführung
Standardisiert, wie folgt:

Vorbereitung und Rahmenbedingungen
Die Blutentnahme muss zwischen dem 3. und 5. Zyklustag erfolgen. Hormonpräparate müssen mindestens 4–6 Wochen abgesetzt sein.

Procedere
Abnahme einer Serummonovette.

Interpretation
◘ Tab. 11.3 und 11.4 geben die Normbereiche für FSH und LH wieder. Beide Hormone sind zyklusabhängig.

Fallstricke
- Nichtbeachten des optimalen Zykluszeitpunkts

◘ **Tab. 11.3** Normbereiche für FSH nach Zyklusphase und Lebensphase

Zyklusphase bzw. Lebensphase	FSH [IU/l][a]
Follikelphase	2,5–10,2
Peak Zyklusmitte	3,4–33,4
Lutealphase	1,5–91
Postmenopausal	23,0–116
Gravidität	< 1,5

[a]Die Angabe IU/l bezieht sich immer auf einen bestimmten verwendeten Standard (laborabhängig)

Gonaden (weiblich)

◘ Tab. 11.4 Normbereiche für LH nach Zyklusphase und Lebensphase

Zyklusphase bzw. Lebensphase	LH [IU/l][a]
Follikelphase	1,9–12,5
Peak Zyklusmitte	8,7–76,3
Lutealphase	0,5–16,9
Postmenopausal	5,0–52,3
Gravidität	< 1,5

[a]Die Angabe IU/l bezieht sich immer auf einen bestimmten verwendeten Standard (laborabhängig)

— Falschinterpretation bei mangelnder gynäkologisch-endokrinologischer Anamnese, mangelhafte Zyklusanamnese
— Einnahme einer hormonellen Kontrazeption oder anderer Hormonpräparate (Implantate!)
— Erfolgt die Blutentnahme zufällig genau zur Ovulation, kann durch die hohen Werte der Gonadotropine eine primäre Ovarialinsuffizienz vorgetäuscht werden.

- **Praxistipps**
— FSH und LH werden pulsatil unter der Regulation von GnRH freigesetzt.
— Die Ovulation erfolgt ca. 30 h nach dem LH-Peak.
— Die Normbereiche sind stark vom verwendeten internationalen Standard abhängig (Rücksprache mit dem Labor!).
— Permanent erhöhte Gonadotropinwerte finden sich postmenopausal, beim Turner-Syndrom, Swyer-Syndrom, Gonadendysgenesie sowie bei anderen Formen der primären Ovarialinsuffizienz (Zustand nach Castratio, Radiatio).
— Beim PCO-Syndrom finden sich oftmals erhöhte LH-Werte mit einem erhöhten LH/FSH-Quotienten von > 2. Dies ist typisch, allerdings kein diagnostisches Kriterium.
— Beispiel für eine kommerzielle Nachweismethode: Chemolumineszenz-Immunoassay ADVIA Centaur für LH und FSH von Siemens.

11.4 Gestagentest

- **Indikationen**
— Induktion einer Menstruationsblutung bei Oligo-/Amenorrhö, um den Zeitpunkt für eine endokrine Testdiagnostik (3.–5. Zyklustag) festzulegen
— Nachweis eines östrogenstimulierten Endometriums
— Verdacht auf Lutealphasendefekt.

- **Kontraindikationen und Nebenwirkungen**
Kontraindikationen:
— Gravidität
— Lebererkrankungen
— Zustand nach Hysterektomie.

Nebenwirkungen
— Müdigkeit
— Stimmungsschwankungen
— Ödemeinlagerung.

- **Testprinzip**
Unter physiologischen Bedingungen bewirkten Östrogene (Estradiol) eine Proliferation der Uterusmukosa, während Gestagene (Progesteron) die sekretorische Transformation auslösen. Werden Gestagene in einer ausreichenden Menge, der sog. Transformationsdosis, substituiert, so kommt es etwa 3–5 Tage nach Entzug des Gestagens zu einer uterinen Blutung, falls zuvor die Uterusmukosa regelrecht unter dem Einfluss von Östrogenen (intakte Ovarfunktion) proliferieren konnte.

- **Testdurchführung**
Standardisiert, wie folgt:

- - **Vorbereitung und Rahmenbedingungen**
Eine Schwangerschaft muss ausgeschlossen werden. Am besten abendliche Gabe (Müdigkeit).

- - **Procedere**
Es wird täglich ein Gestagen oral über 12 Tage verabreicht. Infrage kommen viele Präparate:
— Medroxyprogesteronacetat, z. B. Clinofem 10 mg täglich

- Chlormadinonacetat, z. B. Gestafortin oder Chlormadinon Jenapharm 2 mg täglich
- Norethisteronacetat, z. B. Primolut-Nor 5 mg täglich.

▪▪ Interpretation

Tritt 3–5 Tage nach Entzug des Gestagens eine Blutung auf, ist der Test positiv und es kann von einer intakten Ovarfunktion und erfolgter Proliferation der Uterusmukosa ausgegangen werden [4, 5]. Tritt keine Blutung auf, ist der Test negativ und es liegt eine gestörte Ovarfunktion oder eine uterin bedingte Amenorrhö vor.

▪ Fallstricke

- Zu kurze Einnahmedauer
- Zu geringe Dosierung unterhalb der Transformationsdosis. Für jedes verwendete Gestagen muss die entsprechende Transformationsdosis nachgeschlagen werden.

▪ Praxistipps

- Da generell für die endokrinologische Hormonanalytik die frühe Follikelphase (Tag 3–5 des Zyklus, gerechnet mit Tag 1 als 1. Tag der letzten Blutung) empfohlen wird, kann dieser Test auch bei Oligo-/Amenorrhö eingesetzt werden, da hier sonst keine Zyklusangabe erfolgen kann.
- Bei negativem Testausfall ist im Anschluss ein Östrogen-Gestagen-Test (▶ Abschn. 11.5) sinnvoll.
- Der positive Testausfall lässt keine quantitative Beurteilung der Ovarfunktion zu. Er ist deshalb nicht geeignet zur generellen Beurteilung der Notwendigkeit einer Östrogensubstitution.
- Durch sensitive Ultraschallmethoden und Hormonanalytik ist die praktische Bedeutung dieses Tests etwas reduziert worden.

11.5 Östrogen-Gestagen-Test

▪ Indikationen

- Negativer Gestagentest
- Differenzialdiagnostik der Amenorrhö
- Ausschluss einer uterinen Amenorrhö.

▪ Kontraindikationen und Nebenwirkungen

Kontraindikationen:

- Gravidität
- Mammakarzinom
- Zustand nach Phlebothrombosen, Zustand nach Lungenembolie
- Lebererkrankungen
- Zustand nach Hysterektomie.

Nebenwirkungen:

- Müdigkeit
- Stimmungsschwankungen
- Ödemeinlagerung
- Brustschmerzen.

▪ Testprinzip

Unter physiologischen Bedingungen bewirken Östrogene (Estradiol) eine Proliferation der Uterusmukosa, während Gestagene (Progesteron) die sekretorische Transformation auslösen. Werden Östrogene und Gestagene in einer ausreichenden Menge substituiert, kommt es etwa 3–5 Tage nach Entzug der Hormone zu einer uterinen Blutung [4, 5].

▪ Testdurchführung

Standardisiert, wie folgt:

▪▪ Vorbereitung und Rahmenbedingungen

Eine Schwangerschaft muss ausgeschlossen werden.

▪▪ Procedere

Die sequenzielle Hormonrhythmik des normalen Zyklus wird nachgeahmt. Es wird zunächst für 12 Tage oral ein reines Östrogenpräparat – Estradiolvalerat, z. B. Merimono 1 mg – verabreicht. Im Anschluss daran wird zusätzlich ein Gestagen oral über 12 Tage verabreicht. Infrage kommen viele Präparate:

- Medroxyprogesteronacetat, z. B. Clinofem 10 mg täglich
- Chlormadinonacetat, z. B. Gestafortin oder Chlormadinon Jenapharm 2 mg täglich
- Norethisteronacetat, z. B. Primolut-Nor 5 mg täglich.

Selbstverständlich kann der Einfachheit halber auch ein 2-Phasen-Präparat (Sequenzpräparat), bestehend z. B. aus

Gonaden (weiblich)

- Estradiolvalerat 2 mg/Medroxyprogesteronacetat 5 mg (z. B. Sisare) oder
- Estradiolvalerat 2 mg/Norgestrel 0,5 mg (z. B. Cyclo-Progynova)

gegeben werden.

▪▪ Interpretation
Tritt 3–5 Tage nach Absetzen der Hormone eine Blutung auf, ist der Test positiv und es kann von einer erfolgten Proliferation und sekretorischen Transformation der Uterusmukosa (funktionelles Endometrium) ausgegangen werden [4, 5]. Tritt keine Blutung auf, ist der Test negativ und es kann z. B. eine uterine Amenorrhö (z. B. Fehlbildungen, Uterushypoplasie, Gonadendysgenesie) vorliegen.

▪ Fallstricke
- Zu kurze Einnahmedauer
- Zu geringe Dosierung.

▪ Praxistipps
- Der Test erlaubt keine definitive Aussage über die Proliferationsfähigkeit des Endometriums.
- Bei negativem Ausfall ist in jedem Fall eine gynäkologische Untersuchung mit Hysteroskopie zum Ausschluss von Synechien, Missbildungen und Hypoplasie erforderlich.

11.6 Clomiphentest

▪ Indikationen
Testung der hypothalamo-hypophysärgonadotropen Achse im Rahmen der Abklärung von anovulatorischen Zyklen.

▪ Kontraindikationen und Nebenwirkungen
Kontraindikationen:
- Gravidität
- Lebererkrankungen
- Zustand nach Hysterektomie
- Zustand nach Phlebothrombosen
- Zustand nach Lungenembolie.

▪ Testprinzip
Clomiphen ist ein Antiöstrogen. Durch Hemmung der negativen Rückkopplung von Östrogenen auf den Hypothalamus kommt es zu einer vermehrten Sekretion von GnRH, LH und FSH. Dadurch kann ein ovulatorischer Zyklus mit konsekutiver Menstruation oder einer folgenden Gravidität induziert werden.

▪ Testdurchführung
Standardisiert, wie folgt:

▪▪ Vorbereitung und Rahmenbedingungen
Eine Schwangerschaft muss ausgeschlossen werden. Vor dem Test wird durch den Gestagentest eine Entzugsblutung induziert.

▪▪ Procedere
Gabe von 1× täglich 50 mg Clomiphen an den Zyklustagen 5, 6, 7, 8 und 9.
- Messen der Basaltemperatur
- Blutentnahmen fakultativ für FSH, LH, Estradiol, Progesteron an den Tagen 4, 7, 10, 14 (Serum)
- Progesteronbestimmung (Serum) zusätzlich in der 2. Zyklushälfte, z. B. Tag 18–21.

▪▪ Interpretation
Der Test ist positiv, wenn die Basaltemperatur am vermuteten Zeitpunkt der Ovulation um 0,5 °C ansteigt.

Normalerweise steigen während des Zyklus Estradiol und Progesteron an. Ein deutlich erhöhter Progesteronwert während der 2. Zyklushälfte spricht für eine stattgehabte Ovulation. LH und FSH steigen ebenfalls bis zum 10. Tag um 20–30 % an und erreichen periovulatorisch einen Peak.

Ein negativer Test spricht gegen die Intaktheit des hypothalamo-hypophysären Systems.

▪ Fallstricke
- Fehlerhaftes Messen der Basaltemperatur
- Zu geringe Dosis von Clomiphen (Test ggf. mit 100 mg Clomiphen wiederholen)
- Im Einzelfall kann trotz Ovulation ein monophasischer Verlauf der Basaltemperaturkurve vorliegen.

11.7 HMG-Test

■ Indikationen
- Verdacht auf Hermaphroditismus verus
- Verdacht auf Gonadendysgenesie (z. B. Swyer-Syndrom, SRY-Translokation).
- Verdacht auf Pseudohermaphroditismus femininus
- Klärung der Frage, ob Ovargewebe vorhanden ist.

■ Kontraindikationen und Nebenwirkungen
Kontraindikationen:
- Gravidität
- Marcumarisierung.

Nebenwirkung: Übelkeit.

■ Testprinzip
Humanes Menopausengonadotropin (HMG) stimuliert die Östrogenfreisetzung aus dem Ovar.

■ Testdurchführung
Standardisiert, wie folgt:

■■ Vorbereitung und Rahmenbedingungen
Keine.

■■ Procedere
1. Blutentnahme für Estradiol-Bestimmung (Serum)
2. Intramuskuläre Injektion von HMG (150 IE; Kinder 75 IE oder auch 2 IE/kg) an 3 aufeinanderfolgenden Tagen
3. Blutentnahme für stimuliertes Estradiol (Serum).

■■ Interpretation
Steigt Estradiol an, so ist Ovargewebe vorhanden.

■ Praxistipps
Die Clomiphenbehandlung wird anhand eines genau vorgeschriebenen Protokolls auch im Rahmen der Fertilitätsmedizin [6] zur kontrollierten Auslösung ovulatorischer Zyklen durchgeführt.

■ Fallstricke
Schwierigkeiten bei der Interpretation wegen mangelnder Evaluierung von Normalwerten nach Stimulation in Abhängigkeit von der zugrunde liegenden Erkrankung [7]. Vorgeschlagener Cut-off-Wert von 80 pg/ml Estradiol als Prädiktor für Hermaphroditismus verus.

■ Praxistipps
- Der Test wird meist ausschließlich in der Pädiatrie bzw. Neonatologie durchgeführt.
- Beispiel für eine kommerzielle Nachweismethode: Chemolumineszenz-Immuno-Assay ADVIA Centaur E_2–6 von Siemens.

11.8 Metoclopramidtest

■ Indikationen
- Verdacht auf latente Hyperprolaktinämie [8]
- Verdacht auf hyperprolaktinämische Amenorrhö.

Der Test ist heute kaum noch von Bedeutung.

■ Kontraindikationen und Nebenwirkungen
Kontraindikationen:
- Gravidität
- Stillzeit
- Hyperprolaktinämie
- Prolaktinom
- Zustand nach Hysterektomie.

Nebenwirkungen von Metoclopramid wie eingeschränkte Reaktionsfähigkeit.

■ Testprinzip
Die Regulation der Freisetzung von Prolaktin erfolgt vorwiegend über inhibitorische Einflüsse im Sinne einer tonischen Inhibition durch Dopamin aus dem Hypothalamus. Das Antidopaminergikum Metoclopramid bewirkt eine disinhibitorsiche Hyperprolaktinämie.

■ Testdurchführung
Standardisiert, wie folgt:

Gonaden (weiblich)

▪▪ Vorbereitung und Rahmenbedingungen
Eine Schwangerschaft muss ausgeschlossen werden. Der Test sollte in der Mitte der Luteal-phase stattfinden. Stressfreie Rahmen-bedingungen. Keine Mammapalpation vorher.

▪▪ Procedere
1. Bestimmung des basalen Prolaktinspiegels (Serum)
2. Intravenöse Bolusinjektion von 10 mg Metoclopramid (z. B. Paspertin)
3. Abnahme von Prolaktin nach 25 min.

▪▪ Interpretation
Normal ist bei Gesunden ein Anstieg auf maximal 200 ng/ml. Ausgeprägtere Anstiege bezeichnet man als latente Hyperprolaktinämie.

▪ Fallstricke
Die Prolaktinspiegel sind östrogen- und damit zyklusabhängig.

▪ Praxistipps
— Niereninsuffizienz, Hypothyreose, Stress, Mammapalpation, Thoraxtrauma und viele zentral angreifende Medikamente (Antidepressiva, Neuroleptika, Anti-emetika, Antidopaminergika) können eine Hyperprolaktinämie auslösen.
— Als Begleithyperprolaktinämie oder Entzügelungshyperprolaktinämie bezeichnet man eine milde Hyperprolaktinämie (Spiegel deutlich niedriger als bei Prolaktinomen), die durch die Beeinträchtigung der dopaminergen, hypothalamischen Inhibition ver-ursacht ist (z. B. Kompression des Hypophysenstiels durch supraselläre Tumoren, anderweitige intrazerebrale Erkrankungen).
— Beispiel für eine kommerzielle Nachweis-methode: Chemolumineszenz-Immuno-Assay ADVIA Centaur für Prolaktin von Siemens.

11.9 17-α-OH-Progesteron (ACTH-Test; Late-onset-AGS)

▪ Indikationen
— Verdacht auf Late-onset-AGS (hetero-zygotes adrenogenitales Syndrom) im Er-wachsenenalter (21-Hydroxylasemangel)
— Differenzialdiagnostische Abklärung bei Frauen mit Oligo-/Amenorrhö, Hirsutis-mus, Virilisierung.

▪ Kontraindikationen und Nebenwirkungen
Kontraindikationen: keine.

Nebenwirkungen:
— Gelegentlich Unwohlsein
— Übelkeit nach der ACTH-Injektion.

▪ Testprinzip
Das adrenale Enzym 21-Hydroxylase (CYP21) setzt Progesteron zu Desoxycorti-costeron sowie 17-α-Hydroxyprogesteron zu 11-Desoxycortisol um. Durch diesen Enzym-block im Fall eines Enzymdefekts kommt es zur Anhäufung von Präkursoren wie Proges-teron, 17-α-Hydroxyprogesteron, Pregneno-lon und 17-OH-Pregnenolon, die dann in die Testosteronbiosynthese geleitet werden.

Durch Bestimmung der basalen und ACTH-stimulierten Werte für 17-α-Hydroxyprogesteron kann die Ver-dachtsdiagnose auf homozygoten oder heterozygoten 21-Hydroxylasemangel ge-stellt werden, der dann molekularbiologisch gesichert werden kann. Die ACTH-Stimula-tion erhöht den Substratdruck auf das Enzym, sodass hierunter mehr Präkursoren anfallen.

▪ Testdurchführung
Standardisiert, wie folgt:

■■ Vorbereitung und Rahmenbedingungen

Diagnostik zwischen dem 3. und 5. Zyklustag nüchtern. Absetzen von Hormonpräparaten für mindestens 4 Wochen.

■■ Procedere

1. Blutentnahme (Serum) für basales 17-α-Hydroxyprogesteron zum Zeitpunkt 0
2. Intravenöse Bolusinjektion von 250 µg ACTH (z. B. Synacthen)
3. Blutentnahme für stimuliertes 17-α-Hydroxyprogesteron zum Zeitpunkt 60 min.

■■ Interpretation

Die Normbereiche für die basalen 17-α-Hydroxyprogesteronwerte variieren je nach Geschlecht, Alter und verwendetem Assay. Unter Bezug auf ausgewählte Arbeiten sind die Normbereiche für die basalen [9, 10] und ACTH-stimulierten [11, 12] Werte angegeben (◘ Tab. 11.5). Bei erhöhten basalen Werten und entsprechender Klinik sollte bei Frauen ein ACTH-Test erfolgen. Ist dieser pathologisch, sollte eine Gensequenzierung der 21-Hydroxylase erfolgen.

■ Fallstricke

17-α-Hydroxyprogesteron unterliegt einer diurnalen Rhythmik und ist zyklusabhängig, da das Corpus luteum in der 2. Zyklushälfte 17-α-Hydroxyprogesteron bildet. Daher muss morgens in der Follikelphase (3.–5. Zyklustag) Serum abgenommen werden.

■ Praxistipps

- Für die Überprüfung der medikamentösen Einstellung eines AGS kann neben dem 17-α-Hydroxyprogesteron in Serum auch das Pregnantriol im Urin verwendet werden.
- Formen des Late-onset-AGS (Manifestation im Erwachsenenalter) werden im Rahmen des Neugeborenen-Screening meist nicht erfasst. Für die Formen der klassischen kongenitalen adrenalen Hypertrophie (homozygote Formen des 21-Hydroxylasemangels) stehen ein Neugeborenen-Screening sowie pränatale Diagnostik durch Bestimmung von 17-α-Hydroxyprogesteron im Fruchtwasser zur Verfügung. Für Neugeborene bis 3 Tage und Frühgeborene gelten eigene Referenzbereiche aus der Neonatologie.

◘ **Tab. 11.5** Normbereiche für die basalen und ACTH-stimulierten 17-α-Hydroxyprogesteron-Werte

	17-α-OH-Progesteron (nmol/l)[a]	17-α-OH-Progesteron (µg/l)[a]
	basal	ACTH-stimuliert
Kinder	0,03–0,9	
Männer	< 0,15	
Frauen-Follikelphase	0,6–3,0	
Frauen-Mittzyklisch	3,0–7,5	
Frauen-Lutealphase	3,0–15	
Frauen-postmenopausal	< 2,1	
ACTH-Test: Erwachsene		
Kein AGS	normal	< 100 µg/l oder < 3-facher Anstieg
Heterozygotes AGS	normal oder leicht erhöht	> 100 µg/l oder > 3-facher Anstieg
Homozygotes AGS	deutlich erhöht	exzessiver Anstieg

[a]nmol/l = µg/l × 0,3026; nmol/l x 330 = ng/l = 0,001 µg/l

Gonaden (weiblich)

- Der 21-Hydroxylasemangel wird autosomal rezessiv vererbt. Die Heterozygotenfrequenz für den 21-Hydroxylasemangel ist sehr häufig (etwa 1:50). Daher muss bei heterozygoten Frauen mit Late-onset-AGS vor einer geplanten Schwangerschaft ein Heterozygoten-Screening des Partners erfolgen (heterozygote Männer sind asymptomatisch!). Bei 2 heterozygoten Partnern beträgt das Risiko für ein homozygotes Kind insgesamt 25 %. Nur die weiblichen Feten erkranken und erfahren eine intrauterine Maskulinisierung.
- Die Erhöhung von DHEA, DHEA-S oder Androstendion ist nicht spezifisch für einen 21-Hydroxylasemangel oder ein Late-onset-AGS.
- Neben dem 21-Hydroxylasemangel (90 % der Fälle von kongenitaler adrenaler Hyperplasie) spielen weitere Enzymdefekte eine Rolle, wie z. B. der 11-β-Hydroxylasemangel (vermehrtes 11-Deoxycorticosteron), der 3-β-Hydroxysteroiddehydrogenasemangel (erhöhter Quotient von 17-OH-Pregnenolon/17-OH-Progesteron) und der 17-β-Hydroxylasemangel.
- Beispiel für eine kommerzielle Nachweismethode: Radio-Immuno-Assay von DSL.

11.10 17-OH-Pregnenolon/17-OH-Progesteron-Quotient (ACTH-Test)

- **Indikationen**
Verdacht auf 3-β-Hydroxysteroiddehydrogenasemangel bei Hirsutismus bzw. kongenitaler adrenaler Hyperplasie.

- **Kontraindikationen und Nebenwirkungen**
Kontraindikationen: keine.

Nebenwirkungen:
- Gelegentlich Unwohlsein
- Übelkeit nach der ACTH-Injektion.

- **Testprinzip**
Das adrenale Enzym 3-β-Hydroxysteroiddehydrogenase setzt 17-OH-Pregnenolon zu 17-OH-Progesteron um. Durch diesen Enzymblock im Fall eines Enzymdefekts kommt es zur Anhäufung von Präkursoren wie 17-OH-Pregnenolon, die dann in die Testosteronbiosynthese geleitet werden.

Durch Bestimmung der basalen und ACTH-stimulierten Werte für beide Steroidhormone wird ein Quotient gebildet, der sich bei 3-β-Hydroxysteroiddehydrogenasemangel zugunsten des 17-OH-Pregnenolon verändert.

- **Testdurchführung**
Standardisiert, wie folgt:

- - **Vorbereitung und Rahmenbedingungen**
Diagnostik zwischen dem 3. und 5. Zyklustag nüchtern. Absetzen von Hormonpräparaten für mindestens 4 Wochen.

- - **Procedere**
1. Gabe von 2 mg Dexamethason (z. B. Fortecortin) am Vorabend um 23.00 Uhr (Tag 1)
2. Am Tag 2 morgens Abnahme (Serum) von 17-OH-Progesteron und 17-OH-Pregnenolon zum Zeitpunkt 0
3. Intravenöse Bolusinjektion von 250 µg ACTH (z. B. Synacthen) zum Zeitpunkt 0
4. Abnahme (Serum) von 17-OH-Progesteron und 17-OH-Pregnenolon zum Zeitpunkt 60 min.

- - **Interpretation**
Für die Interpretation werden der basale und der stimulierte Quotient beider Steroide (17-OH-Pregnenolon/17-OH-Progesteron) gebildet. Bei gesunden Probanden ändert sich dieser nicht, bei Patientinnen mit 3-β-Hydroxysteroiddehydrogenasemangel liegt der Quotient bei > 2 [13].

- **Fallstricke**
Falsche, v. a. zu breite Indikationsstellung.

- **Praxistipps**
- Patienten mit 3-β-Hydroxysteroiddehydrogenasemangel haben eine schlechte Prognose, jedoch gibt es milde Formen, die sich in Hirsutismus, Androgenisierung und Oligo-/Amenorrhö äußern.

- Es sind sowohl die Synthesewege zu Kortisol als auch zu Aldosteron gestört.
- Beispiel für eine kommerzielle Nachweismethode: Radio-Immuno-Assay von DSL.

11.11 Androgenprofil (Testosteron, Androstendion, DHEA-S)

- **Indikationen**

Diagnostik bei:
- Hirsutismus
- Virilisierung
- Amenorrhö
- Akne
- Alopezie.

Verdacht auf:
- hyperandrogenämische Ovarialinsuffizienz
- PCO-Syndrom.

Abklärung bei:
- Nebennierenrindenraumforderung
- Verdacht auf Late-onset-AGS
- adrenale Pseudopubertas praecox.

- **Kontraindikationen und Nebenwirkungen**

Keine.

- **Testprinzip**

Testosteron wird bei der Frau vorwiegend vom Ovar, aber auch von der Nebennierenrinde gebildet. DHEA bzw. DHEA-S ist das Leitandrogen der Nebenniere. Androstendion wird je zur Hälfte von Ovar und Nebenniere gebildet. Durch die Bestimmung aller 3 Hormone lässt sich ein Androgenprofil erstellen mit Ermittlung der Androgenquelle [14, 15].

- **Testdurchführung**

Standardisiert, wie folgt:

- ■ **Vorbereitung und Rahmenbedingungen**

Medikamentenanamnese (Anabolika, Steroidhormone).

- ■ **Procedere**

Entnahme einer Serumprobe zwischen dem 3. und 5. Zyklustag (8.00–10.00 Uhr).

- ■ **Interpretation**

☐ Tab. 11.6 fasst die Normbereiche für die Frau zusammen.

- **Fallstricke**

Da die Testosteronkonzentration zirkadianen Schwankungen unterliegt, sind die Messwerte vorsichtig und immer im Kontext der Klinik zu werten. Gegebenenfalls empfehlen sich repetitive Bestimmungen. Testosteron ist an SHBG gebunden, daher ist eine Bestimmung des freien Testosterons zu empfehlen.

- **Praxistipps**
- Parameter für die therapeutische Einstellung beim AGS sind 17-OH-Progesteron oder Pregnantriol im Urin, nicht die oben genannten Androgene.
- Sehr hohe Konzentrationen von DHEA-S (> 7000 μg/l) können auf ein Nebennierenrindenkarzinom hinweisen; sehr hohe Werte für Testosteron (> 1,5 μg/l) auf Ovar- und Nebennierentumoren.
- Androgene sind bei der Frau physiologisch von Bedeutung für die Libido, die Achsel- und Pubesbehaarung.
- Im Einzelfall kann mittels des ACTH- und des Dexamethasonhemmtests geprüft werden, ob ein Androgenexzess ACTH-abhängig ist.
- Androstendion ist chemisch ein 17-Ketosteroid, das in Testosteron und Östrogene umgewandelt wird. Es unterliegt einem Tagesrhythmus mit einem Ma-

☐ **Tab. 11.6** Normbereiche der Androgene bei der Frau

Androgen	Normbereich
Testosteron (gesamt)	< 0,6 μg/l[a]
Testosteron (frei)	< 2,57 pg/ml
DHEA-S	0,45–2,7 mg/l[b]
Androstendion	0,3–3,5 ng/ml[c]

[a]nmol/l = μg/l × 3,47; [b]nmol/l = μg/l × 2,57; [c]nmol/l = μg/l × 3,49

Gonaden (weiblich)

ximum morgens und wird nicht an SHBG gebunden.

- Es sollte immer die sulfatierte Form von DHEA, das DHEA-S, bestimmt werden, da hier die Abhängigkeiten von Zyklusphase und Tageszeit weitgehend entfallen. Die DHEA-Spiegel sind morgens am höchsten.
- Für die Beurteilung eines Hirsutismus wird oft auch der freie Androgenindex (FAI) verwendet, der Normbereich bei der Frau liegt bei < 6:FAI $=$ Testosteron$_{gesamt}$ [nmol/l] $\times$ 100/SHBG [nmol/l].
- Beispiele für kommerzielle Nachweismethoden:
- Chemolumineszenz-Immunoassay Immulite 1000 für DHEA-S und Androstendion von Siemens
- Chemolumineszenz-Immunoassay ADVIA Centaur für Testosteron (gesamt)
- Radioimmunoassay COAT-A-Count free testosterone von Siemens.

Literatur

1. Fleseriu M, Hashim IA, Karavitaki N, Melmed S, Murad MH, Salvatori R, Samuels MH (2016) Hormonal replacement in hypopituitarism in adults: an endocrine society clinical practive guideline. JCEM 101:3888–3921
2. de Vet A, Laven JS, de Jong FH, Themmen AP, Fauser BC (2002) Antimullerian hormone serum levels: a putative marker for ovarian aging. Fertil Steril 77:357–362
3. La Marca A, Giulini S, Tirelli A, Bertucci E, Marsella T, Xella S, Volpe A (2007) Anti-Mullerian hormone measurement on any day of the menstrual cycle strongly predicts ovarian response in assisted reproductive technology. Hum Reprod 22:766–771
4. Kletzky OA, Davajan V, Nakamura RM, Thorneycroft IH, Mishell DR Jr (1975) Clinical categorization of patients with secondary amenorrhea using progesterone-induced uterine bleeding and measurement of serum gonadotropin levels. Am J Obstet Gynecol 121:695–703
5. Nakano R, Hashiba N, Washio M, Tojo S (1979) Diagnostic evaluation of progesterone. Challenge test in amenorrheic patients. Acta Obstet Gynecol Scand 58:59–64
6. Imani B, Eijkemans MJ, te Velde ER, Habbema JD, Fauser BC (1999) Predictors of chances to conceive in ovulatory patients during clomiphene citrate induction of ovulation in normogonadotropic oligoamenorrheic infertility. J Clin Endocrinol Metab 84:1617–1622
7. Netter A, Millet D, Salomon-Bernard Y (1970) Ovarian stimulation test using human menopausal gonadotrophin (HMG). J Reprod Fertil 21:313–317
8. Reinthaller A, Neunteufel W, Bieglmayer C, Fischl F (1990) The metoclopramid-provocation test for prediction of transient hyperprolactinemia during cycle stimulation. Fertil Steril 53:368–371
9. Thomas L (2012) Labor und Diagnose, Bd 2, 8. Aufl., Kapitel 34:1789. TH-Books Verlagsgesellschaft, Frankfurt am Main
10. Kratz A, Ferraro M, Sluss PM, Lewandrowski KB (2004) Laboratory reference values. NEJM 351:1548–1564
11. Azziz R, Dewailly D, Owerbach D (1994) Clinical review 56: nonclassic adrenal hyperplasia: current concepts. J Clin Endocrinol Metab 78:810–815
12. Peter M, Sippell WG, Lorenzen F, Willig RP, Westphal E, Grosse-Wilde H (1990) Improved test to identify heterozygotes for congenital adrenal hyperplasia without index case examination. Lancet 335:1296–1299
13. Frank-Raue K, Junga G, Raue F, Korth-Schutz S, Vecsei P, Ziegler R (1989) 3 beta-hydroxysteroid dehydrogenase deficiency and 21-hydroxylase deficiency in hirsutism. Dtsch Med Wochenschr 114:1955–1959
14. Lacey JM, Minutti CZ, Magera MJ, Tauscher AL, Casetta B, McCann M, Lymp J, Hahn SH, Rinaldo P, Matern D (2004) Improved specificity of newborn screening for congenital adrenal hyperplasia by second-tier steroid profiling using tandem mass spectrometry. Clin Chem 50:621–625
15. Rosenfield RL, Lucky AW (1993) Acne, hirsutism, and alopecia in adolescent girls. Clinical expressions of androgen excess. Endocrinol Metab Clin North Am 22:507–532

Hypothalamus

*Andreas Schäffler, Cornelius Bollheimer,
Roland Büttner und Christiane Girlich*

Inhaltsverzeichnis

12.1 Insulinhypoglykämietest – 142

12.2 Exercise-Test – 143

12.3 Propranolol-Glukagon-Test – 144

12.4 Clonidin-Test – 145

Literatur – 146

© Der/die Autor(en), exklusiv lizenziert an Springer-Verlag GmbH, DE, ein Teil von Springer
Nature 2024
A. Schäffler (Hrsg.), *Funktionsdiagnostik in Endokrinologie, Diabetologie und Stoffwechsel*,
https://doi.org/10.1007/978-3-662-68563-1_12

12.1 Insulinhypoglykämietest

■ **Indikationen**
- Verdacht auf Hypophysenvorderlappeninsuffizienz
- Verdacht auf adrenokortikotrope Insuffizienz
- Verdacht auf somatotrope Insuffizienz
- Verdacht auf hypothalamische Genese der Hypophyseninsuffizienz
- Verdacht auf GH-Mangel im Kindesalter.

■ **Kontraindikationen und Nebenwirkungen**
Kontraindikationen:
- KHK
- zerebrovaskuläre Erkrankungen
- Epilepsie
- bekannte schwere Nebennierenrindeninsuffizienz.

Nebenwirkungen: Auslösung einer schweren Hypoglykämie (Bewusstseinsverlust, Koma, Krampfanfall) ist möglich, daher muss während des gesamten Tests ein Arzt anwesend sein und eine engmaschige Dokumentation der Glukosewerte erfolgen. Bei Kindern müssen die Eltern mindestens 24 h vorher eingewilligt haben.

■ **Testprinzip**
Die insulininduzierte Hypoglykämie bewirkt eine Freisetzung von Stresshormonen wie ACTH, Kortisol und GH über die hypothalamo-hypophysär-glandotrope Achse. Die Hypoglykämie inhibiert den Somatostatin-Tonus und bewirkt via Stress, Substratmangel und Steigerung des alpha-adrenergen Tonus eine Sekretion von GH.

■ **Testdurchführung**
Standardisiert, wie folgt:

■■ **Vorbereitung und Rahmenbedingungen**
Der Test erfolgt vormittags am nüchternen Patienten. Die Anlage zweier Venenverweilkanülen seitengetrennt ist empfehlenswert (eine für die Blutentnahmen, eine als Notfallzugang). Eine 40 %ige Glukoselösung muss aufgezogen bereitliegen. Arzt und Endokrinologiefachkraft müssen anwesend sein. Die Glukosebestimmung erfolgt nicht nur über ein Zentrallabor zu den Testzeitpunkten, sondern engmaschig alle 5–10 min parallel über ein qualitätskontrolliertes portables BZ-Messgerät. Je nach Indikation erfolgt die Bestimmung von GH, Kortisol oder beiden Parametern.

■■ **Procedere**
1. Anlage zweier Venenverweilkanülen an beiden Armen
2. Dokumentation des Ausgangsblutzuckers bei −15 min und 0 min
3. Bolusgabe von 0,1–0,15 IE Insulin/kg KG zum Zeitpunkt 0 min
4. Messpunkte für Glukose/GH (gekühltes Serum für Zentrallabor): 30, 45, 60, 80, 90, 105, 120, 150 min
5. Messpunkte für Glukose/Kortisol (Serum für das Zentrallabor): 30, 60, 90, 120 min
6. Messpunkte für Glukose am Bett (mittels portablem Messgerät): alle 5–10 min, individuelles Vorgehen je nach Symptomatik
7. Testabbruch bei deutlicher klinischer Symptomatik, bei BZ < 33 mg/dl oder nach zeitlichem Testende
8. Gabe von 10–40 ml Glukose 40 %.

Interpretation

Kinder mit Verdacht auf GH-Mangel Ein GH-Mangel kann ausgeschlossen werden, wenn GH in einer der Proben > 10 µg/l (= ng/ml) liegt [1]. Anstiege auf 5–9 µg/l (= ng/ml) weisen auf einen partiellen GH-Mangel hin.

Erwachsene mit Verdacht auf somatotrope Insuffizienz Eine somatotrope Insuffizienz ist wahrscheinlich, wenn GH in keiner der Proben auf > 3 µg/l (ng/ml) ansteigt [2, 3].

Jugendliche in der Transition mit Verdacht auf somatotrope Insuffizienz Der Cut-off-Wert für die Transition liegt bei 5 ng/ml (= ng/ml). Eine somatotrope Insuffizienz ist wahrscheinlich, wenn GH in keiner der Proben auf > 5 µg/l (ng/ml) ansteigt [2, 3].

Da unterschiedliche Fachgesellschaften unterschiedliche Cut-off-Werte angeben, gibt ❏ Tab. 12.1 modifiziert nach [4] eine Übersicht.

Hypothalamus

Tab. 12.1 Cut-off-Werte für GH im Rahmen des Insulinhypoglykämietests

Fachgesellschaft	Adult: GH [ng/ml][a]	Transition: GH [ng/ml][a]
ESPE (2005)	< 3	< 5
GRS (2007)	< 3	-
AACE (2009)	< 5	-
ES (2011)	< 5	-

[a]µg/l = ng/ml

Erwachsene mit Verdacht auf adenokortikotrope Insuffizienz Eine adrenokortikotrope Insuffizienz kann ausgeschlossen werden, wenn das Kortisol auf > 20 µg/dl steigt.

■ **Fallstricke**
− Durch zu frühen Testabbruch bei mangelnder Erfahrung fällt der Test falsch positiv aus.
− Bei Patienten mit Diabetes mellitus kann die gegenregulatorische Hormonfreisetzung gestört sein (falsch positiver Test).

■ **Praxistipps**
− Der Test muss so lange fortgesetzt werden, bis deutliche klinische Symptome der Hypoglykämie auftreten oder der Blutzucker auf < 33 mg/dl gefallen ist. Je deutlicher die Symptomatik und je niedriger der Blutzucker, umso aussagekräftiger ist der zu diesem Zeitpunkt gemessene GH- bzw. Kortisolwert. Es liegt in der Erfahrung des Endokrinologen, den Zeitpunkt des Testabbruchs festzulegen.
− Die Symptomatik ist bei Hypophyseninsuffizienz besonders ausgeprägt (fehlende Gegenregulation).
− Bei Kindern soll durch ständigen verbalen Kontakt das häufig zu beobachtende Einschlafen hinausgezögert werden. Die Anwesenheit eines Elternteils ist erwünscht.
− Nach Testabbruch und Gabe von Glukose i.v. (10–40 ml Glukose 40 %) wird ambulanten Patienten im Anschluss an den Test eine ausgiebige Mahlzeit empfohlen. Selbstverständlich darf der Patient im Anschluss an den Test nicht selbst Auto fahren.
− In manchen Zentren wird dem Insulinhypoglykämietest der Arginininfusionstest vorgeschaltet.
− Das Ausmaß der stimulierbaren GH-Sekretion steigt mit dem Grad der pubertären Reife. Wenn Mädchen älter als 8 Jahre und Jungen älter als 10 Jahre sind und noch einen präpubertären Reifegrad aufweisen, sollte ein Priming vor dem Test mit Sexualhormonen erfolgen: Mädchen: 1 mg Estradiolvalerat per os in den letzten 3 Tagen vor der Testung. Jungen: intramuskuläre Injektion von 50 mg Testosteronenantat 7 Tage vor dem Test.
− Bei GH-Insensitivitätssyndrom, neurosekretorischer Dysfunktion, idiopathischem Minderwuchs und biologisch inaktivem GH fällt der Stimulationstest nicht pathologisch aus.
− Für den isolierten GH-Mangel im Erwachsenenalter sind 2 pathologische Funktionstests diagnostisch relevant. Liegen zusätzlich weitere glandotrope Insuffizienzen oder eine morphologisch fassbare hypophysäre Erkrankung vor, so reicht ein pathologischer Funktionstest (Insulinhypoglykämietest oder kombinierter Arginin-GHRH-Test).
− Beispiel für eine kommerzielle Nachweismethode: Chemolumineszenz-Immunoassay Immulite 1000 für GH von Siemens.

12.2 Exercise-Test

■ **Indikationen**
− Verdacht auf somatotrope Insuffizienz
− Verdacht auf hypothalamische Genese der Hypophyseninsuffizienz
− Verdacht auf GH-Mangel im Kindesalter

Der Test ist aufgrund des organisatorischen Aufwands und der mangelnden Standardisierbarkeit der körperlichen Ausbelastung weitgehend verlassen worden.

- **Kontraindikationen und Nebenwirkungen**
Kontraindikationen: alle Einschränkungen der körperlichen, insbesondere der kardiopulmonalen Belastbarkeit.

- **Testprinzip**
Bei ausreichender körperlicher Belastung kommt es nach 20–30 min zu einer Freisetzung von GH, die bei GH-Mangel nicht oder abgeschwächt ausfällt.

- **Testdurchführung**
Standardisiert, wie folgt:

- ■ **Vorbereitung und Rahmenbedingungen**
Der Test wird nüchtern durchgeführt. Es können Fahrradergometer [5] oder Treppensteigen verwendet werden.

- ■ **Procedere**
1. Anlage einer Venenverweilkanüle
2. Blutprobe bei −15 min und 0 min zur GH-Bestimmung (gekühltes Serum)
3. Körperliche Belastung über 10 min (1–2 W/kg KG)
4. Blutentnahmen für GH zum Zeitpunkt 10 und 20 min.

Interpretation

Kinder mit Verdacht auf GH-Mangel Ein GH-Mangel kann ausgeschlossen werden, wenn GH in einer der Proben > 10 µg/l liegt. Anstiege auf 5–9 µg/l weisen auf einen partiellen GH-Mangel hin.

- **Fallstricke**
- Ungenügende Standardisierung der körperlichen Belastung
- Vorzeitiger Testabbruch.

- **Praxistipps**
- Wann immer möglich, ist der Insulinhypoglykämietest aufgrund besserer Sensitivität, Spezifität und Standardisierung vorzuziehen.
- Beispiel für eine kommerzielle Nachweismethode: Chemolumineszenz-Immunoassay Immulite 1000 für GH von Siemens.

12.3 Propranolol-Glukagon-Test

- **Indikationen**
- Test der 2. und 3. Wahl bei Verdacht auf somatotrope Insuffizienz nach dem Insulinhypoglykämietest (▶ Abschn. 12.1) und dem GHRH-Arginin-Infusionstest (▶ Abschn. 13.4.6)
- Relativ sicherer Test bei Verdacht auf GH-Mangel im Kleinkindalter (Rolle in der Pädiatrie).

- **Kontraindikationen und Nebenwirkungen**
Kontraindikationen: Asthma bronchiale

Nebenwirkungen: Auslösung [6] einer spät auftretenden Hypoglykämie (Prophylaxe durch Mahlzeit nach dem Testende). Bradykardie, Übelkeit, Erbrechen.

- **Testprinzip**
Die Blockade von zentralen Betarezeptoren und kombiniert mit der Stimulation von zentralen Alpharezeptoren durch Glukagon bewirkt einen GH-Anstieg [7–9]. Hierbei bewirkt die Stimulation der zentralen Alpharezeptoren eine Freisetzung von GHRH und die Stimulation von zentralen Betarezeptoren eine Hemmung der Somatostinfreisetzung.

- **Testdurchführung**
Standardisiert, wie folgt:

- ■ **Vorbereitung und Rahmenbedingungen**
Bei Kindern müssen die Eltern mindestens 24 h vorher eingewilligt haben. Der Test erfolgt vormittags am nüchternen Patienten. Die Anlage zweier Venenverweilkanülen seitengetrennt ist empfehlenswert (eine für die Blutnahmen, eine als Notfallzugang). Eine 40 %ige Glukoselösung muss aufgezogen bereitliegen. Arzt und Endokrinologiefachkraft müssen anwesend sein. Die Glukosebestimmung erfolgt nicht nur über ein Zentrallabor zu den Testzeitpunkten, sondern parallel über ein qualitätskontrolliertes portables BZ-Messgerät. Probenkühlung für GH erforderlich (Serumproben).

Hypothalamus

◾◾ Procedere
1. Anlage von 1 (besser 2) Venenverweilkanülen am Abend vor dem Test
2. Orale Gabe von Propranolol (1 mg/kg/KG, max. 40 mg)
3. Bestimmung des 0-Werts nach 2 h für Glukose und GH
4. Intramuskuläre Injektion von Glukagon mit 0,05 mg/kg KG (max. 1 mg)
5. Abnahme von Glukose und GH bei + 30/+ 60/+ 90/+ 128/+ 180 min
6. Testende mit Einnahme einer kohlenhydratreichen Mahlzeit.

Interpretation

Kinder mit Verdacht auf GH-Mangel Ein hypophysärer GH-Mangel kann ausgeschlossen werden, wenn GH in einer Probe auf > 10 ng/ml ansteigt.

◾ Fallstricke
- Fehlinjektion von Glukagon
- Keine i.m.-Injektion bei Patienten unter Cumarinen
- Unsichere orale Einnahme von Propranolol.

◾ Praxistipps
- Der Propranolol-Glukagon-Test hat in der Erwachsenenendokrinologie wenig Bedeutung. Vorwiegend kann er bei Kontraindikationen für den Insulinhypoglykämietest oder den GHRH-Arginin-Infusionstest angewandt werden. In der Pädiatrie wird dieser Test v. a. bei kleineren Kindern noch angewendet.
- Beispiel für eine kommerzielle Nachweismethode: Chemolumineszenz-Immunoassay Immulite 1000 für GH von Siemens.

12.4 Clonidin-Test

◾ Indikationen
- Test der 2. und 3. Wahl bei Verdacht auf somatotrope Insuffizienz nach dem Insulinhypoglykämietest (▶ Abschn. 12.1) und dem GHRH-Arginin-Infusionstest (▶ Abschn. 13.4.6)

- Relativ sicherer Test bei Verdacht auf GH-Mangel im Kleinkindesalter (Rolle in der Pädiatrie).

◾ Kontraindikationen und Nebenwirkungen
Nebenwirkungen: Hypogklykämien, Müdigkeit, sehr selten epileptische Manifestationen [10, 11].

◾ Testprinzip
Der zentrale Alpharezeptoragonist Clonidin bewirkt eine GH-Freisetzung [12].

◾ Testdurchführung
Standardisiert, wie folgt:

◾◾ Vorbereitung und Rahmenbedingungen
Bei Kindern müssen die Eltern mindestens 24 h vorher eingewilligt haben Der Test erfolgt vormittags am nüchternen Patienten. Die Anlage zweier Venenverweilkanülen seitengetrennt ist empfehlenswert (eine für die Blutentnahmen, eine als Notfallzugang). Eine 40 %ige Glukoselösung muss aufgezogen bereitliegen. Arzt und Endokrinologiefachkraft müssen anwesend sein. Die Glukosebestimmung erfolgt nicht nur über ein Zentrallabor zu den Testzeitpunkten, sondern parallel über ein qualitätskontrolliertes portables BZ-Messgerät. Probenkühlung für GH erforderlich (Serumproben).

◾◾ Procedere
1. Anlage von 1 (besser 2) Venenverweilkanülen am Abend vor dem Test
2. Bestimmung des 0-Wertes nach 1 h für Glukose und GH
3. Orale Gabe von Clonidin (0,075 m^2 KÖF)
4. Abnahme von Glukose und GH bei + 30/+ 60/+ 90/+ 120/min
5. Testende mit Einnahme einer kohlenhydratreichen Mahlzeit [11].

Interpretation

Kinder mit Verdacht auf GH-Mangel Ein hypophysärer GH-Mangel kann ausgeschlossen werden, wenn GH in einer Probe auf > 15 ng/ml ansteigt.

Fallstricke

- Unsichere orale Einnahme von Clonidin
- Falsch niedrige Testergebnisse sind möglich.

Praxistipps

- Der Clonidintest hat in der Erwachsenenendokrinologie wenig Bedeutung. Vorwiegend kann er bei Kontraindikationen für den Insulinhypoglykämietest oder den GHRH-Arginin-Infusionstest angewandt werden. In der Pädiatrie wird dieser Test v. a. bei kleineren Kindern noch angewendet.
- Sensitivität und Spezifität dürften am ehesten dem GHRH-Arginin-Infusionstest entsprechen.
- Beispiel für eine kommerzielle Nachweismethode: Chemolumineszenz-Immunoassay Immulite 1000 für GH von Siemens.

Literatur

1. Andersson AM, Orskov H, Ranke MB, Shalet S, Skakkebaek NE (1995) Interpretation of growth hormone provocative tests: comparison of cut-off values in four European laboratories. Eur J Endocrinol 132:340–343
2. Corneli G, Di Somma C, Prodam F, Bellone J, Bellone S, Gasco V, Baldelli R, Rovere S, Schneider HJ, Gargantini L, Gastaldi R, Ghizzoni L, Valle D, Salerno M, Colao A, Bona G, Ghigo E, Maghnie M, Aimaretti G (2007) Cut-off limits of the GH response to GHRH plus arginine test and IGF-I levels for the diagnosis of GH deficiency in late adolescents and young adults. Eur J Endocrinol 157:701–708
3. Ho KK (2007) Consensus guidelines for the diagnosis and treatment of adults with GH deficiency II: a statement of the GH Research Society in association with the European Society for Pediatric Endocrinology, Lawson Wilkins Society, European Society of Endocrinology, Japan Endocrine Society, and Endocrine Society of Australia. Eur J Endocrinol 157:695–700
4. Hauffa BP (2014) Wachstumshormontherapie in der Transitionsphase. Endokrinologie-Informationen der DGE, Sonderheft, S 9
5. Ghigo E, Bellone J, Aimaretti G, Bellone S, Loche S, Cappa M, Bartolotta E, Dammacco F, Camanni F (1996) Reliability of provocative tests to assess growth hormone secretory status. Study in 472 normally growing children. J Clin Endocrinol Metab 81:3323–3327
6. Hindmarsh PC, Swift PG (1995) An assessment of growth hormone provocation tests. Arch Dis Child 72:362–367; discussion 367–368
7. Okada Y, Watanabe K, Takeuchi T, Hata T, Mikam H (1977) Evaluation of propranolol-glucagon test. Acta Endocrinol 86:243–250
8. Andler W, Bernasconi S, Giovanelli G, Biro G (1975) Insulin- and propanol-glucagon stimulation tests. Comparison of both methods. Monatsschr Kinderheilkd 123:338–339
9. Rochiccioli P, Enjeaume P, Dutau G, Ribot C, Augier D (1976) Stimulation by the propranolol-glucagon test of somatotropin secretion in 71 children. Results, statistical study and comparison with the insulin-arginine test. Arch Fr Pediatr 33:453–465
10. Scaramuzza A, Torresani P, Arisi D, Rossoni R (2000) Seizures following clonidine test for growth hormone reserve: unusual presentation of benign partial epilepsy. J Pediatr Endocrinol Metab 13:451–452
11. Huang C, Banerjee K, Sochett E, Perlman K, Wherrett D, Daneman D (2001) Hypoglycemia associated with clonidine testing for growth hormone deficiency. J Pediatr 139:323–324
12. Morris AH, Harrington MH, Churchill DL, Olshan JS (2001) Growth hormone stimulation testing with oral clonidine: 90 minutes is the preferred duration for the assessment of growth hormone reserve. J Pediatr Endocrinol Metab 14:1657–1660

Hypophysenvorderlappen und Austestung der glandotropen Achsen

Andreas Schäffler, Cornelius Bollheimer, Roland Büttner und Christiane Girlich

Inhaltsverzeichnis

13.1 Adrenokortikotrope Achse – 149
13.1.1 CRH-Test – 149
13.1.2 Sinus-petrosus-inferior-Katheteruntersuchung – 152
13.1.3 Metyrapon-Einzeldosis-Hemm-Test – 152
13.1.4 Metyrapon-Mehrfachdosis-Hemm-Test – 155
13.1.5 Desmopressin-Test für ACTH – 156

13.2 Thyreotrope Achse – 157
13.2.1 Basales TSH und TRH-Test – 157

13.3 Gonadotrope Achse – 159
13.3.1 LHRH-Test (männliches Geschlecht) – 159
13.3.2 LHRH-Test (weibliches Geschlecht) – 161
13.3.3 Hypophysen-Priming (pulsatiler GnRH-Test) – 162

13.4 Somatotrope Achse – 163
13.4.1 Basales IGF-1 – 163
13.4.2 Basales IGF-BP-3 – 165
13.4.3 IGF-1-Generationentest – 166
13.4.4 GHRH-Test – 167
13.4.5 GH-Sekretionsprofil – 169

© Der/die Autor(en), exklusiv lizenziert an Springer-Verlag GmbH, DE, ein Teil von Springer Nature 2024
A. Schäffler (Hrsg.), *Funktionsdiagnostik in Endokrinologie, Diabetologie und Stoffwechsel*,
https://doi.org/10.1007/978-3-662-68563-1_13

13.4.6 Kombinierter GHRH-Arginin-Infusionstest – 170

13.4.7 Glukagon-Test für GH-Stimulation – 172

13.4.8 Macimorelin-Test für GH-Stimulation – 173

13.5 Prolaktin – 174

Literatur – 176

Hypophysenvorderlappen und Austestung der glandotropen Achsen

13.1 Adrenokortikotrope Achse

13.1.1 CRH-Test

■ **Indikationen**
— Diagnose einer hypophysär bedingten Nebenniereninsuffizienz
— Differenzialdiagnose zwischen sekundärer und tertiärer Nebennierenrindeninsuffizienz
— Differenzialdiagnose zwischen adrenalem, hypophysärem und ektopem Cushing-Syndrom.

■ **Kontraindikationen und Nebenwirkungen**
Keine absoluten Kontraindikationen.

Nebenwirkungen:
— Hitzegefühl
— Dysgeusie,
— Unwohlsein,
— Flush-Symptomatik und Hypotonie können auftreten.
— Allergische Reaktion möglich.

■ **Testprinzip**
Die bolusartige Injektion von CRH (corticotropin releasing hormone) bewirkt eine Stimulation der hypophysären ACTH-Freisetzung. ACTH stimuliert die Freisetzung von Kortisol aus der Nebennierenrinde.

■ **Testdurchführung**
Standardisiert, wie folgt:

■■ **Vorbereitung und Rahmenbedingungen**
— Absolute Ruhephase im Liegen 30 min vor dem Test. Relative Ruhephase 2 h vor dem Test (z. B. kein Sport).
— Der Test sollte in wachem Zustand und idealerweise nüchtern durchgeführt werden, dies ist aber keine absolute Bedingung. Der Test kann auch nicht nüchtern nachmittags erfolgen. Da nachmittags niedrigere Kortisolwerte vorliegen, sind Anstiege oftmals deutlicher zu sehen. Der Test erfolgt im Liegen.

— Ein Hydrokortisonpräparat im Fall einer bereits initiierten Substitutionstherapie muss am Testtag pausiert werden. Unter Einnahme von Steroidpräparaten wie Prednisolon ist der Test nicht sinnvoll (Kreuzreaktivität zwischen Kortisol und Prednisolon in den diagnostischen Tests, lange Halbwertszeit mit Suppression der adrenokortikotropen Achse). Die ACTH-Proben (EDTA) müssen gekühlt gelagert und transportiert werden (gekühlte Röhrchen, auf Eis, 4 °C-Kühlzentrifuge, Asservierung bei −20 °C) [1]. So sind sie 14 Tage stabil.

■■ **Procedere**
1. Venöser Zugang bei −30 min und Abwarten der Ruhephase
2. Abnahme des 0-min-Werts für Kortisol und ACTH
3. Bolusinjektion von 100 µg CRH (z. B. CRH Ferring). Bei Kindern 1 µg/kg KG, bei stark adipösen Patienten 2 µg/kg KG
4. Abnahme von Kortisol und ACTH bei 15, 30, 45, 60 und 90 min [1].

Interpretation bei Verdacht auf Unterfunktion

Nebenniere Eine Insuffizienz der adrenokortikotropen Achse kann ausgeschlossen werden, wenn die Kortisolkonzentration zu irgendeinem Zeitpunkt auf > 18–20 µg/dl ansteigt [1, 2]. Hierbei muss jedoch auch das Delta des Anstiegs berücksichtigt werden. Wird der Grenzwert von 20 µg/dl nicht erreicht, so kann ein deutlicher Anstieg dennoch eine ausreichende Funktion anzeigen. Dementsprechend kann nach Leitlinien der DGE [3] z. B. ein Basalwert von mindestens 7,2 µg/dl bei einem Anstieg von mindestens 50 % des Ausgangswerts als ausreichend angesehen werden [1, 2]. Allerdings hieße dies, dass z. B. bei einem Basalwert von 7 µg/dl ein Anstieg auf 10,5 µg/dl ausreichend wäre, was nach Ansicht der Autoren nicht unbedingt immer der klinischen Realität folgt. Daher muss hier die Klinik mitberücksichtigt und bei Unklarheit in jedem Fall zusätzlich ein

Tab. 13.1 Normbereiche für Kortisol und ACTH im Serum

	S-Kortisol (µg/dl)[a]	S-ACTH [ng/l][b,c]
8:00 Uhr	**Normbereich:** 5–25 µg/dl	5–60 ng/l
8:00 Uhr	**Nebenniereninsuffizienz gegeben:** < 3 µg/dl (oder: < 15 µg/dl bei schwerer Erkrankung)	
8.00	**Nebenniereninsuffizienz unwahrscheinlich:** > 15 µg/dl	
8.00	**Graubereich: Nebenniereninsuffizienz möglich (ACTH-Test erforderlich)** 3–15 µg/dl	
24:00 Uhr	< 5 µg/dl	< 10 ng/l
Grenzwert im CRH-Test	> 20 µg/dl	
Anstieg im CRH-Test		2- bis 4-fach

[a]µg/dl × 27,6 = nmol/l; [b]ng/l × 0,2202 = pmol/l; [c]ng/l = pg/ml

---

Insulinhypoglykämietest und/oder ein Synacthentest durchgeführt werden.

Hypophyse Ein ACTH-Anstieg um das 2- bis 4-Fache wird als ausreichend angesehen. Die Konstellation mit niedrigem Kortisolwert und niedrigem ACTH-Wert weist auf eine sekundäre oder tertiäre Nebennierenrindeninsuffizienz hin. Hier hilft der CRH-Test weiter. Der ACTH- und der CRH-Test stellen nicht den Goldstandard für den Ausschluss einer sekundären Nebenniereninsuffizienz dar, da die Sensitivitäten nicht ausreichend sind. Goldstandard ist der Insulinhypoglykämietest (▶ Abschn. 11.1).

◼ Tab. 13.1 gibt die Normwerte für die Kortisolwerte [4, 5] und ACTH-Werte [6] an.

▪▪ Interpretation bei Verdacht auf Überfunktion

In ◼ Tab. 13.2 sind die typischen Befunde von Kortisol und ACTH jeweils basal und im CRH-Test in der Differenzialdiagnose des Hyperkortisolismus [7] zusammengefasst.

▪ Fallstricke
- Schlecht sichtbare, geringe Menge der Trockensubstanz nicht vollständig aufgelöst. Unterlassen des Nachspülens mit 5 ml NaCl 0,9 % nach Bolusinjektion führt zu Substanzverlusten im Venenverweilkatheter.
- Einnahme von Hydrokortison oder Prednisolon und anderen Steroidderivaten bewirkt falsch hohe Kortisolwerte (Kreuzreaktivität) und falsch niedrige ACTH-Werte.

▪ Praxistipps
- Die Einhaltung der relativen und absoluten Ruhephase ist wichtig, um niedrige Kortisolausgangswerte für den Test zu generieren. Dann ist der Anstieg nach CRH deutlicher ausgeprägt.
- Da CRH ein relativ schwacher Stimulus etwa im Vergleich zur Hypoglykämie ist, ist der CRH-Test vor allem geeignet zum Ausschluss einer sekundären Nebenniereninsuffizienz, schwächer ist er im Nachweis einer Unterfunktion.
- Die ACTH-Werte sind nur in Zusammenschau mit den Kortisolwerten zu interpretieren.
- In etwa 15–20 % der Fälle erlaubt der CRH-Test allein keine Abgrenzung zwischen den ACTH-abhängigen Formen des Hyperkortisolismus. Immer ist der hoch dosierte Dexamethasonsuppressionstest (▶ Abschn. 9.1.1)

Hypophysenvorderlappen und Austestung der glandotropen Achsen

□ Tab. 13.2 Differenzialdiagnose des Hyperkortisolismus

Erkrankung	Befund	
M. Cushing (ACTH-produzieren-des Hypophysenadenom)	basales Serumkortisol	erhöht (oder normal)
	basales Serum-ACTH	erhöht (oder normal)
	Kortisol nach CRH	deutlicher Anstieg
	ACTH nach CRH	deutlicher Anstieg (ca. 30 % oder mehr)
Adrenales Cushing-Syndrom (kortisolproduzierendes Nebennierenrindenadenom)	basales Serumkortisol	erhöht (oder normal)
	basales Serum-ACTH	supprimiert
	Kortisol nach CRH	kein Anstieg
	ACTH nach CRH	kein Anstieg
Ektopes Cushing-Syndrom (ektope ACTH-Produktion)	basales Serumkortisol	erhöht (oder normal)
	basales Serum-ACTH	erhöht
	Kortisol nach CRH	kein Anstieg
	ACTH nach CRH	kein Anstieg

heranzuziehen. In Einzelfällen auch die bilaterale Sinus-petrosus-inferior-Katheterisierung (► Abschn. 13.1.2) unter CRH-Stimulation [8].

- Bei ektopen Formen des Hyperkortisolismus (kleinzelliges Bronchialkarzinom, Pankreaskarzinom, Thymom) finden sich oft sehr hohe basale ACTH-Werte.
- ACTH-Werte eignen sich keinesfalls für die Überprüfung der Hydrokortisondosis bei primärer Nebennierenrindeninsuffizienz.
- Bei fehlender ACTH-Stimulation braucht die Nebennierenrinde mehrere Wochen bis Monate, um komplett zu atrophieren. Wurde beispielsweise bei einer Hypophysenoperation die adrenokortikotrope Achse beschädigt, so kann in dieser ersten postoperativen Phase der Synacthentest (► Abschn. 9.1.1) trotz pathologischem CRH-Test noch normal ausfallen. Daher sind diese Tests mehrfach postoperativ zu wiederholen.
- Der CRH-Test kann im Rahmen eines kombinierten Hypophysenstimulationstest angewendet werden.
- Der CRH-Test wird von manchen Autoren bei der Abgrenzung gegenüber einem

Pseudo-Cushing-Syndrom als Dexamethason-CRH-Test empfohlen [9]: Nach einer hoch dosierten Dexamethasongabe über 2 Tage (8 × 0,5 mg alle 6 h: Beginn 12.00 Uhr, Ende: 6.00 Uhr, CRH-Injektion 8.00 Uhr, Kortisol- und ACTH-Bestimmung alle 15–60 min) zeigt sich beim M. Cushing eine Stimulierbarkeit von Kortisol > 1,4 µg/dl und von ACTH > 15 pg/ml, nicht aber beim Pseudo-Cushing-Syndrom.

- Beispiel für eine kommerzielle Nachweismethode: Chemolumineszenz-Immunoassay ADVIA Centaur für Kortisol von Siemens. Die unterschiedlichen Assays für Cortisol haben eine signifikante und variable Kreuzreaktivität mit Prednisolon und Fludrocortison, nicht aber mit Dexamethason. Die mittlere Variabilität innerhalb der Methode liegt bei 9,5 %, zwischen den Methoden bei 10,6 %. Die unteren Detektionslevel für Cortisol betragen 1,0 µg/dl (Abbot Diagnostics), 0,4 µg/dl (Beckman Coulter), 0,2 µg/dl (Siemens Healthcare Diagnostics), 0,1 µg/dl (Roche Diagnostics) und 0,16 µg/dl (Ortho-Clinical Diagnostics) [10].

- Der untere Detektionslevel für ACTH des Assays von Roche Diagnostics liegt bei 1,0 pg/ml. Die Probe muss eisgekühlt in EDTA abgenommen werden und ist stabil für 14 Tage. Die mittlere Variabilität innerhalb der Methode liegt bei 19,5 % [10].

13.1.2 Sinus-petrosus-inferior-Katheteruntersuchung

- **Indikationen**
- Differenzialdiagnose zwischen hypophysärem Hyperkortisolismus und ektopem Hyperkortisolismus
- Hypophysäre Seitenbestimmung der ACTH-Quelle [7].

- **Kontraindikationen und Nebenwirkungen**
Nebenwirkungen:
- Neurologische Komplikationen sind möglich und hängen in ihrer Inzidenz von der Erfahrung des radiologischen Zentrums ab.
- Venenthrombosen sind möglich.

Anatomische Anomalien und Normvarianten können den Test bzw. die Katheterisierung erschweren.

- **Testprinzip**
Durch die Bestimmung von ACTH peripher und in beiden Sinus kann ein Gradient berechnet werden, der Auskunft über die Lokalisation der ACTH-Quelle gibt [8].

- **Testdurchführung**
Standardisiert, wie folgt:

- **Vorbereitung und Rahmenbedingungen**
Der Test soll nur in einem radiologischen Zentrum und in Kooperation mit einem endokrinologischen Zentrum erfolgen. Die Katheterapplikation erfolgt über eine Femoralvene.

- **Procedere**
1. Anlegen einer Armvenenverweilkanüle für die CRH-Applikation
2. Anlegen der V.-femoralis-Schleuse und Applikation der Katheter, Heparinisierung mit 5000 IE Heparin
3. Abnahme von ACTH basal aus beiden Sinus und peripher
4. Bolusinjektion von 100 µg CRH (z. B. CRH Ferring)
5. Abnahme von ACTH über die Katheter über eine Zeit von 2 min zu den Zeitpunkten 3, 8 und 13 min aus allen Katheterorten [11].

- **Interpretation**
Es wird der Quotient petrosal/peripher sowohl basal als auch nach CRH-Stimulation gebildet. Ein Quotient petrosal/peripher basal von > 2 und ein Quotient > 3 nach Stimulation sprechen mit einer Sensitivität von 99 % für eine hypophysäre ACTH-Quelle [7, 8, 11, 12]. ▶ Abschn. 13.1 zeigt ein Schema für die Befundung (◼ Abb. 13.1).

- **Fallstricke**
- Proben- bzw. Seitenverwechslung
- Wichtig ist die langsame und zeitgleiche Abnahme der Proben über 2 min (dünne Katheter) mit identischem Zug, da eine zu schnelle oder ungleichmäßig schnelle Aspiration von Blut über die kommunizierenden Sinus eine Seitenverfälschung verursachen kann.

- **Praxistipps**
- Auch bei negativer Bildgebung der Hypophyse und gesicherter hypophysärer ACTH-Quelle ist durch diesen Test für den Neurochirurgen eine Seitendifferenzierung möglich.
- ◼ Abb. 13.2 veranschaulicht die anatomische Situation.

13.1.3 Metyrapon-Einzeldosis-Hemm-Test

- **Indikationen**
- Nachweis einer sekundären Nebenniereninsuffizienz (ACTH-Insuffizienz)
- Alternative zum CRH- und Insulinhypoglykämie-Test bzw. ACTH-Test
- Testung der gesamten Hypothalamus (CRH)-Hypophysen (ACTH)-Nebennieren-Achse

Hypophysenvorderlappen und Austestung der glandotropen Achsen

Sinus petrosus inferior-Katheter-Untersuchung

Rechts petrosal basal:	**Links petrosal basal:**
Rechts petrosal 3 min. n. CRF:	Links petrosal 3 min. n. CRF:
Rechts petrosal 8 min. n. CRF:	Links petrosal 8 min. n. CRF:
Rechts petrosal 13 min. n. CRF:	Links petrosal 13 min. n. CRF:

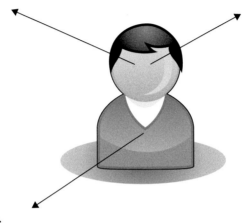

Periper basal:

Peripher 3 min. n. CRF:

Peripher 8 min. n. CRF:

Peripher 13 min. n. CRF:

Quotient petrosal/peripher basal rechts:

Quotient petrosal/peripher nach CRF rechts: 3min: 8min.:   13 min:

Quotient petrosal/peripher basal links:

Quotient petrosal/peripher nach CRF links: 3 min: 8 min.:   13 min:

Befundung:

◘ **Abb. 13.1** Standardisiertes Auswertungs- und Probenvorbereitungsschema für die Sinus-petrosus-inferior-Katheteruntersuchung

— Differenzialdiagnose des ACTH-abhängigen Cushing-Syndroms.

■ **Kontraindikationen und Nebenwirkungen**
Nebenwirkungen: Auslösung einer Addison-Krise, Übelkeit, Erbrechen, gastrointestinale Nebenwirkungen.
   Kontraindikationen: manifeste, primäre Nebennierenrindeninsuffizienz, Allergie gegen Natriumethyl-4-hydroxybenzoat und Natriumpropyl-4-hydroxybenzoat.

■ **Testprinzip**
Metyrapon [2-Methyl-1,2-bis(pyridin-3yl)prop-1-on] inhibiert die 11β-Hydroxylase in der Nebennierenrinde, hierdurch wird die Synthese von Kortisol und Aldosteron gehemmt. Durch den Wegfall der negativen Kortisol-Rückkoppelung wird die ACTH-Freisetzung effektiv stimuliert [13, 14, 55]. Im Serum steigen bei intakter Hypophysen-Funktion und regelhaftem Testablauf 11-Deoxykortisol und ACTH stark an.

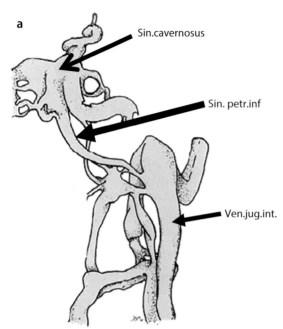 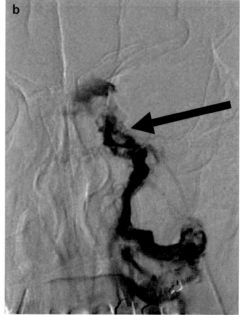

Abb. 13.2 a Schematische anatomische Situation und **b** radiologisch-interventioneller Befund bei einer Sinus-petrosus-inferior-Katheteruntersuchung. (Die Abbildungen wurden freundlicherweise von Herrn Prof. Dr. med. G. Schuierer, Institut für Neuroradiologie der Universität Regensburg, zur Verfügung gestellt)

11-Deoxykortisol und ACTH sind die klinischen Interpretationsparameter, Cortisol fällt ab und belegt die ausreichende Metyrapon-Wirkung.

- **Testdurchführung**

Standardisiert, wie folgt:

- **Vorbereitung und Rahmenbedingungen**

Der Test sollte möglichst unter stationären Bedingungen durchgeführt werden, kann jedoch auch ambulant erfolgen. Bei hohem Verdacht auf eine primäre Nebennierenrindeninsuffizienz muss der Test stationär erfolgen.

- **Procedere**

Es werden 30 mg/kg KG Metopiron® oral (max. 3 g) um 23.00–24.00 Uhr mit einer Mahlzeit verabreicht (am besten mit Milch oder Joghurt). Die diagnostische Blutentnahme für ACTH (diagnostischer Wert) und 11-Deoxykortisol sowie Kortisol (Plausibilitätsprüfung, Compliance der Einnahme) erfolgt am nächsten Morgen um 8.00 Uhr. Teilweise wird nach der Blutentnahme eine prophylaktische Gabe von z. B. 50 mg Cortisonacetat empfohlen. ACTH (EDTA-Monovette) ist gekühlt auf Eis abzunehmen.

- **Interpretation**

ACTH: Das ACTH sollte auf > 44 pmol/l (200 ng/l) ansteigen, um eine intakte ACTH-Sekretion zu befunden.

11-Deoxykortisol: Wenn das 11-Deoxykortisol im Plasma auf > 70 µg/l (200 nmol/l) ansteigt, ist eine primäre/sekundäre Nebennierenrindeninsuffizienz ausgeschlossen.

Kortisol: Der morgendliche Kortisolwert muss infolge der Blockade der 11®-Hydroxylase bei < 8 µg/dl (220 nmol/l) liegen [1].

- **Fallstricke**
- Fehlende Einnahme von Metyrapon (erkennbar am nichtsupprimierten Morgen-Kortisol, kein Anstieg von 11-Deoxykortisol).
- Phenytoin beschleunigt den Abbau von Metyrapon.

Hypophysenvorderlappen und Austestung der glandotropen Achsen

- Antikonvulsiva, Antidepressiva, Neuroleptika, Thyreostatika, Glucocorticoide können die Testdiagnostik verfälschen und sind im Einzelfalle bei nicht plausiblen Testergebnissen zu berücksichtigen.
- Verzögertes Ansprechen auf Metyrapon bei Leberzirrhose.

■ **Praxistipps**
- Der Test kann nicht zwischen primärer und sekundärer Nebenniereninsuffizienz unterscheiden.
- Ein unzureichender Anstieg von 11-Deoxykortisol und ACTH bei nicht ausreichender Cortisolsuppression deutet auf unzureichende Metyrapon-Wirkung hin und darf dann nicht als ACTH-Insuffizienz befundet werden (Test muss wiederholt werden).
- In vielen Zentren ist 11-Deoxykortisol nicht methodisch etabliert, es muss anhand der ACTH-Werte befundet werden.
- Der Test ist auch bei Adipositas und Diabetes mellitus anwendbar und interpretierbar.
- Das Präparat ist in Deutschland aktuell z. B. als Metopiron® (HRA-Pharma) oder Metycor in 250-mg-Weichkapseln erhältlich.
- Für die Bestimmung des ACTH werden immuno-radio-metrische Assays (two-site9 verwendet mit niedrigen Detektions-Limits. Für die Bestimmung des 11-Deoxykortisol werden LC-MS/MS-Methodiken oder spezifische Immunoassays mit fehlender Cortisol-Kreuzreaktivität verwendet.

13.1.4 Metyrapon-Mehrfachdosis-Hemm-Test

■ **Indikationen**
- Nachweis einer sekundären Nebenniereninsuffizienz (ACTH-Insuffizienz)
- Differenzialdiagnose bei Cushing-Syndrom.

■ **Kontraindikationen und Nebenwirkungen**
Nebenwirkungen: Auslösung einer Addison-Krise, Übelkeit, Erbrechen, gastrointestinale Nebenwirkungen.

Kontraindikationen: manifeste, primäre Nebennierenrindeninsuffizienz, Allergie gegen den Wirkstoff Natriumethyl-4-hydroxybenzoat und Natriumpropyl-4-hydroxybenzoat.

■ **Testprinzip**
Metyrapon inhibiert die 11β-Hydroxylase in der Nebennierenrinde, hierdurch wird die Synthese von Kortisol und Aldosteron gehemmt. Durch den Wegfall der negativen Kortisol-Rückkoppelung wird die ACTH-Freisetzung effektiv stimuliert. Es werden die Steroidspiegel im Urin, d. h. die 17-Hydroxykortikosteroide (17-OHCS) und 17-Ketosteroide (17-KS), bestimmt.

■ **Testdurchführung**
Standardisiert, wie folgt:

■ ■ **Vorbereitung und Rahmenbedingungen**
Der Test muss unter stationären Bedingungen durchgeführt werden.

■ ■ **Procedere**
Vor Testbeginn müssen die Urin-Ausgangsspiegel für 17-OHCS und 17-KS im 24-h-Sammelurin bestimmt werden (Tag 1). Am 2. Tag werden alle 4 h über 24 h, also insgesamt 6-mal, je 500–750 mg Metyrapon oral verabreicht (Gesamtdosis 3–4,5 g). Die Einnahme soll mit einer Mahlzeit erfolgen (am besten mit Milch oder Joghurt). Am 3. und 4. Tag folgen zwei 24-h-Sammelurinproben, wobei der max. Effekt am 3. Tag zu verzeichnen ist.

Interpretation

ACTH-Insuffizienz Bei intakter Funktion der Hypophyse sollen sich die Urin-Ausgangsspiegel für 17-OHCS und 17-KS im 24-h-Sammelurin mindestens verdoppeln, kein Anstieg weist auf eine hypophysäre Insuffizienz hin.

Differenzialdiagnose des Cushing-Syndroms Ein überdeutlicher Anstieg der Urin-Ausgangsspiegel für 17-OHCS und 17-KS im 24-h-Sammelurin ist typisch für eine ACTH-induzierte Hyperplasie beider Nebennieren bei Morbus Cushing und spricht gegen ein kortisolproduzierendes Nebennierenadenom sowie gegen ein ektopes Cushing-Syndrom.

- ▪ **Fallstricke**
- ▬ Fehlende Einnahme von Metyrapon (erkennbar am nichtsupprimierten Morgen-Kortisol)
- ▬ Phenytoin beschleunigt den Abbau von Metyrapon.

- ▪ **Praxistipps**
Das Präparat ist in Deutschland aktuell z. B. als Metopiron® (HRA-Pharma) in 250 mg Weichkapseln erhältlich.

13.1.5 Desmopressin-Test für ACTH

- ▪ **Indikationen**
- ▬ Differenzierung zwischen zentralem ACTH-Exzess (Morbus Cushing) und Pseudo-Cushing's Disease (z. B. auf dem Boden von Depression, Alkoholabusus, Syndrom der polyzystischen Ovarien, ausgeprägte Adipositas) bei Patienten mit Hinweisen für einen milden Hyperkortisolismus auf dem Boden auffälliger vorangegangener Testdiagnostik (z. B. Kortisol im Urin, Dexamethason-Hemmtest, Mitternachts-Kortisol) [15]

- ▪ **Kontraindikationen und Nebenwirkungen**
Kontraindikationen: Hydropisch dekompensierte Herzinsuffizienz (relativ), entgleiste arterielle Hypertonie.
Nebenwirkungen:
- ▬ Flush
- ▬ (milde) Tachykardie
- ▬ (milde) Blutdruckerhöhung

- ▪ **Testprinzip**
Desmopressin (1-deamino 8-D-arginine vasopressin) ist ein synthetisches Vasopressin-Analogon, das bevorzugt an V2-Rezeptoren im Bereich der Sammelrohre der Nephrone der Niere bindet und hier anti-diuretische Effekte induziert. Die vaso-konstriktorischen Effekte sind deutlich geringer ausgeprägt. Im Gegensatz zu normalen adreno-kortikotropen Zellen der Adenohypophyse exprimieren Zellen kortikotroper Hypophysenadenome häufig aberrante V3-Rezeptoren, an welche verabreichtes Desmopressin binden kann. Über diesen Mechanismus induziert Desmopressin eine paradoxe ACTH- und Kortisol-Sekretion nach Desmopressin-Applikation bei Patienten mit Morbus Cushing, die diese Patienten von anderen Erkrankungsbildern differenzieren lässt [16, 17].

- ▪ **Testdurchführung**
Standardisiert, wie folgt:

- ▪▪ **Vorbereitung und Rahmenbedingungen**
Jede Form von Stress (wie auch die Blutentnahme) kann die ACTH-/Kortisol-Sekretion erhöhen. Daher sollte das Anlegen einer Venenverweilkanüle mindestens 1 h vor dem Test erfolgen. Zudem sollte eine relative (2 h, z. B. kein Sport) und absolute (30 min) Ruhephase vor Testdurchführung eingehalten werden. Optimalerweise wird der Test morgens, im Liegen und nüchtern durchgeführt, da auch der Glukosespiegel die ACTH-/Kortisol-Sekretion beeinflusst. Die Serumproben müssen gekühlt abgenommen werden.

- ▪▪ **Procedere**
1. Anlegen einer Venenverweilkanüle
2. Absolute Ruhephase von 30 min
3. Abnahme des – 15 min-Werts
4. Abnahme des 0 min-Werts, gefolgt von einer Bolusinjektion von Desmopressin (Minirin/DDAVP) 10 µg langsam i.v.
5. Abnahme zu den Zeitpunkten 10, 20, 30, 45, 60, 90, 120 min mit Bestimmung von ACTH und Kortisol

- ▪▪ **Interpretation**
Ausgewertet werden der höchste absolute Anstieg von ACTH innerhalb der ersten 30 min nach Desmopressin-Applikation (Δ-ACTH) sowie der basale Kortisolspiegel. Ein Δ-ACTH > 4 pmol/l bei gleichzeitig nachgewiesenem basalem Kortisol-

Hypophysenvorderlappen und Austestung der glandotropen Achsen

spiegel > 331 nmol/l (> 11,99 ug/dl) spricht für das Vorliegen eines adrenokortikotropen Hypophysenadenoms (Morbus Cushing) [15, 18].

- **Fallstricke**
- Der Desmopressin-Test für ACTH hat keine Bedeutung in der Diagnostik/ Differenzialdiagnostik bei Patienten mit adrenal bedingtem Hyperkortisolismus oder ektoper ACTH-Sekretion.
- Die Einnahme von Hydrocortisol oder Prednisolon und anderen Steroidderivaten bewirkt falsch hohe Kortisolwerte (Kreuzreaktivität) und falsch niedrige ACTH-Werte.

- **Praxistipps**
- Eine weitere Alternative zur Differenzialdiagnose zwischen zentralem ACTH-Exzess (Morbus Cushing) und Pseudo-Cushing's Disease (z. B. auf dem Boden von Depression, Alkoholabusus, Syndrom der polyzystischen Ovarien, ausgeprägte Adipositas) ist der CRH-Test (vgl. diesbezügliches Kapitel): Bei dieser Fragestellung legt ein Anstieg des stimulierten Kortisol nach CRH-Applikation auf > 580 nmol/l mit gleichzeitigem Anstieg des stimulierten ACTH auf > 10 pmol/l das Bestehen eines Morbus Cushing nahe. Studien haben allerdings für diese Fragestellung eine schlechtere Performance des CRH-Tests gegenüber dem Desmopressin-Test gezeigt [18]. Dafür kann der CRH-Test zusätzliche Hinweise in der Differenzierung eines zentralen gegenüber eines ektopen ACTH-Exzess geben (vgl. diesbezügliches Kapitel), sodass man in Zweifelsfällen die Durchführung beider Teste erwägen kann.
- Jüngere Studien haben gezeigt, dass der Desmopressin-Test (kombiniert mit den basalen Kortisolspiegeln) eine Rolle in der Prädiktion postoperativer Remission nach (trans-sphenoidaler) Adenomresektion bei Morbus Cushing spielen kann: Der Verlust der (für kortikotrope Hypophysenadenome typischen) Desmopressin-induzierten Stimulierbarkeit von

ACTH- und Kortisolsekretion zeigt eine höhere Wahrscheinlichkeit der Remission an. Ausgewertet wird dabei der maximale absolute Anstieg des Kortisol nach Desmopressin-Applikation (ΔCort): Ein (maximaler) Anstieg des Kortisol (ΔCort) < 7,4 ug/dl zeigt mit einer Sensitivität von 97 % eine Remission des Morbus Cushing an [16].
- Beispiel für eine kommerzielle Nachweismethode: Chemolumineszenz-Immunoassay ADVIA Centaur für Kortisol von Siemens.

13.2 Thyreotrope Achse

13.2.1 Basales TSH und TRH-Test

- **Indikationen**
- Austestung der thyreotropen Achse
- Differenzialdiagnose einer thyreotropen Insuffizienz (hypophysär vs. hypothalamisch)
- Differenzialdiagnose zwischen Schilddrüsenhormonresistenz und TSHom.

Für die Diagnostik der Hyperthyreose ist dieser Test obsolet.

- **Kontraindikationen und Nebenwirkungen**
Nebenwirkungen:
- Übelkeit,
- Unwohlsein,
- Flush,
- Angina-pectoris-ähnliche Beschwerden.

Bei Makroadenomen (> 1 cm) strenge Indikationsstellung, da hier in der Literatur Hypophysenapoplexe beschrieben sind [19]. Ebenfalls strenge Indikationsstellung bei Epilepsie und bei KHK.

- **Testprinzip**
Die Bolusinjektion von TRH (thyreotropin releasing hormone) bewirkt bei intaktem Regelkreis und Euthyreose einen Anstieg von TSH (thyroid stimulating hormone) aus dem Hypophysenvorderlappen.

Testdurchführung

Standardisiert, wie folgt:

Vorbereitung und Rahmenbedingungen

Der Test findet im Liegen statt und bedarf keiner gesonderten Vorbereitung. Strenge Indikationsstellung.

Procedere

1. Anlage einer Venenverweilkanüle und Abnahme des basalen TSH-Wertes (Serum)
2. Bolusinjektion von 200 µg TRH bei Erwachsenen und 7 µg/kg KG bei Kindern (z. B. TRH Ferring)
3. Abnahme von TSH nach 30 min.

Interpretation

Der basale TSH-Wert unterliegt großen intra- und interindividuellen sowie zirkadianen Schwankungen und wird durch viele Medikamente beeinflusst (z. B. Amiodaron, Dopamin, Dopaminagonisten, Heparin, Steroide). Der Normbereich schwankt auch von Labor zu Labor in Abhängigkeit von den verwendeten Assays. Unter Berücksichtigung dieser Kautelen kann ein Normbereich von 0,35–4,5 mIU/l angegeben werden. ◘ Tab. 13.3 gibt eine orientierende Hilfestellung bei der Interpretation der Testergebnisse.

Fallstricke

- Die Anwendung zur Diagnose oder Differenzialdiagnose der Hyperthyreose oder der manifesten Hypothyreose ist obsolet.
- Nichtbeachten der relativen Kontraindikationen.

Praxistipps

Von extremer Bedeutung ist die Qualität der verwendeten TSH-Immunoassays. ◘ Tab. 13.4 gibt die Generationsnomenklatur [20] der TSH-Assays an (in einem Zentrum sollte in jedem Fall ein III.- oder IV.-Generations-Assay zur Anwendung kommen).

- Eine Detektionsschwelle von < 0,01 mIU/l kann differenzialdiagnostische Bedeutung haben bei der Abgrenzung der subklinischen (TSH > 0,01 mIU/l) von der manifesten (TSH < 0,01 mIU/l) Hyperthyreose, zur Detektion TSH-sezernierender Hypophysenadenome (TSH > 0,01 mIU/l), für das Monitoring einer TSH-suppressiven Therapie (TSH < 0,01 mIU/l) oder zur Abgrenzung des sog. non-thyreoidal illness syndrome (TSH > 0,01 mIU/l bis 0,39 mIU/l) von der manifesten Hyperthyreose (TSH < 0,01 mIU/l).
- Die α-Kette des HCG bindet an den TSH-Rezeptor der Schilddrüse und stimuliert

◘ **Tab. 13.3** Normbereiche für TSH im TRH-Test

TSH-Anwort auf TRH	Interpretation
TSH-Anstieg < 2 mIU/l[a]	fehlende TSH-Anwort bei erniedrigten Werten für fT_3/fT_4: Hinweise auf eine sekundäre Hypothyreose bei normalen Werten für fT_3/fT_4: erst kurz bestehende sekundäre Insuffizienz der thyreotropen Achse, Frühform einer immunogenen Hyperthyreose, beginnende thyreoidale Autonomie, Therapie mit Schilddrüsenhormonen
TSH-Anstieg 2–25 mIU/l	regelrechte TSH-Antwort bei erniedrigten Werten für fT_3/fT_4 kann dies bei kritisch Kranken die Konstellation eines Low-T_3-Syndroms sein
TSH-Anstieg > 25 mIU/l	überschießende TSH-Antwort bei normalen Werten für fT_3/fT_4: latente Hypothyreose, Jodverwertungsstörungen bei erniedrigten Werten für fT_3/fT_4: manifeste Hypothyreose
[a]mIU/l = µIU/ml	

Hypophysenvorderlappen und Austestung der glandotropen Achsen

◻ Tab. 13.4 Generationen der TSH-Assays mit Sensitivitäten

Generationsnomenklatur des TSH-Assays	Funktionelle Sensitivität
I	< 0,5 mIU/l
II	< 0,1 mIU/l
III	< 0,01 mIU/l
IV	< 0,001 mIU/l

diesen. Daher ist im 1. Trimenon der Schwangerschaft bei etwa 3 % der Schwangeren die TSH-Konzentration deutlich erniedrigt.

— Der klinische Trend geht dahin, bereits innerhalb des TSH-Normbereichs Wertungen anzustellen. So können bei entsprechenden klinischen Hinweisen (Fertilitätsprobleme, Lipidstoffwechselstörung, Depression) oder Risikokonstellationen (Autoimmunprädisposition, Medikamente wie Lithium, Amiodaron, Interferon) bereits TSH-Werte im oberen Drittel des Normbereichs diagnostische und therapeutische Konsequenzen haben (sog. subklinische Hypothyreose).

— Werden hypothyreote Patienten mit L-Thyroxin substituiert, so geht die Normalisierung der peripheren SD-Werte derjenigen des TSH um Wochen voraus, da die Rekonstitution der thyreotropen Achse etwa 8 Wochen benötigt. Ebenso normalisieren sich die peripheren SD-Werte viel schneller als das TSH nach Einleitung einer thyreostatischen Therapie bei Hyperthyreose.

— Bei Hypophyseninsuffizienz kann der basale TSH-Wert nicht zur Therapieeinstellung der L-Thyroxinsubstitution verwendet werden.

— Medikamente wie Propranolol, Steroide, Thyreostatika, Amiodaron und jodhaltige Röntgenkontrastmittel hemmen die Konversion von T_4 zu T_3, sodass Diskordanzen zwischen TSH und fT_4 auftreten können.

— Der TRH-Test kann auch im Rahmen eines kombinierten Hypophysenstimulationstests angewendet werden.

— Nur noch sehr selten wird der TRH-Test zum Nachweis der latenten Hyperprolaktinämie durchgeführt. Hier handelt es sich um Patientinnen, die zwar normale basale Prolaktinspiegel, jedoch nächtlich eine vermehrte Prolaktinsekretion aufweisen, die symptomatisch werden kann (Therapieindikation für Dopaminagonisten). Bei dieser Gruppe von Patientinnen würde man im TRH-Test ausgehend von einem normalen basalen Prolaktinwert nach TRH-Stimulation einen überschießenden Prolaktinanstieg verzeichnen (normaler Anstieg nach TRH: 2000–400 mIU/l; 1 µg/l = 24 mIU/l).

— Beispiel für eine kommerzielle Nachweismethode: Chemolumineszenz-Immunoassay ADVIA Centaur TSH-3 von Siemens.

— Die untere Detektionsschwelle für TSH liegt bei 0,0038 µIU/ml (Abbot Diagnostics), 0,015 µIU/ml (Beckman Coulter), 0,004 µIU/ml (Siemens Healthcare Diagnostics), 0,005 µIU/ml (Roche Diagnostics) und 0,015 µIU/ml (Ortho-Clinical Diagnostics) [10]. Die Variabilität innerhalb der Methode beträgt 6,1 % und zwischen den Methoden 8,3 %.

13.3 Gonadotrope Achse

13.3.1 LHRH-Test (männliches Geschlecht)

■ **Indikationen**

— Differenzierung von niedrig-normalen vs. pathologisch erniedrigten Gonadotropin-Werten

— Differenzierung von hypothalamischem vs. hypophysärem Hypogonadismus (hypogonadotroper Hypogonadismus)

— Diagnostik der gonadotropen Hypophyseninsuffizienz

— Differenzierung zwischen konstitutioneller Entwicklungsverzögerung (KEV) und hypogonadotropem Hypogonadismus

— Bestimmung des Reifegrades der hypothalamo-hypophysär-glandotropen Achse

- Differenzierung von Pubertas praecox vera, Pseudopubertas praecox und prämaturer Pubarche.

■ **Kontraindikationen und Nebenwirkungen**

Keine.

■ **Testprinzip**

Die bolusartige Applikation von LHRH bewirkt eine Freisetzung von LH und FSH aus dem Hypophysenvorderlappen.

■ **Testdurchführung**

Standardisiert, wie folgt:

■■ **Vorbereitung und Rahmenbedingungen**

Ein Testosteronpräparat muss je nach Wirkdauer ausreichend lange abgesetzt werden, Depotpräparate mindestens 4–6 Wochen.

■■ **Procedere**

1. Anlegen einer Venenverweilkanüle und Abnahme von Testosteron basal, LH und FSH zum Zeitpunkt 0 min
2. Bolusinjektion von 100 µg LHRH (bei Kindern 60 µg/kg KG, mindestens 25 µg, maximal 100 µg), z. B. LHRH Ferring
3. Erneute Blutentnahmen (Serum) für FSH und LH zum Zeitpunkt 30 min (ggf. auch 60, 90 und 120 min bei Verdacht auf hypothalamische Störung).

■■ **Interpretation**

Die Normbereiche für FSH und LH und deren Reagibilität (◘ Tab. 13.5) sind von vielen intraindividuellen (Stress, Krankheit, Alter, Tageszeit) und exogenen Einflussfaktoren (Jahreszeit, Medikamente) abhängig. Je nach Labor und verwendetem Assay können die Normbereiche abweichen. Die Be-

fundung sollte nur in Kenntnis der Klinik, des Testosteronwerts, der Medikation und durch einen erfahrenen Endokrinologen erfolgen, da ansonsten Fehlinterpretationen häufig sind.

■ **Fallstricke**

- Siehe „Interpretation" und „Praxistipps"
- Testosteronpräparat nicht abgesetzt.

■ **Praxistipps**

- Der LHRH-Test kann auch im Rahmen eines kombinierten Hypophysenstimulationstests angewendet werden.
- LH ist im Regelfall deutlicher stimulierbar als FSH. FSH kann wenig stimulierbar sein, ohne dass dem eine pathologische Bedeutung beikommen muss.
- Bei erhöhten basalen LH-/FSH-Werten ist dieser Stimulationstest nicht indiziert (hypergonadotroper Hypogonadismus). Hier muss immer an einen primär testikulär bedingten Hypogonadismus gedacht sowie ein Klinefelter-Syndrom [15, XXY] mittels Karyogramm ausgeschlossen werden.
- Besteht ein begründeter klinischer Verdacht auf einen hypothalamisch bedingten Hypogonadismus (IHH) und ist der LHRH-Test negativ, so muss ggf. ein Priming der Hypophyse mittels Applikation einer tragbaren GnRH-Pumpe (z. B. Cyclomat pulse mittels Lutrelef Ferring) erfolgen. Der Grund liegt in einer Hypotrophie der hypophysären gonadotropen Zellen. Das Priming erfolgt über 36 h unter einer pulsatilen GnRH-Gabe mit Pulsen in 90-minütigem Abstand zu 5 µg (Beginn 8.00 Uhr an Tag 1 und Ende 16.00 Uhr an Tag 3). Fehlt danach ein LH-Anstieg bzw. liegt dieser < 2,5 IU/l, so ist ein IHH wahrscheinlich, kommt es zu einem Anstieg > 4 IU/l, so liegt eine konstitutionelle Entwicklungsverzögerung (KEV) vor.
- Bei Kindern sind die basalen und stimulierten LH- und FSH-Werte vom chronologischen Alter und dem Pubertätsstadium abhängig. Hier sei hinsichtlich der Referenzwerte auf die entsprechende pädiatrische Literatur verwiesen [21, 22].
- Aufgrund der Vielzahl von endokrinen/andrologischen Erkrankungen kann hier

◘ **Tab. 13.5** Normbereiche für FSH und LH und Reagibilität auf LHRH

	LH	FSH
Normbereich	2–10 IU/l	1–7 IU/l
Anstieg auf LHRH	mindestens 4-fach	mindestens 2-fach

Hypophysenvorderlappen und Austestung der glandotropen Achsen

nicht für jede Entität die entsprechende Hormonkonstellation angegeben werden. Es sei hier auf die einschlägigen Lehrbücher der Endokrinologie verwiesen [2, 23].

- Beispiel für eine kommerzielle Nachweismethode: Chemolumineszenz-Immunoassay ADVIA Centaur für LH und FSH von Siemens.
- Die untere Detektionsschwelle für FSH liegt bei 0,05 mIU/ml (Abbot Diagnostics), 0,2 mIU/ml (Beckman Coulter), 0,3 mIU/ml (Siemens Healthcare Diagnostics), 0,1 mIU/ml (Roche Diagnostics) und 0,66 mIU/ml (Ortho-Clinical Diagnostics) [10]. Die Variabilität innerhalb der Methode beträgt 8,1 % und zwischen den Methoden 8,9 %.
- Die untere Detektionsschwelle für LH liegt bei 0,5 mIU/ml (Abbot Diagnostics), 0,2 mIU/ml (Beckman Coulter), 0,07 mIU/ml (Siemens Healthcare Diagnostics), 0,1 mIU/ml (Roche Diagnostics) und 0,216 mIU/ml (Ortho-Clinical Diagnostics) [10]. Die Variabilität innerhalb der Methode beträgt 7,7 % und zwischen den Methoden 8,9 %.

13.3.2 LHRH-Test (weibliches Geschlecht)

- **Indikationen**
- Differenzierung von niedrig-normalen vs. pathologisch erniedrigten Gonadotropin-Werten
- Differenzierung von hypothalamischem vs. hypophysärem Hypogonadismus (hypogonadotroper Hypogonadismus)
- Diagnostik der gonadotropen Hypophyseninsuffizienz
- Differenzierung zwischen konstitutioneller Entwicklungsverzögerung (KEV) und hypogonadotropem Hypogonadismus
- Bestimmung des Reifegrades der hypothalamo-hypophysär-glandotropen Achse
- Differenzierung von Pubertas praecox vera, Pseudopubertas praecox und prämaturer Pubarche bzw. Thelarche
- Abklärung bei Amenorrhö

- Fertilitätsdiagnostik bei unerfülltem Kinderwunsch.

- **Kontraindikationen und Nebenwirkungen**
Kontraindikation: Schwangerschaft.

- **Testprinzip**
Die bolusartige Applikation von LHRH bewirkt eine Freisetzung von LH und FSH aus dem Hypophysenvorderlappen.

- **Testdurchführung**
Standardisiert, wie folgt:

■■ **Vorbereitung und Rahmenbedingungen**
Ein Hormonpräparat muss je nach Wirkdauer ausreichend lange abgesetzt werden (mindestens 1 regulärer Zyklus oder bei Amenorrhö 8 Wochen). Der optimale Testzeitpunkt im weiblichen Zyklus ist der 3.–5. Zyklustag.

■■ **Procedere**
1. Anlegen einer Venenverweilkanüle und Abnahme von basalem Estradiol/Progesteron und LH, FSH zum Zeitpunkt 0 min
2. Bolusinjektion von 100 µg LHRH (bei Kindern 60 µg/kg KG, mindestens 25 µg, maximal 100 µg), z. B. LHRH Ferring
3. Erneute Blutentnahmen (Serum) für FSH und LH zum Zeitpunkt 30 min (ggf. auch 60, 90 und 120 min bei Verdacht auf hypothalamische Störung).

■■ **Interpretation**
- Die Normbereiche für FSH und LH und deren Reagibilität sind von vielen intraindividuellen (Zyklusphase, Stress, Krankheit, Alter, Tageszeit) und exogenen Einflussfaktoren (Jahreszeit, Medikamente) abhängig. Je nach Labor und verwendetem Assay können die Normbereiche abweichen. Die Befundung sollte nur in Kenntnis der Klinik, des Zyklus, der basalen Estradiol- und Progesteronspiegel, der Medikation und durch einen erfahrenen Endokrinologen erfolgen, da ansonsten Fehlinterpretationen häufig sind.
- ◘ Tab. 13.6 zeigt die Normbereiche für erwachsene Frauen [24].

Tab. 13.6	Normbereiche für basale FSH- und LH-Werte nach Zykluszeitpunkt und Lebensphase	
Erwachsene Frauen	**FSH (IU/l)**	**LH (IU/l)**
Follikelphase	2–10	3–15
Periovulatorisch	8–20	20–200
Lutealphase	2–8	5–10
Postmenopausal	> 20	> 20
Anstieg nach LHRH	2-fach	4-fach

- **Fallstricke**
- Siehe „Interpretation" und „Praxistipps"
- Hormonpräparat nicht abgesetzt
- Ungünstig gewählter Zykluszeitpunkt.

- **Praxistipps**
- Der LHRH-Test kann auch im Rahmen eines kombinierten Hypophysenstimulationstests angewendet werden.
- LH ist im Regelfall deutlicher stimulierbar als FSH. FSH kann wenig stimulierbar sein, ohne dass dem eine pathologische Bedeutung beikommen muss.
- Bei erhöhten basalen LH-/FSH-Werten ist dieser Stimulationstest nicht indiziert (hypergonadotroper Hypogonadismus). Hier muss immer an einen primär ovariell bedingten Hypogonadismus gedacht werden.
- Bei Kindern sind die basalen und stimulierten LH- und FSH-Werte vom chronologischen Alter und dem Pubertätsstadium abhängig. Hier sei hinsichtlich der Referenzwerte auf die entsprechende pädiatrische Literatur verwiesen [21, 22].
- Aufgrund der Vielzahl von endokrinen/gynäkologischen Erkrankungen kann hier nicht für jede Entität die entsprechende Hormonkonstellation angegeben werden. Es sei hier auf die einschlägigen Lehrbücher der Endokrinologie verwiesen [2, 23].
- Beispiel für eine kommerzielle Nachweismethode: Chemolumineszenz-Immunoassay ADVIA Centaur für LH und FSH von Siemens.
- Die untere Detektionsschwelle für FSH liegt bei 0,05 mIU/ml (Abbot Diagno-

stics), 0,2 mIU/ml (Beckman Coulter), 0,3 mIU/ml (Siemens Healthcare Diagnostics), 0,1 mIU/ml (Roche Diagnostics) und 0,66 mIU/ml (Ortho-Clinical Diagnostics) [10]. Die Variabilität innerhalb der Methode beträgt 8,1 % und zwischen den Methoden 8,9 %.
- Die untere Detektionsschwelle für LH liegt bei 0,5 mIU/ml (Abbot Diagnostics), 0,2 mIU/ml (Beckman Coulter), 0,07 mIU/ml (Siemens Healthcare Diagnostics), 0,1 mIU/ml (Roche Diagnostics) und 0,216 mIU/ml (Ortho-Clinical Diagnostics) [10]. Die Variabilität innerhalb der Methode beträgt 7,7 % und zwischen den Methoden 8,9 %.

13.3.3 Hypophysen-Priming (pulsatiler GnRH-Test)

- **Indikationen**
- Begründeter Verdacht auf einen hypothalamischen Hypogonadismus bei negativem LHRH-Test
- Differenzialdiagnose zwischen IHH (idiopathischer hypogonadotroper Hypogonadismus) und KEV (konstitutionelle Entwicklungsverzögerung) bzw. Pubertas tarda.

- **Kontraindikationen und Nebenwirkungen**
Nebenwirkungen: Lokale Irritationen an der Infusionsstelle.

Strenge Indikationsstellung, da Test aufwändig.

- **Testprinzip**
Bei einem länger bestehenden hypothalamischen Hypogonadismus besteht eine Hypotrophie der hypophysären Zellen, sodass ein singulärer LHRH-Test falsch negativ ausfallen kann. Nach einer Vorbehandlung mit LHRH kann ein sog. Priming der Hypophyse erreicht werden [25], d. h. ein Anstieg der Sekretion von LH bei intakter Hypophyse [26]. Somit kann im Einzelfall eine KEV von einem IHH oder einem Kallmann-Syndrom abgegrenzt werden.

Hypophysenvorderlappen und Austestung der glandotropen Achsen

- **Testdurchführung**

Standardisiert, wie folgt:

- ■ **Vorbereitung und Rahmenbedingungen**

Voraussetzung ist die Bestimmung der basalen Hormone als Ausgangsbasis (Testosteron bzw. Estradiol, LH, FSH). Des Weiteren muss eine Einweisung in das Tragen der Pumpe erfolgen.

- ■ **Procedere**

1. Abnahme der basalen Werte für Testosteron bzw. Estradiol, LH, FSH an Tag 1 um 8.00 Uhr. Durchführung des LHRH-Tests (▶ Abschn. 13.3.1) vor dem Priming
2. Beginn des Priming an Tag um 16.00 Uhr. Das Priming erfolgt über 36 h unter einer pulsatilen GnRH-Gabe mit Pulsen von 90-minütigem Abstand zu 5 µg. Die Applikation kann beispielsweise mittels einer tragbaren GnRH-Pumpe (z. B. Cyclomatpulse mit Lutrelef Ferring) erfolgen.
3. Durchführung des Priming bis Tag 3 um 6.00 Uhr früh
4. Durchführung des LHRH-Tests an Tag 3 um 8.00 Uhr (▶ Abschn. 13.3.1) nach dem Priming.

- ■ **Interpretation**

Fehlt ein LH-Anstieg bzw. liegt dieser < 2,5 IU/l, ist ein IHH wahrscheinlich. Kommt es zu einem Anstieg > 4 IU/l, liegt eine KEV vor.

- **Fallstricke**

Pumpenfehlfunktion und technische Probleme bei der Applikation sind häufige Fehlerquellen.

- **Praxistipps**
- Der Einsatz dieser Methode sowie die Interpretation des Testergebnisses sollten nur in spezialisierten Zentren und in Zusammenarbeit mit einem endokrinen Pädiater erfolgen.
- Als Kallmann-Syndrom bezeichnet man die Kombination aus hypothalamischem Hypogonadismus und Anosmie (Anlagestörung des Bulbus olfactorius und embryonale Störung der Wanderung der GnRH-Neurone).

- Bei der KEV liegt eine zeitliche Verzögerung der Reifung des hypothalamischen GnRH-Pulsgenerators vor.

13.4 Somatotrope Achse

13.4.1 Basales IGF-1

- **Indikationen**
- Screening-Test bei Verdacht auf Akromegalie
- Wachstumshormonmangel im Kindesalter
- Somatotrope Insuffizienz im Erwachsenenalter
- Therapieeinstellung bei Wachstumshormontherapie
- Surrogatparameter für den GH-Status
- Therapiekontrolle unter Somatostatinanaloga bei Akromegalie.

- **Kontraindikationen und Nebenwirkungen**

Keine.

- **Testprinzip**

IGF-1 (insulin-like growth factor-1; alte Bezeichnung: Somatomedin C) wird v. a. von der Leber gebildet und ist in seiner Konzentration stark von der chronischen Stimulation durch GH abhängig. Bei Krankheitsbildern mit GH-Mangel oder fehlender GH-Wirkung ist IGF-1 vermindert, bei vermehrter GH-Sekretion ist IGF-1 erhöht.

- **Testdurchführung**

Standardisiert, wie folgt:

- ■ **Vorbereitung und Rahmenbedingungen**

Keine besonderen Maßnahmen notwendig, die Probe sollte trotz hoher Stabilität von IGF-1 gekühlt werden.

- ■ **Procedere**

Periphere Blutentnahme (Serum).

- ■ **Interpretation**

Von großer Bedeutung ist das Beachten der altersentsprechenden Normbereiche. ◘ Tab. 13.7 gibt die ungefähren altersent-

A. Schäffler et al.

◻ Tab. 13.7 gibt die ungefähren altersentsprechenden Normbereiche ([27], modifiziert nach [28]) an

Alter	Tage/Monate/ Jahre	IGF-1 [µg/l][a]
		2,5- bis 97,5 %-Perzentilen
Neugeborene	Tag 1–7	10–32
Säuglinge	Monat 0,5–6	48–313
(Klein-)Kinder	Jahr 1–8	50–350
	Jahr 9–10	70–350
	Jahr 11–12	120–550
Jugendliche	Jahr 13	180–870
	Jahr 14–16	220–1000
	Jahr 17–19	180–700
Erwachsene	Jahr 20–30	120–400
	Jahr 31–40	110–300
	Jahr 41–50	95–250
	Jahr 51–60	75–235
	Jahr 61–70	70–200

[a]µg/l = ng/ml

◻ Tab. 13.8 fasst modifiziert nach [27] alters- und geschlechtsbezogene Normbereiche zusammen

Alter (Jahr)	Geschlecht	IGF-1 [µg/l][a]
Kinder/Jugendliche		**Normbereiche**
0–3	m/w	< 189/< 272
4–6	m/w	47–231/55–248
7–9	m/w	55–222/80–233
10–11	m/w	95–315/96–544
12–13	m/w	95–460/147–549
14–15	m/w	211–512/208–444
16–18	m/w	57–426/176–429
Erwachsene		**Normbereiche**
19–21	m/w	105–346
22–24	m/w	107–367
25–29	m/w	88–537
30–34	m/w	4–46
35–39	m/w	57–241
40–44	m/w	43–209
45–49	m/w	74–196
50–54	m/w	55–248
55–59	m/w	36–200
60–64	m/w	51–187
65–69	m/w	37–219
70–79	m/w	24–200
80–90	m/w	17–323

[a]µg/l = ng/ml

sprechenden Normbereiche ([27], modifiziert nach [28]) an.

◻ Tab. 13.8 fasst modifiziert nach [27] alters- und geschlechtsbezogene Normbereiche zusammen.

- **Fallstricke**
- Nichtbeachten der altersentsprechenden Normbereiche
- IGF-1 kann bei Malnutrition, Hypothyreose, Diabetes mellitus und schweren Leberererkrankungen mit reduzierter Syntheseleistung vermindert sein.

- **Praxistipps**
- IGF-1 ist zu 90–95 % im Plasma als ternärer Komplex an IGF-BP-3 (und die „acid-labile subunit") gebunden. IGF-1 ist im Serum sehr stabil, und die Präanalytik ist unproblematisch.
- Ein gemessener IGF-1-Spiegel repräsentiert die über Tage integrierte GH-Sekretion, er unterliegt keiner zirkadianen Rhythmik.
- Die Normbereiche für das IGF-1 sind stark altersabhängig. Im Erwachsenenalter nimmt die Aktivität der somatotropen Achse kontinuierlich ab und damit auch die peripheren IGF-1-Spiegel.
- Es ist zu beachten, dass die in einer Serumprobe gemessenen IGF-1-Werte sehr stark von der Messmethode abhängen, sodass ein direkter Vergleich von Werten unterschiedlicher Hersteller nicht möglich ist. So ist belegt [53], dass die Median-Werte

Hypophysenvorderlappen und Austestung der glandotropen Achsen

von IGF-1 (nmol/l) bei 5 Anbietern (DPC Immulite 1000, DPC Immulite 2000, Nichols Institue IRMA, Nichols Advantage und IDS OCTEIA zwischen 35,1 und 56,4 nmol/l variieren. Dies ist also erheblich und kann zu diagnostischen und therapeutischen Fehleinschätzungen führen [54]. Auch bei Gebrauch des identischen Assays können die Werte um etwa 15 % schwanken, sodass immer die klinische Gesamtsituation, der Verlauf und die Tendenz zu werten sind.

- IGF-1 ist ein guter Screening-Parameter für die Diagnose des GH-Mangels im Kindesalter (Goldstandard: Insulinhypoglykämietest) und für das Screening auf Akromegalie.
- IGF-1 ist ein schwacher Screening-Parameter für die Diagnose des GH-Mangels im Erwachsenenalter. Allerdings ist bei Fehlen anderer Ursachen wie Malnutrition oder Leberzirrhose ein altersentsprechend erniedrigtes IGF-1 ein deutlicher Hinweis für eine somatotrope Insuffizienz.
- Hinsichtlich der Wiederaufnahme einer GH-Therapie nach Abschluss von Wachstum und Pubertät bei Kindern mit dokumentiertem GH-Mangel existieren eigene Konsensusleitlinien mit Entscheidungsalgorithmen unter Verwendung der IGF-1-Werte nach Absetzen der GH-Therapie [29].
- Bei einer Dissoziation von kalendarischem Alter und Knochenalter ist hinsichtlich der IGF-1-Normwerte eher das Knochenalter ausschlaggebend.
- Hinsichtlich der Bewertung der IGF-1-Spiegel bei kleinwüchsigen Kindern ist auf Perzentilenwerte spezieller Kollektive (minderwüchsige Kinder mit bewiesenem GH-Mangel vs. minderwüchsige Kinder ohne GH-Mangel) aus der pädiatrischen Literatur zurückzugreifen [30].
- Beispiel für eine kommerzielle Nachweismethode: Chemolumineszenz-Immunoassay Immulite 1000 für IGF-1 von Siemens. Die untere Detektionsschwelle beträgt hier 20 ng/ml und die Variabilität innerhalb der Methode 13.2 %.
- Die Chemolumineszenz-Messmethode für IGF-1 wurde nach dem WHO-Standard

(1st International Standard 02/254) in vielen Laboren re-standardisiert, wodurch sich eine sehr gute Korrelation zu den Messwerten der RIA-Methodik ergibt. Die IGF-1-Werte sind im Vergleich zum RIA ab Werten von 100 ng/ml um etwa 20 % höher.

13.4.2 Basales IGF-BP-3

- **Indikationen**
- Surrogatparameter für den GH-Status, insbesondere in der Pädiatrie
- Screening-Parameter für Akromegalie bzw. Gigantismus.

- **Kontraindikationen und Nebenwirkungen**
Keine.

- **Testprinzip**
IGF-BP-3 (IGF-binding protein-3) wird v. a. von der Leber gebildet und ist in seiner Konzentration stark von der chronischen Stimulation durch GH abhängig. Bei Krankheitsbildern mit GH-Mangel oder fehlender GH-Wirkung ist IGF-BP-3 vermindert, bei vermehrter GH-Sekretion ist IGF-1 erhöht.

- **Testdurchführung**
Standardisiert, wie folgt:

■■ **Vorbereitung und Rahmenbedingungen**
Keine besonderen Maßnahmen notwendig, die Probe sollte trotz hoher Stabilität von IGF-BP-3 gekühlt werden.

■■ **Procedere**
Periphere Blutentnahme (Serum).

■■ **Interpretation**
Von großer Bedeutung ist das Beachten des altersentsprechenden Normbereichs. ◘ Tab. 13.9 gibt die ungefähren altersentsprechenden Normbereiche ([27], modifiziert nach [28]) an.

- **Fallstricke**
Nichtbeachten der altersentsprechenden Normbereiche. IGF-BP-3 kann bei Hypothyreose und Leberinsuffizienz erniedrigt sein, bei Niereninsuffizienz erhöht.

166   A. Schäffler et al.

▣ Tab. 13.9   Altersspezifische Normbereiche für das basale IGF-BP3

Altersklasse	Tage/Monate/Jahre	IGF-BP-3 [mg/l]
		2,5- bis 97,5 %-Perzentilen
Neugeborene	Tag 1–7	0,5–0,9
Säuglinge	Monat 0,5–6	0,6–2,9
Kleinkinder	Jahr 1–3	0,7–3,9
Kinder	Jahr 4–7	1,1–5,0
	Jahr 8–10	1.7–6,0
	Jahr 11–12	2,6–8,0
Jugendliche	Jahr 13–19	3,5–10
Erwachsene	Jahr 20–60	3,5–7,0
Senium	Jahr 61–75	3,0–6,5

■ **Praxistipps**
– IGF-BP-3 ist im Plasma als ternärer Komplex an IGF-1 (und die „acid-labile subunit") gebunden. IGF-BP-3 ist sehr stabil, und die Präanalytik ist unproblematisch.
– Ein gemessener IGF-BP-3-Spiegel repräsentiert die über Tage integrierte GH-Sekretion, IGF-BP-3 unterliegt keiner zirkadianen Rhythmik.
– Die Normbereiche für das IGF-BP-3 sind stark altersabhängig und variieren je nach verwendeter Labormethode.
– IGF-BP-3 ist in geringerem Umfang ernährungsabhängig als IGF-1 und somit in der Pädiatrie besser als Screening-Parameter für GH-bedingte Mangelzustände bzw. für Minderwuchs geeignet.
– IGF-BP-3 ist ein schlechter Indikator bzw. Screening-Parameter für den GH-Mangel bei Erwachsenen.
– IGF-BP-3 ist ein guter Indikator für die Akromegalie und für den GH-Mangel in der Pädiatrie (Goldstandard: Insulinhypoglykämietest).
– Beispiel für eine kommerzielle Nachweismethode: Chemolumineszenz-Immunoassay Immulite 1000 for IGF-BP-3 von Siemens.

13.4.3 IGF-1-Generationentest

■ **Indikationen**
– Verdacht auf GH-Insensitivität („Wachstumshormonresistenz")
– Verdacht auf Laron-Syndrom (fehlender oder defekter GH-Rezeptor [31].

■ **Kontraindikationen und Nebenwirkungen**
Kontraindikationen:
– aktiver Tumor,
– nichtkontrollierte diabetische Stoffwechsellage.

■ **Testprinzip**
Liegt ein funktionell intakter GH-Rezeptor vor, wird eine mehrtägige Gabe von rekombinantem humanem GH zu einem Anstieg von IGF-1 (und auch IGF-BP-3) führen [32].

■ **Testdurchführung**
Standardisiert, wie folgt:

■■ **Vorbereitung und Rahmenbedingungen**
Einweisung und Aufklärung der Eltern über die Modalitäten (Aufbewahrung, Applikation etc.) der subkutanen GH-Injektion mittels Pen.

Hypophysenvorderlappen und Austestung der glandotropen Achsen

■■ Procedere

1. Abnahme des basalen IGF-1-Wertes an Tag 1 um 8.00 Uhr
2. Beginn der GH-Gaben mit 0.1 U/kg KG zur Nacht über 4 Tage
3. Abnahme des stimulierten IGF-1-Wertes an Tag 5 um 8.00 Uhr.

■■ Interpretation

Kinder mit Laron-Syndrom zeigen keinen oder nur geringe Anstiege von IGF-1 (20 %iger Anstieg). Kinder mit GH-Mangel zeigen sehr deutliche Anstiege bis zu 400 % [31].

■ Fallstricke

Falsche Dosierungen oder fehlende GH-Gaben können zu falschen Befunden führen.

■ Praxistipps

- Eine GH-Insensitivität kann auch bei schlecht eingestelltem Diabetes mellitus, Niereninsuffizienz, Leberzirrhose, cholestatischen Erkrankungen und Hyperkatabolismus auftreten.
- GH-Insensitivität zeichnet sich durch erniedrigte IGF-1- und IGF-BP-3-Werte sowie erhöhte basale GH-Werte aus.
- Der IGF-1-Generationentest dient nicht zur Vorhersage des möglichen Wachstums bei geplanter GH-Therapie bei GH-Mangel.
- Im Rahmen des Tests kann simultan IGF-BP-3 [31] mitbestimmt werden (IGF-BP-3-Generationentest).

13.4.4 GHRH-Test

■ Indikationen

- Austestung der somatotropen Achse
- Unterscheidung zwischen hypothalamischem und hypophysärem GH-Mangel.

Der GHRH-Test alleine ohne Arginin hat eine limitierte Bedeutung bzw. Aussagekraft und ist nicht geeignet für die Diagnose des GH-Mangels.

■ Kontraindikationen und Nebenwirkungen

Kontraindikationen: Epilepsie, Makroadenome
Nebenwirkungen:
- Übelkeit,
- Unwohlsein,
- Dysgeusie,
- Flush von kurzer Dauer.

■ Testprinzip

Die bolusartige Injektion von GHRH bewirkt eine Freisetzung von GH aus dem Hypophysenvorderlappen.

■ Testdurchführung

Standardisiert, wie folgt:

■■ Vorbereitung und Rahmenbedingungen

Jede Form von Stress (auch die Blutentnahme) erhöht schnell die GH-Sekretion, sodass eine relative (1 h) und absolute (− 15 min) Ruhephase eingehalten werden müssen (das Anlegen der Verweilkanüle darf nicht kurzfristig erfolgen, sondern mindestens 1 h vor dem Test). Am besten wird der Test im Liegen und nüchtern durchgeführt, da Glukose bzw. eine Hyperglykämie die GH-Sekretion beeinflusst. Die Serumproben müssen gekühlt abgenommen werden. Der Nüchternglukosespiegel sollte bekannt sein, ebenso der BMI bei Erwachsenen.

■■ Procedere

1. Anlegen einer Venenverweilkanüle
2. Relative Ruhephase von 1 h
3. Abnahme des − 15-min-Werts
4. Abnahme des 0-Werts und Bolusinjektion von 100 µg GHRH (Kinder: 1 µg/kg KG), z. B. GHRH Ferring
5. Abnahme zu den Zeitpunkten 15, 30, 45, 60 (90 und 120) min.

■■ Interpretation

❏ Tab. 13.10 gibt die ungefähren basalen und stimulierten Normalwerte für GH bei Kindern und Erwachsenen wieder [33–37].

168   A. Schäffler et al.

◘ Tab. 13.10 Basale und GHRH-stimulierte GH-Werte nach Geschlecht, Alter und BMI

		GH basal [µg/l][a]	GH nach GHRH [µg/l]
Männer		0,02–3,43	
Frauen		0,05–15,15	
Kinder bis Pubertät		3,0–5,0	
Kinder			> 8,0
Erwachsene	BMI < 25 kg/m^2		> 11,5
	BMI 25–30 kg/m^2		> 8,0
	BMI > 30 kg/m^2		> 4,2

[a]µg/l = ng/ml

Während Kindheit und Pubertät finden sich bei den Entitäten neurosekretorische Dysfunktion, bioinaktives GH, partieller GH-Mangel, idiopathischer Minderwuchs und GH-Insensitivitätssyndrom stimulierte GH-Werte von > 10 µg/l. Beim schweren GH-Mangel werden stimulierte GH-Werte von < 5 µg/l gefunden [36].

- **Fallstricke**
- Der GHRH-Test ist nicht zur Diagnostik der Akromegalie, des Wachstumshormonmangels im Kindes- und im Erwachsenenalter geeignet. Es wird ausdrücklich betont, dass aus den in ◘ Tab. 13.10 angegebenen Werten allein keine Diagnose gestellt werden kann! Goldstandard für die Diagnose des GH-Mangels sowohl im Kindes- als auch im Erwachsenenalter sind der Insulinhypoglykämietest (▶ Abschn. 12.1), entweder allein oder in Kombination mit dem Arginininfusionstest, sowie der kombinierte GHRH-Arginininfusionstest (▶ Abschn. 13.4.6).
- Einzelne bestimmte basale GH-Werte sind aufgrund der Pulsatilität der Freisetzung und vieler Einflussfaktoren diagnostisch wertlos.
- Eine Steigerung der GH-Werte kann durch viele Medikamente (z. B. Östrogene, Androgene, Clonidin) sowie bei Malnutrition und Diabetes mellitus verursacht werden.

- Eine Verminderung der GH-Werte kann durch viele Medikamente (z. B. Steroide, Theophyllin, Morphin) und bei postprandialer Hyperglykämie, Sexualhormonmangel, Adipositas, Schilddrüsenfunktionsstörung, Cushing-Syndrom, Stress, Angst hervorgerufen werden.
- Das Ausmaß der stimulierbaren GH-Sekretion steigt mit dem Grad der pubertären Reife. Wenn Mädchen älter als 8 Jahre und Jungen älter als 10 Jahre sind und noch einen präpubertären Reifegrad aufweisen, sollte ein Priming vor dem Test mit Sexualhormonen erfolgen: Mädchen: 1 mg Estradiolvalerat per os in den letzten 3 Tagen vor der Testung. Jungen: intramuskuläre Injektion von 50 mg Testosteronenantat 7 Tage vor dem Test.

- **Praxistipps**
- Die Interpretation des Tests ist aufgrund seiner diagnostischen Limitationen begrenzt (s. oben: „Fallstricke") und soll nur von einem erfahrenen Endokrinologen in Kenntnis der Klinik, des verwendeten GH-Assays, des IGF-1-Werts und der übrigen Hypophysenpartialfunktionen erfolgen. Daneben hängen die Referenzwerte von GH vom verwendeten rekombinanten GH-Standard ab (z. B. rekombinanter 2. Internationaler Standard 98/574).

Hypophysenvorderlappen und Austestung der glandotropen Achsen

- Mit zunehmendem Alter (sog. Somatopause) und bei Adipositas fällt die GH-Sekretion geringer aus. Die GH-Antwort auf GHRH ist sehr variabel, und ein negativer Ausfall hat insbesondere bei unauffälliger Klinik und normalem IGF-1-Wert nur eine limitierte Bedeutung. Hyperglykämie kann die GH-Sekretion steigern.
- Nach längerem Ausfall der hypothalamischen GHRH-Sekretion kann die Hypophyse auf einen einmaligen GHRH-Stimulus nicht adäquat reagieren, sodass hier ein Priming, z. B. mittels 5-tägiger GHRH-Stimulation (1 µg/kg KG s.c., 1 ×/ Tag), notwendig ist.
- Beim hypophysären GH-Mangel fällt der Anstieg von GH pathologisch aus.
- Der GHRH-Test kann auch im Rahmen eines kombinierten Hypophysenstimulationstests angewendet werden.
- Der Test kann auch in Kombination mit dem Arginininfusionstest erfolgen (▶ Abschn. 13.4.6)
- Beispiel für eine kommerzielle Nachweismethode: Chemolumineszenz-Immunoassay Immulite 1000 für GH von Siemens.
- Die untere Detektionsschwelle für GH liegt bei 0,002 µg/l (Beckman Coulter), 0,01 µg/l (Siemens Healthcare Diagnostics), 0,03 µg/l (Roche Diagnostics). [10]. Die Variabilität innerhalb der Methode beträgt 6,9 % und zwischen den Methoden 23,1 %. Die genannten Assays verwenden den IRP 98/574 Standard, welcher niedrigere Werte liefert als frühere Standards.

13.4.5 GH-Sekretionsprofil

■ **Indikationen**
- Verdacht auf neurosekretorische Dysfunktion
- Verdacht auf hypothalamisch bedingte Regulationsstörung der GH-Sekretion
- Differenzialdiagnostische Abklärung von Minderwuchs bei normal ausfallenden klassischen Stimulationstests wie z. B. Insulinhypoglykämietest.

■ **Kontraindikationen und Nebenwirkungen**
Keine.

■ **Testprinzip**
GH wird beim Gesunden in einem zirkadianen Rhythmus sezerniert [38] mit einem deutlichen Anstieg der Sekretion nachts in den Schlafperioden. Die Asservierung nächtlicher Proben kann somit helfen, den physiologischen Anstieg der nächtlichen Sekretion nachzuweisen [39]. Das Wesen der sog. neurosekretorischen-hypothalamischen Dysfunktion liegt darin, dass ein Minderwuchs vorliegt und die Standardstimulationstests unauffällig ausfallen (z. B. Insulinhypoglykämietest, GHRH-Test, Arginininfusionstest), während die Regulation der nächtlichen Mehrsekretion von GH gestört ist.

■ **Testdurchführung**
Standardisiert, wie folgt:

■■ **Vorbereitung und Rahmenbedingungen**
Der Test findet unter stationären Rahmenbedingungen statt; am besten sollten die meist sehr jungen Patienten bereits 1 Nacht zuvor im Krankenhaus verbracht haben zur stressfreien Eingewöhnung. Anfertigen eines Schlafprotokolls während der Testphase. Anlage einer Venenverweilkanüle mit Verlängerungsschlauch (reduziert die Wahrscheinlichkeit, dass der Patient durch Manipulation wach wird) am Vortag. Das Volumen der Verlängerung muss sorgfältig gespült werden, und vor jeder Blutentnahme muss dieses großzügig abgezogen und verworfen werden. Es ist für die Qualität des Tests unabdingbar, dass eine eigens dafür abgestellte und qualifizierte Person den Test durchführt. Es müssen Kühlakkus (4 °C) bereitgestellt sein.

■■ **Procedere**
1. Testbeginn nach 20.00 Uhr und wenn das Kind mindestens 60 min vorher eingeschlafen ist
2. Abnahme von Serumproben für GH alle 20 min über mindestens 6 h (länger möglich) in Kühlakkus; sofortiger Versand in das Zentrallabor.

▪▪ Interpretation

Ein nächtlicher Anstieg der GH-Sekretion auf einen Peak-Wert von > 10 ng/ml schließt eine neurosekretorische Dysfunktion aus, ein Wert von < 3 ng/ml kann Hinweis auf eine hypothalamische Dysfunktion geben. Spezielle Auswerteprotokolle berücksichtigen das GH-Integral oder den GH-Mittelwert [39].

▪ Fallstricke

Ist der Schlaf gestört, kommt es zu falsch negativen Befunden.

▪ Praxistipps

- In spezialisierten pädiatrischen Zentren erfolgt die Blutentnahme ggf. über spezielle Blutentnahmepumpen.
- Der von der WHO empfohlene Kalibrierungs-Standard für GH ist IS 98/574.

13.4.6 Kombinierter GHRH-Arginin-Infusionstest

▪ Indikationen

- Austestung der somatotropen Achse
- Diagnostik des hypophysären GH-Mangels bei Erwachsenen und Kindern

Der kombinierte GHRH-Arginin-Infusionstest kann ebenso wie der Insulinhypoglykämie-Test, der als Goldstandard gilt, sowohl im Kindesalter und in der Transition als auch im Erwachsenenalter verwendet werden.

▪ Kontraindikationen und Nebenwirkungen

Kontraindikationen: Epilepsie, Makroadenome.

Nebenwirkungen:
- Übelkeit,
- Unwohlsein,
- Dysgeusie,
- Flush von kurzer Dauer.

▪ Testprinzip

Die bolusartige Injektion von GHRH bewirkt eine Freisetzung von GH aus dem Hypophysenvorderlappen. Die Aminosäure Arginin stimuliert die Sekretion von GH über alpha-adrenerge und serotoninerge Stimuli, während sie die Somatostatinsekretion inhibiert. Somit erfolgt eine multidimensionale Stimulation der GH-Sekretion.

▪ Testdurchführung

Standardisiert, wie folgt:

▪▪ Vorbereitung und Rahmenbedingungen

Jede Form von Stress (auch die Blutentnahme) erhöht schnell die GH-Sekretion, sodass eine relative (1 h) und absolute (–30 min) Ruhephase eingehalten werden müssen (das Anlegen der Verweilkanüle darf nicht kurzfristig erfolgen, sondern mindestens 30 min vor dem Test). Am besten wird der Test im Liegen und nüchtern durchgeführt, da Glukose bzw. eine Hyperglykämie die GH-Sekretion beeinflusst. Die Serumproben müssen gekühlt werden. Der Nüchternglukosespiegel sollte bekannt sein, ebenso der BMI bei Erwachsenen.

▪▪ Procedere

1. Anlegen einer Venenverweilkanüle bei – 30 min und Blutentnahme für GH
2. Blutentnahme bei –15 min. für GH
3. Blutentnahme bei 0 min für GH und dann sofortige Bolusinjektion von 100 μg GHRH (Kinder: 1 μg/kg KG), z. B. GHRH Ferring. Simultan zur GHRH-Injektion wird eine Infusion von 0,5 g/kg KG (maximal 30 g) Arginin in 500 ml NaCl 0,9 % i.v. über 30 min verabreicht.
4. Abnahme zu den Zeitpunkten + 15 min, + 30 min, + 45 min, + 60 min, + 75 min, + 90 min.

▪▪ Interpretation

Untersuchungen [40, 41] an Adoleszenten und jungen Erwachsenen zeigen, dass ein Cut-off-Wert von 19 μg/l (entspr. 10 ng/ml) eine Sensitivität von 100 % bei einer Spezifität von 97 % für die Diagnose eines hypophysären GH-Mangels besitzt. ◘ Tab. 13.11 zeigt die entsprechenden Grenzwerte getrennt für Transition und Erwachsenenalter nach BMI [29, 40–42].

Allerdings ist zu betonen, dass unterschiedliche Fachgesellschaften unterschiedliche Grenzwerte favorisieren. Hier muss im Einzelfall entschieden werden. Daher fasst

Hypophysenvorderlappen und Austestung der glandotropen Achsen

◼ Tab. 13.11 Cut-off-Werte für GH im Rahmen des kombinierten GHRH-Arginin-Infusionstests

		GH [ng/ml][a]
Situation		Max. stimulierter Wert von GH
Transition		> 19
Erwachsene	BMI < 25 kg/m^2	> 11,0
	BMI 25–30 kg/m^2	> 8,0
	BMI > 30 kg/m^2	> 4,0

[a]µg/l = ng/ml

◼ Tab. 13.12 Cut-off-Werte für GH im Rahmen des kombinierten GHRH-Arginin-Infusionstests verschiedener Fachgesellschaften

Fachgesellschaft	Adult: GH [ng/ml][a]	Transition: GH [ng/ml][a]
ESPE (2005)	–	–
GRS (2007)	BMI < 25 kg/m^2: ≤ 11	–
GRS	BMI 25–30 kg/m^2: ≤ 8	–
GRS	BMI ≥ 30 kg/m^2: ≤ 4	–
AACE (2009)	BMI < 25 kg/m^2: ≤ 11	–
AACE	BMI 25–30 kg/m^2: ≤ 8	–
AACE	BMI ≥ 30 kg/m^2: ≤ 4	–
ES (2011)	< 4,1	–

[a]µg/l = ng/ml; wird der cut-off Wert unterschritten, liegt eine hypophysäre GH-Insuffizienz vor; *ESPE* European Society for Pediatric Endocrinology; *GRS* Growth Hormone Research Society; *AACE* American Association of Clinical Endocrinologists; *ES* Endocrine Society (USA)

◼ Tab. 13.12 die Grenzwerte von 4 Fachgesellschaften modifiziert nach [43] zusammen.

- **Fallstricke**
- Einzelne bestimmte basale GH-Werte sind aufgrund der Pulsatilität der Freisetzung und vieler Einflussfaktoren diagnostisch wertlos.
- Eine Steigerung der GH-Werte kann durch viele Medikamente (z. B. Östrogene, Androgene, Clonidin) sowie bei Malnutrition und Diabetes mellitus hervorgerufen werden.
- Eine Verminderung der basalen GH-Werte kann durch viele Medikamente (z. B. Ste-

roide, Theophyllin, Morphin) und bei postprandialer Hyperglykämie, Sexualhormonmangel, Adipositas, Schilddrüsenfunktionsstörung, Cushing-Syndrom, chronischer Stress, Angst verursacht werden.

- **Praxistipps**
- Die Interpretation des Tests soll nur von einem erfahrenen Endokrinologen in Kenntnis der Klinik, des verwendeten GH-Assays, des IGF-1-Wertes und der übrigen Hypophysenpartialfunktionen erfolgen. Daneben hängen die Referenzwerte von GH vom verwendeten rekombinanten GH-Standard ab (z. B. rekombinanter 2. Internationaler Standard 98/574).

- Mit zunehmendem Alter (sog. Somatopause) und bei Adipositas fällt die GH-Sekretion geringer aus. Die GH-Antwort auf GHRH ist sehr variabel, und ein negativer Ausfall hat insbesondere bei unauffälliger Klinik und normalem IGF-1-Wert nur eine limitierte Bedeutung. Hyperglykämie kann die GH-Sekretion steigern.
- Nach längerem Ausfall der hypothalamischen GHRH-Sekretion kann die Hypophyse auf einen einmaligen GHRH-Stimulus nicht adäquat reagieren, sodass hier ein Priming, z. B. mittels 5-tägiger GHRH-Stimulation (1 µg/kg KG s.c., 1 ×/Tag), notwendig ist.
- Beim hypophysären GH-Mangel fällt der Anstieg von GH pathologisch aus.
- Der kombinierte GHRH-Arginin-Infusionstest stellt bei geeigneter Fragestellung (hypophsäre GH-Sekretion) ein zum Insulinhypoglykämietest ebenbürtiges Testverfahren dar. Vorteil dieses Testes ist seine Ungefährlichkeit und gute Verträglichkeit.
- Der Test stellt kein geeignetes Diagnoseverfahren für die neurosekretorische Dysfunktion dar und erfasst somit keine hypothalamischen Ursachen.
- Beispiel für eine kommerzielle Nachweismethode: Chemolumineszenz-Immunoassay Immulite 1000 für GH von Siemens.

13.4.7 Glukagon-Test für GH-Stimulation

■ **Indikationen**
- Austestung der somatotropen hypophysären Achse
- Diagnostik des hypophysären GH-Mangels bei Erwachsenen (und Kindern)
- Anwendung empfohlen, wenn der GHRH-Test nicht verfügbar ist und der Insulin-Toleranztest (Insulin-Hypoglykämie-Test) kontraindiziert ist oder nicht durchführbar erscheint [44]

■ **Kontraindikationen und Nebenwirkungen**
Kontraindikationen: Phäochromozytom, Insulinom.

Nebenwirkungen:
- Hyperglykämie, Hypoglykämie
- Übelkeit, Erbrechen
- Krampfanfälle

■ **Testprinzip**
Der physiologische Mechanismus der Glukagon-induzierten hypophysären Sekretion von GH (und ACTH) ist unklar. Postuliert wird eine Rolle der schwankenden Glukosespiegel im Blut (initialer Anstieg, gefolgt von einem Abfall), die Generierung eines Peptidyl-Fragments mit stimulatorischer Wirkung auf die GH- (und ACTH-) Sekretion sowie eine Noradrenalin- (alpha-Rezeptor-) vermittelte GH- (und ACTH-) Sekretion [45].

■ **Testdurchführung**
Standardisiert, wie folgt:

■■ **Vorbereitung und Rahmenbedingungen**
Jede Form von Stress (wie auch die Blutentnahme) kann die GH-Sekretion erhöhen. Daher sollte das Anlegen einer Venenverweilkanüle mindestens 1 h vor dem Test erfolgen. Zudem sollte eine relative (1 h) und absolute (15 min) Ruhephase vor Testdurchführung eingehalten werden. Optimalerweise wird der Test morgens, im Liegen und nüchtern durchgeführt, da auch der Glukosespiegel die GH-Sekretion beeinflusst. Die Serumproben müssen gekühlt abgenommen werden. Der Nüchternglukosespiegel sollte bekannt sein, ebenso der BMI bei Erwachsenen.

■■ **Procedere**
1. Anlegen einer Venenverweilkanüle
2. Relative Ruhephase von 1 h
3. Abnahme des −15 min-Werts
4. Abnahme des 0 min-Werts und Bolusinjektion von Glucagon 1 mg i.m. (bei einem Körpergewicht > 90 kg Glukagon 1,5 mg i.m.)
5. Abnahme zu den Zeitpunkten 30, 60, 90, 120, 150, 180, 210, 240 min mit Bestimmung von GH und Glukose

■■ **Interpretation**
Die Endocrine Society Clinical Practice Guideline 2016 schlägt als Cutoff für die Diagnose einer GH-Insuffizienz einen Wert

Hypophysenvorderlappen und Austestung der glandotropen Achsen

von < 3 ug/l zu einem Zeitpunkt nach Glukagon-Applikation vor [46]. Bei Adipositas allerdings kann die GH-Sekretion eingeschränkt sein, sodass andere Studien im Vergleich zum Insulin-Hypoglykämie-Test bei diesem Grenzwert eine Überdiagnose der GH-Defizienz insbesondere bei adipösen Patienten nahelegen. Diese Studien schlagen einen GH-Cutoff von < 1 ng/ml bei fester Glukagon-Dosis (2 ng/ml bei Gewichtsadaptierter Glukagon-Dosierung) vor [47]. Die American Association of Clinical Endocrinologists und das American College of Endocrinology schlagen einen Cutoff von < 1 ng/ml vor für übergewichtige/adipöse Patienten und für Patienten mit Insulinresistenz [48]. Insgesamt ist bei der Diagnose einer GH-Defizienz die Prätest-Wahrscheinlichkeit für ihr Vorliegen (z. B. begleitende andere hypophysäre Achsen-Insuffizienzen, vorbeschriebene Wachstumshormon-Defizienz im Kindes- und Jugendalter) sowie die klinische Symptomatik in die Interpretation der Testergebnisse mit einzubeziehen [46, 48].

- **Fallstricke**
- Einzelne bestimmte basale GH-Werte sind auf Grund der Pulsatilität ihrer Freisetzung und vieler Einflussfaktoren in der Regel wertlos.
- Eine Steigerung der GH-Werte kann durch viele Medikamente (z. B. Östrogene, Androgene, Clonidin) sowie bei Malnutrition und Diabetes mellitus verursacht werden.
- Eine Verminderung der GH-Werte kann durch viele Medikamente (z. B. Steroide, Theophyllin, Morphin) und bei postprandialer Hyperglykämie, Sexualhormonmangel, Adipositas, Schilddrüsenfunktionsstörung, Cushing-Syndrom, Stress und Angst hervorgerufen werden.

- **Praxistipps**
- Alternativ zur Injektion einer festen Dosis von Glukagon wie oben beschrieben kann auch eine Gewichts-adaptierte Dosis von Glukagon i.m. appliziert werden (0,03 mg/kg KG, maximal 3 mg) [4]. Die Grenzwerte für die Interpretation des Tests gelten analog.

- Regelmäßige Kontrollen des Blutglukose-Spiegels während des Tests und danach sind mandatorisch (zur Erkennung insbesondere von Späthypoglykämien).
- Die Applikation von GH führt auch zur Ausschüttung von ACTH und Kortisol; als Grenzwerte für die Diagnose einer sekundären Nebennierenrinden-Insuffizienz werden hier Kortisol-Spiegel von 9 ug/dl bei fester Glukagon-Dosis (11 ug/dl bei Gewichts-adaptierter Glukagon-Dosis) vorgeschlagen [46]. Der Glukagon-Stimulationstest weist für die Testung der kortikotropen hypophysären Achse allerdings insgesamt eine geringere Sensitivität und Spezifität auf. Daher sollten zur Austestung dieser Achse in erster Linie alternative Testverfahren zur Anwendung kommen [45].
- Beispiel für eine kommerzielle Nachweismethode: Chemolumineszenz-Immunoassay Immulite 1000 für GH von Siemens.

13.4.8 Macimorelin-Test für GH-Stimulation

- **Indikationen**
- Austestung der somatotropen hypophysären Achse
- Diagnostik des hypophysären GH-Mangels bei Erwachsenen
- Nicht-invasive Alternative, wenn der GHRH-Test und der GHRH-Arginin-Test nicht verfügbar sind und der Insulin-Toleranztest (Insulin-Hypoglykämie-Test) kontraindiziert ist oder nicht durchführbar erscheint [51, 52]

- **Kontraindikationen und Nebenwirkungen**
Kontraindikationen: Epilepsie, Hypophysen-Makroadenom

Nebenwirkungen:
- Dysgeusie
- Übelkeit, Erbrechen
- Kopfschmerzen, Schwindel
- Müdigkeit, Wärmegefühl
- QT-Verlängerungen, insbesondere bei rhythmologischen Patienten bzw. bei Pa-

Testprinzip

Macimorelin ist ein sog. Peptidomimetikum aus der Gruppe der GH-Sekretoga bzw. der Ghrelin-Mimetika. Die synthetische und oral verfügbare Substanz stimuliert den Ghrelin-Rezeptor und setzt GH dosisabhängig in kurzer Zeit (innerhalb von 90 min.) frei. [51].

Testdurchführung

Standardisiert, wie folgt:

Vorbereitung und Rahmenbedingungen

Jede Form von Stress (wie auch die Blutentnahme) kann die GH-Sekretion erhöhen. Daher sollte das Anlegen einer Venenverweilkanüle mindestens 30–60 min vor dem Test erfolgen. Zudem sollte eine relative (30 min) und absolute (15 min) Ruhephase vor Testdurchführung eingehalten werden. Optimalerweise wird der Test morgens, im Liegen und nüchtern durchgeführt, da auch der Glukosespiegel die GH-Sekretion beeinflusst. Die minimale Fastenphase sollte 8 h betragen haben, sowie 24 h vorher keine starke körperliche Arbeit/Sport. Die Serumproben müssen gekühlt abgenommen werden. Der Patient muss vor Testbeginn gewogen werden. Die Testsubstanz wird mit Wasser aufgelöst und in einer Dosierung von 0,5 mg/kg/KG verabreicht. Es wird hierfür ein kompletter Beutel mit 60 mg Granulat in 120 ml Wasser aufgelöst und resuspendiert. Das zu entnehmende Suspensionsvolumen in ml entspricht dem Gewicht des Patienten in kg (also z. B. 70 ml bei einem 70 kg schweren Patienten).

Procedere

1. Anlegen einer Venenverweilkanüle
2. Relative Ruhephase von 30 bis 50 min
3. Abnahme des 0 min-Werts
4. Orale Gabe der Macimorelin-Suspension
5. Blutentnahme für GH den Zeitpunkten 20, 45, 60 und 90 min mit Bestimmung

Interpretation

Die Testergebnisse müssen nicht an Alter, Geschlecht oder BMI angepasst werden. Der diagnostische cut off Wert liegt bei < 2,8 ng/ml (mg/dl) für die Diagnose eines GH-Mangels, bei einer Spezifität von 96 % und einer Sensitivität von 87 % [51, 52]. Manche Autoren bevorzugen einen cut off Wert von < 5,1 ng/ml bei einer dann gelagerten Sensitvität von 92 % und einer Spezifität von 96 %

Fallstricke

— Einzelne bestimmte basale GH-Werte sind auf Grund der Pulsatilität ihrer Freisetzung und vieler Einflussfaktoren in der Regel wertlos.
— Eine Steigerung der GH-Werte kann durch viele Medikamente (z. B. Östrogene, Androgene, Clonidin) sowie bei Malnutrition und Diabetes mellitus verursacht werden.
— Eine Verminderung der GH-Werte kann durch viele Medikamente (z. B. Steroide, Theophyllin, Morphin) und bei postprandialer Hyperglykämie, Sexualhormonmangel, Adipositas, Schilddrüsenfunktionsstörung, Cushing-Syndrom, hervorgerufen werden.

Praxistipps

— Die Sicherheit und diagnostische Leistung von Macimorelin wurden für Patienten mit einen BMI > 40 kg/m^2 nicht ermittelt, ebenso nicht für Kinder und für Patienten mit eingeschränkter Leber- und Nierenfunktion.
— Beispiel für eine kommerzielle Nachweismethode: Chemolumineszenz-Immunoassay Immulite 1000 für GH von Siemens.

13.5 Prolaktin

Indikationen

Weiblicher Patient:
— Verdacht auf Prolaktinom, Verlaufsbeobachtung der Prolaktinomtherapie,

Hypophysenvorderlappen und Austestung der glandotropen Achsen

- Amenorrhö, Oligomenorhö,
- anovulatorische Zyklen,
- Corpus-luteum-Insuffizienz,
- Galaktorrhö,
- Mastodynie, Mastopathie,
- Hyperandrogenämie,
- Hormonanalyse bei Sterilität,
- Therapiekontrolle beim Abstillen.

Männlicher Patient:
- Verdacht auf Prolaktinom, Verlaufsbeobachtung der Prolaktinomtherapie,
- Libido- und Potenzstörungen,
- Hypogonadismus,
- Gynäkomastie.

■ **Kontraindikationen und Nebenwirkungen**
Keine.

■ **Testprinzip**
Prolaktin ist ein Proteohormon der Hypophyse, das von den azidophilen Zellen des Hypophysenvorderlappens gebildet wird. Seine Freisetzung wird durch den prolactin-releasing factor (PRF, auch Prolactoliberin) sowie den prolactin-release inhibiting factor (= Dopamin) des Hypothalamus im zirkadianen Rhythmus gesteuert. Die Bestimmung der Prolaktinkonzentration im Serum erfolgt mit Enzymimmunoassay.

■ **Testdurchführung**
Standardisiert, wie folgt:

■ ■ **Vorbereitung und Rahmenbedingungen**
Da die Prolaktinsekretion im Schlaf höher ist als im wachen Zustand, sollte Prolaktin mindestens 1–2 h nach dem Aufstehen, zwischen 8.00 und 10.00 Uhr, bestimmt werden. Der Patient sollte nüchtern sein und keine Medikamente eingenommen haben. Im Vorfeld sollte der Patient keinem körperlichen Stress ausgesetzt sein. Weiteres s. unten („Fallstricke").

■ ■ **Procedere**
Abnahme von 1 ml Serum. Die Probe muss nicht gekühlt werden.

◘ **Tab. 13.13** Normbereiche für Prolaktin nach Geschlecht und Zyklusphase

Geschlecht		Prolaktin [µg/l][a]
Frauen	Follikelphase	2,8–18,3
	Lutealphase	4,4–25,0
	Postmenopausal	1,8–20,3
Männer		2,1–17,7

[a] 1 µg/l = 24 mIU/ml

■ ■ **Interpretation**
◘ Tab. 13.13 gibt die Normbereiche für das Prolaktin nach Geschlecht und Zyklusphase an.

■ **Fallstricke**
- Die Blutentnahme sollte vor einer körperlichen/gynäkologischen Untersuchung und vor Abtasten der Brust bzw. Prüfung auf Galaktorrhö erfolgen, um keine Stresshyperprolaktinämie auszulösen. Selbst die psychische Erwartung der Blutentnahme oder andere Stressfaktoren können zu einer mäßigen Prolaktinerhöhung führen. Deshalb sollte vor Initiierung weiterführender diagnostischer Maßnahmen (Hypophysen-MRT, Stimulationstests etc.) der Prolaktinspiegel zunächst kontrolliert werden, um Fehlinterpretationen durch eine Stresshyperprolaktinämie auszuschließen.
- Die Prolaktinsekretion wird zudem durch körperlichen Stress stimuliert. Deshalb sollte der Probenentnahme keine körperliche Betätigung vorausgehen (z. B. auch Krankengymnastik).
- Hypoglykämie fördert ebenfalls die Prolaktinsekretion. Das sollte speziell bei Patienten mit Erkrankungen wie Diabetes, Insulinom, reaktiver Hypoglykämie und anorektischen Essstörungen berücksichtigt werden.
- Psychische Erkrankungen wie Depressionen sind ebenfalls häufig mit einer Hyperprolaktinämie assoziiert.

- Wichtig ist, dass eine ganze Reihe von Medikamenten, insbesondere Psychopharmaka (Antidepressiva und Neuroleptika), Metoclopramid, Antidopaminergika usw. als Nebenwirkung die Prolaktinsekretion steigern (s. hierzu gängige Lehrbücher der Pharmakologie, Psychiatrie und Endokrinologie).
- Wegen der veränderten Clearance kann eine Niereninsuffizienz ebenfalls zu erhöhten Prolaktinkonzentrationen führen. Noch höher ist die Prävalenz der Hyperprolaktinämie bei dialysepflichtigen Patienten.
- **Makroprolaktin:** Aus bisher noch nicht bekannten Gründen kommt es bei etwa 0,2 % aller Frauen und 0,02 % aller Männer durch Aggregation von Prolaktinmolekülen zur Bildung des sog. Makroprolaktins [49]. Dieses ist biologisch inaktiv, eine klinische Relevanz ist bisher nicht eindeutig nachgewiesen. Das Makroprolaktin tritt bei ca. 9–25 % der Patienten mit erhöhten Prolaktinwerten auf [49, 50]. Allerdings wird das Makroprolaktin von Immunoassays erfasst und täuscht eine Hyperprolaktinämie vor. Es empfiehlt sich bei nur moderat erhöhten Prolaktinwerten und fehlender Klinik eine Zweitbestimmung nach der PEG (Polyethylenglykol)-Fällung oder durch gelchromatografische Verfahren. Bei neueren Immunoassays werden allerdings nur noch 5 % der hyperprolaktinämischen Proben durch Makroprolaktin gestört [49].
- **Hook-Effekt:** Bei sehr hohen Prolaktinkonzentrationen kann der Prolaktinspiegel falsch niedrig gemessen werden. Der Grund ist die Sättigung der Messantikörper im Immunoassay. Im Verdachtsfall sollten Verdünnungsreihen hergestellt werden.

- **Praxistipps**
- Die Prolaktinsekretion unterliegt einem Tag-Nacht-Rhythmus: Nachmittags fällt die Serumkonzentration auf ca. die Hälfte des morgendlichen Ausgangswertes ab, steigt während des Schlafs wieder an und erreicht ihren Maximalwert in den frühen Morgenstunden. Aus diesen Gründen sollte Prolaktin optimalerweise zwischen 8:00 und 10:00 Uhr bestimmt werden.
- In der Schwangerschaft und Stillzeit erreicht Prolaktin seine physiologischen Höchstkonzentrationen, deshalb sollte bei weiblichen Patienten eine Schwangerschaft ausgeschlossen werden.
- Bei Patienten mit Schilddrüsenunterfunktion kann ein Anstieg des TRH (thyreotropin releasing hormone) eine Stimulation der Prolaktinsekretion bewirken. Das basale TSH sollte deshalb aus diagnostischen Gründen mitbestimmt werden.
- Bei Prolaktinwerten > 200 µg/l ist das Vorliegen eines Prolaktinoms sehr wahrscheinlich.
- Werte < 200 µg/l finden sich häufig bei der sog. Begleithyperprolaktinämie (Entzügelungshyperprolaktinämie): Darunter versteht man eine erhöhte Prolaktinsekretion, die z. B. bei Makroadenomen der Hypophyse durch Verziehung des Hypophysenstiels auftreten kann, ebenso bei anderen intrakraniellen Tumoren, bei Zustand nach neurochirurgischen Operationen, bei Traumata und sonstigen Zuständen, bei denen die Kontrolle der Prolaktinsekretion gestört ist.
- Beispiel für eine kommerzielle Nachweismethode: Chemolumineszenz-Immunoassay ADVIA Centaur für Prolaktin.
- Die untere Detektionsschwelle für Prolaktin liegt bei 0,06 ng/ml (Abbot Diagnostics), 0,25 ng/ml (Beckman Coulter), 0,3 ng/ml (Siemens Healthcare Diagnostics) und 0,047 ng/ml (Roche Diagnostics). [10]. Die Variabilität innerhalb der Methode beträgt 7,2 % und zwischen den Methoden 7,1 %.

Literatur

1. Thomas L (2008) Labor und Diagnose, 7. Aufl. TH-Books Verlagsgesellschaft, Frankfurt, S 1444–1445, 1780
2. Lehnert H, Allolio B, Buhr HJ, Hahn K, Mann B, Mohnike K, Weiss M (2003) Nebenniere. In: Lehner H (Hrsg) Rationale Diagnostik und Therapie in Endokrinologie, Diabetologie und Stoffwechsel. Thieme, Stuttgart, S 22–23

Hypophysenvorderlappen und Austestung der glandotropen Achsen

3. Quabbe HJ, Müller OA, Oelkers W, Willig RP (1993) Hypothalamus und Hypophyse. In: Deutsche Gesellschaft für Endokrinologie (Hrsg) Rationelle Diagnostik in der Endokrinologie. Thieme, Stuttgart/New York, S 30
4. Murphy BE (1967) Some studies of the protein-binding of steroids and their application to the routine micro and ultramicro measurement of various steroids in body fluids by competitive protein-binding radioassay. J Clin Endocrinol Metab 27:973–990
5. Cooper MS (2003) Corticosteroid insufficiency in acutely ill patients. NEJM 348:727–734
6. Van Rijn JL, Van Landeghem BA, Haima P, Goldschmidt HM (1996) Evaluation of ACTH immunoradiometric assays. Clin Biochem 29:93–95
7. Findling JW, Raff H (2006) Cushing's syndrome: important issues in diagnosis and management. J Clin Endocrinol Metab 91:3746–3753
8. Oldfield EH, Doppman JL, Nieman LK, Chrousos GP, Miller DL, Katz DA, Cutler GB Jr, Loriaux DL (1991) Petrosal sinus sampling with and without corticotropin-releasing hormone for the differential diagnosis of Cushing's syndrome. N Engl J Med 325:897–905
9. Raff H, Findling JW (2003) A physiologic approach to diagnosis of the Cushing syndrome. Ann Intern Med 138:980–991
10. Fleseriu M, Hashim IA, Karavitaki N, Melmed S, Murad MH, Salvatori R, Samuels MH (2016) Hormonal replacement in hypopituitarism in adults: an endocrine society clinical practive guideline. JCEM 101:3888–3921
11. Kaltsas GA, Giannulis MG, Newell-Price JD, Dacie JE, Thakkar C, Afshar F, Monson JP, Grossman AB, Besser GM, Trainer PJ (1999) A critical analysis of the value of simultaneous inferior petrosal sinus sampling in Cushing's disease and the occult ectopic adrenocorticotropin syndrome. J Clin Endocrinol Metab 84:487–492
12. Grua JR, Nelson DH (1991) ACTH-producing pituitary tumors. Endocrinol Metab Clin North Am 20:319–362
13. Fiad TM, Kirby JM, Cunningham SK, McKenna TJ (1994) The overnight single-dose metyrapone test is a simple and reliable index of the hypothalamic-pituitary-adrenal axis. Clin Endocrinol (Oxf) 40:603–609
14. Avgerinos PC, Yanovski JA, Oldfield EH, Nieman LK, Cutler GB Jr (1994) The metyrapone and dexamethasone suppression tests for the differential diagnosis of the adrenocorticotropin-dependent Cushing syndrome: a comparison. Ann Intern Med 121:318–327
15. Tirabassi G et al (2010) Use of the desmopressin test in the differential diagnosis of pseudo-Cushing state from Cushing's disease. J Clin Endocrinol Metab 95:1115–1122
16. Vassiliadi DA et al (2016) The desmopressin test predicts better than basal cortisol the long-term

surgical outcome of Cushing's disease. J Clin Endocrinol Metab 101:4878–4885
17. Colombo P et al (1997) Effect of desmopressin on ACTH and cortisol secretion in states of ACTH excess. Clin Endocrinol (Oxf) 46:661–668
18. Tirabassi G et al (2011) Corticotrophin-releasing hormone and desmopressin tests in the differential diagnosis between Cushing's disease and pseudo-Cushing state: a comparative study. Clin Endocrinol (Oxf) 75:666–672
19. Wang HF, Huang CC, Chen YF, Ho DM, Lin HD (2007) Pituitary apoplexy after thyrotropin-releasing hormone stimulation test in a patient with pituitary macroadenoma. J Chin Med Assoc 70:392–395
20. Thomas L (2008) Labor und Diagnose, 7. Aufl. TH-Books Verlagsgesellschaft, Frankfurt, S 1387
21. Partsch CJ, Hummelink R, Sippell WG (1990) Reference ranges of lutropin and follitropin in the luliberin test in prepubertal and pubertal children using a monoclonal immunoradiometric assay. J Clin Chem Clin Biochem 28:49–52
22. Wiedemann G, Jonetz-Mentzel L, Panse R (1993) Establishment of reference ranges for follitropin and lutropin in neonates, infants, children and adolescents. Eur J Clin Chem Clin Biochem 31:395–401
23. Larsen PR, Kronenberg HM, Melme S, Polonsky KS (Hrsg) (2003) Williams textbook of endocrinology. Saunders/Elsevier, Philadelphia
24. Leidenberger F (1998) Klinische Endokrinologie für Frauenärzte. Springer, Berlin
25. Smals AG, Hermus AR, Boers GH, Pieters GF, Benraad TJ, Kloppenborg PW (1994) Predictive value of luteinizing hormone releasing hormone (LHRH) bolus testing before and after 36-hour pulsatile LHRH administration in the differential diagnosis of constitutional delay of puberty and male hypogonadotropic hypogonadism. J Clin Endocrinol Metab 78:602–608
26. Partsch CJ, Sippell WG (1987) Short-term pulsatile administration of luteinizing hormone releasing hormone in male adolescents with multiple idiopathic pituitary hormone deficiencies. Horm Res 25:88–96
27. Elmlinger MW, Kuhnel W, Weber MM, Ranke MB (2004) Reference ranges for two automated chemiluminescent assays for serum insulin-like growth factor I (IGF-I) and IGF-binding protein 3 (IGFBP-3). Clin Chem Lab Med 42:654–664
28. Thomas L (2008) Labor und Diagnose, 7. Aufl. TH-Books Verlagsgesellschaft, Frankfurt, S 1463
29. Clayton PE, Cuneo RC, Juul A, Monson JP, Shalet SM, Tauber M (2005) Consensus statement on the management of the GH-treated adolescent in the transition to adult care. Eur J Endocrinol 152:165–170
30. Ranke MB (1993) Endokrinologische Funktionsdiagnostik im Kindes- und Jugendalter. J & J Verlag, Mannheim

31. Thalange NK, Price DA, Gill MS, Whatmore AJ, Addison GM, Clayton PE (1996) Insulin-like growth factor binding protein-3 generation: an index of growth hormone insensitivity. Pediatr Res 39:849–855

32. Blum WF, Ranke MB, Savage MO, Hall K (1992) Insulin-like growth factors and their binding proteins in patients with growth hormone receptor deficiency: suggestions for new diagnostic criteria. The Kabi Pharmacia Study Group on Insulin-like Growth Factor I Treatment in Growth Hormone Insensitivity Syndromes. Acta Paediatr Suppl 383:125–126

33. Engstrom BE, Karlsson FA, Wide L (1998) Marked gender differences in ambulatory morning growth hormone values in young adults. Clin Chem 44:1289–1295

34. Soldin SJ, Brugnara C, Wong EC (Hrsg) (2003) Pediatric reference ranges. AACC Press, Washington, DC, S 104–105

35. Ranke MB, Gruhler M, Rosskamp R, Brugmann G, Attanasio A, Blum WF, Bierich JR (1986) Testing with growth hormone-releasing factor (GRF(1-29)NH2) and somatomedin C measurements for the evaluation of growth hormone deficiency. Eur J Pediatr 145:485–492

36. Audi L, Granada ML, Carrascosa A (1996) Growth hormone secretion assessment in the diagnosis of short stature. J Pediatr Endocrinol Metab 9(Suppl 3):313–324

37. Corneli G, Di Somma C, Baldelli R, Rovere S, Gasco V, Croce CG, Grottoli S, Maccario M, Colao A, Lombardi G, Ghigo E, Camanni F, Aimaretti G (2005) The cut-off limits of the GH response to GH-releasing hormone-arginine test related to body mass index. Eur J Endocrinol 153:257–264

38. Saini S, Hindmarsh PC, Matthews DR, Pringle PJ, Jones J, Preece MA, Brook CG (1991) Reproducibility of 24-hour serum growth hormone profiles in man. Clin Endocrinol (Oxf) 34:455–462

39. Tassoni P, Cacciari E, Cau M, Colli C, Tosi M, Zucchini S, Cicognani A, Pirazzoli P, Salardi S, Balsamo A et al (1990) Variability of growth hormone response to pharmacological and sleep tests performed twice in short children. J Clin Endocrinol Metab 71:230–234

40. Corneli G, Di Somma C, Prodam F, Bellone J, Bellone S, Gasco V, Baldelli R, Rovere S, Schneider HJ, Gargantini L, Gastaldi R, Ghizzoni L, Valle D, Salerno M, Colao A, Bona G, Ghigo E, Maghnie M, Aimaretti G (2007) Cut-off limits of the GH response to GHRH plus arginine test and IGF-I levels for the diagnosis of GH deficiency in late adolescents and young adults. Eur J Endocrinol 157:701–708

41. Ranke MB, Wallaschofski H (2009) Considerations of growth hormone treatment during the transition from adolescence to adulthood. Dtsch Med Wochenschr 134:1117–1120

42. Ho KK (2007) Consensus guidelines for the diagnosis and treatment of adults with GH deficiency II: a statement of the GH Research Society in association with the European Society for Pediatric Endocrinology, Lawson Wilkins Society, European Society of Endocrinology, Japan Endocrine Society, and Endocrine Society of Australia. Eur J Endocrinol 157:695–700

43. Hauffa BP (2014) Wachstumshormontherapie in der Transitionsphase. Endokrinologie-Informationen der DGE, Sonderheft, S 9

44. Molitch ME et al (2011) Evaluation and treatment of adult growth hormone deficiency: an Endocrine Society clinical practice guideline. J Clin Endocrinol Metab 96:1587–1609

45. Berg C et al (2010) Diagnostic utility of the glucagon stimulation test in comparison to the insulin tolerance test in patients following pituitary surgery. Eur J Endocrinol 162:477–482

46. Fleseriu M et al (2016) Hormonal replacement in hypopituitarism in adults: an endocrine society clinical practice guideline. J Clin Endocrinol Metab 101:3888–3921

47. Hamrahian AH et al (2016) Revised GH and cortisol cut-points for the glucagon stimulation test in the evaluation of GH and hypothalamic-pituitary-adrenal axes in adults: results from a prospective randomized multicenter study. Pituitary 19:332–341

48. Yuen KC et al (2016) American association of clinical endocrinologists and American college of endocrinology disease state clinical review: update on growth hormone stimulation testing and proposed revised cut-point for the glucagon stimulation test in the diagnosis of adult growth hormone deficiency. Endocr Pract 22:1235–1244

49. Kavanagh L, McKenna TJ, Fahie-Wilson MN, Gibney J, Smith TP (2006) Specificity and clinical utility of methods for the detection of macroprolactin. Clin Chem 52:1366–1372

50. Sanchez-Eixeres MR et al (2001) Prevalence of macroprolactin detected by Elecsys 2010. Horm Res 56:87–92

51. Garcia JM et al (2018) Macimorelin as diagnostic test for AGHD. J Clin Endocrinol Metab 103:3083–3093

52. Garcia JM et al (2021) Sensitivity and specificity of the macimorelin test for diagnosis of AGHD, post hoc analyses of macimorelin test for AGHD. Endocr Connect 10:76–83

53. Pokrajac A et al (2007) Variation in GH and IGF-1 assays limits the applicability of international consensus criteria to local practice. Clin Endocrinol 67:65–70

54. Bidlingmaier M (2018, Novermber) Variabilität der GH- und IGF-1-Assays bei Akromegalie. Diagnostische und therapeutische Konsequenzen bedenken. Blickpunkt Medizin für den Endokrinologen in: ECED, 126. Jahrgang, Heft 10), S 1–4

55. Noe S (2017) Der Metyrapon-Test. Endokrinologie-Informationen 41:44–45

Hypophysenhinterlappen

Andreas Schäffler und Thomas Karrasch

Inhaltsverzeichnis

14.1   Durstversuch – 180

14.2   ADH und SIADH – 182

14.3   Copeptin basal – 184

14.4   Stimuliertes Copeptin – 186

      Literatur – 187

© Der/die Autor(en), exklusiv lizenziert an Springer-Verlag GmbH, DE, ein Teil von Springer Nature 2024
A. Schäffler (Hrsg.), *Funktionsdiagnostik in Endokrinologie, Diabetologie und Stoffwechsel*,
https://doi.org/10.1007/978-3-662-68563-1_14

14.1 Durstversuch

■ Indikationen
- Diagnose und Differenzialdiagnose des Diabetes insipidus
- Abgrenzung der primären (psychogenen) Polydipsie.
- Differenzialdiagnose des Polyurie-Polydipsie-Syndroms
- Differenzialdiagnose der hypotonen Polyurie

■ Kontraindikationen und Nebenwirkungen
Kontraindikationen:
- Schwere Akuterkrankungen, insbesondere Elektrolytstörungen,
- fieberhafte Zustände,
- akute Herz- oder Niereninsuffizienz,
- entgleister Diabetes mellitus
- Hypercalcämie

Nebenwirkungen: Aufgrund des Testprinzips kommt es zur Exsikkose mit der prinzipiellen Gefahr der Kreislaufinstabilität und einer prärenalen Nierenfunktionseinschränkung. Daher ist die Durchführung unter stationärer Überwachung notwendig. Ein Diabetes mellitus und eine Hypercalcämie müssen ausgeschlossen sein.

■ Testprinzip
Dürsten induziert ein Defizit an freiem Wasser, steigert so die Plasmaosmolalität (P_{osm}) und senkt das intravasale Volumen. Dies führt zu einer vermehrten hypothalamischen ADH-Sekretion. Das aus dem Hypophysenhinterlappen freigesetzte ADH stimuliert Vasopressin-2-Rezeptoren in den Sammelrohren der Nieren, sodass Aquaporine (Wasserkanäle) in die luminale Membran der Tubuluszellen translozieren. Entsprechend dem osmotischen Gefälle zwischen Nierenmark und Tubuluslumen wird freies Wasser hierdurch rückresorbiert, sodass die Urinkonzentration bis maximal etwa 1200 mosmol/kg zunimmt.

Dieser Vorgang unterbleibt beim zentralen Diabetes insipidus aufgrund eines ADH-Mangels und beim renalen Diabetes insipidus aufgrund einer mangelnden renalen Wirkung des ADH.

■ Testdurchführung
Standardisiert, wie folgt:

■■ Vorbereitung und Rahmenbedingungen
Der Test wird während eines stationären Aufenthalts durchgeführt. Er beginnt am Morgen gegen ca. 7.00 Uhr. Der Patient darf zuvor ein leichtes Frühstück zu sich nehmen, Flüssigkeit ad libitum, kein Kaffee.

■■ Procedere
1. Der Patient wird gewogen, eine Venenverweilkanüle wird angelegt. Es erfolgt die Basisblutentnahme sowie die Abgabe einer Urinprobe zur Bestimmung der Ausgangswerte der Plasma- und Urinosmolalität sowie der Plasmanatriumkonzentration.
2. Der Patient beachtet nun eine absolute Flüssigkeits- und Nahrungskarenz. Es werden stündlich Gewicht, Urinmenge, Puls, Blutdruck und Urinosmolalität sowie 2-stündlich Plasmanatrium (P_{Na}) und Plasmaosmolalität gemessen.
3. Der Patient dürstet unter engmaschiger Überwachung, bis die in der Übersicht genannten Abbruchkriterien erfüllt sind oder aber für **maximal 12 h**. Bei Beendigung der Durstphase erfolgt die Blutentnahme zur Untersuchung derselben Parameter wie zu Beginn des Dürstens.
4. Nach der Durstphase werden, falls klinisch möglich, 20 µg Desmopressin (Minirin) intranasal verabreicht und die Urinosmolalität in der nächsten Urinportion nach 2 h gemessen, alternativ 4 µg s.c. oder 4 µg i.v mit Messung der Urinosmolalität nach 30, 60 (und 120) min.

Abbruchkriterien für den Durstversuch
- Gewichtsverlust über 3–4 % des Ausgangsgewichts
- Erheblicher Blutdruckabfall mit Kreislaufdysregulation
- Unerträglicher Durst
- Inkrement des Anstiegs der Urinosmolalität < 30 mosmol/kg/h über 3 h
- Plasmanatrium/-osmolalität erhöht (> 150 mmol bzw. 300 mosmol/kg)
- Anstieg der Urinosmolalität > 800 mosmol/kg.

Hypophysenhinterlappen

▪▪ Interpretation
◘ Tab. 14.1 [1].

▪ Fallstricke
Eine mangelnde Kooperation des Patienten (heimliches Trinken) ist erkennbar durch fehlende Gewichtsabnahme trotz Urinausscheidung.

▪ Praxistipps
– Eine Polydipsie liegt vor bei Trinkmengen > 3000 ml täglich, eine Polyurie liegt vor bei einer Ausscheidung von > 50 ml/kg KG Urin.
– Eine lange bestehende chronische, primäre (psychogene) Polydipsie führt zu einer „Auswaschung" der Konzentrationsgradienten in der Niere, dadurch wird die Konzentrationsfähigkeit eingeschränkt und der Durstversuch verfälscht (Fehler bei der Abgrenzung zum Diabetes insipidus centralis).

– Eine ungestörte Nachtruhe macht die Diagnose eines Diabetes insipidus a priori unwahrscheinlich.
– ADH-Bestimmungen sind für die Diagnose eines kompletten Diabetes insipidus in der Regel entbehrlich, da die ADH-Spiegel in Abhängigkeit von der aktuellen Plasmaosmolalität stark schwanken, der Nachweis technisch fehlerbehaftet ist und keine diagnostischen Grenzwerte angegeben werden. Zur Differenzialdiagnose zwischen psychogener Polydipsie und partiellem Diabetes insipidus kann die ADH-Bestimmung vor und nach der Durstphase aus zu diesen Zeitpunkten weggefrorenen Serumproben hilfreich sein (Normalwert ADH ca. 0,5 pg/ml bei Posm $\leq$ 280 mosmol/kg, $\geq$ 5 pg/ml bei Posm = 295 mosmol/kg) [2]. Allerdings ist diese Bestimmung inzwischen obsolet geworden und es stehen neuere Parameter wie basales und stimuliertes Copeptin zur Verfügung.

◘ **Tab. 14.1** Interpretation des Durstversuchs

Zeitpunkt Auswertung der Laborbefunde	Laborbefund		Resultat
Vor Einnahme von Minirin	Anstieg Urinosmolalität (Uosm) > 800 mosmol/kg, keine weitere Änderung durch Miniringabe		Normalbefund
	Quotient Uosm/Posm < 1 am Ende der Durstphase und vor Miniringabe		kompletter Diabetes insipidus (zentral oder nephrogen)
	Inkompletter Anstieg der Urinosmolalität (bis ca. 750 mosmol/kg)		partieller Diabetes insipidus (zentral/nephrogen) oder primäre Polydipsie
Nach Einnahme von Minirin	Nachweis kompletter Diabetes insipidus (Diabetes insipidus)	Anstieg Uosm $\geq$ 50 % durch Minirin	zentraler Diabetes insipidus
		Anstieg Uosm $\leq$ 10 % durch Minirin	nephrogener Diabetes insipidus
	partieller Diabetes insipidus oder psychogene Polydipsie und	Anstieg Uosm 10–50 % durch Minirin	partieller zentraler Diabetes insipidus
		Anstieg Uosm $\leq$ 10 % durch Minirin	partieller nephrogener Diabetes insipidus oder primäre Polydipsie (hierbei Plasmanatrium und -osmolalität initial eher vermindert)

- Bei sog. Schwangerschafts-induziertem ADH-Mangel/Diabetes insipidus bewirkt die plazentare Überexpression von Vasopressinase einen ADH-Mangel.
- Falls möglich, empfiehlt sich der Anschluss des Patienten an einen Überwachungsmonitor; so können sowohl Komplikationen des Durstversuchs als auch Kooperationsprobleme sicherer erkannt werden.
- Durch die Bestimmung des Hämatokrits während der Durstphase kann die Compliance zusätzlich überprüft werden.
- Nach Erfahrung des Autors kann oftmals ein sog. „kleiner" Durstversuch bereits diagnostisch einen ersten Hinweis geben oder zumindest helfen, die Indikation für den Durstversuch oder stimulierte Copeptin-Teste eindeutiger zu stellen. Hier wird der Patient angewiesen, direkt vor dem Schlafengehen die letzte Flüssigkeit zu sich zu nehmen und dann bis zur Blutentnahme um 8.00 nichts mehr zu trinken. Die Miktionsfrequenz und ggf. Urinmenge soll vom Patienten mitgebracht werden.
- Beispiel für eine kommerzielle ADH Nachweismethode: RIA von Bühlmann, Vasopressin Direct.

14.2 ADH und SIADH

- **Indikationen**
- Diagnose und Differenzialdiagnose des SIADH
- Diagnose und Differenzialdiagnose der euvolämen Hyponatriämie
- Abgrenzung der primären (psychogenen) Polydipsie
- Die Bestimmung des ADH (antidiuretisches Hormon, Vasopressin) wird nicht als Diagnosekriterien des SIADH herangezogen und ist inzwischen obsolet geworden

- **Kontraindikationen und Nebenwirkungen**
Keine

- **Testprinzip**
Beim SIADH besteht relativ zur S-Osmolarität ein Zuviel an ADH, sodass eine Verdünnungshyponatriämie infolge der Retention von freiem Wasser auftritt. Somit sind ADH-Serum-Konzentrationen immer nur im Kontext des Hydrierungszustands des Patienten sowie der aktuellen S-Osmolarität zu interpretieren. Somit wird gehört ADH auch nicht zu den mandatorischen Variablen für die Diagnosestellung eines SIADH.

- **Testdurchführung**
Standardisiert, wie folgt:

■■ **Vorbereitung und Rahmenbedingungen**
Blutdruck, Puls, zentrale Venenfüllung und Hydrierungszustand des Patienten müssen bekannt sein, um eine sinnvolle SIADH-Diagnostik zu betreiben. Eine Medikamenten- und Tumoranamnese muss vorliegen. Folgende Diagnosen müssen ausgeschlossen sein, bevor ein SIADH diagnostiziert werden darf: manifeste Hypothyreose, primäre und sekundäre Nebenniereninsuffizienz, Niereninsuffizienz. Trinkmenge und Urinmenge sollten bekannt sein.

■■ **Procedere**
Simultane Venenblutentnahme für S-Natrium, S-Osmolarität sowie Urinproben für U-Natrium, U-Osmolarität und fakultativ Serum für S-ADH. Es genügt Spontanurin. ADH muss gekühlt in einem EDTA-Röhrchen gelagert und innerhalb von 30 min zentrifugiert werden (bei 4 °C), bei Schwangeren muss ein Peptidase-Inhibitor zugegeben werden, das Zentrifugat muss bei −20 °C aufbewahrt werden.

■■ **Interpretation**
◖ Tab. 14.2 fasst die Diagnosekriterien für ein SIADH zusammen [3].

◖ Tab. 14.3 fasst additive, Diagnose-unterstützende Kriterien für ein SIADH zusammen (modif. nach [3]).

Hypophysenhinterlappen

◼ **Tab. 14.2** Diagnosekriterien des SIADH[a]

Parameter	Wert
S-Natrium	< 135 mmol/l
S-Osmolalität	< 275 mOsm/kg
U-Natrium	> 40 mmol/l
U-Osmolalität	> 100 mOsm/kg

[a]Es genügt eine Spontanurinprobe, Sammelurin ist nicht erforderlich. Die Parameter sollen möglichst simultan asserviert werden (zeitgleich oder in einem möglichst kleinen Zeitfenster). Es muss Euvolämie bestehen. Hypothyreose, entgleister Diabetes mellitus, Nebenniereninsuffizienz, Hypophyseninsuffizienz und Niereninsuffizienz müssen ausgeschlossen sein. Diuretika sollten abgesetzt sein

◼ **Tab. 14.3** Additive, Diagnose-unterstützende Kriterien für das SIADH

Parameter	Wert
Harnsäure	< 4 mg/dl
Harnstoff	< 10 mg/dl
Fraktionelle Na-Exkretion	> 1 %
Fraktionelle Harnstoff-Exkretion	> 55 %
Korrektur/Besserung der Hyponatriämie durch Flüssigkeitsrestriktion	
Keine Korrektur durch 2 l einer 0,9 % NaCl-Infusion	
S-ADH inadäquat zu hoch für die S-Osmolalität (◼ Tab. 14.4)	
Abnormer Wasserbelastungstest: Unfähigkeit, < 80 % einer Belastung mit 20 ml/kgKG Wasser in 4 h wieder auszuscheiden, oder den Urin hierunter auf < 100 mosmol/kgH$_2$O zu verdünnen	

◼ Tab. 14.4 stellt die zu erwartenden ADH-Konzentrationen in Relation zur Osmolalität des Plasmas dar [4, modif. nach 5].

- **Fallstricke**
- Heimliches Dürsten oder Trinken
- Die Analytik für ADH ist problematisch (Testdurchführung). ADH assoziiert zu Thrombozyten, daher sind spezielle Separierungsschritte erforderlich, die Inkubationsschritte dauern 3 Tage, es muss ein RIA verwendet werden.

◼ **Tab. 14.4** ADH in Relation zur Plasmaosmolalität

Osmolalität (mmol/kg)	ADH (ng/l)
270–280	< 0,3
281–285	< 2,5
286–290	1–5
291–295	2–7
296–300	4–12

Umrechnung: ng/l x 0,93 = pmol/l

⬛ Tab. 14.5 SIADH und CSW

SIADH	CSWS
S-Hyponatriämie < 135 mmol/l	S-Hyponatriämie < 135 mmol/l
U-Natrium > 40 mmol/l	U-Natrium > 40 mmol/l
U-Osmolalität > 100 mOsm/kg	U-Osmolalität > 100 mOsm/kg
S-Osmolarität < 275 mOsmol/kg	S-Osmolarität < 290 mOsmol/kg
Harnvolumen eher vermindert	Harnvolumen eher erhöht
Harnsäure < 4 mg/dl	Harnsäure normal/erniedrigt
Harnstoff/Creatinin > 40 mmol/l/mmol/l	Harnstoff/Creatinin < 25 mmol/l/mmol/l
Hämatokrit vermindert	Hämatokrit erhöht
Euvolämie	Hypovolämie
Keine Besserung auf isotonie NaCl-Lösung oder Verschlechterung	Besserung auf isotone NaCl-Lösung

▪ **Praxistipps**
- Die ADH-Bestimmung ist nicht für die Diagnosestellung SIADH erforderlich.
- ADH-Bestimmungen sind auch für die Diagnose eines kompletten Diabetes insipidus in der Regel entbehrlich, da die ADH-Spiegel in Abhängigkeit von der aktuellen Plasmaosmolalität stark schwanken und keine diagnostischen Grenzwerte angegeben werden können. Zur Differenzialdiagnose zwischen psychogener Polydipsie und partiellem Diabetes insipidus kann die ADH-Bestimmung vor und nach der Durstphase aus zu diesen Zeitpunkten weggefrorenen Serumproben hilfreich sein (Normalwert ADH ca. 0,5 pg/ml bei Posm $\leq$ 280 mosmol/kg, $\geq$ 5 pg/ml bei Posm = 295 mosmol/kg) [2].
- Mutationen im ADH-Gen führen zum familiären, neurohypophysealen Diabetes insipidus centralis (> 20 allelische Varianten).
- Loss-of-function-Mutationen im Vasopressin-2-Rezeptor bewirken einen nephrogenen Diabetes insipidus, Gain-of-function-Mutationen verursachen ein nephrogenes SIADH.
- Die Abgrenzung eines SIADH vom CSWS (cerebral salt waisting syndrome) ist oft schwierig, die Kriterien werden in ⬛ Tab. 14.5 zusammengefasst [3].

- Beispiel für eine kommerzielle ADH-Nachweismethode: RIA von Bühlmann, Vasopressin Direct.

14.3 Copeptin basal

▪ **Indikationen**
- Diagnose und Differenzialdiagnose der primären (psychogenen Polydipsie)
- Diagnose und Differenzialdiagnose des Diabetes insipidus centralis/renalis
- Differenzialdiagnose des Polyurie-Polydipsie-Symptomen-Komplexes
- Differenzialdiagnose der hypotonen Polyurie

▪ **Kontraindikationen und Nebenwirkungen**
Keine.

▪ **Testprinzip**
Copeptin wird äquimolar zu ADH sezerniert, ist aber ex vivo weitaus stabiler (7 Tage bei Raumtemperatur haltbar). Copeptin kann mittels Immuno-Luminometrie bestimmt werden.

Testdurchführung

▪▪ **Vorbereitung und Rahmenbedingungen**
Blutdruck, Puls, zentrale Venenfüllung und Hydrierungszustand des Patienten müssen be-

Hypophysenhinterlappen

kannt sein. Eine Medikamenten- und Tumoranamnese muss vorliegen. Desmopressin muss abgesetzt sein, unter Lithium sind die Teste eingeschränkt verwertbar. Folgende Diagnosen müssen ausgeschlossen sein: manifeste Hypothyreose, Hypercalcämie, primäre und sekundäre Nebenniereninsuffizienz, Niereninsuffizienz, osmotische Polyurie, entgleister Diabetes mellitus. Trinkmenge und Urinmenge sollten bekannt sein, ebenso sollte die Miktionsfrequenz tagsüber und eine Nykturie erfragt werden. Desweiteren sollte vor Indikationsstellung zur Testung die hypotone Polyurie quantifiziert bzw. diagnostiziert sein (Urinmenge > 50 ml/kg KG/Tag; Urin-Osmolarität < 300 mOsmol/kg) [6–9].

▪ ▪ **Procedere**
Simultane Venenblutentnahme für S-Natrium, S-Osmolarität sowie Urinproben für U-Natrium, U-Osmolarität um den Ausgangsstatus zu dokumentieren. Es genügt Spontanurin.

▪ ▪ **Interpretation**
Copeptin ist derzeit noch nicht ausreichend und flächendeckend im klinischen Routinegebrauch. Der Normbereich von Copeptin liegt etwa bei 1,0–13,8 pmol/l [8]. ◨ Tab. 14.6 zeigt eine unverbindliche, vom jeweiligen Assay abhängige Bewegung der Copeptin-Konzentrationen im Verhältnis zur Osmolarität nach [10]. ◨ Tab. 14.7 fasst die bisherige Evidenz mit cut off Werten zusammen [6–9].

◨ **Tab. 14.6** Abhängigkeit der basalen Copeptin-Werte von der Serum-Osmolarität

Osmolarität (mOsmol/kg)	Copeptin (pmol/l)
270–280	0,81–11,6
281–285	1,00–13,7
286–290	1,5–15,3
291–295	2,3–24,5
296–300	2,4–28,2

▪ **Fallstricke**
Heimliches Trinken.

▪ **Praxistipps**
━ Copeptin wird äquimolar zu ADH sezerniert und physiologisch wie ADH reguliert. Es ist bei kritisch kranken Patienten ein Surrogat zu ADH.
━ Aus dem Vasopressin-Gen (3 Exons) entsteht der VP-NPII-Präkursor bestehend aus einem Signalpeptid (Prä-Pro-Hormon), Vasopression, Neurophysin-II und Copeptin. Aus diesem Prä-Pro-Hormon entsteht das Pro-Hormon Vasopressin-Neurophysin II nach Abspaltung von Copeptin, schließlich das Hormon Vasopressin.
━ Die ADH-Spiegel korrelieren deutlich mit dem Copeptin bei gesunden und kranken Probanden.
━ Copeptin ist stark positiv zur S-Osmolarität und zum S-Natrium korreliert, verhält sich also wie ADH [6].
━ Eine genaue Anamnese ist wichtig. Speicheldrüsenerkrankungen und rheumatologische Grunderkrankungen wie Sklerodermie, Sjögren/Sicca-Syndrom können rein über einen Verlust der Speicheldrüsenfunktion ständige Mundtrockenheit verursachen und hierüber eine chronisch erhöhte Trinkmenge triggern.
━ Das basale Copeptin alleine kann nicht zuverlässig zwischen Diabetes insipidus centralis (v. a. partiellem Diabetes insipidus centralis) mit Sekretionsdefekt einerseits und primärer (psychogener) Polydipsie) mit physiologischer Suppression der Sekretion andererseits unterscheiden.
━ Beispiel für eine kommerzielle Nachweismethode aus Serum oder Plasma: Thermo Scientific BRAHMS CT-proAVP-LIA Sandwich-Immunoassay (Messbereich: 0,4–1250 pmol/l; Sensitivität < 0,4 pmol/l; FAS < 1 pmol/l (20 % CV); Copeptin pro-AVP Immunfluoreszenz-Assay auf der KRYPTOR compact plus-Plattform.

14.4 Stimuliertes Copeptin

■ **Tab. 14.7** Basales Copeptin bei primärer Polydipsie, SIADH, Diabetes insipidus renalis/centralis [6–9]

Primäre Polydipsie	SIADH	Diabetes insipidus renalis	Diabetes insipidus centralis oder Primäre Polydipsie
Copeptin < 3 pmol/l und Urin-Osmolarität < 200 mOsm/kg (wenig Diskrimination) Test für stimuliertes Copeptin erwägen Durstversuch erwägen	Copeptin/U-Natrium-Ratio < 30 pmol/mmol (wenig Diskrimination) SIADH-Kriterien anwenden Auschlussdiagnostik durchführen	Copeptin ≥ 21,4 pmol/l und Urin-Osmolarität< 300 mOsm/kg Sehr gute Diskrimination	Copeptin < 21,4 pmol/l und Urin-Osmolarität < 300 mOsm/kg (wenig Diskrimination) Test für stimuliertes Copeptin erwägen Durstversuch erwägen

■ **Indikationen**
- Diagnose und Differenzialdiagnose der primären (psychogenen) Polydipsie
- Diagnose und Differenzialdiagnose des Diabetes insipidus centralis/renalis
- Differenzialdiagnose des Polyurie-Polydipsie-Symptomen-Komplexes
- Differenzialdiagnose der hypotonen Polyurie

■ **Kontraindikationen und Nebenwirkungen**
Kontraindikationen für die NaCl 3 % Bolus-Infusion sind hypertensive Entgleisung und dekompensierte Herzinsuffizienz sowie Epilepsie. Osmotische Überstimulation (Kopfschmerzen, Schwindel, Nausea, Emesis) und Venenreizung durch NaCl 3 %, Übelkeit und Erbrechen durch Arginin.

■ **Testprinzip**
Der osmotische Stimulus NaCl 3 % und der nicht-osmotische Stimulus Arginin bewirken eine (physiologische) Induktion der Copeptin-Sekretion. Copeptin wird äquimolar zu ADH sezerniert, ist aber ex vivo weitaus stabiler (7 Tage bei Raumtemperatur haltbar). Copeptin kann mittels Immuno-Luminometrie bestimmt werden.

■ **Testdurchführung**
Standardisiert, wie folgt:

■■ **Vorbereitung und Rahmenbedingungen**
Blutdruck, Puls, Gewicht, zentrale Venenfüllung (klinisch) und Hydrierungszustand des Patienten müssen bekannt sein. Eine Medikamenten- und Tumoranamnese muss vorliegen. Folgende Diagnosen müssen ausgeschlossen sein: manifeste Hypothyreose, primäre und sekundäre Nebenniereninsuffizienz, Niereninsuffizienz, Hypercalcämie, entgleister Diabetes mellitus. Trinkmenge und Urinmenge sollten bekannt sein. Der Kaliumspiegel sollte ausgeglichen sein, es darf keine Hyponatriämie vorliegen. Es sollte ein BGA-Gerät zur schnellen Erfassung der Natriumveränderungen vorhanden sein [6–9]. 2–4 h vor dem Test sollte ja nach Praktikabilität nichts mehr getrunken werden, der Patient sollte nüchtern sein.

■■ **Procedere**
Simultane Venenblutentnahme für S-Natrium, S-Osmolarität sowie Urinproben für U-Natrium, U-Osmolarität zur Dokumentation des Ausgangsstatus. Es genügt Spontanurin. Venenblutentnahme zum Zeitpunkt 0 und nach 1 h (Arginin-Stimulation) oder nach 3 h bzw. bei Natriumwerten > 147 mmol/l (NaCl 3 %-Bolus).

■ **Vorgehen bei der NaCl 3 %-Bolus-Infusion nach [8]**
- Legen einer Venenverweilkanüle an beiden Armen. Ggf. Abnahme der basalen Copeptin-Konzentration (fakultativ), Erfassung der Natrium-Ausgangskonzentration
- Bolusgabe von 250 ml NaCl 3 % über 15 min
- Dauerinfusion von 0,15 ml NaCl 3 % pro kg KG pro Minute

Hypophysenhinterlappen

◘ Tab. 14.8 Stimuliertes Copeptin bei primärer Polydipsie/Diabetes insipidus centralis [6–9]

Primäre Polydipsie	Diabetes insipidus centralis
Arginin-Stimulation: > 3,8 pmol/l	Arginin-Stimulation: ≤ 3,8 pmol/l
3 %-NaCl-Infusion: > 4,9 pmol/l	3 %-NaCl-Infusion: ≤ 4,9 pmol/l

- Kontrolle von Serum-Natrium (und Kalium) alle 30 min via venöse BGA
- Abbruch und Copeptin-Bestimmung wenn S-Natrium > 147 mmol/l oder nach 3 h
- Anweisung zu Trinken (30 ml/kg KG über 1 h), ggf. Infusion von 500 ml Glukose 5 % über 1 h
- Kontrolle der S-Natriumspiegel bis normalisiert

■ **Vorgehen beim Arginin-Infusionstest**
- Legen einer Venenverweilkanüle an beiden Armen, ggf. Abnahme der basalen Copeptin-Konzentration (fakultativ)
- Infusion von Arginin mit 0,5 g/kg KG (max. 40 g) in 0,9 %-NaCl-Lösung über 30 min
- Abnahme von stimuliertem Copeptin nach 1 h (ggf. zusätzlich 30 und 90 min)

■■ **Interpretation**
Das stimulierte Copeptin ist derzeit noch nicht ausreichend im klinischen Routinegebrauch eingesetzt. ◘ Tab. 14.8 fasst die bisherige Evidenz mit cut off Werten zusammen [6–9].

■ **Fallstricke**
Heimliches Trinken.

■ **Praxistipps**
- Das stimulierte Copeptin weist eine bessere Sensitivität und Spezifität auf als der klassische Durstversuch.

- Auch diese neuen Testverfahren müssen mit hoher klinischer Expertise und unter Berücksichtigung von Begleiterkrankungen durchgeführt und interpretiert werden.

Literatur

1. Khanna A (2006) Acquired nephrogenic diabetes insipidus. Semin Nephrol 26:244–248
2. Robertson GL (1995) Diabetes insipidus. Endocrinol Metab Clin North Am 24:549–572
3. Ellison DH, Berl T (2007) Clinical practice. The syndrome of inappropriate antidiuresis. N Engl J Med 356:2064–2072
4. Tietz N (Hrsg) (1995) Clinical guide to laboratory tests, 3. Aufl. Saunders, Philadelphia
5. Thomas L (2012) Labor und Diagnose, 8. Aufl. TH-Books, Frankfurt am Main, S 502
6. Fenske W, Störk S, Blechschmidt A, Maier SGK, Morgenthaler NG, Allolio B (2009) Copeptin in the differential diagnosis of hyponatremia. J Clin Endocrinol Metab 94:123–129
7. Fenske W, Fries C (2022) SIADH & Diabetes insipidus: Neues zur Diagnosestellung und Therapie. Dtsch Med Wochenschr 147:1096–1102
8. Christ-Crain M (2020) Copeptin-Stellenwert in der Diagnostik des Polyurie-Polydipsie-Syndroms. J Klin Endokrinol Stoffw 13:142–150
9. Christ-Crain M, Refardt J, Winzeler B (2022) Approach to the patient: utility of the copeptin assay. JCEM 107:1727–1738
10. Thermo Scientific B.R.A.M.S. Copeptin pro AVP KRYPTOR compact plus Assay

Endokrinologische Indikationen zur Gendiagnostik

Andreas Schäffler, Charalampos Aslanidis und Wolfgang Dietmaier

Inhaltsverzeichnis

15.1   MEN-1 (Menin-Gen) – 190

15.2   MEN-2 (RET-Protoonkogen) – 191

15.3   Adrenogenitales Syndrom (21-Hydroxylase-Gen) – 198

15.4   Hämochromatose (HFE-Gen) – 201

15.5   Monogenetische Diabetesformen – 204

15.6   Anderweitige Genmutationen – 208

    Literatur – 210

© Der/die Autor(en), exklusiv lizenziert an Springer-Verlag GmbH, DE, ein Teil von Springer Nature 2024
A. Schäffler (Hrsg.), *Funktionsdiagnostik in Endokrinologie, Diabetologie und Stoffwechsel*,
https://doi.org/10.1007/978-3-662-68563-1_15

15.1 MEN-1 (Menin-Gen)

Die autosomal dominant vererbte multiple endokrine Neoplasie Typ 1 [1, 2], auch Wermer-Syndrom genannt, zeichnet sich aus durch das oft gleichzeitige Auftreten von hormonaktiven Tumoren (Insulinome, benigne und maligne Gastrinome) im enteropankreatischen Trakt (Pankreas, Duodenum), der Nebenschilddrüse (primärer Hyperparathyreoidismus) und der Hypophyse (Prolaktinome, STH-produzierende Adenome, hormoninaktive Adenome). Für eine Diagnosestellung müssen in 2 der 3 oben genannten Organgruppen Tumoren nachweisbar sein [1, 2].

Eine familiäre Form wird angenommen, wenn neben dem Indexpatienten noch bei mindestens einem Verwandten 1. Grades in einer der betroffenen Organgruppen Tumoren nachzuweisen sind.

Am häufigsten betroffen (>95 %) sind die Nebenschilddrüsen im Sinne eines primären Hyperparathyreoidismus. Bei der MEN-1 sind Pankreastumoren am zweithäufigsten zu beobachten (40–50 %). Mit einer Häufigkeit von etwa 35 % treten nicht endokrin aktive Hypophysenadenome auf, zu etwa 50 % liegen Prolaktinome vor, zu etwa 15 % STH-produzierende Hypophysenadenome.

In betroffenen Familien sollte die Diagnostik bei nicht betroffenen Mitgliedern wegen des erhöhten Risikos bereits ab dem 16. Lebensjahr durchgeführt werden.

Die Prävalenz der Erkrankung wird mit 1:5000–50.000 angegeben, während die phänotypische Penetranz bis zum 50. Lebensjahr 94 % beträgt (85 % und 43 % im 35. bzw. 20. Lebensjahr).

Für die Erkrankung verantwortlich sind Mutationen im Tumorsuppressorgen Menin (MEN-1). Das Gen ist auf dem Chromosom 11 (11q13) lokalisiert und besteht aus 10 Exons (E2–E10 kodierend). Bisher sind knapp 400 Mutationen beschrieben worden, wobei die Hälfte Aminosäureaustausche bzw. Stoppkodons ausmachen und die andere Hälfte kleine Deletionen oder Insertionen. In seltenen Fällen werden große Deletionen (>3 kb) gesehen, deren Nachweis steht aber nicht am Anfang einer genetischen Stufendiagnostik. Bei 5–20 % der Patienten lassen sich keine Mutationen im kodierenden Teil des Gens nachweisen.

- **Indikationen**
- Verdacht auf multiple endokrine Neoplasie Typ 1 (MEN-1) beim Indexpatienten
- Familien-Screening eines Indexpatienten mit gesicherter Diagnose.

- **Kontraindikationen und Nebenwirkungen**
Kontraindikation: Verweigerung einer Gendiagnostik (Zustimmung des Probanden muss vorliegen).

- **Testprinzip**
Sequenzierung des MEN-1-Gens nach Isolierung von genomischer DNA aus EDTA-Blut und Beurteilung der identifizierten Sequenzveränderungen im MEN-1-Gen.

- **Testdurchführung**
Standardisiert, wie folgt:

■■ **Vorbereitung und Rahmenbedingungen**
Für die Genuntersuchung wird DNA aus EDTA-Blut isoliert. Mithilfe der PCR und exonflankierenden Primern werden alle 10 Exons des MEN-1-Gens amplifiziert und durch „cycle sequencing" sequenziert. Die erhaltene DNA-Sequenz des Patienten wird mit der MEN-1-Referenzsequenz verglichen und Veränderungen (Nukleotidaustausche, Insertionen, Deletionen) werden identifiziert. Splice-Defekte, Insertionen/Deletionen (ungeradzahlig) und Stoppkodons werden als inaktivierende Mutationen angenommen, sofern sie den kodierenden Teil des Gens beeinflussen. Bei Aminosäureaustauschen werden einschlägige Mutationsdatenbanken, Polymorphismusdatenbanken (s. unten) und aktuelle Literatur konsultiert und der Aminosäureaustausch als Mutation oder Polymorphismus beurteilt. Gegebenenfalls wird ein eigenes Kontrollkollektiv (100 DNAs) sequenziert.

■■ **Procedere**
EDTA-Blut kann zu jeder Zeit entnommen und auch bei Raumtemperatur ins Labor verschickt werden.

Endokrinologische Indikationen zur Gendiagnostik

▪▪ Interpretation

Wenn Abweichungen von der Normalsequenz identifiziert werden, müssen diese bezüglich Mutation oder Polymorphismus interpretiert werden. Kleine Insertionen und Deletionen im kodierenden Teil des Gens werden in der Regel zu Rasterverschiebungen führen und inaktivieren das Genprodukt. Stoppkodons führen ebenfalls zu nicht funktionellem Genprodukt.

Auch bei Splice-Mutationen kann eine Inaktivierung angenommen werden. Nicht immer eindeutig zu beurteilen sind Sequenzveränderungen, die zu Aminosäureaustauschen führen. Hier müssen im Einzelfall einschlägige Mutationsdatenbanken, Polymorphismusdatenbanken (Übersicht) und in wissenschaftlichen Zeitschriften publizierte Daten konsultiert und u. U. auch ein gesundes Kontrollkollektiv sequenziert werden.

> **Datenbanken**
> — **Referenzsequenzen:** ▶ www.ncbi.nlm. nih.gov/sites/entrez?db=gene
> — **Mutationsdatenbank:** ▶ www.hgmd.cf. ac.uk/ac/index.php
> — **Polymorphismendatenbank:** ▶ www. ncbi.nlm.nih.gov/projects/SNP/

◘ Tab. 15.1 fasst die für MEN-1 typischen Genveränderungen zusammen.

▪ Fallstricke

— Die Untersuchung muss in einem zertifizierten humangenetischen Labor erfolgen.
— Wenn keine „überzeugende" Mutation im Rahmen der Genanalyse identifiziert wird, heißt das nicht, dass keine Mutation vorhanden ist. In sehr seltenen Fällen treten große Deletionen oder Gen-Rearrangements auf, die durch die routinemäßige Sequenzanalyse (Exonsequenzierung) nicht erfasst werden können. Aufwändigere Analysen wie Long-range-PCR, MLPA („multiplex ligation-dependent probe amplification") oder Southern Blots würden hier weiterhelfen, doch werden diese Techniken wegen des z. T. deutlich größeren Aufwands (und der Kosten) nicht immer durchgeführt.

◘ **Tab. 15.1** Arten von MEN-1 Mutationen und deren geschätzte Häufigkeit

Arten von MEN-1-Mutationen	Geschätzte Häufigkeit
Non-sense	~25 %
Deletionen	~45 %
Insertionen	~15 %
Splice-site-Mutationen	<5 %
Große Deletionen	~1–3 %
Intron-Mutationen	bei Patienten ohne Mutationen im kodierenden Bereich (10 %)
Miss-sense	~10 %
Single-nucleotide-Polymorphismen	~24 Normalvarianten ohne Krankheitswert
Intron-3-Mutation	assoziiert mit Prolaktinomen
Founding-Mutationen	~13 %

Es gibt > 1000 dokumentierte Keimbahn-Sequenzvariationen im MEN-1-Gen. Die Tabelle kann keinen Anspruch auf Vollständigkeit erheben

▪ Praxistipps

Der Befund einer Gendiagnostik sollte immer im Rahmen einer humangenetischen Beratung mitgeteilt werden.

15.2 MEN-2 (RET-Protoonkogen)

Die autosomal-dominant vererbte multiple endokrine Neoplasie Typ 2 (MEN-2) hat eine Prävalenz von 1:50.000, wobei 6–9 % der Fälle keinen familiären Hintergrund haben (De-novo-Entstehung). Sie kommt in 3 Erscheinungsformen [1–3] vor:
— MEN-2A
— MEN-2B
— FMTC (familiäres medulläres C-Zellkarzinom).

Den verschiedenen Erscheinungsformen [1] liegen z. T. Mutationen in unterschiedlichen

Regionen des RET-Protoonkogens zugrunde. Die Tumoren können synchron oder metachron auftreten. Generell tritt das medulläre C-Zellkarzinom in etwa 75 % sporadisch und in 25 % familiär auf.

Beim MEN-2A oder Sipple-Syndrom sieht man eine Kombination aus medullärem Schilddrüsenkarzinom, Phäochromozytom und Nebenschilddrüsenadenom (primärer Hyperparathyreoidismus). Endokrine Symptome werden meistens im 2. oder 3. Lebensjahrzehnt manifest in der Form von Hyperparathyreoidismus (Hyperkalzämiesyndrom), Hypertonie bzw. Phäochromozytomsyndrom und Schilddrüsenknoten (Kalzitonin als Tumormarker). In 15 % der Familien wird ausschließlich ein medulläres Schilddrüsenkarzinom beobachtet (FMTC). Bei der familiären Form erfolgt die Entwicklung über ein Vorstadium mit C-Zellhyperplasie.

◻ Tab. 15.2 fasst die einzelnen Krankheitsbilder und die assoziierten Erkrankungen zusammen.

Für die Erkrankung verantwortlich sind Mutationen im RET-Protoonkogen (RET-Gen), das auf dem Chromosom 10 (10q11.2) lokalisiert ist und dessen 20 Exons eine Rezeptortyrosinkinase kodieren. Bisher sind 214 Mutationen beschrieben worden, in der Mehrzahl Aminosäureaustausche und Stoppkodons.

Die Mutationen im RET-Protoonkogen kommen geclustert vor. Ursächlich für MEN-2A sind in > 90 % der Fälle Mutationen in Exon 10 und Exon 11 (Kodons 609, 611, 618, 620 und 634). Durch diese Mutationen kommt es zur ligandenunabhängigen Dimerisierung des Rezeptorproteins und somit

zur Aktivierung der Tyrosinkinase (höchstes Erkrankungsrisiko).

Wie bei MEN-2A wird auch die seltenere Form MEN-2B durch Mutationen des RET-Protoonkogens verursacht. Die Mutationen clustern allerdings nur in Exon 15 und Exon 16 (Kodons 883 und 918). Die Vererbung erfolgt auch hier autosomal-dominant, wobei 50 % der Fälle de novo entstehen. Charakteristisch ist die Kombination von medullärem Schilddrüsenkarzinom, Phäochromozytom und multiplen Neurinomen (mukokutane Neurinome, intestinale Ganglioneuromatose) sowie einem marfanoiden Habitus.

- ◼ **Indikationen**
- ━ Verdacht auf FMTC, MEN-2A/2B
- ━ Therapeutische Thyreoidektomie beim Indexpatienten und prophylaktische Thyreoidektomie beim positiv getesteten Familienangehörigen (Thyreoidektomie bei Kindern im 6. Lebensjahr).

- ◼ **Kontraindikationen und Nebenwirkungen**
Kontraindikation: Verweigerung einer Gendiagnostik (Zustimmung des Probanden muss vorliegen).

- ◼ **Testprinzip**
Sequenzierung des RET-Protoonkogens (RET) nach Isolierung von DNA aus EDTA-Blut und Beurteilung der identifizierten Sequenzveränderungen im RET-Gen.

- ◼ **Testdurchführung**
Standardisiert, wie folgt:

◻ **Tab. 15.2** MEN-2/FMTC und Häufigkeit des Auftretens assoziierter Erkrankungen [4]

Subtyp	Ges. (%)	MTC (%)	PHEO (%)	pHPT (%)	Assoziierte Erkrankungen
MEN-2A	56	100	50	25	Lichen amyloidosus M. Hirschsprung
MEN-2B	9	100	50		Ganglioneuromatose marfanoider Habitus Schleimhautneurinome
FMTC	35	95	–	–	selten

Endokrinologische Indikationen zur Gendiagnostik

■■ Vorbereitung und Rahmenbedingungen

Für die Genuntersuchung wird DNA aus EDTA-Blut isoliert. Mithilfe der PCR und exonflankierenden Primern werden im Rahmen einer Stufendiagnostik 6 der 20 Exons (E10, 11, 13, 14, 15, 16) des RET-Gens amplifiziert und durch „cycle-sequencing" sequenziert, da dadurch bereits > 95 % der Fälle abgedeckt werden. Bei Bedarf werden die restliche Exons sequenziert.

Die erhaltene DNA-Sequenz des Patienten wird mit der RET-Referenzsequenz verglichen, und Veränderungen (Nukleotidaustausche, Insertionen, Deletionen) werden identifiziert. Splice-Defekte, Insertionen/Deletionen (ungeradzahlig) und Stoppkodons werden als inaktivierende Mutationen angenommen, sofern sie den kodierenden Teil des Gens beeinflussen. Bei Aminosäurenaustauschen werden einschlägige Mutationsdatenbanken, Polymorphismendatenbanken und aktuelle Literatur konsultiert und der Aminosäureaustausch als Mutation oder Polymorphismus beurteilt. Gegebenenfalls wird ein eigenes Kontrollkollektiv (100 DNAs) sequenziert.

■■ Procedere

EDTA-Blut kann zu jeder Zeit abgenommen und auch bei Raumtemperatur ins Labor verschickt werden.

■■ Interpretation

Wenn Abweichungen von der Normalsequenz identifiziert werden, müssen diese bezüglich Mutation oder Polymorphismus interpretiert werden. Kleine Insertionen und Deletionen im kodierenden Teil des Gens werden in der Regel zu Rasterverschiebungen führen und inaktivieren das Genprodukt.

Stoppkodons führen ebenfalls zu nicht funktionellem Genprodukt. Auch bei Splice-Mutationen kann eine Inaktivierung angenommen werden.

Nicht immer eindeutig zu beurteilen sind Sequenzveränderungen, die zu Aminosäureaustauschen führen. Hier müssen einschlägige Mutationsdatenbanken, Polymorphismusdatenbanken (Übersicht) und in wissenschaftlichen Zeitschriften publizierte Daten konsultiert werden und u. U. ein gesundes Kontrollkollektiv sequenziert werden.

◘ Tab. 15.3 und 15.4 fassen die typischen MEN-2- und FMTC-Mutationen gegliedert nach Exons bzw. Codons zusammen.

Neben dem MTC, dessen Penetranz bei MEN-2/FMTC annähernd bei 100 % liegt, treten das Phäochromozytom und der pHPT abhängig von der genetischen Mutation auf. Seltenere klinische Manifestationen des

◘ **Tab. 15.3** MEN-2/FMTC und Auswahl typischer Genmutationen gegliedert nach Exons bzw. Kodons

	Extrazelluläre Domäne (cysteinreich)					Intrazelluläre Domäne (Tyrosinkinase)			
Exon	8	9	10	11	12	13	14	15	16
FMTC	533					768	804	891	
			609	630		790	806		
			610	631		791	844		
MEN-2A			611	634		(auch MEN-2A)			
			618	(85% aller MEN-2A)					
			620						
			629						
			93–98% MEN-2A						
			80–96% FMTC						
MEN-2B								883	918
								(5%)	(95%)
						804	904	912
						806			922

☐ Tab. 15.4 Bezug der Lokalisation der beschriebenen Mutationen im RET-Onkogen zur klinischen Krankheitsmanifestation. (Modifiziert nach [21])

Mutationen im RET-Onkogen	Syndrom
Exon 5:	
V 292M	MEN-2A
G321R	FMTC
Exon 8:	FMTC
A510V	FMTC
E511K	FMTC
C515S	FMTC
C531R	FMTC
G533C	MEN-2A
Exon 10:	
R600Q	FMTC
K603Q	FMTC
Y606C	FMTC
C609F/G/R/S/Y	MEN-2A
C611F/G/R/S/W/Y	MEN-2A / FMTC
C618F/G/R/S/Y	MEN-2A
C620/F/G/R/S/W/Y	MEN-2A/FMTC
Exon 11:	
C630F/R/S/Y	MEN-2A/FMTC
D631Y	MEN-2A
E632K	FMTC
C634F/G/R/S/W/Y	MEN-2A
S649L	MEN-2A
K666E/M	MEN-2A / FMTC
Exon 13:	
E768D	FMTC
R770Q	FMTC
N777S	FMTC
V778I	FMTC
Q781R	FMTC
L790F	MEN-2A
Y791F/N	MEN-2A/FMTC

Endokrinologische Indikationen zur Gendiagnostik

◻ Tab. 15.4 (Fortsetzung)

Exon 14:	
V804L/M/M(homozygot)	MEN-2A/FMTC
E819K	FMTC
R833C	FMTC
R844Q	FMTC
M848T	FMTC
S904F	FMTC
Exon 15:	
A883F/T (homozygot)	FMTC / MEN-2B
S891A	MEN-2A
Exon 16:	
L881V	FMTC
R886W	FMTC
R912P	FMTC
M918T	MEN-2B

MEN multiple endokrine Neoplasie; *FMTC* familiäres medulläres C-Zell-Karzinom. Beim familiären medullären C-Zell-Karzinom finden sich in über 90 % RET-Mutationen. Bei familiären papillären Schilddrüsenkarzinomen finden sich in 25–40 % der Fälle Mutationen im RET-Onkogen. In Familien mit papillären und medullären Schilddrüsenkarzinomen finden sich nur selten Mutationen im RET-Onkogen

MEN-2 besitzen ebenfalls einen mutationsabhängigen Phänotyp.

◻ Tab. 15.5 fasst die wichtigsten bekannten Genotyp-Phänotyp-Korrelationen sowie deren Häufigkeit zusammen (kein Anspruch auf Vollständigkeit).

Neben der Bestimmung des basalen und stimulierten Kalzitonins (Pentagastrintest) spielen heutzutage die RET-Mutationsanalysen eine wichtige Rolle in der Früherkennung und Klassifizierung von MEN-2. Hierdurch können MEN-2 bereits vor ihrer klinischen Manifestation gesichert werden, was wiederum eine prophylaktische Thyroidektomie im Kindesalter ermöglicht. Insbesondere hinsichtlich der prophylaktischen Chirurgie ist die Genanalyse der Kalzitoninbestimmung in Sensitivität und Spezifität überlegen [7]. Eine prophylaktische Thyroidektomie bei MEN-2-Mutationen sollte immer angestrebt werden; der Zeitpunkt ist abhängig von der jeweiligen Mutation [4, 8].

◻ Tab. 15.5 Genotyp-Phänotyp-Korrelationen sowie deren Häufigkeit

Phänotyp	**Genotyp (Mutation)**	**Auftreten (% der Mutation)**
Phäochromozytom [5]	634	29 %
	918	28 %
	618	14 %
	620	13 %
	791	13 %
pHPT [6]	634 (v. a. C634R)	12 %
	630	1 %
M. Hirschsprung [4]	Exon 10 (609/611/618/620)	100 %
Lichen amyloidosus [4]	Exon 11 (634)	100 %

Generell werden immer wieder neue Mutationen erfasst, sodass aktuelle Datenbanken recherchiert werden sollten (Übersicht).

Datenbanken
- **Referenzsequenzen:** ▶ www.ncbi.nlm.nih.gov/sites/entrez?db=gene
- **Mutationsdatenbank:** ▶ www.hgmd.cf.ac.uk/ac/index.php
- **Polymorphismendatenbank:** ▶ www.ncbi.nlm.nih.gov/projects/SNP/

◨ Tab. 15.6 gibt einen systematischen Überblick (ohne Anspruch auf Vollständigkeit) über die konkreten MEN-2-Mutationen [11], deren Exon- bzw. Kodon-Zugehörigkeit, deren Lokalisation im Protein sowie deren Bezug zum Risikolevel [12] der ATA (American Thyroid Association).

◨ Tab. 15.7 erklärt die Konsensusempfehlungen [12] der ATA (American Thyroid Association) bezüglich der sog. genomorientierten prophylaktischen Chirurgie.

◨ **Tab. 15.6** Zusammenfassung der Mutationen im RET-Tyrosinkinase-Rezeptor auf Chromosom 10q11.2

Mutation	Exon	Kodon	RET-Domäne	ATA Risikolevel
G321R	5	321	extrazellulär	A
9 bp Duplikation	8	531	extrazellulär	A
532 Duplikation	8	532	extrazellulär	A
C515S	8	515	extrazellulär	A
G533C	8	533	extrazellulär	A
R600Q	10	600	extrazellulär, cysteinreich	A
K603E	10	603	extrazellulär, cysteinreich	A
Y606C	10	606	extrazellulär, cysteinreich	A
C609F/R/G/S/Y	10	609	extrazellulär, cysteinreich	B
C611R//G/F/S/W/Y	10	611	extrazellulär, cysteinreich	B
C618R/G/F/S/Y	10	618	extrazellulär, cysteinreich	B
C620R/G/F/S/W/Y	10	620	extrazellulär, cysteinreich	B
C630R/F/S/Y	11	630	extrazellulär, cysteinreich	B
D631Y	11	631	extrazellulär, cysteinreich	B
9 bp Duplikation	11	633	extrazellulär, cysteinreich	B
C634R	11	634	extrazellulär, cysteinreich	C
C634G/F/S/W/Y	11	634	extrazellulär, cysteinreich	C
12 bp Duplikation	11	634	extrazellulär, cysteinreich	B
Insertion ELCR; T636P	11	635	extrazellulär, cysteinreich	A
S649L	11	649	extrazellulär, cysteinreich	A
K666E	11	666	extrazellulär, cysteinreich	A
E768D	13	768	intrazelluläre Tyrosinkinase-Domäne 1	A
N777S	13	777	intrazelluläre Tyrosinkinase-Domäne 1	A
L790F	13	790	intrazelluläre Tyrosinkinase-Domäne 1	A

Endokrinologische Indikationen zur Gendiagnostik

◘ Tab. 15.6 (Fortsetzung)

Mutation	Exon	Kodon	RET-Domäne	ATA Risikolevel
Y791F	13	791	intrazelluläre Tyrosinkinase-Domäne 1	A
V804L	14	804	intrazelluläre Tyrosinkinase-Domäne 1	A
V804M	14	804	intrazelluläre Tyrosinkinase-Domäne 1	A
V804M + V778I	13/14	804+778	intrazelluläre Tyrosinkinase-Domäne 1	B
V804M + E805K	14	804+805	intrazelluläre Tyrosinkinase-Domäne 1	D
V804M + Y806C	14	804+806	intrazelluläre Tyrosinkinase-Domäne 1	D
V804M + S904C	14/15	804+904	intrazelluläre Tyrosinkinase-Domäne 1	D
G819K	14	819	intrazelluläre Tyrosinkinase-Domäne 1	A
Val826Met	14	826	intrazelluläre Tyrosinkinase-Domäne 1	(A)
R833C	14	833	intrazelluläre Tyrosinkinase-Domäne 1	A
R844Q	14	844	intrazelluläre Tyrosinkinase-Domäne 1	A
I852M	14	852	Zwischen TKD-1 und TKD-2	(A)
R866W	15	866	intrazelluläre Tyrosinkinase-Domäne 2	A
A883F	15	883	intrazelluläre Tyrosinkinase-Domäne 2	D
S891A	15	891	intrazelluläre Tyrosinkinase-Domäne 2	A
R912P	16	912	katalytisches Zentrum	A
M918T	16	918	katalytisches Zentrum	D

Bezug zur Lokalisation der jeweiligen Mutation im Ret-Protein und Klassifikation nach dem Risikolevel der *ATA* (American Thyroid Association); *bp* Basenpaare; (*A*) Signifikanz der Sequenzvariation unklar, nach Softwarealgorithmen eher pathogen [9, 10]. Die Aminosäurenaustausche sind mit dem Einbuchstaben-Code wiedergegeben. Die Tabelle kann keinen Anspruch auf Vollständigkeit erheben

◘ Tab. 15.7 Empfehlungen der ATA (American Thyroid Association) zum Alter bei diagnostischen Maßnahmen und prophylaktischer Thyreoidektomie im Sinne der Genom-orientierten Chirurgie

ATA Risikolevel	Alter bei RET-Genanalytik	Alter bei erster Sonografie	Alter bei erster Kalzitoninbestimmung	Alter bei prophylaktischer Chirurgie
A	<3–5 Jahre	>3–5 Jahre	>3–5 Jahre	>5 Jahre[a]
B	<3–5 Jahre	>3–5 Jahre	>3–5 Jahre	<5 Jahre oder >5 Jahre[a]
C	<3–5 Jahre	>3–5 Jahre	>3–5 Jahre	<5 Jahre
D	<1 Jahr[b]	<1 Jahr[b]	6 Monate	<1Jahr[b]

[a]wenn basales und stimuliertes Kalzitonin im Normbereich, unauffällige Hals-Sonografie, weniger aggressive Familienanamnese
[b]möglichst früh, sobald als möglich
RET RET-Onkogen; *ATA* American Thyroid Association

■ Fallstricke

— Die Untersuchung muss in einem zertifizierten humangenetischen Labor erfolgen.

— Wenn keine „überzeugende" Mutation im Rahmen der Genanalyse identifiziert wird, heißt das nicht, dass auch keine Mutation vorhanden sein kann. In sehr seltenen Fällen können große Deletionen oder Gen-Rearrangements auftreten, die durch die routinemäßige Sequenzanalyse (Exonsequenzierung) nicht erfasst werden. Aufwändigere Analysen wie Long-range-PCR und Southern Blots würden hier weiterhelfen, doch werden diese Techniken wegen des z. T. deutlich größeren Aufwands (und der Kosten) nicht immer durchgeführt.

■ Praxistipps

— Der Befund einer Gendiagnostik sollte immer im Rahmen einer humangenetischen Beratung mitgeteilt werden.

— Oftmals ergeben sich Unsicherheiten zum klinischen Procedere und zur Wertung der möglichen Auswirkungen einer Mutation, wenn zu dieser keinerlei funktionelle Daten existieren. In diesen Fällen ist es hilfreich, spezielle Datenbank-basierte Rechenalgorithmen zu bemühen, die aufgrund von strukturellen Daten (Aminosäureaustausch, Proteinstruktur), evolutionären Daten (Konservierung), Interspecies-Konservierungen, Häufigkeit der Variante in bestimmten Kohoren (z. B.- ExAC-Kontrollkohorte) und aufgrund der Lokalisation innerhalb des Gens etc. eine Wahrscheinlichkeit errechnen, ob die Variante potenziell pathogen oder eher harmlos ist [9]. Bekannte Programme sind z. B. Clinvar, SIFT, Mutation Taster, PolyPhen2 [9].

15.3 Adrenogenitales Syndrom (21-Hydroxylase-Gen)

Beim adrenogenitalen Syndrom (AGS) handelt es sich um eine Gruppe von Erkrankungen [13–15], bei denen es infolge eines Enzymdefekts im Steroidbiosyntheseweg zu einer vermehrten Androgenbildung kommt. Die häufigste (klassische) AGS-Form stellt der 21-Hydroxylase-Defekt dar (> 90 % der Fälle). Der Phänotyp wird autosomal-rezessiv vererbt. Die Heterozygotenfrequenz in der Bevölkerung wird mit 2 % angegeben; Häufigkeit: 1:5000.

Das adrenale Enzym 21-Hydroxylase (CYP21) setzt Progesteron zu Desoxykortikosteron sowie 17-α-Hydroxyprogesteron zu 11-Desoxykortisol um. Durch diesen Enzymblock im Fall eines Enzymdefekts kommt es zur Anhäufung von Präkursoren wie Progesteron, 17-α-Hydroxyprogesteron, Pregnenolon und 17-OH-Pregnenolon, die dann in die Testosteronbiosynthese geleitet werden.

Der resultierende Kortisolmangel führt zur vermehrten Ausschüttung von ACTH, hierdurch werden weitere Präkursoren gebildet und in die Androgensynthese eingeleitet mit den Folgen einer Virilisierung und Ausprägung eines intersexuellen Genitals bei Mädchen.

Neben klassischen Verfahren der Bestimmung des Enzymmangels besteht auch die Möglichkeit der Genanalyse (CYP21A2-Gen). Das Gen ist auf dem Chromosom 6p21.3 lokalisiert und besteht aus 10 kodierenden Exons (495 Aminosäuren). Mittlerweile sind mehr als 100 Mutationen identifiziert worden, darunter Missense- und Nonsense-Mutationen wie auch kleine und große Deletionen/Insertionen und genomische Rearrangements.

■ Indikationen

— Verdacht auf Late-onset-AGS (heterozygotes adrenogenitales Syndrom) im Erwachsenenalter (21-Hydroxylasemangel)

— Differenzialdiagnostische Abklärung bei Frauen mit Oligo-/Amenorrhö, Hirsutismus, Virilisierung

— Partner-Screening bei heterozygoten Frauen mit Kinderwunsch.

■ Kontraindikationen und Nebenwirkungen

Kontraindikation: Verweigerung einer Gendiagnostik (Zustimmung der Eltern/des Probanden muss vorliegen).

Endokrinologische Indikationen zur Gendiagnostik

▪ Testprinzip
Sequenzierung des CYP21A2-Gens (21-Hydroxylase) nach Isolierung von genomischer DNA aus EDTA-Blut und Beurteilung der identifizierten Sequenzveränderungen im CYP21-Gen.

▪ Testdurchführung
Standardisiert, wie folgt:

▪▪ Vorbereitung und Rahmenbedingungen
Für die Genuntersuchung wird DNA aus EDTA-Blut isoliert. Mithilfe der PCR und exonflankierenden Primern werden alle 10 Exons des CYP21A2-Gens amplifiziert und durch „cycle-sequencing" sequenziert. Die erhaltene DNA-Sequenz des Patienten wird mit der CYP21A2-Referenzsequenz verglichen, und Veränderungen (Nukleotidaustausche, Insertionen, Deletionen) werden identifiziert. Splice-Defekte, Insertionen/Deletionen (ungeradzahlig) und Stoppkodons werden als inaktivierende Mutationen angenommen, sofern sie den kodierenden Teil des Gens beeinflussen.

Bei Aminosäurenaustauschen werden einschlägige Mutationsdatenbanken, Polymorphismusdatenbanken (s. unten) und aktuelle Literatur konsultiert und der Aminosäureaustausch als Mutation oder Polymorphismus beurteilt. Gegebenenfalls wird ein eigenes Kontrollkollektiv (100 DNAs) sequenziert.

▪▪ Procedere
EDTA-Blut kann zu jeder Zeit abgenommen und auch bei Raumtemperatur ins Labor verschickt werden.

▪▪ Interpretation
Wenn Abweichungen von der Normalsequenz identifiziert werden, müssen diese bezüglich Mutation oder Polymorphismus interpretiert werden. Kleine Insertionen und Deletionen im kodierenden Teil des Gens werden in der Regel zu Rasterverschiebungen führen und inaktivieren das Genprodukt. Stoppkodons führen ebenfalls zu nicht funktionellem Genprodukt. Auch bei Splice-Mutationen kann eine Inaktivierung angenommen werden.

Nicht immer eindeutig zu beurteilen sind Sequenzveränderungen, die zu Aminosäureaustauschen führen. Hier müssen im Einzelfall einschlägige Mutationsdatenbanken, Polymorphismusdatenbanken (Übersicht) und in wissenschaftlichen Zeitschriften publizierte Daten konsultiert werden und u. U. auch ein gesundes Kontrollkollektiv sequenziert werden.

Das Late-onset-AGS (nicht klassisches AGS) wird durch eine kombinierte Heterozygotie einer „milden" und einer „schweren" oder zweier „milder" Mutationen im 21-Hydroxylase-Gen verursacht (◘ Tab. 15.8).

> **Datenbanken**
> — **Referenzsequenzen:** ► www.ncbi.nlm.nih.gov/sites/entrez?db=gene
> — **Mutationsdatenbank:** ► www.hgmd.cf.ac.uk/ac/index.php
> — **Polymorphismendatenbank:** ► www.ncbi.nlm.nih.gov/projects/SNP/

◘ Tab. 15.8 gibt einen Überblick über die wichtigsten Mutationen der 21-Hydroxylase und die klinischen Phänotypen.

Liegt eine Mutation auf einem Allel vor (Heterozygotie), ist der Proband ein gesunder Überträger für AGS. Bei „schweren" Mutationen sollte eine Partneruntersuchung veranlasst werden. Bei „leichten" Mutationen ist dies nicht erforderlich. Liegt eine Mutation auf beiden Allelen vor (Homozygotie), ist die Diagnose AGS gesichert. In diesem Fall muss eine Partneruntersuchung veranlasst werden. Die meisten Patienten haben eine sog. Compound-Heterozygotie, d. h. es liegen verschiedene Mutationen auf den von Vater und Mutter stammenden Allelen vor. Dies erklärt die große Phänotyp-Genotyp-Variabilität bei AGS-Patientinnen. Mutationen im sog. Pseudogen haben keine Bedeutung (das Pseudogen liegt im Tandem und unterscheidet sich vom 21-Hydroxylase-Gen nur durch eine 8 bp Deletion und durch eine Insertion eines Basenpaares; hierdurch wird allerdings das Leseraster verschoben und das Gen wird funktionslos).

200 A. Schäffler et al.

◘ Tab. 15.8 Zusammenfassung der Mutationen im Gen für die 21-Hydroxylase (Chromosom 6p21.3) und deren Relation mit dem adrenogenitales Syndrom und der Enzymrestaktivität der 21-Hydroxylase

Mutation	Exon/Intron	Art des AGS	Enzymrestaktivität	Schwere
Große Deletionen (30 kb)		klassisch; SW	0 %	schwer
Splice site, nt656, A/C-G	Intron-2	klassisch; SW, SV	0–2 %	schwer
8 bp Deletion, G110Δ8nt	Exon 3	klassisch; SW	0 %	schwer
I172N	Exon 4	klassisch; SV	2–4 %	schwer
Cluster I236N, V237E, M239K	Exon 6	klassisch; SW	0 %	schwer
Insertion T, nt1751	Exon 7	klassisch	0 %	schwer
Q318X	Exon 8	klassisch; SW	0 %	schwer
R356W	Exon 8	klassisch; SW, SV	0–2 %	schwer
R483P	Exon 10	klassisch; SW	1–2 %	schwer
P30L	Exon 1	late onset	20–60 %	mild[b, c]
V281L	Exon 7	late onset	20–50 %	mild[a, c]
R339H	Exon 8	late onset	20–50 %	mild
P453S	Exon 10	late onset	20–50 %	mild

[a]In seltenen Fälle (etwa 5 %) kann die homozygote V281L-Mutation in Kombination mit einer schweren allelischen Mutation (Compound-Heterozygotie) ein klassisches AGS auslösen
[b]Non-Konkordanz (Genotyp-Phänotyp) wird selten beschrieben
[c]Bei diesen Mutationen kann in < 3 % dennoch ein klassisches AGS auftreten
Die Aminosäurenaustausche sind mit dem Einbuchstaben-Code wiedergegeben. Die Tabelle kann keinen Anspruch auf Vollständigkeit erheben. Es sind > 100 Mutationen beschrieben; *kb* kilo-Basen; *SW* salt wasting; *SV* simple virilizing

▪▪ Fallstricke
— Die Untersuchung muss in einem zertifizierten humangenetischen Labor erfolgen.
— Wenn keine „überzeugende" Mutation im Rahmen der Genanalyse identifiziert wird, heißt das nicht, dass auch keine Mutation vorhanden sein kann. In sehr seltenen Fällen treten große Deletionen oder Gen-Rearrangements auf, die durch die routinemäßige Sequenzanalyse (Exonsequenzierung) nicht erfasst werden können. Aufwändigere Analysen wie Longrange-PCR, MLPA („multiplex ligation-dependent probe amplification") oder Southern Blots würden hier weiterhelfen, doch werden diese Techniken wegen des z. T. deutlich größeren Aufwands (und der Kosten) nicht immer durchgeführt.

▪ Bemerkung
Der Befund einer Gendiagnostik sollte immer im Rahmen einer humangenetischen Beratung mitgeteilt werden.

▪ Praxistipps
— Bei heterozygoten Frauen mit Late-onset-AGS muss vor einer geplanten Schwangerschaft ein Heterozygoten-Screening des Partners erfolgen (heterozygote Männer sind asymptomatisch!). Bei 2 heterozygoten Partnern beträgt das Risiko für ein homozygotes Kind insgesamt 25 %, nur die weiblichen Feten erkranken und erfahren eine intrauterine Maskulinisierung. Diese kann jedoch durch Gabe von Dexamethason (plazentagängig) in der Frühschwangerschaft verhindert werden,

Endokrinologische Indikationen zur Gendiagnostik

bis durch eine Chorionzottenbiopsie geklärt ist, ob der weibliche Fetus homozygot ist oder nicht.

- Mutationen im CYP11B1-Gen (11-β-Hydroxylase) sind in etwa 5–8 % der Fälle eines AGS ursächlich. Auch dieser Stoffwechselblock bewirkt eine vermehrte Bildung von männlichen Sexualsteroiden, ein Salzverlustsyndrom tritt nicht auf. Auch bei Frauen mit Late-onset-AGS wurden Mutationen im CYP11B1-Gen nachgewiesen.

15.4 Hämochromatose (HFE-Gen)

Bei der **Hämochromatose (HC)** handelt es sich um eine Speicherkrankheit, bei der es zu einer erhöhten Eisenaufnahme im oberen Dünndarm und zu ausgeprägten Eisenablagerungen in verschiedenen Organen, insbesondere in der Leber, kommt ($> 0,5\,\mu g/100\,g$ Feuchtgewicht, $> 700\,\mu g/g$ Trockengewicht). Bei Eisenablagerungen unterhalb dieses Wertes spricht man von einer **Hämosiderose**. Man unterscheidet die erbliche (hereditäre, primäre) Hämochromatose von der erworbenen (sekundären) Hämochromatose, die bedingt sein kann durch gehäufte Transfusionen, Porphyrie, Atransferrinämie oder Thalassämie.

Die hereditäre Hämochromatose wird autosomal-rezessiv vererbt und ist bei $> 85\,\%$ der Patienten mit einer homozygoten C282Y-Mutation des Hämochromatosegens HFE auf Chromosom 6 (Genlocus 6p21.3) assoziiert. Während eine heterozygote C282Y-Mutation bei 10 % der Bevölkerung nordeuropäischer Abstammung vorkommt und dessen Träger kein erhöhtes Risiko für eine klinisch ausgeprägte Hämochromatose haben, findet sich eine homozygote C282Y-Mutation in etwa 0,3–0,5 %, von denen etwa 75 % eine Eisenüberladung entwickeln. Daneben liegt bei etwa 3 % der Hämochromatosepatienten eine homozygote H63D-Mutation vor. Extrem selten können auch weitere Mutationen innerhalb des HFE-Gens vorkommen.

Hämochromatose Typ 1 Der Pathomechanismus der HFE-assoziierten HC (Typ-1-HC) ist nicht vollständig geklärt. Nach dem aktuellen Modell nehmen die miteinander interagierenden Faktoren HFE und der Transferrinrezeptor (TFR) abhängig von der Blutkonzentration über rezeptorvermittelte Endozytose den Eisen-Transferrin-Komplex aus dem Blut auf. Ist dieser Mechanismus durch mutiertes HFE-Protein gestört, kommt es nicht zur HFE-TFR-Assoziation. Ohne HFE hat TFR eine starke Transferrinaffinität, und es kommt zur dysregulierten, erhöhten Eisenaufnahme. Der dadurch herabgesetzte Transferrin-Level im Blut wird wiederum durch eine erhöhte Eisenabgabe in das Blut über das Exportprotein Ferroportin (IREG1) ausgeglichen.

Physiologischerweise wird die Eisenabgabe in den Blutkreislauf systemisch durch das 25-Aminosäurepeptid Hepcidin reguliert, wobei Hepcidin und Ferroportin direkt miteinander interagieren, Ferroportin internalisiert und abgebaut wird und daraus eine Verringerung der Eisenabgabe in den Kreislauf resultiert. Eine Hepcidindefizienz durch eine Down-Regulation der Synthese, die wiederum durch Mutationen im HFE- oder TFR-Gen verursacht werden kann, führt zur erhöhten Ferroportinaktivität und gilt als ein Schlüsselmechanismus der Eisenüberladung bei der Hämochromatose vom Typ 1, 2 und 3 (s. unten).

Dabei kommt es zur erhöhten Eisenabsorption im Duodenum und zur erhöhten Eisenfreisetzung in Makrophagen und duodenalen Enterozyten. Letztlich führt dies zu einer erhöhten Plasmaeisenkonzentration und zu einer speziellen Eisenform, dem nicht transferringebundenen Eisen („nontransferrin bound iron"; NTBI), das sehr schnell durch die Leber aufgenommen werden kann und zur Eisenüberladung führt. Eine NTBI-Komponente, LPI („labile plasma iron"), entspricht dabei einer potenziell schädlichen Eisenform, die dazu neigt, reaktive Sauerstoffmoleküle zu erzeugen, wodurch es letztlich durch Peroxidation von Membranlipiden und die damit verbundenen Schäden der Lysosomen, Mitochondrien und des endoplasmatischen Retikulums zur Zerstörung des Leberparenchyms, zur Fibrogenese und Zirrhose kommen kann.

Eine klinisch manifeste HFE-assoziierte Hämochromatose tritt bei Männern etwa 2- bis 10-mal häufiger auf als bei Frauen.

Erste Manifestationen treten bei Männern meist zwischen dem 30. und 50. Lebensjahr auf, bei Frauen nach der Menopause. Leitsymptome sind Hepatomegalie, bronzefarben- oder grau-bräunliche Pigmentierung der Haut in etwa 50 % der Fälle und Diabetes mellitus (bei 20 % der Patienten im prä-zirrhotischen und 70 % der Patienten im Zirrhosestadium). Weitere Symptome sind Verlust der Körperbehaarung, Hodenatrophie, Libidoverlust, Splenomagalie, arthritische Gelenkbeschwerden, kardiale Symptome mit Tachyarrhythmien bzw. Herzinsuffizienz und Zeichen der Leberzirrhose.

Weitere Typen Neben der HFE-assoziierten bzw. Typ-1-Hämochromatose gibt es weitere Non-HFE-Eisenspeichererkrankungen:

- **Juvenile hereditäre Hämochromatose (Typ2-HC):** Die juvenile hereditäre Hämochromatose (auch „Typ2-HC") geht mit einem früheren Erkrankungsalter (< 30 Jahre) und schwereren klinischen Manifestationen einher. Verantwortlich dafür sind Mutationen im Hemojuvelin-Gen HJV (Genlocus 1q21, Typ-2A-HC) oder im Hepcidin-Gen HAMP (Genlocus 19q13.1, Typ-2B-HC). Die juvenile hereditäre HC wird autosomal-rezessiv vererbt.
- **TFR2-assoziierte HC (Typ-3-HC):** Eine weitere Form hereditärer HC ist die TFR2-assoziierte erbliche HC (Typ-3-HC), die ein ähnliches Erscheinungsbild wie die HFE-assoziierte HC zeigt, obwohl das Erkrankungsalter niedriger ist und die Progression langsamer voranschreitet als bei der juvenilen HC. Verantwortlich für diese Form der HC sind Mutationen im TFR2-Gen (Genlocus 7q22), das für den Transferrinrezeptor-2 kodiert. Die TFR2-assoziierte HC kommt sehr selten vor und wird ebenfalls autosomal-rezessiv vererbt.
- **Eisenüberladungskrankheit (Typ-4-HC):** Die als Typ-4-HC bezeichnete Eisenüberladungskrankheit beruht auf Mutationen im Ferroportin-Gen (SCL40A1,

Genlocus 2q32; Typ 4B), wodurch eine Wechselwirkung mit Hepcidin verhindert und wie bei der Typ-1-, -2- und -3-HC eine erhöhte Ferroportinaktivität verursacht wird. Bei der Typ-4A-HC kommt es als Folge eines mutierten und damit defekten Ferroportinexportproteins zu einer herabgesetzten Eisenfreisetzung und somit zur Akkumulation bzw. Eisenüberladung in Makrophagen. Die Typ-4-HC tritt meist erst im Erwachsenenalter auf und wird autosomal-dominant vererbt.

- **Hereditäre Hämochromatose Typ 5:** Bei dieser Rarität, welche einem autosomal-dominantem Erbgang unterliegt, ist das Gen FTH1 für die heavy chain des Ferritins mutiert (Genlocus 11q12.3).

- **Indikationen**

Bei klinischem Verdacht auf Hämochromatose ist eine biochemische Analyse (Transferrinsättigung) und, abhängig von deren Ergebnis, eine genetische Untersuchung erforderlich. Bei einer Transferrinsättigung >45 % und einem anderweitig nicht erklärbaren (z. B. Alkoholmissbrauch) hohem Ferritinspiegel (> 300 µg/l bei Männern oder >200 µg/l bei Frauen) sollte eine genetische Untersuchung [16, 17] des HFE-Gens (Kodon 282 und 63) durchgeführt werden.

- **Kontraindikationen und Nebenwirkungen**

Kontraindikation: Verweigerung einer Gendiagnostik (Zustimmung des Probanden muss vorliegen).

- **Testprinzip**
- Mutationsanalyse des HFE-Gens (Kodons 282 und 63) nach Isolierung von DNA aus EDTA-Blut durch z. B. Real-time-PCR mit integrierter Schmelzpunktanalyse. Beurteilung der identifizierten Sequenzveränderungen im HFE-Gen
- Gegebenenfalls Mutationsanalysen der Gene HJV, HAMP, SCL40A1, TFR2 durch DNA-Sequenzierung.

- **Testdurchführung**

Standardisiert, wie folgt:

Endokrinologische Indikationen zur Gendiagnostik

▪▪ Vorbereitung und Rahmenbedingungen

Für die HFE-Genuntersuchung [16, 17] wird DNA aus EDTA-Blut isoliert. Anschließend erfolgen zwei PCR-Amplifikationen der zu untersuchenden Genregionen (auf DNA-Ebene: Nukleotide 845 und 187, entsprechend auf Proteinebene: Kodons 282 und 63). Mithilfe sequenzspezifischer DNA-Sonden kann direkt nach Beendigung der Real-time-PCR-Reaktion anhand einer Schmelzpunktanalyse eine Mutation (heterozygot oder homozygot) bzw. ein Wildtyp (d. h. nicht mutiert) anhand der generierten Schmelzpunktprofile nachgewiesen werden.

Die Gene HJV (Mutation G320V), HAMP, SCL40A1, TFR2 werden sequenziert und auf pathogene Mutationen analysiert. Diese Mutationsanalysen können relativ aufwändig sein.

▪▪ Procedere

EDTA-Blut kann zu jeder Zeit entnommen und auch bei Raumtemperatur in ein zertifiziertes Labor verschickt werden.

▪▪ Interpretation

Patienten mit homozygotem C282Y-Mutationsstatus, erhöhter Transferrinsättigung und erhöhtem Ferritinspiegel gelten als klinisch gesicherte Hämochromatosepatienten.

Individuen mit homozygotem C282Y-Mutationsstatus oder einer Compound-Mutation (d. h. es liegt sowohl eine heterozygote C282Y- als auch eine heterozygote H63D-Mutation vor) können als genetisch veranlagt zur Ausprägung der erblichen Hämochromatose diagnostiziert werden.

Bei Patienten <40 Jahren mit homozygotem C282Y-Mutationsstatus oder einer Compound-Mutation und mit einem Ferritinspiegel >1000 µg/l ist eine regelmäßige Aderlasstherapie angezeigt (Zielferritinspiegel ca. 50 µg/l).

Individuen, die keinen homozygoten C282Y-Mutationsstatus oder keine Compound-Mutation zeigen, bilden eine heterogene Gruppe mit vermutlich anderen Lebererkrankungen oder anderen metabolischen Syndromen, wobei in seltenen Fällen eine primäre Eisenüberladung in einer für die erbliche Hämochromatose typischen Weise vorkommen kann. In solchen Fällen stellt eine Leberbiopsie mit Histologie und Bestimmung der Lebereisenkonzentration den nächsten diagnostischen Schritt dar (Übersicht).

> **Datenbanken**
> - **Referenzsequenzen:** ▸ www.ncbi.nlm.nih.gov/sites/entrez?db=gene
> - **Mutationsdatenbank:** ▸ www.hgmd.cf.ac.uk/ac/index.php
> - **Polymorphismendatenbank:** ▸ www.ncbi.nlm.nih.gov/projects/SNP/

▪ Fallstricke

- Die HFE-assoziierte HC ist in der nordeuropäischen Bevölkerung die mit Abstand häufigste Form der hereditären HC. Bei anderen Bevölkerungsgruppen (schwarzer Hautfarbe) muss z. B. eine ferroportinassoziierte HC in Erwägung gezogen werden.
- Ein erhöhter Serumferritinspiegel allein ist nicht spezifisch für eine HFE-HC.

▪ Praxistipps

- Ein Verdacht auf eine HFE-HC besteht initial bei Individuen mit einer erhöhten Transferrin-Eisen-Sättigung und/oder bei erhöhten Serumferritinkonzentrationen.
- Patienten mit homozygotem C282Y-Mutationsstatus, erhöhter Transferrinsättigung und erhöhtem Ferritinspiegel gelten als klinisch gesicherte Hämochromatosepatienten. Eine diagnostische Leberpunktion ist hier nicht mehr erforderlich.
- Die Transferrin-Eisen-Sättigung (Normwert: Tf-Sat = 18–45 %) ist ein abgeleiteter Kennwert zur Beurteilung des Eisenstoffwechsels und ein früher und zuverlässiger Indikator für eine Eisenüberladung bei HFE-HC. Die Transferrin-Eisen-Sättigung wird aus dem Serumeisen (Referenzbereich Männer: 60–160 µg/dl, Frauen: 40–150 µg/dl) und dem Serum-

transferrin (Referenzbereich Männer: 1,7–3,3 g/l bzw. 170–330 mg/dl, Frauen: 1,6–3,5 g/l bzw. 160–350 mg/dl) berechnet nach der Formel: Tf-Sat [%] = Serumeisen [µg/dl]/Serumtransferrin [mg/dl]×70,9
- Die Serumferritinkonzentration allein ist nicht spezifisch für eine HFE-HC und steigt zunehmend bei unbehandelten HFE-HC-Patienten.
- Eine HFE-Genmutationsanalyse sollte bei allen Patienten mit einer Transferrinsättigung >45 % und hohem Ferritinspiegel (>300 µg/l bei Männern oder >200 µg bei Frauen) durchgeführt werden.
- Eine MRT-Analyse ermöglicht die Abschätzung des Lebereisengehalts.

15.5 Monogenetische Diabetesformen

Etwa 5 % der Diabetesfälle sind sog. monogenetische Diabetesformen. Hierzu zählen die sog. **MODY-Diabetesformen** (MODY-1 bis MODY-14); MODY ist die Abkürzung für „Maturity Onset Diabetes of the Young" [18–20]. Pathogenetisch spielen Mutationen eine Rolle, die Enzyme (z. B. Glukokinase) oder Transkriptionsfaktoren betreffen, welche die Insulinsekretion, die Insulingentranskription oder die Pankreasentwicklung regulieren. Der Erbgang ist autosomal-dominant. ◘ Tab. 15.9 fasst die klinischen MODY-Kriterien zusammen.

Des Weiteren werden die sog. **mitochondrialen Diabetesformen** definiert [21]; hier liegen Mutationen im mitochondrialen Genom vor (Häufigkeit je nach Kollektiv 1–3 %). Betroffen sind vor allem Mutationen [22] der Transfer-RNA-Moleküle (tRNA), am häufigsten liegt hier die A3243G-Mutation in der tRNA für Leucin vor. Bei den mitochondrialen, mütterlich vererbten Diabetesformen finden sich typischerweise syndromale Veränderungen wie z. B. Innenohrschäden, Myopathien und Sehstörungen (MIDD-Syndrom [„maternally transmitted, diabetes, deafness"]). Beim sog. MELAS-Syndrom finden sich eine mitochondriale Myopathie, eine Enzephalopathie, Laktatacidose, apoplexähnliche Zustände sowie ein Diabetes mellitus. Die Penetranz/Ausprägung der Klinik ist unterschiedlich. Bei den sehr seltenen sog. **Insulinresistenzsyndromen** liegen z. B. Genmutationen im Insulinrezeptor vor (Rabson-Mendelthal-Syndrom, Leprechaunism). Es findet sich eine Acanthosis nigricans. Seltene weitere monogene Diabetesformen sind z. B. der autosomal-rezessive vererbte Phänotyp des Wolfram-Syndroms, auch DIDMOAD-Syndrom genannt (Diabetes insipidus, Diabetes mellitus, Optikusatrophie, Taubheit). Das Rogers Syndrom oder TRMA (Thiamin-responsive megaloblastic anaemia)-Syndrom wird autosomal rezessiv vererbt und durch Mutationen im SLC19A2-Gen (Thiamintransporter) verursacht.

◘ **Tab. 15.9** Klinische MODY-Verdachtskriterien

Manifestation in Kindheit, Jugend, vor dem 25. Lebensjahr	positive Familienanamnese bei Verwandten 1. Grades in mind. 2 Generationen
Milde Nüchternhyperglykämie	Fehlen der postprandialen Hyperglykämie im Anfangsstadium
Fehlen der Entitäten eines metabolischen Syndroms	keine Adipositas
Keine Ketoazidose	keine Autoantikörper (GAD, IA2, Inselzellen, Insulin)
Erstauftreten in der Schwangerschaft möglich	

Endokrinologische Indikationen zur Gendiagnostik

Beim sog. **permanenten, neonatalen Diabetes mellitus** können u. a. Genmutationen der Glukokinase und des ATP-sensitiven Kaliumkanals KCNJ11 vorliegen.

■ **Indikationen**
- Eindeutige Diagnosestellung und Zuordnung einer Diabetes-Sonderform zu einer genetischen Erkrankung
- Familien-Screening bei einem betroffenen Indexpatienten
- Finden einer optimalen Therapiestrategie (Diät, orale Antidiabetika wie Sulfonylharnstoffe oder Insulin) bei bestimmten Diabetes-Subtypen
- Frühe Diagnostik und frühe Therapieeinleitung
- Bei klinischem Verdacht auf eine monogene Diabetesform (z. B. bei syndromaler Erkrankung).

■ **Kontraindikationen und Nebenwirkungen**
Kontraindikation: Verweigerung einer Gendiagnostik (Zustimmung des Probanden muss vorliegen).

■ **Testprinzip**
Mutationsanalyse in den entsprechenden Zielgenen (PCR und Sequenzierung der entsprechenden Exons).

■ **Testdurchführung**
Standardisiert, wie folgt:

■■ **Vorbereitung und Rahmenbedingungen**
Stufendiagnostisches Procedere. In einem ersten Schritt erfolgt eine Mutationssuche in den klassischerweise betroffenen Exons. In einem zweiten Schritt werden Duplikationen und Deletionen mittels der sog. Multiplex Ligation-dependent Probe Amplification (MLPA) nachgewiesen.

■■ **Procedere**
EDTA-Blut kann zu jeder Zeit entnommen und auch bei Raumtemperatur in ein zertifiziertes Labor verschickt werden.

■■ **Interpretation**
Der Nachweis einer typischen Sequenzvariation bestätigt die Diagnose. Die folgende Übersicht gibt einen Überblick über nützliche Datenbanken. Die ◘ Tab. 15.10 ordnet die MODY-Diabetesformen den Zielgenen, der Funktion bzw. den klinischen Merkmalen zu [18, 20, 24–26].

> **Datenbanken**
> - **Referenzsequenzen:** ► www.ncbi.nlm.nih.gov/sites/entrez?db=gene
> - **Mutationsdatenbank:** ► www.hgmd.cf.ac.uk/ac/index.php
> - **Polymorphismendatenbank:** ► www.ncbi.nlm.nih.gov/projects/SNP/

■ **Fallstricke**
Fällt die klassische Mutationssuche durch PCR und direkte Sequenzanalyse negativ aus, können bei hohem klinischen Verdacht Duplikationen oder Deletionen vorliegen, die nur durch eine MLPA (Multiplex Ligation-dependent Probe Amplification) nachgewiesen werden können.

◻ **Tab. 15.10**   MODY-Diabetesformen (Modifiziert nach [23])

MODY-Typ	Gen/Chromosom	Funktion	Klinische Merkmale	Therapie	Häufigkeit
MODY-1	HNF-4α (20q12-q13.1)	reguliert HNF-1α und IPF-1	schwere, progrediente Hyperglykämien, neonataler Hyperinsulinismus, HDL erniedrigt, LDL erhöht	Sulfonylharnstoffe	~3 %
MODY-2	Glukokinase (7p15-p13)	katalysiert Glukose zu Glukose-6-P	besteht von Geburt an, milde Hyperglykämie, keine Spätfolgen, hepatische Glukoneogenese gesteigert, hepatische Glykogensynthese reduziert	keine oder Diät, Insulin in der Gravidität	~15 % 50 % der Patienten entwickeln Gestations diabetes
MODY-3	HNF-1α (12q24.2)	reguliert Insulinsynthese	variabel, eher mild, Spätkomplikationen möglich, Glukosurie vorhanden, HDL erhöht	Sulfonylharnstoffe initial, später Insulin	~70 %
MODY-4	IPF1/PDX1 (13q12.1)	reguliert Transkriptionsfaktoren (GCK, Preproinsulin, GLUT2)	variabel, eher mild, exokrine Pankreasinsuffizienz	Insulin	<1 %
MODY-5	HNF-1β (17q21.3)	reguliert HNF-4α	schwere, progrediente Hyperglykämie, Nierenzysten, male infertility	Insulin	~3 %
MODY-6	NeuroD (2q32)	Transkriptionsfaktor	variabel, neurologische Defekte	Insulin	<1 %
MODY-7	KLF11 (2p25)	Transkriptionsfaktor	Typ-2-Diabetes-ähnlich	Insulin	<1 %
MODY-8	CEL (9q34.3)	Carboxylesterlipase	verminderte Insulinsekretion, exokrine Pankreasinsuffizienz	Insulin	<1 %

MODY-9	PAX4 (7q32)	Transkriptionsfaktor	verminderte Insulinsekretion	Insulin	<1 %
MODY-10	INS	Insulin	Persistierender neonataler Diabetes, transienter neonataler Diabetes	Insulin	<1 %
MODY-11	BLK	Thyrosinkinase, B-Lymphocyten-spezifisch		Insulin	<1 %
MODY-12	ABCC8	ATP-binding cassette transporter subfamily C member-8	Persistierender neonataler Diabetes, transienter neonataler Diabetes	Sulfonylharnstoffe und SGLT-2-Inhibitoren	<1 %
MODY-13	KCNJ11	Kaliumkanal	Persistierender neonataler Diabetes, transienter neonataler Diabetes	SulfonylharnstoffeInsulin	<1 %
MODY-14	APPL1	Adapterprotein containing PH domain			<1 %
Mitochondrialer Diabetes	m.3243A/G	mitochondriales Gen	verminderte Insulinsekretion, Schwerhörigkeit	Insulin	<1 %

HNF hepatocyte nuclear factor; *IPF1* insulin promoter factor1; *PDX1* pancreatic and duodenal homeobox1; *PAX4* paired box gene 4; *KLF11* Krueppel-like factor-11; *CEL* Carboxylesterlipase; *GLUT-2* Glukosetransporter-2; *GCK* Glukokinase

15.6 Anderweitige Genmutationen

Alle endokrin relevanten Genmutationen darzustellen würde den Rahmen dieses Buches sprengen. ◘ Tab. 15.11 zeigt eine Auswahl typischer Genmutationen. Im Einzelfall muss mit einem humangenetischen Zentrum Kontakt aufgenommen werden.

◘ **Tab. 15.11** Zusammenstellung endokrin bedeutender Genmutationen (Auswahl)

Erkrankung	Mutiertes Gen
Hypogonadismus/Infertilität	
Kallmann-Syndrom, X-chromosomal	KAL-1-Gen
Kallmann-Syndrom, autosomal-dominant	FGFR1-Gen
Kongenitale Nebennierenrindenhypoplasie	DAX1-Gen
Biologisch inaktives LH	LH-Gen
Biologisch inaktives FSH	FSH-Gen
Reine Gonadendysgenesie	SRY-Gen
Gemischte Gonadendysgenesie	WT1, SOX9
Oviduktpersistenz	MIH („Muellerian inhibiting hormone")
Leydig-Zellaplasie	LH-Rezeptorgen
XX-Mann-Syndrom	SRY-Translokation
Pseudohermaphroditismus masculinus	SRY, Enzyme der Testosteronbiosynthese
Noonan-Syndrom	Gen auf 12q24.1
Testikuläre Feminisierung	Androgenrezeptor
Reifenstein-Syndrom	Androgenrezeptor
Perineoskrotale Hypospadie mit Pseudovagina	5-α-Reduktase
Aromatasemangel	Aromatase
Östrogenresistenz	Östrogenrezeptor
Tertiärer Hypogonadismus	GnRH-Gen
Hypogonadotroper Hypogonadismus ohne Anosmie	Kisspeptin-1 Kisspeptin-1-Rezeptor (loss of function)
Pubertas praecox	Kisspeptin-1 Kisspeptin-1-Rezeptor (gain of function)
Kleinwuchs	
Laron-Syndrom (GH-Insensitivität)	GHRH („growth hormone receptor") GH („growth hormone") IGF-1/IGF-1-Rezeptor
Laron-Syndrom (GH-Insensitivität) Achondroplasie	FGFR3 Gen
Leri-Weill-Dyschondroosteose	SHOX-Gen („short stature homeobox gene")

Endokrinologische Indikationen zur Gendiagnostik

Tab. 15.11 (Fortsetzung)

Erkrankung	Mutiertes Gen
Diabetes mellitus	
MODY-1 („maturity onset diabetes of the young")	HNF-4α („hepatocyte nuclear factor 4α")
MODY-2	Glukokinase
MODY-3	HNF-1α („hepatocyte nuclear factor 1α")
MODY-4	IPF-1/PDX-1
MODY-5	HNF-1β („hepatocyte nuclear factor 1β")
MODY-6	Neuro D
MODY-7	KLF11
MODY-8	CLE (carboxylester lipase)
MODY-9	PAX4
MODY-10	INS
MODY-11	BLK
MODY-12	ABCC8
MODY-13	KCNJ11
MODY-14	APPL1
MIDD („maternally transmitted, diabetes, deafness")	tRNA (Transfer-RNA): A3243G in tRNA-Leu
Hämochromatose	HFE-Gen
MELAS („mitochondrial myopathy, encephalopathy, lactic acidosis, stroke-like episodes, diabetes")	Mitochondriale DNA
Nebenschilddrüse/Schilddrüse/Skelett	
Pseudohypoparathyreoidismus	GNAS1-Gen („guanine nucleotide-binding protein, α-stimulating activity polypeptide 1")
FHH (familiäre hypokalziurische Hyperkalzämie)	CASR („calcium sensing receptor")
Schilddrüsenhormonresistenz	Schilddrüsenhormon-β-Rezeptor
Hypophosphatämie	PHEX-Gen
Hypophosphatasie	Alkalische Phosphatase (TNSALP)
Nebenniere	
Adrenogenitales Syndrom	21-Hydroxylasemangel (CYP21) 3-β-Hydroxysteroid-Dehydrogenasemangel (HSD3B2) 11-β-Hydroxylasemangel (CYP11B1)
von-Hippel-Lindau-Erkrankung	VHL-Suppressorgen
Neurofibromatose Typ 1 (M. Recklinghausen)	NF-1-Gen
Familiäre Glomustumoren, Paragangliome, multiples Phäochromozytom	Succinat-Dehydrogenase-D
Familiäre Glomustumoren, Paragangliome, multiples Phäochromozytom	Succinat-Dehydrogenase-B

(Fortsetzung)

Tab. 15.11 (Fortsetzung)

Erkrankung	Mutiertes Gen
Primär bilaterale makronoduläre adrenale Hyperplasie	MEN-1, APC, GNAS1, FH, ARMC5, KDM1A, MC2R, PDE8B, PDE11A, PRKACA
Apparenter Mineralokortikoidexzess	11-β-Hydroxysteroid-Dehydrogenase Typ II
Autoimmunität	
Autoimmunpluriglanduläres Syndrom-1 (APS 1)	AIRE-Gen („auto-immune regulator")
Genetisch bedingte Adipositas	
Keine Routinediagnostik	Leptin
Keine Routinediagnostik	Leptinrezeptor (ObRe)
Keine Routinediagnostik	MC4-R (Melanocortin-4-Rezeptor)
Keine Routinediagnostik	POMC (Pro-Opio-Melanocortin)
Kindliche Adipositassyndrome	PC-1 (Pro-Hormon-Convertase)
Keine Routinediagnostik	Bardet-Biedl-Syndrom (BBS): BBS-1 bis BBS-14
Keine Routinediagnostik	Prader-Willi-Syndrom (PWS): 15q11.2-q12, SNRPN-Gen, Nectin-Gen

Literatur

1. Brandi ML, Gagel RF, Angeli A, Bilezikian JP, Beck-Peccoz P, Bordi C, Conte-Devolx B, Falchetti A, Gheri RG, Libroia A, Lips CJ, Lombardi G, Mannelli M, Pacini F, Ponder BA, Raue F, Skogseid B, Tamburrano G, Thakker RV, Thompson NW, Tomassetti P, Tonelli F, Wells SA Jr, Marx SJ (2001) Guidelines for diagnosis and therapy of MEN type 1 and type 2. J Clin Endocrinol Metab 86:5658–5671
2. Falchetti A, Marini F, Luzi E, Giusti F, Cavalli L, Cavalli T, Brandi ML (2009) Multiple endocrine neoplasia type 1 (MEN1): not only inherited endocrine tumors. Genet Med 11:825–835
3. Marini F, Falchetti A, Del Monte F, Carbonell Sala S, Tognarini I, Luzi E, Brandi ML (2006) Multiple endocrine neoplasia type 2. Orphanet J Rare Dis 1:45
4. Raue F, Frank-Raue K (2009) Genotype-phenotype relationship in multiple endocrine neoplasia type 2. Implications for clinical management. Hormones (Athens) 8:23–28
5. Machens A, Brauckhoff M, Holzhausen HJ, Thanh PN, Lehnert H, Dralle H (2005) Codon-specific development of pheochromocytoma in multiple endocrine neoplasia type 2. J Clin Endocrinol Metab 90:3999–4003
6. Eng C, Clayton D, Schuffenecker I, Lenoir G, Cote G, Gagel RF, van Amstel HK, Lips CJ, Nishisho I, Takai SI, Marsh DJ, Robinson BG, Frank-Raue K, Raue F, Xue F, Noll WW, Romei C, Pacini F, Fink M, Niederle B, Zedenius J, Nordenskjold M, Komminoth P, Hendy GN, Mulligan LM (1996) The relationship between specific RET proto-oncogene mutations and disease phenotype in multiple endocrine neoplasia type 2. International RET mutation consortium analysis. JAMA 276:1575–1579
7. Sakorafas GH, Friess H, Peros G (2008) The genetic basis of hereditary medullary thyroid cancer: clinical implications for the surgeon, with a particular emphasis on the role of prophylactic thyroidectomy. Endocr Relat Cancer 15:871–884
8. Lodish MB, Stratakis CA (2008) RET oncogene in MEN2, MEN2B, MTC and other forms of thyroid cancer. Expert Rev Anticancer Ther 8:625–632
9. Karrasch T, Herbst SM, Hehr U, Schmid A, Schäffler A (2016) How to assess the clinical relevance of novel RET missense variants in the absence of functional studies? Eur Thyroid J 5:73–77
10. Demeester R, Parma J, Cochaux P, Vassart G, Abramowicz MJ (2001) A rare variant I852M, of the RET proto-oncogene in a patient with medullary thyroid carcinoma at age 20 years. Hum Mutat 17:354
11. Wells SA, Pacini F, Robinson BG, Santoro M (2013) Multiple endocrine neoplasia type 2 and familial medullary thyroid carcinoma: an update. J Clin Endocrinol Metab 98:3149–3164
12. Kloos RT, Eng C, Evans DB, Francis GL, Gagel RF, Gharib H, Moley JF, Pacini F, Ringel MD,

Schlumberger M, Wells SA Jr (2009) Medullary thyroid cancer: management guidelines of the American Thyroid Association. Thyroid 19:565–612

13. Mattle V (2006) Heterozygosity for adrenal enzyme defects as causes of hyperandrogenemia. J Reproduktionsmed Endokrinol 3:319–323

14. Höppner W (2004) Hydroxylase deficiency and other forms of congenital adrenogenital syndrome. Medgen 16:292–298

15. Nimkarn S, New MI (2006) Prenatal diagnosis and treatment of congenital adrenal hyperplasia. Pediatr Endocr Rev 4:99–105

16. Gabriel H (2006) Stuhrmann-Sprangenberg: Leitlinie zur molekulargenetischen Diagnostik der hereditären Hämochromatose. Medgen 18:273–277

17. Liu J, Pu C, Lang L et al (2016) Molecular pathogenesis of hereditary hemochromatosis. Histol Histopathol 31:833–840

18. Olek K (2006) Maturity-onset diabetes of the young: an update. Clin Lab 52:593–598

19. Murphy R, Ellard S, Hattersley AT (2008) Clinical implications of a molecular genetic classification of monogenic beta-cell diabetes. Nat Clin Pract Endocrinol Metab 4:200–213

20. Fajans SS, Bell GI, Polonsky KS (2001) Molecular mechanisms and clinical pathophysiology of maturity-onset diabetes of the young. N Engl J Med 345:971–980

21. Guillausseau PJ, Massin P, Dubois-LaForgue D, Timsit J, Virally M, Gin H, Bertin E, Blickle JF, Bouhanick B, Cahen J, Caillat-Zucman S, Charpentier G, Chedin P, Derrien C, Ducluzeau PH, Grimaldi A, Guerci B, Kaloustian E, Murat A, Olivier F, Paques M, Paquis-Flucklinger V, Porokhov B, Samuel-Lajeunesse J, Vialettes B (2001) Maternally inherited diabetes and deafness: a multicenter study. Ann Intern Med 134:721–728

22. Ohkubo K, Yamano A, Nagashima M, Mori Y, Anzai K, Akehi Y, Nomiyama R, Asano T, Urae A, Ono J (2001) Mitochondrial gene mutations in the tRNA(Leu(UUR)) region and diabetes: prevalence and clinical phenotypes in Japan. Clin Chem 47:1641–1648

23. Nevinny-Stickel-Hinzpeter C (2009) Molekulargenetische Diagnostik des monogenen Diabetes mellitus. DBI Der Bayerische Internist 29:292–296

24. Fehmann HC, Gross U, Epe M (2004) A new mutation in the hepatocyte nuclear factor-1-alpha gene (P224S) in a newly discovered German family with maturity-onset diabetes of the young 3 (MODY 3). Family members carry additionally the homozygous I27L amino acid polymorphism in the HNF1 alpha gene. Exp Clin Endocrinol Diabetes 112:84–87

25. Fehmann HC, Strowski MZ, Göke B (2004) Diabetes mellitus mit monogen determinierten Störungen der Beta-Zell-Funktion. Dt Ärztebl 101:12

26. Ellard S, Bellanne-Chantelot C, Hattersley AT (2008) Best practice guidelines for the molecular genetic diagnosis of maturity-onset diabetes of the young. Diabetologia 51:546–553

27. Cavalcante I et al (2022) Primary bilateral macronodular adrenal hyperplasia: definitely a genetic disease. Nature Rev Endocrinol 18:699–711

Endokrinologische Indikationen zur Karyotypisierung

Andreas Schäffler und Thomas Karrasch

Inhaltsverzeichnis

16.1   Klinefelter-Syndrom – 214

16.2   Ullrich-Turner-Syndrom – 214

         Literatur – 215

© Der/die Autor(en), exklusiv lizenziert an Springer-Verlag GmbH, DE, ein Teil von Springer Nature 2024
A. Schäffler (Hrsg.), *Funktionsdiagnostik in Endokrinologie, Diabetologie und Stoffwechsel*, https://doi.org/10.1007/978-3-662-68563-1_16

16.1 Klinefelter-Syndrom

- **Indikationen**
- Konkreter Verdacht auf das Vorliegen eines Klinefelter-Syndroms aufgrund laborchemischer, hormoneller und klinisch-morphologischer Befunde (Hochwuchs, Überwiegen der Unterlänge gegenüber der Oberlänge, kleines Hodenvolumen)
- Abklärung eines hypergonadotropen Hypogonadismus.

- **Kontraindikationen und Nebenwirkungen**
Kontraindikationen: Verweigerung der Gendiagnostik (Zustimmung des Probanden bzw. der Eltern muss vorliegen).

- **Testprinzip**
Morphologische und numerische Darstellung der Chromosomen mittels Bandenfärbung.

- **Testdurchführung**
Standardisiert, wie folgt:
Darstellung des menschlichen Chromosomensatzes durch Spezialfärbung der Chromosomen von Blutlymphozyten.

■ ■ **Procedere**
Li-Heparin-Blut kann zu jeder Zeit entnommen und auch bei Raumtemperatur ins Labor verschickt werden.

■ ■ **Interpretation**
Der normale männliche Karyotyp ist 46, XY. Beim klassischen Klinefelter-Syndrom findet sich der Karyotyp 47, XXY [1]. Daneben gibt es zahlreiche Mosaike und Varianten (z. B. 48, XXXY).

- **Fallstricke**
- Die Untersuchung sollte in einem zertifizierten humangenetischen Labor erfolgen.
- Es muss eine statistisch ausreichende Anzahl von Chromosomen ausgezählt werden.
- In der präpubertären Situation kann bei der Abklärung eines Hypogonadismus die für ein Klinefelter-Syndrom typische und oft wegweisende Erhöhung der Gonadotropine beim Kind noch nicht ausgeprägt sein.

- **Praxistipps**
1. Der Befund einer Gendiagnostik sollte immer im Rahmen einer humangenetischen Beratung mitgeteilt werden.
2. Die Indikation zur Karyotypisierung sollte eher großzügig gestellt werden.
3. Ein morphologisch normales Y-Chromosom bei einem normalen männlichen Karyotyp (46, XY) schließt eine Störung der männlichen Geschlechtsentwicklung niemals aus, da Genmutationen auf dem Y-Chromosom wie z. B. SRY (sex determining region on y) nicht morphologisch zu erfassen sind.
4. Als Hermaphroditismus masculinus bezeichnet man Erkrankungen mit weiblichem Phänotyp bei männlichem Karyotyp (z. B. Swyer-Syndrom, Gonadendysgenesie, SRY-Genmutation).
5. Unter einem Hermaphroditismus femininus versteht man Erkrankungen mit männlichem Phänotyp bei weiblichem Karyotyp (z. B. XX-Mann-Syndrom bei SRY-Gen-Translokation auf das X-Chromosom).

16.2 Ullrich-Turner-Syndrom

- **Indikationen**
- Konkreter Verdacht auf das Vorliegen eines Ullrich-Turner-Syndroms aufgrund laborchemischer, hormoneller und klinisch-morphologischer Befunde (Kleinwuchs, Pterygium colli, Cubitus valgus)
- Abklärung eines Hypogonadismus
- Abklärung einer primären Ovarialinsuffizienz.

- **Kontraindikationen und Nebenwirkungen**
Kontraindikationen: Verweigerung einer Gendiagnostik (Zustimmung der Probandin bzw. der Eltern muss vorliegen).

Endokrinologische Indikationen zur Karyotypisierung

- **Testprinzip**

Morphologische und numerische Darstellung der Chromosomen durch Bandenfärbung.

- **Testdurchführung**

Standardisiert, wie folgt:

Darstellung des menschlichen Chromosomensatzes durch Spezialfärbung der Chromosomen von Blutlymphozyten.

- ■ **Procedere**

Li-Heparin-Blut kann zu jeder Zeit entnommen und auch bei Raumtemperatur ins Labor verschickt werden.

- ■ **Interpretation**

Der normale weibliche Karyotyp ist 46, XY. Beim klassischen Ullrich-Turner-Syndrom findet sich der Karyotyp 45, X0 [2]. Daneben gibt es Mosaike (z. B. 45, X0/46, XX).

- **Fallstricke**
- Die Untersuchung sollte in einem zertifizierten humangenetischen Labor erfolgen.
- Es muss eine statistisch ausreichende Anzahl von Chromosomen ausgezählt werden.

- **Praxistipps**
- Der Befund einer Gendiagnostik sollte immer im Rahmen einer humangenetischen Beratung mitgeteilt werden.
- Die Indikation zur Karyotypisierung sollte eher großzügig gestellt werden.

Literatur

1. Visootsak J, Aylstock M, Graham JM Jr (2001) Klinefelter syndrome and its variants: an update and review for the primary pediatrician. Clin Pediatr 40:639–651
2. Doswell BH, Visootsak J, Brady AN, Graham JM Jr (2006) Turner syndrome: an update and review for the primary pediatrician. Clin Pediatr 45:301–313

Fettgewebsdysfunktion

Andreas Schäffler und Thomas Karrasch

Inhaltsverzeichnis

17.1 Nichtapparative Abschätzung
des Körperfettanteils am Gesamtgewicht – 218

17.2 Adipokine (Fettgewebshormone) – 220

Literatur – 225

© Der/die Autor(en), exklusiv lizenziert an Springer-Verlag GmbH, DE, ein Teil von Springer Nature 2024
A. Schäffler (Hrsg.), *Funktionsdiagnostik in Endokrinologie, Diabetologie und Stoffwechsel*,
https://doi.org/10.1007/978-3-662-68563-1_17

17.1 Nichtapparative Abschätzung des Körperfettanteils am Gesamtgewicht

■ **Indikationen**

Zur (nichtapparativen) Abschätzung des Ernährungszustands eines Patienten, des Anteils von Fettgewebe am Gesamtkörpergewicht sowie der unterschiedlichen Fettgewebsverteilung (Körperstamm oder -extremitäten) werden in der Praxis folgende Parameter herangezogen:

- Body-Mass-Index(BMI)"
- Hüftumfang („hip circumference")
- Taillenumfang („waist circumference")
- Taillen-zu-Hüft-Umfangsverhältnis (Waist-to-hip-ratio, WHR),
- Körperfettmasse
- Hautfaltendicke.

Ein erhöhtes Körpergewicht (Übergewicht, erfasst durch die Bestimmung des BMI) geht klinisch in der überwiegenden Mehrzahl der Fälle einher mit einer relativen Zunahme des Anteils der Körperfettmasse am Gesamtkörpergewicht. Dies korreliert in epidemiologischen Studien mit einer erhöhten Inzidenz und Prävalenz von kardiovaskulären Erkrankungen und ist ein wichtiger Indikator für die Entwicklung des metabolischen Syndroms.

Die Bestimmung von Körpergewicht und Körpergröße mit Errechnung des Body-Mass-Index (BMI) sollte Teil jeder allgemeinärztlich-internistischen Basisuntersuchung sein. Liegt Übergewicht vor oder ergibt sich klinisch der Verdacht auf ein Missverhältnis von Fettgewebe zu Restkörpergewebe, sollte eine genauere Analyse der Gesamtkörperkomposition mittels einer der unten genannten Methoden bzw. mittels einer Kombination genannter Verfahren erfolgen.

■ **Kontraindikationen und Nebenwirkungen**

Keine.

■ **Testprinzip**

Basis ist eine sorgfältige klinische Untersuchung mit Bestimmung von Körpergröße und Körpergewicht (des entkleideten Patienten). Die Umfangsmessungen erfolgen mithilfe eines Maßbandes, die Bestimmung der Hautfaltendicke erfolgt mittels eines sog. „Calipers".

■ **Testdurchführung**

Standardisiert, wie folgt:

■■ **Vorbereitung und Rahmenbedingungen**

Die körperliche Untersuchung sollte in ausgeglichenem Ernährungs- und Hydratationszustand erfolgen. Lange Durstperioden, starke körperliche Aktivität (sportliche Belastungen) sowie große Mahlzeiten ebenso wie Nahrungskarenz sollten vor der Untersuchung vermieden werden.

■■ **Procedere**

Sorgfältige klinische Untersuchung mit Bestimmung folgender Parameter:

- Body-Mass-Index (BMI) [kg/m²] = Körpergewicht [kg]/(Körpergröße [m])²
- Hüftumfang in cm (hip circumference), gemessen auf Höhe des Trochanter major
- Taillenumfang in cm, gemessen in der Mitte zwischen Beckenkamm und dem Unterrand des Rippenbogens
- Taillen-zu-Hüft-Umfangsverhältnis (Waist-to-hip-ratio)
- Körperfettmasse = Gesamtkörpergewicht − Lean body mass (LBM) [1]
- LBM [kg] = 7,138 + 0,02908 × 24 h Urin-Kreatinin [mg], abgeschätzt nach James [2, 3] mittels
  - LBM (Männer) [kg] = 1,10 × Körpergewicht [kg] − 128 × ((Körpergewicht [kg]²/(Körpergröße [m])²)
  - LBM (Frauen) [kg] = 1,07 × Körpergewicht [kg] − 148 × ((Körpergewicht [kg]²/(Körpergröße [m])²)
- Hautfaltendicke, gemessen nach Durnin über dem Musculus biceps brachii, Musculus triceps brachii, über dem Angulus inferior scapulae sowie über der Spina iliaca anterior superior [4], mit Abschätzung des Körperfettgehalts [%] nach Berres [5] über
  - Körperfettgehalt (Männer) [%] = ((4,95 × ((1,1572 − 0,0647 × Log(Summe Hautfalten [mm]))$^{-1}$ − (0,00038 × (Alter [a]))) − 4,5) × 100)

Fettgewebsdysfunktion

- Körperfettgehalt (Frauen) [%] = ((4,95 × ((1,1739 − 0,06227 × Log(Summe Hautfalten [mm]))⁻¹ − (0,000555 × (Alter [a]))) − 4,5) × 100)

■■ **Interpretation**
- Der Ernährungsstatus eines gegebenen Patienten wird über den Body-Mass-Index (BMI) definiert. Dabei klassifiziert man die Patienten gemäß WHO 2004 analog folgender Zusammenstellung in ◘ Tab. 17.1.
- Der Taillenumfang („waist circumference") korreliert in verschiedenen Studien mit der Entwicklung metabolischer und kardiovaskulärer Komplikationen. Ein deutlich erhöhtes Risiko besteht nach WHO 2004 bei:
  - Männer: Hüftumfang > 102 cm
  - Frauen: Hüftumfang > 88 cm
- Ebenso korreliert das Taillen-zu-Hüft-Umfangsverhältnis (Waist-to-hip-ratio, WHR) in verschiedenen Studien mit der Entwicklung metabolischer und kardiovaskulärer Komplikationen. Ein deutlich erhöhtes Risiko besteht nach WHO 2004 bei:
  - Männer: WHR > 1,0
  - Frauen: WHR > 0,85
- Für den anzustrebenden Körperfettanteil (%) am Gesamtgewicht haben verschiedene ernährungswissenschaftliche und sportmedizinische Gesellschaften unterschiedliche Empfehlungen veröffentlicht. Allgemein können folgende Grenzwerte angegeben werden:
  - Männer: Körperfettanteil 8–14 %
  - Frauen: Körperfettanteil 20–25 %

■ **Fallstricke**
- Störungen des Hydratationszustands mit verminderter Hydratation durch z. B. lange Durstperioden, starke körperliche Aktivität (sportliche Belastungen), Einnahme von Diuretika und Laxantien
- Störungen des Hydratationszustands mit vermehrter Hydratation durch z. B. kardiogene, nephrogene oder hypalbuminäme Ödeme, Aszites oder Pleuraergüsse
- Es ist möglich, dass formal ein pathologischer BMI aufgrund von dominierender Muskelmasse und starkem Knochenbau bei sehr athletischen Patienten errechnet wird. Dies hat aber keine pathophysiologisch Relevanz. Hier ist die Bestimmung der anderen o. g. Parameter sinnvoll (häufige Fragestellung z. B. bei Gutachten für Verbeamtung).

■ **Praxistipps**
- Zur Fettmassenbestimmung wird teilweise zusätzlich die sog. biologische Impedanz-Analyse (BIA) herangezogen. Dabei wird mittels Elektroden an Hand- und Fußgelenken des Probanden der Wechselstromwiderstand des Körpers bestimmt und von diesem auf den Körperfett- und Körperwassergehalt geschlossen, ausgehend von der physikalischen Hypothese eines mit dem Körperfettgehalt zunehmenden und mit dem Körperwassergehalt abnehmenden Wechselstromwiderstands. Unterschiedlichste Umrechnungsformeln wurden entwickelt; insgesamt erscheint die Methode aktuell jedoch aufgrund stark abweichender Ergebnisse der verschiedenen Berechnungsmethoden für den Einzelpatienten nur bei ausgewählten Fragestellungen und vor allem bei longitudinaler Betrachtung als geeignet [6].
  - Zur Bestimmung der Hautfaltendicke mittels eines sog. „Calipers" sollten stan-

◘ **Tab. 17.1** WHO-Klassifikation des Körpergewichtes nach BMI

Interpretation	BMI [kg/m2]
Untergewicht	
schwer	< 16,00
mäßig	16,00–16,99
mild	17,00–18,49
Normalgewicht	18,50–24,99
Übergewicht	25,00–29,99
Adipositas	
Adipositas Grad I	30,00–34,99
Adipositas Grad II	35,00–39,99
Adipositas Grad III	> 40,00

17.2 Adipokine (Fettgewebshormone)

dardisiert lediglich robuste Ausführungen (z. B. aus Metall) verwendet werden.

■ **Indikationen**
Die Adipozyten als grundlegender zellulärer Bestandteil des Fettgewebes gelten als endokrin und immunologisch aktive Zellen [7]. Sie produzieren und sezernieren multiple Proteine (sog. Adipozytokine), die in signifikanten Spiegeln im Serum zirkulieren und definierte metabolische und immunmodulierende Wirkungen entfalten. Die Serumspiegel mancher dieser Adipozytokine korrelieren zur Masse des Fettgewebes (so sinkt beispielsweise der Adiponektin-Serumspiegel mit zunehmender Körper(fett)masse, während der Leptin-Serumspiegel ansteigt). Obwohl verschiedene Studien auch Korrelationen einzelner Adipozytokine unter anderem mit kardiovaskulärer Morbidität und malignen Erkrankungen zeigen konnten, sind aktuell keine verbindlichen Grenzwerte für diese Parameter definiert. Zukünftige Untersuchungen werden zeigen, ob allgemein gültige Cut-off-Werte für verschiedene Erkrankungen beschrieben werden können. ☐ Tab. 17.2 listet einige der wichtigsten Adipokine auf.

☐ **Tab. 17.2** Überblick über die derzeit wichtigsten Adipokine und deren Funktion

Adipokin	Merkmal
Leptin	Leptin [8–13] ist ein Hormon und wird vor allem von Adipozyten, aber auch vom Magen und von Muskeln gebildet. Es ist bekannt als das Sättigungshormon, das im Hypothalamus die Synthese und Freisetzung von NPY hemmt, es zeigt zudem viele pleiotrope Funktionen und eine positive Korrelation mit dem Körpergewicht. Leptin beeinflusst auch die Aktivität des GnRH-Pulsgebers und bewirkt so eine körpergewichtsabhängige Induktion der Menarche. Mit dem Grad der Fettmasse steigen die systemischen Leptinspiegel und es entsteht eine Leptinresistenz. Je höher der Quotient aus Leptin/Adiponektin, desto höher vermutlich die Gefahr der Entwicklung eines metabolischen Syndroms und einer Insulinresistenz. Beispiel für eine kommerzielle Nachweismethode: Human Leptin DuoSet ELISA, R&D Systems
Adiponektin	Adiponektin [8, 14–17] wird von Adipozyten gebildet und ist aufgrund seiner hohen Plasmakonzentration (Anteil an Serumproteinen von 0,01 %) kein klassisches Hormon, sondern ein Glykoprotein. Es wirkt antidiabetisch, antiinflammatorisch, antiadhäsiv und antiproliferativ und zeigt eine negative Korrelation mit dem Körpergewicht. Es wird als Biomarker für das metabolische Syndrom, KHK, Adipositas, Arteriosklerose und das PCO-Syndrom verwendet. Es existieren hochmolekulare und niedrigmolekulare Isoformen von Trimeren bis Dodecameren. Jeder ELISA erfasst andere Isoformen. Beispiel für eine kommerzielle Nachweismethode: Human Adiponectin DuoSet ELISA, R&D Systems
Resistin	Resistin [18–20] wird in Monozyten/Makrophagen, Knochenmark und Prä-Adipozyten/Adipozyten exprimiert. Es wirkt prodiabetisch, proinflammatorisch und proadhäsiv. Es dient als künftiger Biomarker für Adipositas, Insulinresistenz, Diabetes Typ 2, Arteriosklerose, Lipolyse und Entzündung. Beispiel für eine kommerzielle Nachweismethode: Human Resistin DuoSet ELISA, R&D Systems
Visfatin	Visfatin [21, 22] wird im viszeralen Fettgewebe exprimiert, korreliert positiv mit Adipositas und zeigt möglicherweise eine Interferenz mit dem Insulin-Rezeptor-Signal. Es wirkt immunomodulierend und dient als künftiger Biomarker für Adipositas, Insulinresistenz, Diabetes mellitus Typ 2, Arteriosklerose und Entzündung. Beispiel für eine kommerzielle Nachweismethode: Nampt (Visfatin/PBEF) human ELISA kit (Penta Plex), AdipoGen
Ghrelin	Ghrelin [23–25] ist ein 28 Aminosäuren langes Peptid und wird hauptsächlich im Magen gebildet. Es beeinflusst pleiotrope physiologische Funktionen wie neurologische Prozesse, Hormonsekretion, Insulinsekretion und Nahrungsaufnahme. Ghrelin korreliert negativ zur Adipositas. Es besteht ein durch Nahrungsaufnahme kontrollierter circadianer Rhythmus. Beispiel für eine kommerzielle Nachweismethode: Ghrelin ELISA kit, TECO medical.

Fettgewebsdysfunktion

◘ Tab. 17.2 (Fortsetzung)

Adipokin	Merkmal
Omentin	Omentin [26] wird im viszeralen Fettgewebe exprimiert und wirkt u. a. immunomodulierend. Weitgehend noch unbekannte Funktion. Beispiel für eine kommerzielle Nachweismethode: Omentin-1 human Detection Set, Apotech
Chemerin	Chemerin [27] wird im Fettgewebe und in der Leber exprimiert. Es wirkt als Chemoattractans für Immunzellen, spielt aber auch eine Rolle in der Adipogenese und der Insulinresistenz. Es korreliert positiv mit der adipositasassoziierten Entzündungsreaktion. Beispiel für eine kommerzielle Nachweismethode: Human Chemerin DuoSet ELISA, R&D Systems
Vaspin	Vaspin (visceral adipose tissue-derived serpin) [28] wird im viszeralen Fettgewebe exprimiert und korreliert mit Adipositas und Insulinresistenz. Möglicherweise verbessert Vaspin die Glukosetoleranz und Insulinsensitivität. Beispiel für eine kommerzielle Nachweismethode: Vaspin human ELISA kit (Penta Plex), AdipoGen
CTRP-3	CTRP-3 [29] ist ein Adiponektin-Paralogon aus der CTRP-Familie (C1q/TNF-related proteins). Es wirkt antiinflammatorisch über einen LPS-Antagonismus. Zudem wirkt es antidiabetisch in Leber und Muskulatur. Beispiel für eine kommerzielle Nachweismethode: DuoSet ELISA development systems, R&D Systems, Wiesbaden, Germany

■ **Kontraindikationen und Nebenwirkungen**
Keine.

■ **Testprinzip**
Die Plasma-Spiegel für diese adipogenen Biomarker sind noch nicht ausreichend für die tägliche klinisch-chemische Routinediagnostik evaluiert. ◘ Tab. 17.3 gibt einen orientierenden Überblick über die ungefähren Plasmakonzentrationen (für jeden ELISA gelten eigene Normwerte).

Diese ungefähren Angaben zu diesen Referenzbereichen [8–34] beruhen nicht auf repräsentativen, ausreichend großen und ausreichend evaluierten Kollektiven, sondern sollen nur eine Orientierung geben. Sie eignen sich nicht für eine klinisch-medizinische Diagnosestellung und hängen von Assay-Typ und Referenzkollektiv ab.

■ **Testdurchführung**
Standardisiert, wie folgt:

■■ **Vorbereitung und Rahmenbedingungen**
Es sollte einNüchtern-Status bestehen und geklärt sein, welcher ELISA geeignet erscheint. Durchführung einer Venenblutentnahme (Serum-Monovette) mit Dokumentation von Alter, Geschlecht, BMI und Begleiterkrankungen.

■■ **Procedere**
Durchführung einer Venenblutentnahme (Serum-Monovette) mit Dokumentation von Alter, Geschlecht, BMI und Begleiterkrankungen.

■■ **Interpretation**
Die erwähnten Adipokine spielen noch eine klinisch sehr untergeordnete Rolle, werden künftig aber als Biomarker eine Entwicklung erfahren. Die Interpretation sollte erfahrenen Wissenschaftlern vorbehalten sein unter Berücksichtigung der Nachweismethode und der speziellen Referenzkollektive.

■ **Fallstricke**
Missachtung von Prä-analytischen Faktoren, fehlender Bezug auf Referenzkollektive und Nachweismethode, fehlender Bezug auf BMI, Alter, Geschlecht.

■ **Praxistipps**
▬ **Liquor-Gängigkeit von Adipokinen:** Viele der vom Fettgewebe sezernierten Adipokine sind liquor-gängig, d. h. sie können die Blut-Hirn-Schranke überwinden und so Effekte auf Gehirnfunktionen auslösen. Das bekannteste Beispiel ist das Sättigungshormon Leptin. Weitere liquor-gängige Adipokine (auch Myokine und andere

Tab. 17.3 Überblick über die derzeit wichtigsten Adipokine und deren ungefähre Normbereiche

Adipokin	Ungefährer Referenzbereich (Adipokine sind generell geschlechts-, alters-, BMI- und methodenabhängige Parameter)
Leptin	starke Abhängigkeit von Alter, Geschlecht, BMI, Körperfettanteil Frauen: 3,5–15 µg/l Männer: 2,5–10 µg/l
Adiponektin	Frauen: 10–12 mg/l Männer: 8–10 mg/l nüchtern: > 10 mg/l; Graubereich: 7–10 mg/l; Pathologisch: < 7 mg/l; PCOS < 10 mg/l
Resistin	Frauen: 7 ng/ml +/− 2,5 SD (BMI 25 kg/m^2) Männer: 6 ng/ml +/− 2,5 SD (BMI 25 kg/m^2)
Adipsin	1385 +/− 641 ng/ml
Visfatin	Normalkollektiv: 15,8 +/− 16,7 ng/ml Typ-2-Diabetes: 31,9 +/− 31,7 ng/ml
Ghrelin	Frauen: Mittelwert 760 pg/ml Männer: Mittelwert 1240 pg/ml
Omentin	noch wenig etabliert. Mittelwert um 27,4 +/− 2,6 ng/ml
Chemerin	noch wenig etabliert. Mittelwert um 281 +/− 13 ng/ml
Vaspin	noch wenig etabliert. Mittelwert um 2,69 +/− 2,02 ng/ml
CTRP-3	noch wenig etabliert. Mittelwert um 105,8 +/− 36,4 ng/ml

Hormone) sind Adiponektin, Adipsin, Resistin, Progranulin, CTRP-3 (C1q/TNF-related protein-3), RBP4 (Retinol-binding protein-4), PEDF (pigment epithelium-derived factor), Clusterin, Ghrelin, und METRNL (Meteorin-like protein).

— **Adipoflammation:** Bei viszeraler Adipositas tritt eine sog. „Adipoflammation" auf, eine entzündliche Transformation des viszeralen Fettgewebes. Hierbei kommt es in den Makrophagensubpopulationen zu einem Shift von IL-4- und IL-13- reaktiven, IL-10/IL-8 sezernierenden anti-inflammatorischen M2 Makrophagen hin zu LPS- und IFN-γ-reaktiven, IL-6 und TNF sezernierenden pro-inflammatorischen M1 Makrophagen. Der chronische Exzess von nutritiven Noxen bewirkt ein pro-inflammatorisches Milieu (IL-1, IL-6, IL-18, TNF, IFNγ, Leptin, Resistin) im Fettgewebe geprägt mit vorherrschenden M1-Makrophagen, Mastzellen, dendritischen Zellen, und CD8$^+$-Zellen. Nekrotische Adipozyten werden ringförmig von Makrophagen ab-

geräumt (sog. *Crown-like structures*) und es entsteht ein hypoxisches Milieu. Folgen sind eine adipozytäre Resistenz gegenüber Insulin, Leptin und Catecholaminen. Neue Daten belegen eine Rolle von iNKT-Zellen (invariant killer T cells), welche im Fettgewebe Lipide über CD1d erkennen.

— **Metaflammation:** Die o. g. lokale Fettgewebs-Inflammation bewirkt in Folge eine systemische Inflammation (erhöhte CRP-Spiegel bei Adipositas) mit gestörtem Adipokin-Muster, dies bezeichnet man als „Metaflammation". Sie wird als kausal-pathogenetische Vorstufe der systemischen Insulinresistenz und des Typ 2 Diabetes mellitus angesehen. ⬛ Tab. 17.4 gibt einen orientierenden Überblick zu Unterschieden in Stoffwechsel und Immunsystem zwischen Normalgewicht und Adipositas [35].

— **Obesity Paradoxon:** Ältere Menschen zeigen trotz höherem BMI eine niedrigere kardiovaskuläre Mortalität. Dies liegt

Fettgewebsdysfunktion

Tab. 17.4 Metabolische und immunologische Unterschiede bei visceraler Adipositas vs. Normalgewicht

Parameter/Merkmal	Normalgewicht	Viscerale Adipositas
Fettgewebe	Keine Adipoflammation	Adipoflammation
Adipozyten	klein insulinsensitiv	Hypertrophie, Hyperplasie, Insulinresistenz
Zellularität	wenige Monocyten Eosinophile, CD4$^+$ Zellen	erhebliche Monozyteninfiltration Mastzellen, Dendriten, CD8$^+$ Zellen, iNKT-Zelklen
Monozytenpolarisierung	M2-Polarisierung	M1-Polarisierung
Adipokin-Muster	anti-inflammatorisch Adiponektin, CTRP-3	pro-inflammatorisch Leptin, Resistin
Hypoxie	wenig	viel
Autophagie	wenig	viel
Nekrose (crown-like structues)	wenig	viel
Inflammasom	wenig aktiv	aktiviert
Toll-like Rezeptoren	wenig aktiv	aktiviert
Lipolyse	wenig aktiviert	aktiviert
Insulinsensitivität	Insulin-sensibel	Insulin-resistent
Aromatase (Bauchfett)	wenig aktiv	hoch-aktiv (Konversion von Androgenen in Östrogene beim Mann)
11β-Hydroxysteroid-Dehydrogenase Typ1	wenig aktiv	aktiviert, hierdurch Konversion von inaktivem Cortison in aktives Cortisol
Ektopes Fettgewebe	wenig	Anhäufung in Leber, Muskulatur, Pankreas, Epicard, Lunge, perivaskulär (Diacylglycerin, Triglyceride)
Systemisch	Keine Metaflammation	Metaflammation
CRP	normal	erhöht („Adipositas-CRP")
Zytokin-Muster	normal	erhöhte Freisetzung von IL-1, IL-6, TNF, MCP-1
Leptinresistenz	nein	ja
Insulinresistenz	nein	ja
Resistenz gegenüber Catecholamin-induzierter Lipolyse	nein	Ja

CRP, C-reactive protein; MCP-1, monocyte chemoattractant protein-1 (CCL2)

aber nicht an günstigen Fettgewebs-Effekten, sondern daran, dass ältere Menschen einen höheren BMI incl. Fettgewebe aufbauen müssen [36], um auf die kritische Masse an Muskulatur zu kommen (lean body mass).

Sarcopenic Obesity: Das höchste Gesundheitsrisiko tragen Menschen mit hoher Fettmasse und zugleich erniedrigter Muskelmasse. Diese Konstellation nennt man Sarcopenic Obesity [36].

- **Healthy Obesity:** Es besteht eine Adipositas ohne metabolische Begleiterkrankungen und das kardiovaskuläre Risiko ist nicht signifikant erhöht. Der Begriff soll auch betonen, dass ein guter körperlicher Trainings-Status mit (leichtem) Übergewicht gesünder ist, als ein untrainierter, schlanker Habitus.

Adipositas-Endotypen: Aktuell geht man jenseits von BMI-basierten Überlegungen von der Existenz unterschiedlicher Adipositas-Endotypen aus. Einteilungskriterien sind u. a. die Fettverteilung, die Präsenz von Adipoflammation und Metaflammation, das kardiovaskuläre Risiko, das Sekretom-Muster sowie die Epigenetik [37, 38]. ◘ Tab. 17.5 gibt einen orientierenden Überblick zu den Adipositas-Endotypen [37, 38].

◘ **Tab. 17.5** Übersicht zu den Adipositas-Endotypen nach [37, 38]

Endotyp	Merkmale
Viszerale Adipositas (männlicher Apfeltyp)	Hohes kardio-metabolisches Risiko, stammbetonte Adipositas bei Cushing-Syndrom, viscerale/omentale Fettanhäufung, häufig Fettleber
Gluteofemorale Adipositas (weiblicher Birnentyp)	Niedriges kardio-metabolisches Risiko, peripher-subcutane Fettanhäufung
Abdominelle Adipositas	Es ist zu unterscheiden zwischen intra-abdomineller Adipositas und subkutan-abdomineller Adipositas
Subkutan-periphere Adipositas	Vermehrung des subkutanen Fettgewebes an Armen, Beinen, gluteo-femoral
Ektopes Fettgewebe	Hohes kardio-metabolisches Risiko, Anhäufung von Fettgewebe bzw. Lipiden in der Leber, Muskulatur, Pankreas, Herz, Epicard, Lunge
Lipodystropher Phänotyp	Partielle (hoher BMI) oder generalisierte Lipodystrophie (niedriger BMI), ektopes Fett, hohes kardio-metabolisches Risiko, Insulinresistenz, Typ 2 Diabetes, Hypertriglyzeridämie
MUO: metabolically unhealthy obesity	Hoher BMI, ektopes Fett, hohes kardio-metabolisches Risiko, Insulinresistenz, Typ 2 Diabetes, viszerale Adipositas, metabolisches Syndrom
Sarcopenic Obesity	Subtyp der MUO, erniedrigte lean body mass, ektopes Fett, hohes kardio-metabolisches Risiko, Insulinresistenz, Typ 2 Diabetes, metabolisches Syndrom, verminderte subkutane Fettmasse
MHO: metabolically healthy obesity	Erhöhter BMI, kein erhöhtes kardiovaskuläres Risiko, keine Entitäten des metabolischen Syndroms, auch bei gluteofemoraler Adipositas
MUN: metabolically unhealthy non-obesity	Subtyp NWO: normal-weight obesity mit vermehrter Fettmasse und ektopem Fett sowie erhöhtem kardiovaskulärem Risiko bei normalem BMI. Subtyp MONW: metabolic obesity normal-weigth: erhöhter BMI, erhöhte Fettmasse, vermehrtes ektopes Fett, erhöhtes kardiovaskuläres Risiko, metabolisches Syndrom, Typ 2 Diabetes

Literatur

1. Longo DL, Fauci AS, Kasper DL, Hauser SL (2011) Harrison's principles of internal medicine. McGraw-Hill Professional, Maidenhead
2. James WPT (1976) Research on obesity. Her Majesty's Stationary Office, London
3. Hallynck TH, Soep HH, Thomis JA, Boelaert J, Daneels R, Dettli L (1981) Should clearance be normalised to body surface or to lean body mass? Br J Clin Pharmacol 11:523–526
4. Durnin JV, Womersley J (1974) Body fat assessed from total body density and its estimation from skinfold thickness: measurements on 481 men and women aged from 16 to 72 years. Br J Nutr 32:77–97
5. Berres F, Ulmer HV, Lamberty M (1980) Calculation of total body fat from skinfold thickness by using an age corrected formula. Pflugers Arch 384(Suppl):R35
6. von Restorff W (2004) Leitlinien der Deutschen Gesellschaft für Arbeitsmedizin und Umweltmedizin e.V. (DGAUM). https://www.dgaum.de/leitlinien-qualitaetssicherung. Zugegriffen am 01.02.2018
7. Schäffler A, Müller-Ladner U, Schölmerich J, Büchler C (2006) Role of adipose tissue as an inflammatory organ in human diseases. Endocr Rev 27:449–467
8. Beltowski J (2003) Adiponectin and resistin – new hormones of white adipose tissue. Med Sci Monit 9:RA55–RA61
9. Bowles L, Kopelman P (2001) Leptin: of mice and men? J Clin Pathol 54:1–3
10. Caro JF, Sinha MK, Kolaczynski JW, Zhang PL, Considine RV (1996) Leptin: the tale of an obesity gene. Diabetes 45:1455–1462
11. Chan JL, Mantzoros CS (2005) Role of leptin in energy-deprivation states: normal human physiology and clinical implications for hypothalamic amenorrhoea and anorexia nervosa. Lancet 366:74–85
12. Dardeno TA, Chou SH, Moon HS, Chamberland JP, Fiorenza CG, Mantzoros CS (2010) Leptin in human physiology and therapeutics. Front Neuroendocrinol 31:377–393
13. Kelesidis T, Mantzoros CS (2006) The emerging role of leptin in humans. Pediatr Endocrinol Rev 3:239–248
14. Cui J, Panse S, Falkner B (2011) The role of adiponectin in metabolic and vascular disease: a review. Clin Nephrol 75:26–33
15. Haluzik M, Parizkova J, Haluzik MM (2004) Adiponectin and its role in the obesity-induced insulin resistance and related complications. Physiol Res/Academia Scientiarum Bohemoslovaca 53:123–129
16. Han SH, Quon MJ, Kim JA, Koh KK (2007) Adiponectin and cardiovascular disease: response to therapeutic interventions. J Am Coll Cardiol 49:531–538
17. Kadowaki T, Yamauchi T (2005) Adiponectin and adiponectin receptors. Endocr Rev 26:439–451
18. Koerner A, Kratzsch J, Kiess W (2005) Adipocytokines: leptin – the classical, resistin – the controversial, adiponectin – the promising, and more to come. Best Pract Res Clin Endocrinol Metab 19:525–546
19. Haluzik M, Haluzikova D (2006) The role of resistin in obesity-induced insulin resistance. Curr Opin Investig Drugs 7:306–311
20. Barnes KM, Miner JL (2009) Role of resistin in insulin sensitivity in rodents and humans. Curr Protein Pept Sci 10:96–107
21. Chang YH, Chang DM, Lin KC, Shin SJ, Lee YJ (2011) Visfatin in overweight/obesity, type 2 diabetes mellitus, insulin resistance, metabolic syndrome and cardiovascular diseases: a meta-analysis and systemic review. Diabetes/Metab Res Rev 27:515–527
22. Sonoli SS, Shivprasad S, Prasad CV, Patil AB, Desai PB, Somannavar MS (2011) Visfatin – a review. Eur Rev Med Pharmacol Sci 15:9–14
23. Castaneda TR, Tong J, Datta R, Culler M, Tschop MH (2010) Ghrelin in the regulation of body weight and metabolism. Front Neuroendocrinol 31:44–60
24. Al Massadi O, Tschop MH, Tong J (2011) Ghrelin acylation and metabolic control. Peptides 32:2301–2308
25. Chen CY, Asakawa A, Fujimiya M, Lee SD, Inui A (2009) Ghrelin gene products and the regulation of food intake and gut motility. Pharmacol Rev 61:430–481
26. Tan BK, Adya R, Randeva HS (2010) Omentin: a novel link between inflammation, diabesity, and cardiovascular disease. Trends Cardiovasc Med 20:143–148
27. Ernst MC, Sinal CJ (2010) Chemerin: at the crossroads of inflammation and obesity. Trends Endocrinol Metab 21:660–667
28. Bluher M (2011) Vaspin in obesity and diabetes: pathophysiological and clinical significance. Endocrine 41:176–182
29. Compton SA, Cheatham B (2010) CTRP-3: blocking a toll booth to obesity-related inflammation. Endocrinology 151:5095–5097
30. Pfützner A, Forst T, Rancier M, Weryha G (2011) Metabolisches syndrom. Clinical and technical review. TECO medical Group, 1–31. https://www.dgaum.de/umweltmedizin. Zugegriffen am 01.02.2018
31. El-Mesallamy HO, El-Derany MO, Hamdy NM (2011) Serum omentin-1 and chemerin levels are interrelated in patients with Type 2 diabetes mellitus with or without ischaemic heart disease. Diabet Med 28:1194–1200

32. Akbarzadeh S, Nabipour I, Jafari SM, Movahed A, Motamed N, Assadi M, Hajian N (2012) Serum visfatin and vaspin levels in normoglycemic first-degree relatives of Iranian patients with type 2 diabetes mellitus. Diabetes Res Clin Pract 95:132–138

33. Schmid A (2020) Downregulation of CTRP-3 by weight loss in vivo and by bile acids and incretins in adipocytes in vitro. Int J Mol Sci 21:8168

34. Schmid A (2016) Quantification and regulation of adipsin in human cerebrospinal fluid. Clin Endocrinol 84:194–202

35. Schäffler A (2023) Role of metaflammation as systemic manifestation of metabolic diseases. Inn Med 64:313–322

36. Bosy-Westphal A (2021) Diagnosis of obesity based on body composition-associated health risks – Time for a change in paradigm. Obes Rev 22:e13190

37. Pant R (2020) Epigenetic regulation of adipogenesis in development of metabolic syndrome. Front Cell Dev Biol 8:619888

38. Pujia R (2022) Advances in phenotyping obesity and its dietary and pharmacological treatment: a narrative review. Front Nutr 9:804719

Tumormarker in der Endokrinologie

Andreas Schäffler und Thomas Karrasch

Inhaltsverzeichnis

Literatur – 230

© Der/die Autor(en), exklusiv lizenziert an Springer-Verlag GmbH, DE, ein Teil von Springer Nature 2024
A. Schäffler (Hrsg.), *Funktionsdiagnostik in Endokrinologie, Diabetologie und Stoffwechsel*,
https://doi.org/10.1007/978-3-662-68563-1_18

228   A. Schäffler und T. Karrasch

- **Indikationen**
- Verlaufsbeobachtung in der Nachsorge von endokrinen Tumoren
- Rezidivdiagnostik von endokrinen Tumoren
- Initialdiagnostik von endokrinen Tumoren
- Screening von Risikogruppen.

- **Kontraindikationen und Nebenwirkungen**
Keine.

- **Testprinzip**
Blutentnahme für den entsprechenden (weitgehend) organspezifischen Tumormarker.

- **Testdurchführung**
Standardisiert, wie folgt:

■■ **Vorbereitung und Rahmenbedingungen**
Tumormarker sollen nicht zeitnah zu Manipulationen aller Art am entsprechenden Gewebe bestimmt werden (Operation, Punktion,

z. B. Palpation der Prostata oder Radfahren bzgl. PSA).

■■ **Procedere**
Venöse Blutentnahme (Serum/Plasma), EDTA-Blut, Urin.

■■ **Interpretation**
❑ Tab. 18.1 fasst endokrine Tumormarker und deren Organspezifität sowie Referenzbereiche [1–5] zusammen.

- **Fallstricke**
- Falsch positive Erhöhung von PSA bei Prostatitis, nach Radfahren oder Prostatapalpation
- Falsch positive Erhöhung nach Manipulation am spezifischen Gewebe
- Folgende Nahrungsmittel dürfen während der Urinsammelphase für die 5-Hydroxyindolessigsäure und bis 3 Tage

❑ **Tab. 18.1**   Übersicht der wichtigsten endokrinen Tumormarker

Tumormarker	Organspezifität	Referenzbereich
α_1-Fetoprotein (AFP)	Hoden, Ovar, Leber, Hodentumore, hepatozellulläres Karzinom	< 9 IU/ml
β-HCG (humanes Choriongonadotropin)	Hoden, Ovar, Keimzelltumore, Trophoblast-Tumore	< 2 U/l
Neuronenspezifische Enolase (NSE)	Gehirn, neuroendokrine Zellen	10–20 IU/l
Chromogranin A	neuroendokrine Zellen, Phäochromozytome, Paragangliome, GEP-NET-Tumore	10–53 µg/l
Humanes Thyreoglobulin (hTg)	Schilddrüse	1,7–55,6 ng/ml (► Abschn. 5.3)
Dehydroepiandrosteronsulfat (DHEAS)	Nebennierenrinde	Erwachsene: 2,5–7,5 µmol/l 1000–3000 µg/l
Prostataspezifisches Antigen (PSA)	Prostata	< 4 µg/l
Serotonin (im plättchenreichen Plasma; EDTA-Blut)	Karzinoide der Lunge	2,5–6,1 nmol/10^9 Thrombozyten
5-Hydroxyindolessigsäure im 24-h-Urin (mit 10 ml Eisessig angesäuert)	Karzinoid-Tumore	2–8 mg/l oder 10–42 µmol/24h
Kalzitonin	parafollikuläre C-Zellen	► Abschn. 5.4, ► Tab. 5.3 und ► Abschn. 5.5

Tumormarker in der Endokrinologie

vorher nicht eingenommen werden, da sonst falsch positive Resultate vorkommen können:
- Früchte wie Kiwis, Bananen, Melonen, Johannisbeeren, Stachelbeeren, Ananas
- Gemüse wie Avocados, Tomaten, Auberginen
- Hülsenfrüchte, z. B. Nüsse.

■ **Praxistipps**
- Die NSE findet auch Verwendung bei neurologischen Erkrankungen und bei Hirntoddiagnostik.
- Das PSA alleine ist nicht aussagekräftig, Prostatavolumen („PSA-density") und transrektaler Sonografiebefund müssen mitberücksichtigt werden.
- Die Karzinoide der Lunge (foregut-Karzinoide) sind negativ für 5-Hydroxyindolessigsäure und Serotonin, aber positiv für 5-Hydroxytryptamin.

- Exzessive Erhöhungen von DHEAS können auf ein Nebennierenrindenkarzinom hinweisen.
- Hormoninaktive Adenome der Nebenniere verursachen typischerweise erniedrigte DHEAS-Werte auf.
- Seminome sind typischerweise AFP-negativ und HCG-positiv.
- Dysgerminome sind typischerweise AFP-negativ und HCG-negativ.
- Chorionkarzinome sind typischerweise HCG-positiv und AFP-negativ.
- Endodermale Sinustumore sind typischerweise HCG-negativ und AFP-positiv.
- Teratome sind typischerweise HCG-negativ und AFP-negativ.

◘ Tab. 18.2 zeigt Beispiele für eine kommerzielle Nachweismethode.

◘ **Tab. 18.2** Beispiele für Methodik und Testplattform für endokrine Tumormarker

Tumormarker	Methodik	Testplattform
α_1-Fetoprotein (AFP)	Chemolumineszenz-Assay	Advia Centaur, Siemens
β-HCG (humanes Choriongonadotropin)	Chemolumineszenz-Assay	Advia Centaur, Siemens
Neuronenspezifische Enolase (NSE)	Elektrochemolumineszenz-Assay	Elecsys 2010, Roche
Chromogranin A	Radioimmuno-Assay	CisBio über Berthold Gamma-Counter
Serotonin (im Plättchenreichen Plasma; EDTA-Blut)	High Performance Liquid Chromatography	Chromsystems, Merck Hitachi L-6000 A (ECD)
5-Hydroxyindolessigsäure im 24-h-Urin (mit 10 ml Eisessig angesäuert)	High Performance Liquid Chromatography	Chromsystems, Merck Hitachi L-6000 A (ECD)

Literatur

1. Thomas L (2008) Labor und Diagnose, 7. Aufl. TH-Books, Frankfurt am Main, S 644–645, 1294, 1454
2. Abraham GE, Buster JE, Kyle FW, Corrales PC, Teller RC (1973) Radioimmunoassay of plasma pregnenolone, 17-hydroxypregnenolone and dehydroepiandrosterone under various physiological conditions. J Clin Endocrinol Metab 37:140–144
3. Hemminki K, Li X (2001) Incidence trends and risk factors of carcinoid tumors: a nationwide epidemiologic study from Sweden. Cancer 92:2204–2210
4. Nuttall KL, Pingree SS (1998) The incidence of elevations in urine 5-hydroxyindoleacetic acid. Ann Clin Lab Sci 28:167–174
5. Kema IP, de Vries EG, Muskiet FA (2000) Clinical chemistry of serotonin and metabolites. J Chromatogr B Biomed Sci Appl 747:33–48

Autoantikörper und Autoimmunität in der Endokrinologie

Andreas Schäffler und Thomas Karrasch

Inhaltsverzeichnis

Literatur – 237

© Der/die Autor(en), exklusiv lizenziert an Springer-Verlag GmbH, DE, ein Teil von Springer Nature 2024
A. Schäffler (Hrsg.), *Funktionsdiagnostik in Endokrinologie, Diabetologie und Stoffwechsel*,
https://doi.org/10.1007/978-3-662-68563-1_19

Aufgrund der Vielzahl an Autoantikörpern wird in diesem Kapitel eine Auswahl an für die Endokrinologie besonders wichtigen Autoantikörpern getroffen.

- **Indikationen**
- Verlaufsbeobachtung in der Therapie endokriner Erkrankungen
- Differenzialdiagnostik von endokrinen Autoimmunerkrankungen
- Initialdiagnostik von endokrinen Erkrankungen
- Screening von Risikogruppen
- Frühdiagnostik /Sicherung der Diagnose eines Typ-1-Diabetes
- Risikobewertung bei Verwandten 1. Grades von Typ-1-Diabetikern
- Prädiktion eines Typ 1-Diabetes im Säuglings-, Kindes-, und Jugendalter
- V. a. pluriglanduläres Autoimmunsyndrom
- Abgrenzung des LADA-Diabetes gegenüber Typ-2-Diabetes mellitus
- Ausschluß eines Typ-1-Diabetes bei Verdacht auf MODY-Diabetes
- Ausschluß eines Typ-1-Diabetes bei Pankreaserkrankungen
- Abklärung des Stiff-Man-Syndroms.

- **Kontraindikationen und Nebenwirkungen**
Keine. Bei der prädiktiven Diagnostik von Autoantikörpern, die das Entstehungsrisiko einer Erkrankung anzeigen, muss vorher das Einverständnis nach Aufklärung eingeholt werden.

- **Testprinzip**
Blutentnahme für den entsprechenden (weitgehend) organspezifischen Autoantikörper.

- **Testdurchführung**
Standardisiert, wie folgt:

- ■ **Vorbereitung und Rahmenbedingungen**
Keine speziellen Kautelen. Es sollte dokumentiert sein, ob der Patient bereits immunsuppressiv behandelt wird, da hierunter die Autoantikörper abfallen können.

- ■ **Procedere**
Venöse Blutentnahme (Serum/Plasma).

- ■ **Interpretation**
◘ Tab. 19.1 fasst allgemein bekannte und oftmals bestimmte endokrine Autoantikörper [3, 4] und deren Organspezifität sowie Charakteristika und Häufigkeiten [5] zusammen (die Schilddrüsen-Autoantikörper sind in ▶ Kap. 4 dargestellt).

Neben diesen häufig bestimmten Auto-Antikörpern stellt sich oftmals die Frage nach der Abklärung eines sog. Autoimmunen Polyendokrinen Syndroms (APS), entweder Typ I (APS-I) oder Typ II (APS-II). Die ◘ Tab. 19.2 stellt stellt APS-I und APS aus klinischer Sicht gegenüber [6–8].

Von Bedeutung sind sinnvolle Screening-Maßnahmen, welche zur Diagnose führen können. Ein APS-I ist wahrscheinlich, wenn 2 von den 3 Entitäten (Hypoparathyreoidismus, Candidiasis, Morbus Addison) vorliegen. Dann ist auch eine molekulare Diagnostik auf AIRE-Gen-Mutationen sinnvoll. Die ◘ Tab. 19.3 fasst die möglichen Manifestationen beim APS-I zusammen und gibt Empfehlungen zu klinischen Screening-Maßnahmen [6–8].

Autoantikörper und Autoimmunität in der Endokrinologie

◨ Tab. 19.1 Übersicht der wichtigsten und häufig bestimmten endokrinen Autoantikörper [1]

Autoantikörper	Spezifität	Bemerkung
Hypophyse	Hypophysengewebe, Zytoplasma	viele verschiedene Assays, oft falsch negative Befunde
Nebenniere	Nebennierengewebe, Zytoplasma	viele verschiedene Assays, oft falsch negative Befunde
IA-2A Insulinoma-assoziiertes Antigen-2	Tyrosinphosphatase	positiv bei 50–85 % der Typ-1-Diabetiker bei Erstdiagnose
GADA Glutamatdecarboxylase-Antikörper	Glutamatdecarboxylase	positiv bei 60–85 % der Typ-1-Diabetiker bei Erstdiagnose
IAA Insulin auto-antibodies	humanes Insulin	Bei 20 % bis 30 % der Typ-1-Diabetiker positiv (v. a. Kinder höher, < 5 Jahre bei > 90 %) Auftreten beim Insulin-Autoimmunsyndrom [2] mit Hypoglykämien Diese Antikörper können nach Beginn einer Insulintherapie auftreten
ICA Islet cell antibodies	Inselzellen, Zytoplasma Gegen GAD, IA-2, andere Antigene	Sehr variabel, positiv bei 70–80 % der Typ 1 Diabetiker
ZnT8 Zinktransporter-8	Pankreas-spezifischer Antikörper	positiv bei 50–85 % der Typ-1-Diabetiker bei Erstdiagnose

◨ Tab. 19.2 Die autoimmunen polyendokrinen Syndrome (APS-I und APS-II)

Merkmal	APS-I	APS-II
Prävalenz	Selten, sporadisch in Europa	15–45/1 Mio. Einwohner
Manifestationsalter	Kindheit	Kindheit und Erwachsenenalter
Vererbung	Monogenetisch, autosomal rezessiv, AIRE-Gen-Mutationen	Polygenetisch, HLA DQ2; HLA DQ8
Immundefekt	Candidiasis, Asplenie möglich	keiner
Diabetes	18 %	20 %
Häufigste Trias	Mukokutane Candidiasis Hypoparathyreoidismus Morbus Addison	Hashimoto-Thyreoiditis Sprue und/oder Morbus Addison Diabetes mellitus Typ 1
Geografie	Finnland, Sardinien, Iranische Juden	–
Geschlecht	–	Frauen 1,6 bis 3 x häufiger
Schilddrüse	Selten betroffen	Häufig betroffen

Tab. 19.3 Manifestationen beim APS-I und Screening-Maßnahmen

APS-I	Screening-Maßnahmen
Mucocutane Candidiasis	Tumorscreening (HNO, Gastroskopie) auf Leukoplakie, Fluconazol oral/systemisch
Morbus Addison	Na, K, ACTH, Cortisol, Renin/Aldosteron, 21-Hydroxylase-AK, ACTH-Test
Hypoparathyreoidismus	Ca, Phosphat, PTH
Hypothyreose	TSH, TPO-AK, Sonografie
Hypogonadismus männlich	FSH, LH, Testosteron
Hypogonadismus weiblich	Cyclus, Ovulation, FSH, LH, Estradiol
Ectodermale Dysplasie	Nägel, Zahnschmelz, Keratitis
Typ 1 Diabetes	Glukose, Diabetes-Auto-Ak, HbA1c
Perniciosa	Blutbild, Vit. B12, Gastroskopie, AK gegen Parietalzellen bzw. intrinsic factor, Koordination, Neuropathie
Asplenie	Thrombozyten, Howell-Jolly bodies, Sonografie
Diarrhoe, Obstipation	Autoimmune Enteropathie?

Tab. 19.4 Manifestationen beim APS-II und Screening-Maßnahmen

APS-I	Screening-Maßnahmen
Hypothyreose	TSH, TPO-AK, Sonografie
Morbus Addison	Na, K, ACTH, Cortisol, Renin/Aldosteron, 21-Hydroxylase-AK, ACTH-Test
Typ 1 Diabetes	Glukose, Diabetes-Auto-Ak, HbA1c
Sprue	Transglutaminase-AK, tiefe Duodenalbiopsie
Alopezie	Untersuchung
Perniciosa	Blutbild, Vit. B12, Gastroskopie, AK gegen Parietalzellen bzw. intrinsic factor, Koordination, Neuropathie
Vitiligo	Untersuchung
Hypophysitis	Basale/stimulierte Hypophysenhormone, MRT, Hypophysen-AK, peripher-glanduläre Hormone
Cerebelläre Ataxie	Neurologische Untersuchung
Demyelinisierende Polyneuropathie	Neurologische Untersuchung
Idiopathischer Herzblock	EKG
Myocarditis	EKG, Myokardbiopsie
Myasthenia gravis	Neurologische Untersuchung, Acetylcholin-Rezeptor-AK
IgA-Mangel	Quantitative Immunglobuline
Serositis, stiff-man syndrome	Untersuchung

Die ◘ Tab. 19.4 fasst die möglichen Manifestationen beim APS-II zusammen und gibt Empfehlungen zu klinischen Screening-Maßnahmen [8].

Es existieren hinsichtlich der Autoantikörper-Bestimmungen häufig bestimmte und gut bekannte, breit verfügbare Mess-Systeme, aber auch für seltene Manifestationen speziellere Untersuchungen. Die ◘ Tab. 19.5 gibt einen Überblick über diese Antikörper [6, 7].

Autoantikörper und Autoimmunität in der Endokrinologie

◻ Tab. 19.5 Häufige und seltene Autoantikörper bei APS

Antikörper	Zielantigen	Manifestation
ICA, GAD, IA2	Islet cell antibody, Glutamat-Decarboxylase, Thyrosin-Phophatase	Diabetes mellitus Typ 1
TPO, TRAK	Thyreoidale Peroxidase, TSH-Rezeptor	Hashimoto-Thyreoiditis, Morbus Basedow
CYPc21	21-Hydroxylase	Morbus Addison
CYPc17	17-α-Hydroxylase	Morbus Addison, Hypogonadismus
CYPscc	Side chain cleavage enzyme	Morbus Addison, Hypogonadismus
CYP1A2	Cytochrom P450	Hepatitis
CYP2A6	Cytochrom P450	Hepatitis
AADC	Aromatische L-Aminosäuren-Decarboxylase	APECED*
TH	Tyrosin-Hydroxylase	Alopezie
TPH	Tryptophan-Hydroxylase	Enteropathie

*Autoimmun-Polyendokrinopathie-Candidiasis-Ektodermal-Dystrophie-Syndrom

◻ Tab. 19.6 Raritäten anderer polyendokriner Autoimmun-Syndrome

Syndrom	Manifestationen
DIDMOAD Wolfram's Syndrome	Diabetes insipidus, Diabetes mellitus, Optic atrophy, Deafness
POEMS Syndrome bei Plasmocytom	Polyneuropathy, Organomegaly, Endocrinopathy, M-Protein (Serum), Skin abnormalities
Kearns-Sayre Syndrome	Thyreoiditis, Hypoparathyreoidismus, Diabetes mellitus, Retina-Degeneration, Ophthalmoplegie der äusseren Augenmuskeln
Thymom	Myasthenia gravis, M. Basedow, Aplasie der roten Reihe der Blutbildung
Hirata's Syndrome	Hypoglykämien durch Insulin-Auto-Antikörper, ggf. getriggert durch Methimazol (bei HLA-DRB1*0406 Haplotyp)
Typ B Insulin-resistenz	Autoantikörper gegen den Insulinrezeptor, klinisch Acanthosis nigricans möglich (Nacken, axillär)
Turner Syndrome	Hashimoto-Thyreoiditis, Typ 1 Diabetes mellitus, andere
Trisomie 21	Hashimoto-Thyreoiditis, Typ 1 Diabetes mellitus, andere

Daneben existieren Raritäten anderer polyendokriner Auto-Immunsyndrome, die in ◻ Tab. 19.6 kursorisch erwähnt sind (modifiziert nach [7, 8]).

Oftmals können Autoimmun-Endokrinopathien durch Triggerfaktoren ausgelöst werden, z. B. durch moderne Antikörper-Therapien oder small molecules mit immunologischen Effekten z. B. bei malignen Erkrankungen. Diese Phänomene werden künftig eher häufiger zu beobachten sein. Die ◻ Tab. 19.7 fasst einige gut bekannte Triggerfaktoren zusammen.

■ **Fallstricke**

Falsch negative Befunde können vorkommen, insbesondere wenn die Manifestation der Erkrankung länger zurückliegt oder unter immunsuppressiver Therapie.

◘ Tab. 19.7 Triggerfaktoren (Auswahl) für Autoimmun-Endokrinopathien

Trigger	Manifestation
Ipilimumab (z. B. bei malignem Melanom)	Hypophysitis
Sunitinib (z. B. bei Nierenzell-Karzinom)	Thyreoiditis
Methimazol (z. B. bei Morbus Basedow)	Hirata-Syndrom
Gliadin	Sprue
Cerealien (früh in der Kindheit)	Diabetes mellitus Typ 1
Anti-CD52-Therapie (T-Zell-Depletierung bei multipler Sklerose)	Morbus Basedow
Interferon alpha	Thyreoiditis, Morbus Addison, Typ 1 Diabetes
Hepatitis C	Thyreoiditis
Schwangerschaft	Post partum Thyreoiditis

- **Praxistipps**
- Beispiele für eine kommerzielle Nachweismethode: Hypophyse (ELISA, Beckman Coulter); Nebenniere (indirekte Immunfluoreszenz, Euroimmun); GAD (ELISA, Euroimmun); Insulin (Elektrochemiluminszenz-Assay, Roche; Inselzellen (indirekte Immunfluoreszenz, Euroimmun); IA-2 (ELISA, Euroimmun).
- Es existieren 2 Isoformen der GAD: GAD65 in Inselzellen und GAD67, das zusätzlich in Neuronen zu finden ist. Hochtitrige GAD65-Antikörper können nach längerer Zeit auch sekundär die neuronale GAD67 binden und so zum Krankheitsbild des Stiff-Man-Syndroms führen.
- Für die generelle Prädiktion des Typ-1-Diabetes mellitus außerhalb bestimmter Risikosituationen ist die Antikörperbestimmung nicht empfohlen [9]. Je hochtitriger die Antikörper, je mehr Antikörper gleichzeitig positiv und je jünger der Patient, desto besser der prädiktive Wert.

- Typisch für den LADA-Diabetes sind GAD-AK und Inselzell-AK.
- Typisch für den Typ-1-Diabetes im Kindesalter sind GAD-AK und Insulin-AK.
- Typisch für den Typ-1-Diabetes bei Erwachsenen sind GAD-AK und IA-2-AK.
- Risiko für mehrere Endokrinopathien [6, 7]:
- 1,5 % der Patienten mit Typ 1 Diabetes haben Antikörper gegen die 21-Hydroxylase, davon bekommen 30 % einen Morbus Addison
- 12 % der Patienten mit Typ 1 Diabetes haben Transglutaminase-Antikörper, etwa 50 % zeigen histologische Veränderungen in tiefen Duodenum
- 33 % der Patienten mit Typ 1 Diabetes haben TPO-Antikörper, davon entwickeln 50 % eine Hypothyreose
- Patienten mit Morbus Addison entwicklen in 40–50 % eine zusätzliche Endokrinopathie
- Pathogenetisch für das autosomal rezessiv vererbte APS-I sind Mutationen im sog. AIRE-Gen. AIRE steht für *Auto-Immun-Regulator*. AIRE wirkt als Transkriptionsfaktor [7], es sind ca. 100 Mutationen beschrieben ohne feste Genotyp-Phänotyp-Korrelation. Diese Mutationen sind aber spezifisch für APS-I und spielen keine Rolle bei singulären, sporadischen Autoimmun-Endokrinopathien. AIRE wird auf Organebene in Thymus, Milz und Lymphknoten exprimiert, auf zellulärer Ebene in Monozyten, CD4-Lymphocyten, medullären thymischen Zellen und dendritischen Zellen. AIRE bewirkt die Induktion und Erhaltung einer Immuntoleranz gegenüber körpereigenen Geweben. AIRE steuert im Thymus die Expression und Präsentierung peripherer Antigene (z. B. von Insulin). Diese Peptid-Bruchstücke werden von HLA-Molekülen gebunden und dem T-Zell-Rezeptor auf Lymphozyten präsentiert. Autoreaktive T-Zellen werden somit aussortiert. AIRE wird auch benötigt bei der Abwehr von Candida-Infektionen. Gegen die hierfür wichtigen Interleukine IL-17

Autoantikörper und Autoimmunität in der Endokrinologie

und IL-22 sind bei APS-I Antikörper beschrieben, auch kommen Antikörper gegen Interferon alpha und Interferon omega vor.

Literatur

1. Thaler M, Roos M, Petersmann A, Seissler J, Peter A, Landgraf R, Müller UA, Müller-Wieland D, Nauck M, Heinemann L, Schleicher E, Luppa P (2022) Auto-Antikörper-Diagnostik in der Diabetologie-Aktueller Stand der Analytik und klinische Anwendung in Deutschland. 17:382–388
2. Virally ML, Timsit J, Chanson P, Warnet A, Guillausseau PJ (1999) Insulin autoimmune syndrome: a rare cause of hypoglycaemia not to be overlooked. Diabete Metab 25:429–431
3. Devendra D, Yu L, Eisenbarth GS (2004) Endocrine autoantibodies. Clin Lab Med 24:275–303
4. Bingley PJ (2010) Clinical applications of diabetes antibody testing. J Clin Endocrinol Metab 95:25–33
5. Seissler J, Scherbaum WA (2008) Autoantikörper bei Diabetes mellitus Typ 1. In: Thomas L (Hrsg) Labor und Diagnose. TH-Books, Frankfurt am Main, S 1184–1188
6. Vogel A, Strassburg CP, Brabant G, Manns MP (2002) Autoimmun polyglanduläre Syndrome. Dt Ärzteblatt 21:1428–1434
7. Melmed S, Polonsky KS, Larsen PR, Kronenberg HM (2016) The immunoendocrinopathy syndromes. In: Barker JM, Anderson MS, Gottlieb PA (Hrsg) Williams textbook of endocrinology, Bd 13. Elsevier, Philadelphia, S 1762–1775
8. Eisenbarth GS, Gottlieb PA (2004) Autoimmune polyendocrine Syndromes. NEJM 350:2068–2079
9. Bingley PJ, Bonifacio E, Mueller PW (2003) Diabetes antibody standardization program: first assay proficiency evaluation. Diabetes 52:1128–1136

Radiologisches und nuklearmedizinisches Basiswissen für die Diagnostik in der Endokrinologie

Andreas Schäffler, Cornelius Bollheimer, Roland Büttner und Christiane Girlich

Inhaltsverzeichnis

20.1   Computertomografie (CT) und MRT der Nebenniere – 240

20.2   MRT der Hypophyse – 246

20.3   Sonografie der Nebennieren – 249

20.4   Sonografie der Schilddrüse und Nebenschilddrüsen – 250

20.5   MRT/CT der Nebenschilddrüsen – 254

20.6   Basiswissen für die nuklearmedizinische Diagnostik – 255

20.6.1 Schilddrüsenszintigrafie – 255

20.6.2 Nebenschilddrüsenszintigrafie – 257

20.6.3 Nebennierenrinde – 257

20.6.4 Nebennierenmark – 258

20.6.5 Somatostatinrezeptor-Imaging – 258

Literatur – 259

© Der/die Autor(en), exklusiv lizenziert an Springer-Verlag GmbH, DE, ein Teil von Springer Nature 2024

A. Schäffler (Hrsg.), *Funktionsdiagnostik in Endokrinologie, Diabetologie und Stoffwechsel*, https://doi.org/10.1007/978-3-662-68563-1_20

- **Definitionen und Abkürzungen**

Hounsfield-Einheiten (HE)
Die Dichte einer anatomischen Struktur im CT wird in HE angegeben. Je geringer die Dichte, desto niedriger oder negativer die HEs. Grob gesagt lehnen sich die HEs am Abschwächungskoeffizienten an, der angibt, wie stark Röntgenstrahlung beim Durchdringen eines Gewebes abgeschwächt wird. Definitionsgemäß hat Wasser 0 HE, reines Fettgewebe – 100 HE, Knochen etwa 500–1000 HE, Kontrastmittel 100–300 HE.

T-Wichtung im MRT In der T1-Wichtung stellen sich Flüssigkeiten dunkel dar. In der T2-Wichtung sind Flüssigkeiten und Fettgewebe hell (orientierend Liquor und subkutane Bauchfettschicht ansehen). Merkspruch: T2 wie H_2O hell.

In phase (IN) und opposed phase (OP) Darunter versteht man die Durchführung eines bestimmten MRT-Protokolls (chemical shift imaging = CSI), in welchem man den charakteristischen Signalabfall des Fettgewebes in einem Adenom von der „in phase" zur „opposed phase" nachweist. Ein Signalabfall in der „opposed phase" ist typisch für ein Nebennierenrindenadenom.

20.1 Computertomografie (CT) und MRT der Nebenniere

- **Indikationen**
- Differenzialdiagnostik bei Nebennierenraumforderungen
- V. a. Nebennierentumore.

- **Kontraindikationen**
- Für CT: Niereninsuffizienz, Hyperthyreose, Iod-KM-Allergie
- Für MRT: Niereninsuffizienz, Schrittmacher, metallische Fremdkörper, Tätowierungen.

- **Interpretation**
Die normale CT-Anatomie der Nebennieren zeigt ◘ Abb. 20.1. Normale Nebennieren sind rechts als strichförmiges oder kommaförmiges, links als dreieckiges Gebilde nachweisbar. ◘ Abb. 20.2 zeigt die normale MRT-Anatomie der Nebennieren in T1-, T2-Wichtung und nach KM-Gabe.

CT und MRT haben eine hohe Sensitivität und Spezifität in der Differenzierung zwischen benignen und malignen Läsionen.

Benigne Tumore sind oft < 4 cm groß, haben ein homogenes Parenchym, weisen in der CT nativ eine geringe Dichte von < 10 HE auf, zeigen eine geringe KM-Aufnahme und in der CSI einen intrazellulären Fettnachweis.

Maligne Tumore sind oft > 6 cm groß, haben ein inhomogenes Parenchym, zeigen in der CT nativ eine Dichte von > 10 HE, weisen eine stärkere KM-Anreicherung auf und haben im MRT einen negativen Fettnachweis in der CSI.

◘ Tab. 20.1 zeigt für CT und MRT die Sensitivitäten und Spezifitäten für den Nachweis einer gutartigen Läsion vs. einer malignen Läsion.

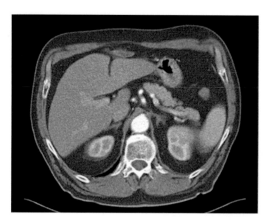

◘ Abb. 20.1 Normale Anatomie der Nebennieren im CT (transversale Schichtführung, nach KM). Die rechte Nebenniere stellt sich als kommaförmiges Gebilde kranial der Niere, die linke Nebenniere als dreieckige Struktur kranial der Niere dar. Die Nebennierenschenkel wirken nicht verdickt oder verplumpt und tragen keinen Tumor, sie imponieren als zarte Gebilde

Radiologisches und nuklearmedizinisches Basiswissen für die Diagnostik...

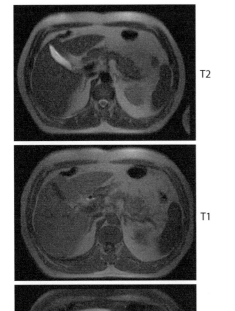

Tab. 20.1 CT- und MRT-basierte Sensitivitäten und Spezifitäten für den Nachweis einer gutartigen Läsion vs. einer malignen Läsion			
Methodik	Sensitivität (%)	Spezifität (%)	Literatur
CT nativ mit HE cut off von 10	56	96	[1]
CT native mit HE cut off von 18	93	92	[2]
MRT, chemical shift imaging	81	100	[3]
MRT, chemical shift imaging	87	92	[4]

Abb. 20.2 **Normale Anatomie der Nebennieren im MRT** (T2, T1, T1 nach KM). Die rechte Nebenniere stellt sich als kommaförmiges Gebilde kranial der Niere, die linke Nebenniere als dreieckige Struktur kranial der Niere dar. Die Nebennierenschenkel wirken nicht verdickt oder verplumpt und tragen keinen Tumor, sie imponieren als zarte Gebilde. Nach KM-Gabe nehmen die Nebennieren nur wenig KM auf

Generell gilt die Regel: Benigne Läsionen enthalten meist viel intrazelluläres Fett, maligne Läsionen enthalten wenig oder kein Fett.

Daher ist die Kombination aus niedrigen HEs im CT und einem Signalabfall in der „in phase"/„opposed phase" im MRT typisch für ein Nebennierenrindenadenom. ◘ Tab. 20.2 fasst die CT- und MRT-Charakteristika für wichtige Nebennierenraumforderungen zusammen.

◘ Abb. 20.1, 20.2, 20.3, 20.4, 20.5, 20.6, 20.7, 20.8, 20.9 und 20.10 zeigen für die wichtigsten Entitäten typische CT- und MRT-Befunde (an dieser Stelle sei Herrn PD Dr. B. Djavidani und Herrn PD Dr. N. Zorger, Institut für Röntgendiagnostik, Universität Regensburg gedankt; die Auswahl der Aufnahmen erfolgte von einem interdisziplinären Team in Vorbereitung auf das Regensburger Internistische-Radiologische Forum in den Jahren 2004–2010).

◘ Tab. 20.2 CT- und MRT-Charakteristika von häufigen und wichtigen Nebennierenraumforderungen

Entität	CT	MRT
Adenom	nativ < 10 HE nach KM: nur mäßige Anreicherung	homogen und isointens zur Leber in T2 CSI: eindeutiger Fettnachweis
Myelolipom	nativ < 10 HE nach KM: kaum Anreicherung Verkalkungen möglich	inhomogen und hyperintens zur Leber in T2 CSI: eindeutiger Fettnachweis
Phäochromozytom	nativ > 10 HE nach KM: starke Anreicherung	inhomogen und hyperintens zur Leber in T2 CSI: kein Zusatzgewinn Nekrosen, Einblutungen, Verkalkungen möglich
Karzinome	nativ > 10 HE nach KM: mäßige Anreicherung	inhomogen und hyperintens zur Leber in T2 Nekrosen, Einblutungen, Verkalkungen möglich, kein Fettanteil
Metastasen	nativ > 10 HE nach KM: mäßige bis starke Anreicherung	Hyperintens zur Leber in T2 Nekrosen, Einblutungen, Verkalkungen möglich, kein Fettanteil

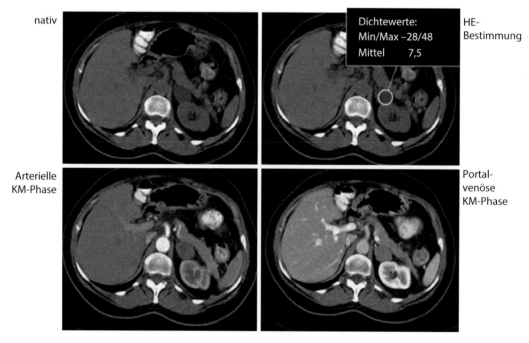

◘ Abb. 20.3 Hormoninaktives Nebennierenrindenadenom im CT. Nativ zeigt sich ein homogener Tumor der linken Nebenniere. Die Bestimmung der HE ergibt einen Wert von 7,5, also im typischen Bereich für ein Adenom (typischerweise HE < 10). In der arteriellen KM-Phase sowie in der portalvenösen Phase zeigt sich nur wenig KM-Aufnahme

Radiologisches und nuklearmedizinisches Basiswissen für die Diagnostik...

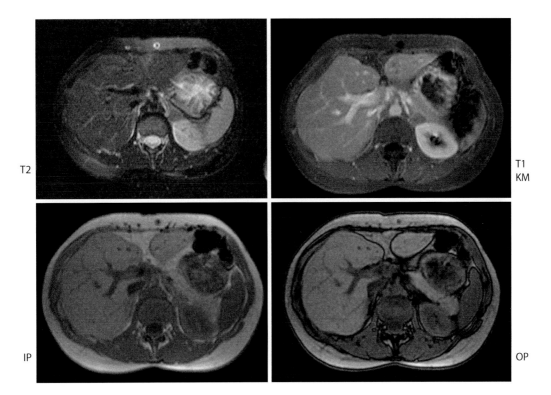

◘ **Abb. 20.4 Hormoninaktives Nebennierenadenom im MRT.** In T2 zeigt sich ein homogener, zur Leber isointenser Tumor, der in T1 nur wenig KM aufnimmt. In der CSI findet sich in der OP ein sog. Signalabfall als Zeichen für intrazelluläres Fett

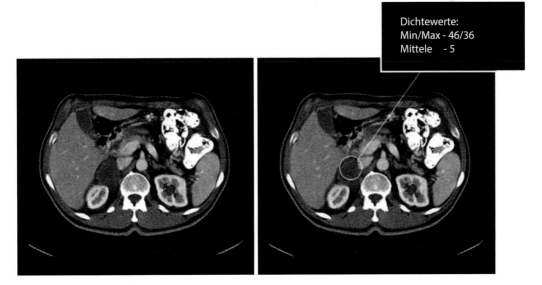

◘ **Abb. 20.5 Myelolipom der Nebenniere im CT.** Nativ zeigt sich ein inhomogener Tumor der rechten Nebenniere, welcher nur wenig KM aufnimmt und negative HE aufweist (typisch < 10 HE)

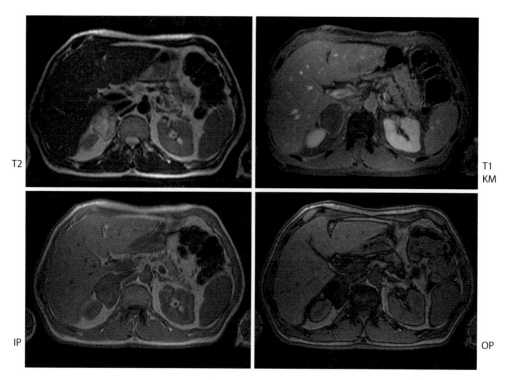

Abb. 20.6 Myelolipom der Nebenniere im MRT. In T2 zeigt sich ein inhomogener, zur Leber hyperintenser Tumor der rechten Nebenniere, der in T1 nach KM-Gabe nur wenig KM aufnimmt. In der CSI findet sich in der OP ein sog. Signalabfall als Zeichen für intrazelluläres Fett

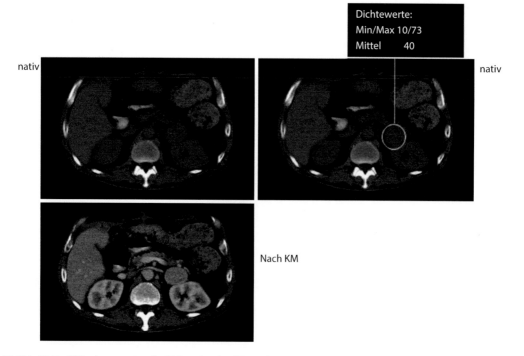

Abb. 20.7 Phäochromozytom der Nebenniere im CT. Nativ zeigt sich ein Tumor der linken Nebenniere mit 40 HE (typisch > 10 HE). Nach KM-Gabe zeigt sich eine typische, starke KM-Anreicherung

Radiologisches und nuklearmedizinisches Basiswissen für die Diagnostik…

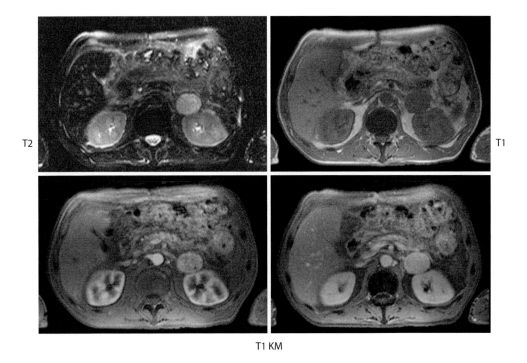

◘ **Abb. 20.8 Phäochromozytom der Nebenniere im MRT.** In T2 zeigt sich ein inomogener, zur Leber hyperintenser Tumor der linken Nebenniere, welcher in T1 stark KM aufnimmt

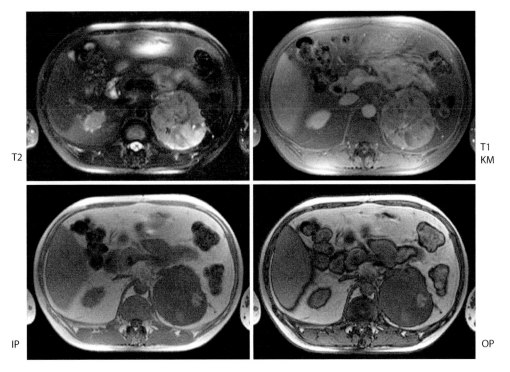

◘ **Abb. 20.9 Adrenokortikales Karzinom der Nebenniere im MRT.** In T2 zeigt sich ein großer, inhomogener Tumor der linken Nebenniere mit Nekrosen und Einblutungen. Kein Fettanteil in der CSI, d. h. kein Signalabfall in der OP im Vergleich zur IP

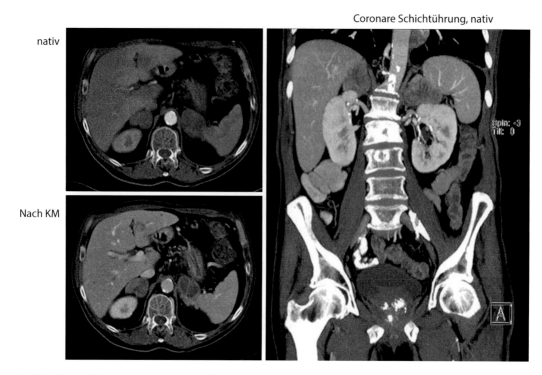

◘ **Abb. 20.10 Nebennierenmetastase im CT.** Es zeigt sich eine Metastase an der rechten Nebenniere, welche nativ > 10 HE aufweist und nach KM-Gabe eine mäßige Anreicherung zeigt

20.2 MRT der Hypophyse

- **Indikationen**
- Differenzialdiagnostik bei hypophysären Raumforderungen
- V. a. Hypophysentumore
- Abklärung glandotroper Insuffizienzen oder einer hypophysären Hormonüberproduktion
- Abklärung SIADH, bitemporale Hemianopsie, Empty-Sella-Syndrom, Sheehan-Syndrom
- Generell bei V. a. eine hypophysäre Erkrankung.

- **Kontraindikationen**

Niereninsuffizienz, Schrittmacher, metallische Fremdkörper, Tätowierungen.

- **Interpretation**

Methode der Wahl für die bildgebende Darstellung der Hypophyse und der Hypophysentumore ist die MRT der Hypophyse (die Anmeldung hierfür muss als MRT der Hypophyse und nicht als Schädel-MRT erfolgen, da für die Hypophyse ein bestimmtes Protokoll verwendet wird, z. B. dynamische KM-Sequenzen, 2-mm-Schichten). Ist ein MRT nicht möglich, kann alternativ als Methode der 2. Wahl ein CT erfolgen. Die konventionelle

Sella-Zielaufnahme ist obsolet, da eine Ballonierung der Sella turcica oder eine Clivusarrosion Spätzeichen darstellen. Der gesunde Hypophysenhinterlappen gibt ein charakteristisches, sichelförmiges hyperintenses Signal. Als Makroadenome werden Tumore > 1 cm bezeichnet, als Mikroadenome Tumore von < 1 cm.

◘ Tab. 20.3 fasst Charakteristika für Mikroadenome und Makroadenome zusammen [5].

◘ Abb. 20.11, 20.12, 20.13 und 20.14 zeigen für die wichtigsten Entitäten MRT-Befunde (an dieser Stelle sei Herrn PD Dr. B. Djavidani, Herrn PD Dr. N. Zorger, Dr. J. Braun und Dr. J. Rennert, Institut für Röntgendiagnostik, Universität Regensburg gedankt; die Auswahl der Aufnahmen erfolgte von einem interdisziplinären Team in Vorbereitung auf das Regensburger Internistische-Radiologische Forum in den Jahren 2004–2010).

◘ **Tab. 20.3** Radiologische Charakteristika von Mikroadenomen und Makroadenomen der Hypophyse

Mikroadenom	Makroadenom
Größe < 1 cm	Größe > 1 cm
Einseitige Anhebung des Diaphragma sellae	Ausweitung der Sella
Einseitige Absenkung der Sella	Kompression/Anhebung des Chiasmas
Verlagerung des Hypophysenstiels nach kontralateral	Infiltration des Sinus cavernosus/Sinus sphenoidalis
Hypointenses Signal nach KM	Encasement der A. carotis interna
	ggf. regressive Zeichen wie Zystenbildung, Einblutung, Verkalkungen

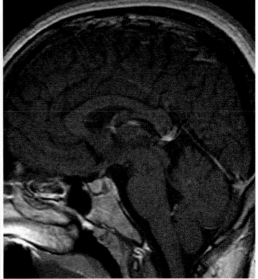

◘ **Abb. 20.11 Normale Anatomie der Hypophyse im MRT.** Es zeigen sich eine nicht vergrößerte, homogene Hypophyse in T1 Koronar und sagittal, ein schlanker Hypophysenstiel, ein freier Sinus cavernosus und ein nicht verdrängtes Chiasma opticum

T1, coronar nach Gadolinium | T1, sagittal

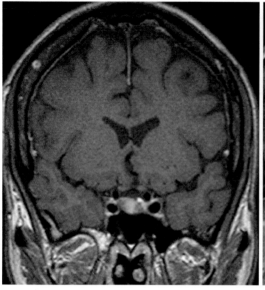 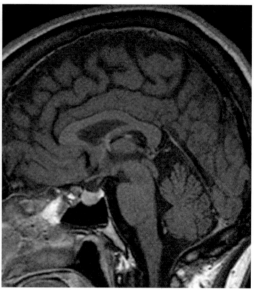

Abb. 20.12 Mikroadenom der Hypophyse im MRT. Es zeigt sich eine kleine Signalhypointensität (koronar am besten sichtbar), die einem Mikroadenom entspricht. Aufgrund einer früheren und intensiveren Anreicherung des umgebenden Hypophysengewebes imponiert das Mikroadenom hypointens. Sagittal ist das hyperintense normale Signal des Hypophysenhinterlappens gut sichtbar

T1, sagittal nach Gadolinium | T1, coronar

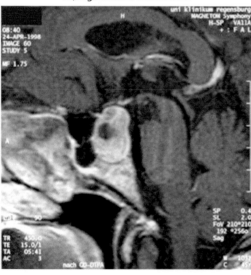 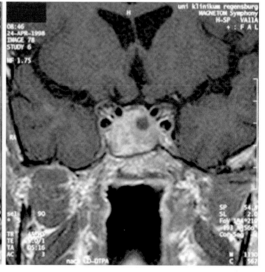

Abb. 20.13 Makroadenom der Hypophyse im MRT. Es zeigt sich ein Makroadenom der Hypophyse (> 1 cm) mit einer zentralen Signalhypointensität koronar und sagittal

Radiologisches und nuklearmedizinisches Basiswissen für die Diagnostik...

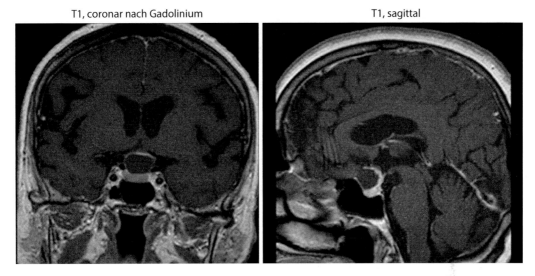

T1, coronar nach Gadolinium   T1, sagittal

◻ Abb. 20.14 **Kraniopharyngeom der Hypophyse im MRT.** Es zeigt sich ein zystischer Tumor der Hypophyse koronar und sagittal bei einem 77-jährigen Patienten mit bitemporaler Hemianopsie (Kraniopharyngeom)

20.3 Sonografie der Nebennieren

- **Indikationen**
- Differenzialdiagnostik bei Nebennierenraumforderungen
- V. a. Nebennierentumore
- Größenkontrolle einer bekannten Raumforderung.

- **Kontraindikationen und Nebenwirkungen**
Keine.

- **Interpretation**
Generell ist die Sonografie hinsichtlich Sensitivität und Spezifität der CT und der MRT unterlegen, in der Dignitätsbeurteilung ist ihre Wertigkeit unklar. Die Sonografie eignet sich gut zur Größenverlaufskontrolle, ggf. auch zur Steuerung einer Feinnadelpunktion in erfahrenen Zentren. Bei V. a. ein Phäochromozytom ist eine Punktion kontraindiziert. In Einzelfällen mag die Endosonografie transgastrisch hilfreich sein. Die sonografische Darstellung der Nebennieren erfolgt links translienal oder endosonografisch transgastral. Die Darstellung rechts erfolgt interkostal transhepatisch oder subkostal. Die Darstellbarkeit ist rechts besser als links. Nebennierenadenome sind schwächer echogen als Leber/Milz. Nebennierenkarzinome zeigen ein echokomplexes Muster. Phäochromozytome weisen ein ungleichmäßiges Echomuster mit regressiven Veränderungen auf, es gibt jedoch keine eindeutigen sonografischen Kriterien zur Differenzierung benigne vs. maligne [6].

◻ Tab. 20.4 fasst Sensitivitäten und Spezifitäten für Nebennierenraumforderungen zusammen.

◻ Abb. 20.15 und 20.16 zeigen typische sonografische Befunde (an dieser Stelle sei Herrn PD Dr. F. Klebl, Universität Regensburg gedankt; die Auswahl der Aufnahmen erfolgte von einen interdisziplinären Team in Vorbereitung auf das Regensburger Internistische-Radiologische Forum in den Jahren 2004–2010). Für umfangreichere Bildsammlungen sei auf die einschlägigen Lehrbücher der Sonografie verwiesen.

◘ Tab. 20.4 Sonografische Sensitivitäten und Spezifitäten für Nebennierenraumforderungen

n	Sensitivität	Spezifität	Design	Jahr	Referenz
61	74 % (100 % bei Läsionen > 3 cm)	-	retrospektiv	2001	[7]
116	95 %	-	retrospektiv	2001	[8]
25	76 %	-	retrospektiv	2002	[9]
24	88 %	-	retrospektiv	2003	[10]
50	96 %	92 %	prospektiv	2002	[11]

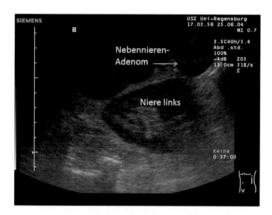

◘ Abb. 20.15 Nebennierenadenom links. Es zeigt sich ein homogener, dtl. hypoechogener Tumor kranial der Niere

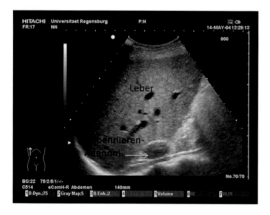

◘ Abb. 20.16 Nebennierenadenom rechts. Es zeigt sich ein homogener, dtl. hypoechogener Tumor kaudal der Leber

20.4 Sonografie der Schilddrüse und Nebenschilddrüsen

- **Indikationen**

Basis jeder Schilddrüsen- und Nebenschilddrüsen-Diagnostik.

- **Kontraindikationen und Nebenwirkungen**

Keine.

- **Interpretation**

Hinsichtlich der Schilddrüse sei aufgrund der vielfältigen Indikationen auf die Lehrbücher der Sonografie sowie die Sonografie-Atlanten verwiesen. Die Untersuchung erfolgt als B-Bildsonografie mit Color/Powerdoppler-Modus mit einem 7,5–10 mHz Linearschallkopf in überstreckter Kopflage. Die Schilddrüsensonografie ist die Basisdiagnostik jedweder Schilddrüsenerkrankung. Das Schilddrüsengesamtvolumen ist geschlechts- und altersabhängig. ◘ Tab. 20.5 zeigt die Referenzbereiche für das Schilddrüsenvolumen. ◘ Abb. 20.17 zeigt einen sonografischen Normalbefund.

Die sonografische und duplexsonografische Beschreibung von Schilddrüsenknoten [14, 15] ist von hoher Bedeutung für die sog. Knotenselektion, d. h., welcher Knoten einer zytologischen oder histologischen Klärung zugeführt werden soll. Neben der exakten An-

Tab. 20.5 Referenzbereiche für das Schilddrüsengesamtvolumen [12, 13]

Männer	Obergrenze 25 ml		
Frauen	Obergrenze 18 ml		
Kinder 6 J. männlich	Obergrenze 5,4 ml	Kinder 6 J. weiblich	Obergrenze 5,0 ml
Kinder 7 J. männlich	Obergrenze 5,7 ml	Kinder 7 J. weiblich	Obergrenze 5,9 ml
Kinder 8 J. männlich	Obergrenze 6,1 ml	Kinder 8 J. weiblich	Obergrenze 6,9 ml
Kinder 9 J. männlich	Obergrenze 6,8 ml	Kinder 9 J. weiblich	Obergrenze 8,0 ml
Kinder 10 J. männlich	Obergrenze 7,8 ml	Kinder 10 J. weiblich	Obergrenze 9,2 ml
Kinder 11 J. männlich	Obergrenze 9,0 ml	Kinder 11 J. weiblich	Obergrenze 10,4 ml
Kinder 12 J. männlich	Obergrenze 10,4 ml	Kinder 12 J. weiblich	Obergrenze 11,7 ml
Kinder 13 J. männlich	Obergrenze 12,0 ml	Kinder 13 J. weiblich	Obergrenze 13,4 ml
Kinder 14 J. männlich	Obergrenze 13,9 ml	Kinder 14 J. weiblich	Obergrenze 14,6 ml
Kinder 15 J. männlich	Obergrenze 16,0 ml	Kinder 15 J. weiblich	Obergrenze 16,1 ml

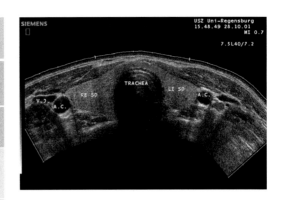

Abb. 20.17 Sonografischer Normalbefund einer Schilddrüsenuntersuchung. Es zeigt sich die homogene, echonormale (echogener als die Halsmuskulatur im Vergleich) Binnenstruktur einer bilobulär konfigurierten Schilddrüse im Querschnitt. V.J., Vena jugularis, A.C., A. carotis. Ventral liegen die Muskelbäuche des M. sternocleidomastoideus (MSC) sowie des M. omohyoideus und des M. thyrohyoides. Dorsal liegen die Schilddrüsenlappen dem M. longus colli (MLC) auf

Tab. 20.6 Einteilung von Schilddrüsenknoten in der Duplexsonografie

Grad	Beschreibung
0	kein Blutfluss darstellbar
1	geringer intranodulärer Blutfluss
2	nachweisbarer Halo, > 25 % in der Zirkumferenz durchblutet
3	nachweisbarer Halo, > 25 % in der Zirkumferenz durchblutet und intranodulärer Blutfluss
4	starke Knotendurchblutung, pathologische Gefäße, lakunenartige Durchblutung, av-Shunts

gabe der Knotenmaße (Länge, Breite, Tiefe) und des Volumens (ml) müssen die Homogenität des Knotens (homogen, nicht homogen, Mikrokalk [< 2 mm], Makrokalk, zystische Veränderungen), die Begrenzung (scharf, unscharf begrenzt), das Binnenreflexmuster (echogleich, echoarm, echoreich, echokomplex), das Vorhandensein eines Halo-Zeichens, eine etwaige Größenprogression und die Durchblutungsstruktur inkl. Blutflussgeschwindigkeiten in der A. thyreoidea sup. und inf. bei M. Basedow angegeben werden (die pea systolic velocity PSV beträgt 20–40 cm/s). Tab. 20.6 gibt modifiziert nach [14] duplexsonografische Merkmale von Schilddrüsenknoten wieder.

Anhand der Kombination mehrerer sonografischer Malignitätskriterien ist eine Abschätzung des Risikos im Sinne einer positiven und negativen Prädiktion möglich.

Tab. 20.7 fasst die sonografischen Malignitätskriterien [16, 17] zusammen. Die szintigrafische Information, ob er kalter Knoten vorliegt, kann zusätzlich zur Knotenselektion beitragen.

Eine gute Übersicht über zusätzliche sonografische Malignitätskriterien findet sich in der Literatur [18, 19]. Demnach haben rein cystische Knoten ohne soliden Anteil ein nur sehr geringes (< 1 %) Malignitätsrisiko. Ein sehr geringes Risiko (< 3 %) haben auch spongiforme Herdbezirke oder partiell zystische Knoten ohne zusätzliche Malignitätskriterien. Gering suspekt (5–10 %ige Malignitätsrisiko) sind auch echogleiche oder echoreiche homogene Knoten bzw. partiell cystische Knoten ohne Mikrokalk. Ein mäßiges Malignitätsrisiko (10–20 %) besitzen echoarme Knoten mit glatter Begrenzung, ohne Mikrokalk, ohne extrathyreoidale Ausweitung und unauffälligem Tiefen-/Breiten-Durchmesser. Das höchste Malignitätsrisiko haben echoarme Knoten bzw. echoarme Anteile eines partiell zystischen Knotens mit einem der teils in Tab. 20.7 genannten Merkmale (Mikrokalk, größerer Tiefendurchmesser als Breite, unregelmäßige Begrenzung, extrathyreoidale Ausweitung).

Die Elastosonografie [20, 21] beschreibt die infolge Malignität veränderte Komprimierbarkeit des Gewebes und quantifiziert diese als „Steifigkeit" oder „Härte" in der Angabe der Geschwindigkeit der Weiterleitung eines akustischen Impulses durch den Knoten m/s. Je höher die Geschwindigkeit, desto höher die Rate maligner Befunde, wobei die Datenlage hierzu noch zu rudimentär ist, um die Elastosonografie in die Routinediagnostik breit einfließen zu lassen. Tab. 20.8 gibt einen Anhalt [20] für ARFI-Werte (Acoustik radiation force impulse).

Zwischenzeitlich sind die sog. EU-TIRADS (thyroid imaging reporting and database system) und ATA (American Thyroid Association)-Kriterien gängige Klassifikationssysteme zur Beurteilung der Malignität von Schilddrüsenknoten geworden. Der Schilddrüsen-Sonografie-Atlas von J. Bojunga [22] bebildert diese Kriterien ausführlich. Die Tab. 20.9 fasst die EU-TIRADS-Kriterien in Anlehnung an [22, 23] zusammen.

EU-TIRADS, thyroid imaging reporting and database system der ETA (European Thyroid Association); FNP, Feinnadel-Punktion (FNAC, Feinnadel-Aspirations-Cytologie)

Die Technik der Sonografie der Nebenschilddrüsen entspricht derjenigen der Schilddrüsensonografie. Normale, nicht vergrößerte Nebenschilddrüsen sind regulär nicht dar-

Tab. 20.7 Malignitätskriterien bei der Sonografie von Schilddrüsenknoten

Merkmal	Positiv prädiktiver Wert	Negativ prädiktiver Wert
Echoarmut	74–94 %	11–68 %
Mikrokalk	42–94 %	24–71 %
Unscharfe Begrenzung, kein Halo	39–98 %	9–60 %
Intranoduläre Vaskularisation	86–97 %	24–42 %
Taller-than-Wide	75 %	67 %

Tab. 20.8 ARFI-Werte nach [20] in der Elastosonografie

ARFI velocity (m/s)	Gesundes Schilddrüsengewebe	Benigner Knoten	Maligner Knoten
Mittelwert ± SD	1,8 ± 0,42	2,02 ± 0,95	3,41 ± 2,37
Median	1,76	1,9	2,69
Minimum	0,89	0,5	0,6
Maximum	3,33	8,4	8,4

Radiologisches und nuklearmedizinisches Basiswissen für die Diagnostik…

◻ Tab. 20.9 Die EU-TIRADS Kriterien zur sonografischen Beurteilung von Schilddrüsenknoten

EU-TIRADS	Beschreibung	Malignitäts-risiko	Empfehlung
1	Kein umschriebener Knoten/Herdbefund	~ 0 % benigne	Keine FNP
2	Zyste, spongiform, echofrei	~ 0 % benigne	Keine FNP
3	Echo-gleich, stärker echogen	~ 2–4 % niedriges Risiko	FNP bei Knoten > 2 cm
4	Echo-hypogen, schächer echogen	~ 6–17 % intermediäres Risiko	FNP bei Knoten > 1,5 cm
5	Stark echo-hypogen, unregelmäßig begrenzt, Mikrokalk, taller-than-wide, unscharf begrenzt	~ 26–87 % hohes Risiko	FNP bei Knoten > 1 cm

stellbar. Klassische Merkmale von Nebenschilddrüsenadenomen sind die dorsale Lokalisation in Relation zur Schilddrüse (Oberoder Unterpol), eine scharfe Abgrenzung gegenüber der Schilddrüse, ein massiv echoarmes Parenchym. Intrathyreoidale oder ektope Lagen können vorkommen. Des Weiteren sei in der Lokalisationsdiagnostik auf die Kapitel CT/MRT, Sestamibi-Szintigrafie und selektive Venenblutentnahme verwiesen. Die Bildgebung ist nicht geeignet für die Diagnose eines primären Hyperparathyreoidismus. Die Farbdopplersonografie bringt keinen klaren Zugewinn. Derzeit wird auch die Kontrastmittelsonografie für die Lokalisationsdiagnostik evaluiert. Häufigster Grund für falsch positive Befunde ist die Verwechselung mit einem Lymphknoten. ◻ Tab. 20.10 gibt einen Überblick über Sensitivitäten und Spezifitäten der Nebenschilddrüsensonografie.

◻ Abb. 20.18 und 20.19 zeigen typische sonografische Befunde eines Nebenschild-

◻ Tab. 20.10 Sonografische Sensitivitäten und Spezifitäten in der Nebenschilddrüsensonografie

n	Sensitivi-tät	Spezifi-tät	Jahr	Refe-renz
89	86 %	93 %	2003	[24]
120	77 %	74 %	2002	[25]
262	77 %	80 %	2006	[26]
350	74 %	78 %	2004	[27]

drüsenadenoms im Rahmen eines primären Hyperparathyreoidsimus (an dieser Stelle sei Herrn PD Dr. R. Büttner, Universität Regensburg gedankt; die Auswahl der Aufnahmen erfolgte von einem interdisziplinären Team in Vorbereitung auf das Regensburger Internistische-Radiologische Forum in den Jahren 2004–2010). Für umfangreichere Bildsammlungen sei auf die einschlägigen Lehrbücher der Sonografie verwiesen.

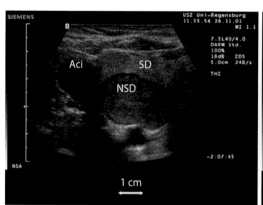
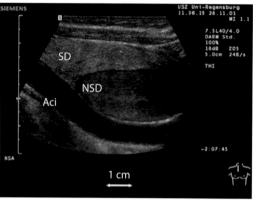

Querschnitt Längsschnitt

◘ **Abb. 20.18 Sonografischer Befund (B-Bild) eins Nebenschilddrüsenadenoms.** Typisch sind die dorsale Lokalisation, die klare Abgrenzung zum Schilddrüsenparenchym, die homogene Echotextur, die scharfe Begrenzung und die ovaläre Form (*Aci* A. carotis int., *SD* Schilddrüse, *NSD* Nebenschilddrüsenadenom)

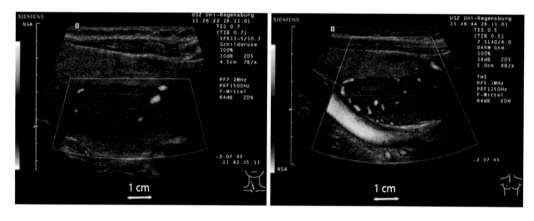

◘ **Abb. 20.19** Sonografischer Befund (B-Bild) eines Nebenschilddrüsenadenoms. Im Power-Doppler-Modus ist der fokal-periphere Fluss typisch

20.5 MRT/CT der Nebenschilddrüsen

- **Indikationen**

Zusätzlich zur Sonografie kommen die MRT- und CT-Diagnostik v. a. präoperativ beim Rezidiv eines primären Hyperparathyreoidismus, beim postoperativ persistierenden Hyperparathyreoidismus sowie bei V. a. Malignom oder Ektopie zum Einsatz. Eine weitere Indikation ist der biochemisch gesicherte primäre Hyperparathyreoidismus bei negativer Sonografie und geplantem minimal-invasiven Eingriff unilateral mit intraoperativer PTH-Bestimmung. Die Sensitivitäten für MRT und CT liegen bei ca. 85 % [28].

- **Kontraindikationen und Nebenwirkungen**
— Für CT: Niereninsuffizienz, Hyperthyreose, Iod-KM-Allergie
— Für MRT: Niereninsuffizienz, Schrittmacher, metallische Fremdkörper, Tätowierungen.

- **Interpretation**

◘ Abb. 20.20 zeigt ein typisches MRT-Bild eines Nebenschilddrüsenadenoms (an dieser Stelle sei Herrn PD Dr. P. Hofstetter, Institut für Radiologie, Universität Regensburg ge-

Radiologisches und nuklearmedizinisches Basiswissen für die Diagnostik...

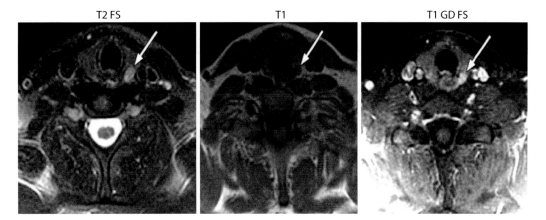

◘ Abb. 20.20 **Typische MRT-Darstellung eines Nebenschilddrüsenadenoms.** Es zeigt sich links dorso-kaudal eine in T2 mit Fettsättigung (T2 FS) hyperintense ovaläre Raumforderung, die sich in T1 hypointens darstellt und in T1 mit FS + Gadoliniumgabe Kontrastmittel aufnimmt

dankt; die Auswahl der Aufnahmen erfolgte von einen interdisziplinären Team in Vorbereitung auf das Regensburger Internistische-Radiologische Forum in den Jahren 2004–2010). Für umfangreichere Bildsammlungen sei auf die einschlägigen Lehrbücher der Sonografie verwiesen.

20.6 Basiswissen für die nuklearmedizinische Diagnostik

Die folgende kurze Übersicht soll den endokrinologisch tätigen Facharzt Basisinformationen über nuklearmedizinische Untersuchungstechniken an die Hand geben. In jedem Fall muss immer eine enge Kooperation mit der Nuklearmedizin im Sinne einer interdisziplinären Krankenversorgung stattfinden. Viele Diagnosen lassen sich oft nur durch eine Kombination aus verschiedenen radiologischen Verfahren, nuklearmedizinischen Methoden und der biochemischen Analyse stellen. ◘ Tab. 20.11 gibt einen Überblick über verfügbare nuklearmedizinische Verfahren.

20.6.1 Schilddrüsenszintigrafie

- **Indikationen**
- Generell: Herstellung einer Struktur-Funktions-Beziehung
- Abklärung einer Hyperthyreose
- V. a. M. Basedow
- V. a. diffuse, unifokale, multifokale Autonomie
- Funktionelle Einordnung von Schilddrüsenknoten
- Differenzialdiagnostik bei Hyperthyreose (Thyreoiditis vs. M. Basedow oder vs. diffuse Autonomie)
- Detektion von ektopem Schilddrüsengewebe (z. B. Zungengrundstruma)
- Nachsorge beim differenzierten Schilddrüsenkarzinom.

Tab. 20.11 Summarischer Überblick über nuklearmedizinische diagnostische Verfahren

Untersuchung	Tracer	Organ/Zielstruktur
Schilddrüsenszintigrafie	Tc^{99m} ^{123}Iod	Schilddrüse (diagnostisch) Schilddrüse (Karzinom-Nachsorge)
Nebenschilddrüsenszintigrafie	Sestamibi-TC^{99m}	Nebenschilddrüsen
MIBG-Szintigrafie	Meta-(I^{123})-Jod-Benzylguanidin	Nebennierenmark, Phäochromozytom, Neuroblastom, Ganglioneurom, Ganglioneuroblastom, Paragangliom
^{131}I-Methyl-Norcholesterol-Szintigrafie	^{131}I-Methyl-Norcholesterol	Nebennierenrinde, Adenome, Karzinome
Se^{75}-Norcholesterolszintigrafie	Se^{75}-Norcholesterolszintigrafie	Nebennierenrinde, Adenome, Karzinome
In^{111}-Pentetreotid-Szintigrafie	In^{111}-Pentetreotid	Nebennierenmark, Phäochromozytom, Neuroblastom, Ganglioneurom, Ganglioneuroblastom, Paragangliom
Ga^{68}-Dotatoc-PET/CT	Ga^{68}-Dotatoc	Nebennierenmark, Phäochromozytom, Neuroblastom, Ganglioneurom, Ganglioneuroblastom, Paragangliom
^{18}F-Deoxyglucose-PET	^{18}F-Deoxyglucose	Nebennierenrindenkarzinom, neurendokrine Karzinome
In^{111}-Octreotid-Szintigrafie	In^{111}-Octreotid	Somatostatinrezeptor-2, neuroendokrine Tumore
Tc^{99m}-Octreotid-Szintigrafie	Tc^{99m}-Octreotid	Somatostatinrezeptor-2, neuroendokrine Tumore
Ga^{68}-Dotatoc-Szintigrafie	Ga^{68}-Dotatoc	Somatostatinrezeptor-2,-3,-5, neuroendokrine Tumore

- **Kontraindikationen und Nebenwirkungen**
- Schwangerschaft, Stillzeit
- Kurz zurückliegende Iod-KM-Exposition
- Iod-Allergie.

- **Testprinzip**

Der Tracer Tc^{99m} verhält sich ähnlich wie Iod und wird von den Follikelzellen der Schilddrüse in Abhängigkeit vom TSH aufgenommen.

- **Testdurchführung**

Standardisiert, wie folgt:

- **Vorbereitung und Rahmenbedingungen**

Die Funktionsstoffwechsellage muss bekannt sein (mindestens TSH basal, besser zusätzlich fT_3 und fT_4). Es darf keine unlängst erfolgte Iod-Kontamination vorliegen (z. B. CT in den letzten 6 Wochen). Eine Sonografie muss vorliegen.

- **Procedere**

Durchführung in der Nuklearmedizin.

- **Interpretation**

Die Interpretation erfolgt zusammen mit dem sonografischen Befund und den Schilddrüsenwerten. Es muss bekannt sein, ob eine Iod-KM-Exposition erfolgt war. Von Bedeutung ist die Berechnung des sog. Tc-uptakes (normal: 0,5–2 %; bei Iod-Mangel 3–5 %).

- **Praxistipps**
- Es empfiehlt sich, sich zunächst anhand der SD-Werte, der SD-Antikörper, der Klinik und des Sonografiebefundes ein Bild zu machen und zu prüfen, welche Fra-

Radiologisches und nuklearmedizinisches Basiswissen für die Diagnostik…

gen die Szintigrafie klären kann. Beispielsweise benötigt man für die Diagnose einer klassischen Autoimmunthyreopathie Hashimoto mit euthyreoter oder hypothyreoter Stoffwechsellage keine Szintigrafie.

- Bei speziellen Fragen kann nach Vorbehandlung mit T_3 oder T_4 eine sog. Suppressions-Szintigrafie indiziert sein (z. B. Differenzierung kompensiertes vs. dekompensiertes autonomes Adenom, Abschätzung des Riskos einer KM-induzierten Hyperthyreose vor KM-Exposition: hoch, wenn Tc-uptake nach Suppression > 3 %).

■ **Fallstricke**
- Iod-Exposition in den letzten 6–8 Wochen
- Fehlerhafte Informationen über die Einnahme von Schilddrüsenhormonen, Iod oder Thyreostatika.

20.6.2 Nebenschilddrüsenszintigrafie

■ **Indikationen**
Lokalisationsdiagnostik bei gesichertem primären Hyperparathyreoidismus.

■ **Kontraindikationen und Nebenwirkungen**
Schwangerschaft, Stillzeit.

■ **Testprinzip**
Der Tracer Tc^{99m}-Sestamibi (Methoxyisobutylisonitril) wird zur Detektion eines Nebenschilddrüsenadenoms verwendet. Es kommt zu einer Anreicherung in den Mitochondrien der oyphilen Zellen des Nebenschilddrüsenadenoms.

■ **Testdurchführung**
Standardisiert, wie folgt:

■ ■ **Vorbereitung und Rahmenbedingungen**
Eine Sonografie sollte im Vorfeld erfolgt sein.

■ ■ **Procedere**
Durchführung in der Nuklearmedizin.

■ ■ **Interpretation**
Die Interpretation erfolgt zusammen mit dem sonografischen Befund. Zusätzlich zur Sonografie kommt die Szintigrafie v. a. präoperativ beim Rezidiv eines primären Hyperparathyreoidismus, beim postoperativ persistierenden Hyperparathyreoidismus sowie bei V. a. Malignom oder Ektopie zum Einsatz. Eine weitere Indikation ist der biochemisch gesicherte primäre Hyperparathyreoidismus bei negativer Sonografie und geplantem minimal-invasiven Eingriff unilateral mit intraoperativer PTH-Bestimmung.

■ **Praxistipps**
- Es sollte sonografisch auch eine Untersuchung der Schilddrüse selbst dokumentiert sein.
- Die Nebenschilddrüsenszintigrafie kann auch in SPECT (single photon-emission computed tomography)-Technik erfolgen.
- Die Sensitivität kann durch MIBI-SPECT-Technik auf max. 95 % erhöht werden [29].
- Durch eine Kombination aus Sonografie und MIBI-Szintigrafie beträgt die Sensitivität max. 95 % [30].

■ **Fallstricke**
- Für solitäre Adenome beträgt je nach Größe die max. Sensitivität 88 %. Autonome Adenome können falsch positiv anreichern, bei großen Knotenstrumen sinken Sensitivität und Spezifität [31].
- Bei sehr kleinen Adenomen geht die Sensitivität bis auf 51 % zurück [32].
- Bei einer Mehr-Drüsen-Erkrankung liegt die Sensitivität nur bei 44 % [31].

20.6.3 Nebennierenrinde

■ **Indikationen**
- Lokalisationsdiagnostik hormon-aktiver Tumore
- V. a. Adenom, Karzinom, Hyperplasie
- Nebennierenrindenszintigrafien sind meist entbehrlich und durch detaillierte

Hormonanalytik zusammen mit radiologischen Verfahren sowie seitengetrennten Hormonabnahmen nur noch selten erforderlich.

■ **Kontraindikationen und Nebenwirkungen**
Schwangerschaft, Stillzeit.

■ **Testprinzip**
Der Tracer J^{131}-Norcholesterol und Se^{75}-Norcholesterol können hier verwendet werden. Die Indikation ist streng zu stellen.

■ **Testdurchführung**
Standardisiert, wie folgt:

■■ **Vorbereitung und Rahmenbedingungen**
Es ist zu klären, ob ggf. eine Dexamethasonsuppression erfolgen soll. Medikamente aus der Klasse der ACE-Hemmer, der Diuretika, der Aldosteronrezeptorantagonisten sowie der Östrogene stören diese Methodik.

■■ **Procedere**
Durchführung in der Nuklearmedizin.

■■ **Interpretation**
In Zusammenarbeit mit der Nuklearmedizin unter Berücksichtigung der radiologischen Verfahren und der Ergebnisse der endokrinologischen Testdiagnostik.

■ **Praxistipps**
Strenge Indikationsstellung nur nach beratendem Vorgespräch.

■ **Fallstricke**
Nebennierenrindenkarzinome zeigen häufig einen schlechten Tracer-uptake.

20.6.4 Nebennierenmark

■ **Indikationen**
— Lokalisationsdiagnostik bei V. a. Phäochromozytom oder Paragangliom
— V. a. Neuroblastom, Ganglioneurom, Ganglioneuroblastom
— Detektion neuroendokriner und neuraler Tumore.

■ **Kontraindikationen und Nebenwirkungen**
Schwangerschaft, Stillzeit.

■ **Testprinzip**
Es kommen die Tracer Meta-(I^{123})-Jod-Benzylguanidin, In^{111}-Pentetreotid, Ga^{68}-Dotatoc PET/CT, Tc^{99m}-Octreotid zum Einsatz. Die Standard-Diagnostik bei V. a. ein Phäochromozytom (Suchtest oder Bestätigung einer radiologischen Nebennierenraumforderung bei pos. Hormondiagnostik) ist die Meta-(I^{123})-Jod-Benzylguanidin-Szintigrafie.

■■ **Vorbereitung und Rahmenbedingungen**
Nach Rücksprache mit der Nuklearmedizin.

■■ **Procedere**
Durchführung in der Nuklearmedizin.

■■ **Interpretation**
In Zusammenarbeit mit der Nuklearmedizin unter Berücksichtigung der radiologischen Verfahren und der Ergebnisse der endokrinologischen Testdiagnostik.

■ **Praxistipps**
Die Meta-(I^{123})-Jod-Benzylguanidin-Szintigrafie kann der Prüfung einer Therapieoption mit ^{131}Jod-MIBG dienen.

■ **Fallstricke**
Die Medikamente Reserpin, Clonidin und trizyklische Antidepressiva stören die Methodik.

20.6.5 Somatostatinrezeptor-Imaging

■ **Indikationen**
— Lokalisationsdiagnostik neuroendokriner Tumoren
— V. a. Neuroblastom, Ganglioneurom, Ganglioneuroblastom, Phäochromozytom, Paragangliom
— Lokalisation von GEP-NET-Tumoren und von Karzinoiden
— Prüfung einer Therapieindikation für Y^{90}-DOTATOC.

Radiologisches und nuklearmedizinisches Basiswissen für die Diagnostik...

■ **Kontraindikationen und Nebenwirkungen**
Schwangerschaft, Stillzeit.

■ **Testprinzip**
Es kommen die Tracer In^{111}-Octreotide (Bindung an Somatostatinrezeptor-2), Tc^{99m}-Tyr3-Octreotide (Bindung an Somatostatinrezeptor-2), Ga^{68}-Dotatoc PET/CT (Bindung an Somatostatinrezeptor-2,-3,-5) zum Einsatz.

■ ■ **Vorbereitung und Rahmenbedingungen**
Nach Rücksprache mit der Nuklearmedizin.

■ ■ **Procedere**
Durchführung in der Nuklearmedizin.

■ ■ **Interpretation**
In Zusammenarbeit mit der Nuklearmedizin unter Berücksichtigung der radiologischen Verfahren und der Ergebnisse der endokrinologischen Testdiagnostik.

■ **Praxistipps**
— Ga^{68}-Dotatoc hat den Vorteil einer schnelleren Rezeptorbindung, einer besseren renalen Clearance und einer niedrigeren Proteinbindung.
— Die Sensitivität für neuroendokrine Tumore für das Ga^{68}-Dotatoc PET liegt bei ca. 97 % bei einer Spezifität von 92 % [33].
— Die Sensitivität für das Phäochromozytom liegt (nach MIBG) für die Somatostatinrezeptorszintigrafie bei 86 % [34].
— Die Sensitivität für das Phäochromozytom liegt für die MIBG-Szintigrafie bei 88 % bei einer Spezifität von 98 % [34].

Literatur

1. Singer AA, Obuchowski NA, Einstein DM, Paushter DM (1994) Metastasis or adenoma? Computed tomographic evaluation of the adrenal mass. Cleve Clin J Med 61:200–205
2. Szolar DH, Kammerhuber F (1997) Quantitative CT evaluation of adrenal gland masses: a step forward in the differentiation between adenomas and nonadenomas? Radiology 202:517–521
3. Korobkin M, Lombardi TJ, Aisen AM, Francis IR, Quint LE, Dunnick NR, Londy F, Shapiro B, Gross MD, Thompson NW (1995) Characteriza-

tion of adrenal masses with chemical shift and gadolinium-enhanced MR imaging. Radiology 197:411–418
4. Outwater EK, Siegelman ES, Radecki PD, Piccoli CW, Mitchell DG (1995) Distinction between benign and malignant adrenal masses: value of T1-weighted chemical-shift MR imaging. Am J Roentgenol 165:579–583
5. Rand T, Lippitz P, Kink E, Huber H, Schneider B, Imhof H, Trattnig S (2002) Evaluation of pituitary microadenomas with dynamic MR imaging. Eur J Radiol 41:131–135
6. Schwerk WB, Gorg C, Gorg K, Restrepo IK (1994) Adrenal pheochromocytomas: a broad spectrum of sonographic presentation. J Ultrasound Med 13:517–521
7. Suzuki Y, Sasagawa H, Suzuki H, Izumi T, Kaneko H, Nakada T (2001) The role of ultrasonography in the detection of adrenal masses: comparison with computed tomography and magnetic resonance imaging. Int Urol Nephrol 32:303–306
8. Liao JT, Huang TH, Wu BY (2001) Ultrasonographic evaluation of adrenal masses. Hunan yi ke da xue xue bao = Hunan yike daxue xuebao =. Bull Hunan Med Univ 26:453–454
9. Niu L, Hao Y, Zhou C, Dai J (2002) Diagnostic significance of ultrasonography and CT for large upper abdominal mass. Chin Med J (Engl) 115:1358–1362
10. Williams DT, Dann S, Wheeler MH (2003) Phaeochromocytoma – views on current management. Eur J Surg Oncol 29:483–490
11. Trojan J, Schwarz W, Sarrazin C, Thalhammer A, Vogl TJ, Dietrich CF (2002) Role of ultrasonography in the detection of small adrenal masses. Ultraschall Med 23:96–100
12. Gutekunst R, Becker W, Hehrmann R, Olbricht T, Pfannenstiel P (1988) Ultrasonic diagnosis of the thyroid gland. Dtsch Med Wochenschr 113: 1109–1112
13. Delange F, Benker G, Caron P, Eber O, Ott W, Peter F, Podoba J, Simescu M, Szybinsky Z, Vertongen F, Vitti P, Wiersinga W, Zamrazil V (1997) Thyroid volume and urinary iodine in European schoolchildren: standardization of values for assessment of iodine deficiency. Eur J Endocrinol 136:180–187
14. Göke B, Fürst H, Reincke M, Auernhammer CJ (2008) Manual Endokrine Tumoren – Tumorzentrum München. W. Zuckschwerdt-Verlag, München, S 13
15. Nagele W, Nagele J (2009) Aktueller Stand der B-Bild-Schilddrüsensonographie. J Klein Endokrinol Stoffwechs 2:7–14
16. Führer D, Bockisch A, Schmid KW (2012) Euthyreote Struma mit und ohne Knoten – Diangostik und Therapie. Dtsch Ärzteblatt 109:506–516
17. Frates MC, Benson CB, Charboneau JW et al (2005) Management of thyroid nodules detected at US: society of radiologists in ultrasound con-

sensus conference statement. Radiology 237: 704–800

18. Allelein S, Feldkamp J, Schott M (2017) Diagnostik und Therapie der Struma multinodosa im Jahr 2017. DMW 142:1097–1100

19. Haugen BR, Alexander EK, Bible KC et al (2016) American Thyroid Association management guidelines for adult patients with thyroid nodules and differentiated thyroid cancer: the American Thyroid Association guidelines task force on thyroid nodules and differentiated thyroid cancer. Thyroid 26:1–33

20. Bojunga J, Dauth N, Berner C, Meyer G, Holzer K, Voelkl L, Herrmann E, Schroeter H, Zeuzem S, Friedrich-Rust M (2012) Acoustic radiation force impulse imaging for differentiation of thyroid nodules. PLoS One 7(8):e42735

21. Rubaltelli L, Corradin S, Dorigo A, Stabilito M, Tregnaghi A, Borsato S, Stramare R (2009) Differential diagnosis of benign and malignant thyroid nodules at elastosonography. Ultraschall Med 30:175–179

22. Bojunga J (2022) Atlas der Schilddrüsensonographie. Elsevier, Berlin

23. Russ G et al (2017) European Thyroid Association guidelines for ultrasound malignancy risk stratification of thyroid nodules in adults: the EU-TIRADS. Eur Thyroid J 6:225–237

24. Rickes S, Sitzy J, Neye H, Ocran KW, Wermke W (2003) High-resolution ultrasound in combination with colour-Doppler sonography for preoperative localization of parathyroid adenomas in patients with primary hyperparathyroidism. Ultraschall Med 24:85–89

25. Haber RS, Kim CK, Inabnet WB (2002) Ultrasonography for preoperative localization of enlarged parathyroid glands in primary hyperparathyroidism: comparison with (99m)technetium sestamibi scintigraphy. Clin Endocrinol (Oxf) 57:241–249

26. Solorzano CC, Carneiro-Pla DM, Irvin GL (2006) Surgeon-performed ultrasonography as the initial and only localizing study in sporadic primary hyperparathyroidism. J Am Coll Surg 202:18–24

27. Siperstein A, Berber E, Mackey R, Alghoul M, Wagner K, Milas M (2004) Prospective evaluation of sestamibi scan, ultrasonography, and rapid PTH to predict the success of limited exploration for sporadic primary hyperparathyroidism. Surgery 136:872–880

28. Gotway MB, Reddy GP, Webb WR, Morita ET, Clark OH, Higgins CB (2001) Comparison between MR imaging and 99mTc MIBI scintigraphy in the evaluation of recurrent of persistent hyperparathyroidism. Radiology 218:783–790

29. Melton GB, Somervell H, Friedman KP, Zeiger MA, Cahid Civelek A (2005) Interpretation of 99mTc sestamibi parathyroid SPECT scan is improved when read by the surgeon and nuclear medicine physician together. Nucl Med Comm 26:633–638

30. Lumachi F, Zucchetta P, Marzola MC, Boccagni P, Angelini F, Bui F, D'Amico DF, Favia G (2000) Advantages of combined technetium-99m-sestamibi scintigraphy and high-resolution ultrasonography in parathyroid localization: comparative study in 91 patients with primary hyperparathyroidism. Eur J Endocrinol 143:755–760

31. Ruda JM, Hollenbeak CS, Stack BC Jr (2005) A systematic review of the diagnosis and treatment of primary hyperparathyroidism from 1995 to 2003. Otolaryngol Head Neck Surg 132:359–372

32. Jones JM, Russell CF, Ferguson WR, Laird JD (2001) Pre-operative sestamibi-technetium subtraction scintigraphy in primary hyperparathyroidism: experience with 156 consecutive patients. Clin Radiol 56:556–559

33. Gabriel M, Decristoforo C, Kendler D, Dobrozemsky G, Heute D, Uprimny C, Kovacs P, Von Guggenberg E, Bale R, Virgolini IJ (2007) 68Ga-DOTA-Tyr3-octreotide PET in neuroendocrine tumors: comparison with somatostatin receptor scintigraphy and CT. J Nucl Med 48:508–518

34. Murray IPC, Ell PJ (Hrsg) (1999) Nuclear medicine in clinical diagnosis and treatment. Churchill Livingston, London

Hormonmissbrauch, Doping, Wirkstoffnachweis

Andreas Schäffler und Thomas Karrasch

Inhaltsverzeichnis

21.1 Hypoglycaemia factitia – 262

21.2 Hormonmissbrauch und Überdosierung im Rahmen der ärztlichen Behandlung – 264

21.3 Doping – 265

Literatur – 266

© Der/die Autor(en), exklusiv lizenziert an Springer-Verlag GmbH, DE, ein Teil von Springer Nature 2024
A. Schäffler (Hrsg.), *Funktionsdiagnostik in Endokrinologie, Diabetologie und Stoffwechsel*,
https://doi.org/10.1007/978-3-662-68563-1_21

21.1 Hypoglycaemia factitia

■ **Indikationen**
- Abklärung kausal unklarer, rezidivierender Hypoglykämien bei nichtdiabetischen Patienten
- Abklärung kausal unklarer, rezidivierender Hypoglykämien bei diabetischen Patienten
- V. a. Münchhausen-Syndrom, psychiatrische Grunderkrankungen und psychosomatische Störungen
- V. a. sekundären Krankheitsgewinn infolge der Hypoglykämien
- V. a. Selbstverschulden (z. B. Suizidversuch) oder Fremdverschulden (forensische Fragestellungen)

■ **Kontraindikationen und Nebenwirkungen**
Kontraindikationen: keine.

■ **Testprinzip**
Unterscheidung zwischen endogener Insulinmehrsekretion, exogener Insulinzufuhr, Sulfonylharnstoff- bzw. Glinid-Einnahme oder IGF-1/-2-mediierten Formen unklarer hypoglykämischer Zustände.

■ **Testdurchführung**
Standardisiert, wie folgt:
Simultane Bestimmung von Insulin, C-Peptid, Glukose, IGF-1/-2, Insulinantikörpern, β-Hydroxybutyrat, Proinsulin sowie Sulfonylharnstoffen und Gliniden im Serum (bzgl. der Labormethoden und Referenzwerte (▶ Kap. 2)).

■■ **Procedere**
Asservierung von Serumproben im hypoglykämischen Zustand (unter dem 72-h-Fastentest) für zeitnahe Bestimmung von Routineparametern und zeitversetzte Bestimmung von Arzneimitteln in Fremdlabors.

■■ **Interpretation**
Sulfonylharnstoffe und Glinid stimulieren die endogene Sekretion von Insulin, Proinsulin und C-Peptid. Bei exogener Insulinzufuhr sind die endogenen C-Peptid- und Proinsulinspiegel supprimiert, während die Insulinspiegel (oft exzessiv) erhöht sind. Bei den IGF-1/-2-mediierten Syndromen (Tumor) sowie bei Hypoglykämien unter normalen (anderen) Umständen sind die Insulinspiegel und deren Präkursoren immer erniedrigt und die bHB-Spiegel erhöht infolge der induzierten Lipolyse und Fettsäureoxidation. Simultan erhöhte Werte von Insulin und C-Peptid finden sich beim Insulinom und bei NIPHS. Beim Hirata-Syndrom werden größere Mengen Insulin an Antikörper gebunden, die dann unkontrolliert dissoziieren und Hypoglykämien auslösen können. Die Differenzierung zwischen SH-/Glinid-Zufuhr einerseits und Insulinom (NIPHS) andererseits kann nur durch den (toxikologischen) Nachweis der Arzneimittel im Serum (Urin) erfolgen. ◘ Tab. 21.1 fasst die typischen Laborkonstellationen für die unterschiedlichen Krankheitsbilder zusammen (modifiziert nach [1, 2]).

■ **Fallstricke**
- Bei artifizieller Insulinzufuhr können die Insulinspiegel stark schwanken, je nachdem, welches Insulin (kurzwirksam, langwirksam) in welcher Dosis verwandt wurde.
- Die Bestimmung oben erwähnter Parameter muss zeitgleich zu einer Hypoglykämie (dokumentiert als venöse Serumglukose) durchgeführt werden. Die Abnahme muss noch vor der Applikation von Glukose zum Ausgleich der Hypoglykämie erfolgen.

■ **Praxistipps**
- Der Nachweis von Sulfonylharnstoffen und Gliniden kann in Speziallabors mittels Liquid Chromatography Tandem Mass Spectrometry (LC/MS/MS) [3, 4] oder Kapillarelektrophorese (CE) und High Performance Liquid Chromatography (HPLC) [5, 6] erfolgen.
- Manche Insulin-Assays detektieren nur humanes Insulin, wohingegen andere Assays sowohl humanes Insulin als auch synthetische Insulin-Analoga detektieren [7, 8]. Es existieren spezifische Assays, die nur Insulinanaloga (z. B. Lispro, Aspart) oder tierisches Insulin (Rind, Schwein) nachweisen [9–12]. Hier empfiehlt sich eine Rücksprache mit dem zuständigen Labor.

Tab. 21.1 Differenzialdiagnose von unklaren Hypoglykämie-Zuständen

	Normal (asympt. Hypoglykämie)	Exogenes Insulin	Insulinom/ NIPHS	SH-Abusus	Glinid-Abusus	IAIS (Hirata-Syndrom)°	IGF-1/-2-mediiert (paraneoplastisch)
Glukose	< 55 mg/dl	< 55 mg/dl	< 55 mg/dl	< 55 mg/dl	< 55 mg/dl	< 55 mg/dl	< 55 mg/dl
Insulin	< 3 µU/ml	> 3 µU/ml*	> 3 µU/ml	> 3 µU/ml	> 3 µU/ml	> 3 µU/ml**	< 3 µU/ml
Proinsulin	< 5 pmol/l	< 5 pmol/l	> 5 pmol/l	> 5 pmol/l	> 5 pmol/l	> 5 pmol/l	< 5 pmol/l
C-Peptid	< 0,2 nmol/l	< 0,2 nmol/l	> 0,2 nmol/l	> 0,2 nmol/l	> 0,2 nmol/l	> 0,2 nmol/l	< 0,2 nmol/l
bHB	> 2,7 mmol/l	< 2,7 mmol/l	< 2,7 mmol/l	< 2,7 mmol/l	< 2,7 mmol/l	< 2,7 mmol/l	< 2,7 mmol/l
SH	negativ	negativ	negativ	positiv	negativ	negativ	negativ
Glinid	negativ	negativ	negativ	negativ	positiv	negativ	negativ

Alle Werte auf Serumproben bezogen während eines 72-h-Hungerversuchs. *bHB* beta-Hydroxybutyrat (Ketonkörper); *SH* Sulfonylharnstoff; *NIPHS* non-insulinoma pancreatogenous hypoglycemia syndrome; *IAIS* Insulin-Auto-Immun-Syndrom

* oftmals Werte > 100 µU/ml; ** oftmals Werte > 1000 µU/ml; ° positiver Nachweis von Insulin-Antikörpern

21.2 Hormonmissbrauch und Überdosierung im Rahmen der ärztlichen Behandlung

■ **Indikationen**
- Abklärung bei unplausiblen Nebenwirkungen im Rahmen einer Hormonersatztherapie
- V. a. absichtliche oder versehentliche Hormonüberdosierung im Rahmen einer per se indizierten Behandlung mit Hormonen.

■ **Kontraindikationen und Nebenwirkungen**
Kontraindikationen: keine.

■ **Testprinzip**
Abgleich der zu erwartenden und der tatsächlichen Hormonkonzentrationen im Blut und Prüfung der Plausibilität der Werte aus den hormonellen Regelkreisen. Korrelation zu Routineparametern aus dem peripher-venösen Blut.

■ **Testdurchführung**
Standardisiert, wie folgt:

Simultane Bestimmung von peripheren Hormonkonzentrationen und den übergeordneten Hormonen des Regelkreises.

■ ■ **Procedere**
Abnahme von Talspiegeln und Werten zu bestimmten Applikationsintervallen.

■ ■ **Interpretation**
◘ Tab. 21.2 zeigt Beispiele für veränderte Laborparameter bei Überdosierungen physiologischer Hormone in der Ersatztherapie.

■ **Fallstricke**
Fehleinschätzung von Hormonwerten (z. B. TSH bei hypophysärer Insuffizienz).

■ **Praxistipps**
Vermeiden von Kreuzreagibilität (z. B. Kreuzreaktion von Kortisol-Assays mit Prednisolon, nicht aber mit Dexamethason).

◘ Tab. 21.2 Laborparameter bei Überdosierungen physiologischer Hormone in der Ersatztherapie

Hormon	Peripheres Hormon	Regelkreis	Andere Effekte
T_3/T_4	fT_3/fT_4 erhöht/normal	TSH supprimiert	AP, Transaminasen erhöht
Hydrocortison	Kortisol erhöht/normal	ACTH supprimiert	Leukozytose, Hyperglykämie
rhGH	GH erhöht/normal	IGF-1 erhöht	Hyperglykämie
Testosteron	erhöht/normal	LH/FSH supprimiert	Polyglobulie, Erhöhung von Hämatokrit und Hämoglobin, Transaminasererhöhung
Desmopressin	-	SIADH-ähnliches Syndrom	Hyponatriämie, Hypoosmolarität
Östrogene, Gestagene	erhöht/normal	LH/FSH supprimiert	Transaminasererhöhung
Erythropoetin	erhöht/normal	-	Polyglobulie, Erhöhung von Hkt. Und Hb.

rhGH rekombinantes humanes Wachstumshormon

Hormonmissbrauch, Doping, Wirkstoffnachweis

21.3 Doping

- **Indikationen**
- Abklärung bei unplausiblen Nebenwirkungen im Rahmen einer Hormonersatztherapie
- V. a. absichtliche oder versehentliche Hormonüberdosierung im Rahmen einer per se indizierten Behandlung mit Hormonen
- Konkreter V. a. organische/psychische Nebenwirkungen, wie sie auch bei Hormondoping in der Laienszene vorkommen können
- Die Darstellung und der Nachweis von Sport-Doping im professionellen Bereich sind nicht Ziele dieses Kapitels.

- **Kontraindikationen und Nebenwirkungen**
Kontraindikationen: keine.

- **Testprinzip**
Direkter und spezifischer Substanznachweis in diversen Körperflüssigkeiten wie Blut, Urin, Speichel mittels unterschiedlicher Nachweismethoden.

- **Testdurchführung**
Standardisiert, wie folgt:

Direkter und spezifischer Substanznachweis in diversen Körperflüssigkeiten wie Blut, Urin, Speichel unter überwachten, spezifischen Entnahmebedingungen.

- ■ **Procedere**
Mehrfache Abnahme von geeigneten Körperflüssigkeiten zu dokumentierten Zeitpunkten.

- ■ **Interpretation**
Unter Doping im weitesten Sinne versteht man die Applikation unerlaubter Substanzen zur sportlichen Leistungssteigerung [13]. ◘ Tab. 21.3 zeigt ohne Anspruch auf Vollständigkeit die Klassifikation von Doping-Substanzen. Es werden regelmäßig Listen verbotener Substanzen publiziert [14].

- **Fallstricke**
- Manipulation biologischer Proben oder Maßnahmen zur Veränderung der Urinausscheidung oder des Metabolismus bestimmter Substanzen.
- Ephedrin und Kodein sind in einigen Erkältungsmitteln enthalten.
- Generell stellt der Abusus von rekombinanten Proteinen oder Hormonen/Peptiden eine große analytische, teils ungelöste Herausforderung dar, einerseits aufgrund der strukturellen Homologie zwischen Präparat und körpereigenem Hormon, andererseits aufgrund der oftmals sehr kurzen Halbwertszeit.

◘ Tab. 21.3 Substanzgruppen im Doping

Substanzgruppe	Beispiele
Stimulantien	Amphetamine, Ephedrin, Koffein
Narkotika/Hypnotika/Sedativa	Morphin, Heroin, Methadon, Kodein
Psychotrope Substanzen	Antipsychotika, Anxiolytika, Antidepressiva
Anabolika	Testosteronabkömmlinge (17-Methyl-Abkömmlinge), Stanozolol
Diuretika	Furosemid, diverse
Peptid-/Glykoproteinhormone	hGH, IGF-1, Kortikotropin, Erythropoetin
Eigenblut nach Höhentraining	Blutdoping
Kortikosteroide	Glukokortikosteroide
Betablocker	Propranolol, diverse

Praxistipps

- Die Nationale Dopingagentur (NADA: ▶ http://nada-bonn.de) hält eine aktuelle Dopingliste und eine Liste mit erlaubten/unerlaubten Medikamenten vor.
- Die Welt-Anti-Doping-Agentur (WADA: ▶ http://wada-ama.org) bearbeitet umfassende internationale Aspekte zum Doping.
- Der Einsatz von GH [15] oder neuerdings von IGF-1 (weltweit nicht als zugefügte Fremdsubstanz vom körpereigenen IGF-1 zu trennen) ist ein relevantes Problem mit großen Herausforderungen an die Analytik [16]. Für GH existieren in der Analytik zwei Ansätze, zum einen der sog. Marker-Approach, zum anderen der Isoformen-Approach [17]. Mittels letzterem steht eine Nachweismöglichkeit unter bestimmten Kautelen zur Verfügung [16, 18, 19].

Literatur

1. Cryer PE, Axelrod L, Grosman AB et al (2009) Evaluation and management of adult hypoglycemic disorders: an endocrine society clinical practice guideline. J Clin Endocrinol Metab 94:709
2. Service FJ (2014) Factitious hypoglycemia. UpToDate online. Wolters Kluwer, Aphen aan den Rijn
3. Hoizey G, Lamiable D, Trenque T et al (2005) Identification and quantification of 8 sulfonylureas with clinical toxicology interest by liquid chromatography-ion-trap tandem mass spectrometry and library searching. Clin Chem 51:1666
4. Wang M, Miksa IR (2007) Multi-component plasma quantification of anti-hyperglycemic pharmaceutical compounds using liquid chromatography-tandem mass spectrometry. J Chromatogr B Analyt Technol Biomed Life Sci 856:318
5. Paroni R, Comuzzi B, Arcelloni C et al (2000) Comparison of capillary electrophoresis with HPLC for diagnosis of factitious hypoglycemia. Clin Chem 46:1773
6. Malli D, Gikas E, Vavagiannis A et al (2007) Determination of nateglinide in human plasma by high-performance liquid chromatography with pre-column derivatization using a coumarin-type fluorescent reagent. Anal Chim Acta 599:143
7. Neal JM, Han W (2008) Insulin immunoassays in the detection of insulin analogues in factitious hypoglycemia. Endocr Pract 14:1006
8. Moriyama M, Hayashi N, Ohyabu C et al (2006) Performace evaluation and cross-reactivity from insulin analogs with the ARCHITECT insulin assay. Clin Chem 52:1423
9. Owen WE, Roberts WL et al (2004) Cross-reactivity of three recombinant insulin analogs with five commercial insulin immunoassays. Clin Chem 50:257
10. Bowsher RR, Lynch RA, Brown-Augsburger P et al (1999) Sensitive RIA for the specific determination of insulin lispro. Clin Chem 45:104
11. Andersen L, Jorgensen PN, Jensen LB, Walsh D (2000) A new insulin immunoassay specific for the rapid-acting insulin analog, insulin aspart, suitable for bioavailability, bioequivalence, and pharmacokinetic studies. Clin Biochem 33:627
12. Walfish PG, Feig DS, Bauman WA (1987) Factitious hyperinsulinemic hypoglycemia: confirmation of the diagnosis by a species-specific insulin radioimmunoassay. J Endocrinol Invest 10:601
13. Fitch K (2012) Proscribed drugs at the Olympic games: permitted use and misuse (doping) by athletes. Clin Med 12:257–260
14. Barnes KP, Rainbow CR (2013) Update on banned substances 2013. Sport Health 5:442–447
15. den Broek I van, Blokland M, Nessen MA, Sterk S (2013) Current trends in mass spectrometry of peptides and proteins: application to veterinary and sports-doping control. Mass Spectrom Rev. https://doi.org/10.1002/mas.21419
16. Bidlingmaier M, Wu Z, Strasburger CJ (2003) Problems with GH doping in sports. J Endocrinol Invest 26:924–931
17. Bidlingmeier M (2012) New detection methods of growth hormone and growth factors. Endocr Dev Basel, Karger 23:52–59
18. Wallace JD, Cuneo RC, Bidlginmaier M et al (2001) Changes in non-22-kilodalton (kDa) isoforms of growth hormone (GH) after administration of 22-kDa recombinant human GH in trainded adult males. J Clin Endocrinol Metab 86:1731–1737
19. Keller A, Wu Z, Kratzsch J et al (2007) Pharmacokinetics and pharmacodynamics of GH: dependence on route and dosage of administration. Eur J Endocrinol 156:647–653

Osteodensitometrie und Knochenumbauparameter

Andreas Schäffler und Hilmar Stracke

Inhaltsverzeichnis

22.1 Osteodensitometrie – 268

22.2 Knochenumbauparameter – 279
22.2.1 Osteokalzin – 279
22.2.2 Knochenspezifische alkalische Phosphatase – 280
22.2.3 N-terminales Kollagen-Typ-1-Propeptid – 281
22.2.4 Carboxyterminale Telopeptide vom Typ-1-Kollagen – 281
22.2.5 Pyridinolin und Deoxypyridinolin – 282

Literatur – 282

© Der/die Autor(en), exklusiv lizenziert an Springer-Verlag GmbH, DE, ein Teil von Springer Nature 2024
A. Schäffler (Hrsg.), *Funktionsdiagnostik in Endokrinologie, Diabetologie und Stoffwechsel*,
https://doi.org/10.1007/978-3-662-68563-1_22

22.1 Osteodensitometrie

- **Indikationen**
- Ausschluss bzw. Erstdiagnose einer Osteoporose bzw. Osteopenie [1, 2].
- Die absolute Indikation stellt sich bei jeder manifesten Osteoporose (z. B. Wirbelkörperfrakturen, Schenkelhalsfrakturen), aber auch relativ und sinnigerweise bei Frauen in der Postmenopause, bei Männern mit V. a. sekundäre Osteoporose, bei Risikoverhalten wie Rauchen und Alkoholabusus sowie bei Menschen mit Mangelernährung bzw. Vitamin-D-Mangel, bei bestimmten Erkrankungen wie der Hyperthyreose oder längerer Einnahme von Steroiden, Antiepileptika, Glitazonen, Vitamin-D-Antagonisten.
- Verlaufsbeurteilung der Knochendichte unter Therapie.

- **Kontraindikationen und Nebenwirkungen**
- Schwangerschaft
- Keine Nebenwirkungen.

- **Testprinzip**

Die verschiedenen Methoden und Geräte sind untereinander nicht vergleichbar. DEXA (dual energy X-ray absorptiometry) bedeutet, dass auf dem Prinzip der Röntgenstrahlabschwächung beim Durchdringen der Gewebe die Auswertung nicht nur einer, sondern zweier Strahlenquellen erfolgt. So kann die Abschwächung als Korrelat für die Dichte bzw. den Mineralsalzgehalt des Knochens genauer bestimmt werden. Bei der DEXA-Methode [3] wird die Abweichung vom Normalen im Vielfachen einer Standardabweichung als sogenannter T-Wert (T-Score) angegeben. Der T-Score vergleicht die Knochendichte mit der sog. „peak bone mass" gesunder, geschlechtsgleicher, 30-jähriger Menschen. Anhand des T-Scores erfolgen die Diagnosestellung sowie die Therapieableitung. Der T-Score bringt jedoch die Problematik mit sich, dass sich zwangsläufig mit zunehmendem Alter die Werte verringern. Daher gibt es zusätzlich den sog. Z-Score, der mit einem altersgleichen, gesunden, geschlechtsgleichen Kollektiv vergleicht. Neben den Schnittbildverfahren werden in großem Umfang integrale absorptiometrische Methoden eingesetzt [1, 2]. Im Unterschied zu den Schnittbildverfahren wird hier der Knochenmineralgehalt nicht pro Volumen bestimmt, sondern pro Fläche. Eingesetzt werden zwei energetisch leicht unterschiedliche Röntgenquellen. Materialen mit unterschiedlicher Dichte zeigen dann unterschiedliche Schwächungscharakteristiken [4].

◘ Abb. 22.1 zeigt zur Veranschaulichung ein DEXA-Gerät (Typ: Lunar Prodigy Primo; Fa. GE Healthcare).

- **Testdurchführung**

Standardisiert, wie folgt:

- **Vorbereitung und Rahmenbedingungen**

Eine spezielle Vorbereitung ist nicht erforderlich. Es empfiehlt sich generell, die Methode mit einer (ggf. low dose) konventionellen Röntgenaufnahme zu kombinieren, um Artefakte bei der Messung durch frakturierte Wirbelkörper, Fremdmaterial oder Anomalien der Wirbelsäule erfassen zu können.

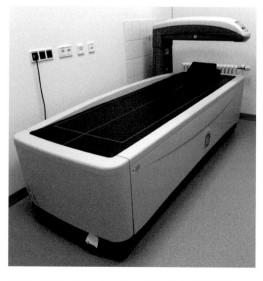

◘ Abb. 22.1 Osteodensitometrie-Gerät (DEXA)

Osteodensitometrie und Knochenumbauparameter

▪▪ Procedere
Die Messung erfolgt im Liegen.

▪▪ Interpretation
Nach der gültigen Definition der WHO [5] liegt eine Osteoporose vor, wenn der Messwert mindestens 2,5 Standardabweichungen unter dem Durchschnitt geschlechtsgleicher 30-jähriger Gesunder liegt, d. h. ein T-Wert ≤ 2,5 vorliegt. Zwischen − 1 und − 2,5 Standardabweichung wird von einer Osteopenie gesprochen (◘ Tab. 22.1).

Es ist zu beachten, dass im September 2023 neue DVO-Leitlinien erschienen sind mit sehr ausführlichen und grundlegenden Veränderungen der Risikobewertung und der Therapieschwellen-Indikation unter Formulierung eines Risikogradienten-Faktors. Hier sei auf die entsprechende Leitlinien der DVO 2023 in ihren Kurz- und Langfassungen und deren umfangreichen Tabellenwerke verwiesen [6], die den Rahmen dieses Buches sprengen würden.

◘ **Tab. 22.1** Klassifikation der Osteoporose nach WHO

T-Score	Klassifikation der Osteoporose nach WHO
≥ 1	Normalbefund
− 1 bis − 2,5	Osteopenie
> − 2,5	(präklinische) Osteoporose
> − 2,5 und/oder Frakturen	manifeste Osteoporose

◘ Abb. 22.2, 22.3, 22.4 und 22.5 zeigen den typischen Befund einer Osteoporose, erstellt mittels Auswerte-Software.

▪ Fallstricke
- Bei sehr starker Lordosierung überlagern sich die entsprechenden Wirbelkörperanteile, sodass eine Abgrenzung der einzelnen Wirbelkörper zueinander nur schwer möglich ist und erhebliche Fehler in der Messung auftreten können. Des Weiteren sind Metallartefakte, z. B. Endoprothesen auszuschließen.
- Auch starke Verkalkungen, wie z. B. Spondylophyten oder eine verkalkte Aorta, führen zu Fehlmessungen.
- Ebenso beeinflussen eine Skoliose und degenerative Veränderungen die Messergebnisse.
- Auch frakturierte Wirbelkörper sollten vor der Messung ausgeschlossen werden.
- Bei Einnahme von Osteoporose-Medikamenten kommen Fehleinschätzungen der Knochendichteveränderungen vor. Es sei betont, dass nur ein Abfall der Knochendichte unter Therapie, nicht aber ein Gleichbleiben oder ein fehlender Anstieg zu interpretieren sind.
- Andere Verfahren der Knochendichtebestimmung sind die quantitative Computertomografie (QCT), die periphere quantitative Computertomografie (pQCT) sowie die Kalkaneus-Sonografie. Für diese Verfahren gelten allerdings andere Grenzwerte und die Messwerte sind nicht mit der DEXA-Methode vergleichbar.

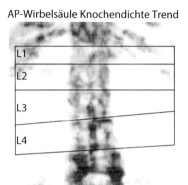

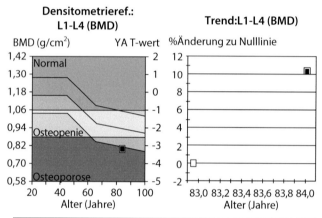

Bereich	BMD[1] (g/cm²)	Junge Erw.[2] (%)	Z-wert	Altersvergl.[3] (%)	Z-wert
L1	0,724	64	-3,4	82	-1,3
L2	0,682	57	-4,3	72	-2,3
L3	0,796	66	-3,4	84	-1,3
L4	0,921	77	-2,3	97	-0,3
L1-L2	0,699	60	-3,9	76	-1,8
L1-L3	0,737	63	-3,6	80	-1,5
L1-L4	0,796	67	-3,2	85	-1,1
L2-L3	0,741	62	-3,8	78	-1,8
L2-L4	0,810	67	-3,3	85	-1,2
L3-L4	0,863	72	-2,8	91	-0,7

Trend: L1-L4

Gemessen Datum	Alter (Jahre)	BMD[1] (g/cm²)	Ändern gegenüber Nulllinie (%)	Nulllinie (%/Jahr)
14.01.2014	84,0	0,796	10,2	9,6
21.12.2012	82,9	0,722	Basislinie	Basislinie

◘ **Abb. 22.2 Typische softwaregestützte Befundung einer DEXA-Osteodensitometrie mit dem Befund einer Osteoporose.** Osteodensitometrie der Wirbelsäule einer 84-jährigen Patientin mit ausgeprägter Osteoporose. Wichtig ist die simultane Bewertung der low dose konventionellen Röntgenaufnahme, um Artefakte auszuschließen (links oben). In der Mitte ist die Darstellung des T-Scores angegeben. Integriert von L1–L4 beträgt hier der T-Score − 3,2. Es ist erkennbar, dass für einzelne Wirbelkörper, z. B. L2, schlechtere Werte, hier − 4,3, vorliegen können. In den Tabellen wäre bei einzelnen, nicht verwertbaren Wirbelkörpern auch der Bezug auf bestimmte Wirbelkörper zur Bildung des Mittelwerts möglich

Osteodensitometrie und Knochenumbauparameter

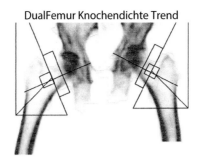

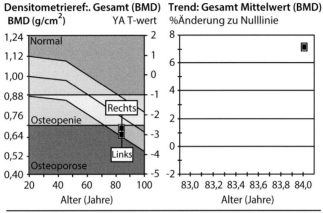

Bereich	BMD[1] (g/cm²)	Junge Erw.[2,7] (%)	T-wert	Altersvergl.[3] (%)	Z-wert
Hals					
Links	0,644	66	-2,8	90	-0,6
Rechts	0,721	74	-2,2	100	0,0
Mittelwert	0,683	70	-2,5	95	-0,3
Differenz	0,077	8	0,6	11	0,6
Gesamt					
Links	0,641	64	-3,0	86	-0,9
Rechts	0,676	68	-2,7	91	-0,6
Mittelwert	0,659	66	-2,8	88	-0,7
Differenz	0,035	3	0,3	5	0,3

		Trend: Gesamt Mittelwert		
Gemessen Datum	Alter (jahre)	BMD[1] (g/cm²)	Andern gegenüber Nulllinie (%)	Nulllinie (%/Jahr)
14.01.2014	84,0	0,659	7,2	6,7
21.12.2012	82,9	0,615	Basislinie	Basislinie

◘ **Abb. 22.3 Typische softwaregestützte Befundung einer DEXA-Osteodensitometrie mit dem Befund einer Osteoporose.** Osteodensitometrie der 84-jährigen Patientin in ◘ Abb. 22.2 mit seitengetrennter Befundung der Schenkelhälse

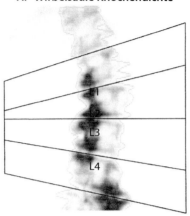

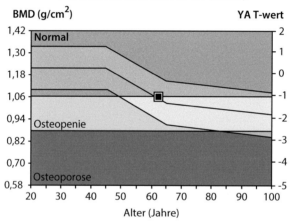

Bereich	BMD (g/cm^2)	Junge Erw. (%)	T-wert	Altersvergl. (%)	Z-wert
L1	0,814	72	-2,6	82	-1,5
L2	1,104	92	-0,8	103	0,3
L3	1,137	95	-0,5	107	0,6
L4	1,112	93	-0,7	104	0,4
L1-L2	0,965	83	-1,7	94	-0,6
L1-L3	1,028	88	-1,2	99	-0,1
L1-L4	1,052	89	-1,1	101	0,0
L2-L3	1,122	93	-0,7	105	0,5
L2-L4	1,118	93	-0,7	105	0,4
L3-L4	1,124	94	-0,6	105	0,5

Abb. 22.4 Typische softwaregestützte Befundung einer DEXA-Osteodensitometrie mit dem Fallstrick einer Artefakt-Messung. Osteodensitometrie einer 63-jährigen Patientin mit Osteoporose. Fallstrick: Die Osteoporose ist hier nur an den Schenkelhälsen (Abb. 22.5) zu diagnostizieren, da die Messung an der Wirbelsäule durch die starke Skoliose falsch hohe T-Scores liefert

Osteodensitometrie und Knochenumbauparameter

DualFemur Knochendichte

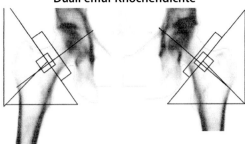

Densitometrieref.: Gesamt (BMD)

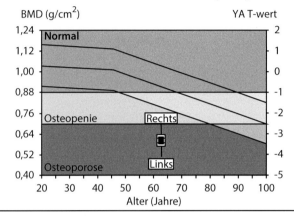

Hüftachsenlängen-Vergleich (mm)

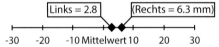

(Rechts = 112,5 mm) (Durchschnitt = 106,2 mm) (Links = 109,0 mm)

Bild nicht für Diagnosezwecke

Bereich	BMD (g/cm²)	Junge Erw. (%)	T-wert	Altersvergl. (%)	Z-wert
Hals					
Links	0,609	62	-3,1	71	-2,0
Rechts	0,620	63	-3,0	73	-1,9
Mittelwert	0,614	63	-3,0	72	-2,0
Differenz	0,011	1	0,1	1	0,1
Gesamt					
Links	0,587	59	-3,4	65	-2,6
Rechts	0,610	61	-3,3	67	-2,5
Mittelwert	0,599	60	-3,3	66	-2,6
Differenz	0,022	2	0,2	2	0,2

◘ **Abb. 22.5 Typische softwaregestützte Befundung einer DEXA-Osteodensitometrie an den Schenkelhälsen.** Osteodensitometrie der Schenkelhälse der in ◘ Abb. 22.4 genannten Patientin mit Osteoporose. Fallstrick: Die Osteoporose ist hier nur an den Schenkelhälsen zu diagnostizieren, da die Messung an der Wirbelsäule durch die starke Skoliose falsch hohe T-Scores liefert

Tab. 22.2 Empfehlungen zur medikamentösen Osteoporosetherapie nach DVO aus dem Jahr 2017 [5]

Lebensalter in Jahren		T-Wert (nur anwendbar auf DEXA-Werte)				
Frau	Mann	$-2{,}0$ bis $-2{,}5$	$-2{,}5$ bis $-3{,}0$	$-3{,}0$ bis $-3{,}5$	$-3{,}5$ bis $-4{,}0$	$<-4{,}0$
50–60	60–70	nein	nein	nein	nein	ja
60–65	70–75	nein	nein	nein	ja	ja
65–70	75–80	nein	nein	ja	ja	ja
70–75	80–85	nein	ja	ja	ja	ja
> 75	> 85	ja	ja	ja	ja	ja

Praxistipps

Empfehlungen nach DVO [4] für eine osteospezifische medikamentöse Therapie in Abhängigkeit von Geschlecht, Lebensalter und Knochendichte sind den aktuellen Leitlinien zu entnehmen und waren zuletzt so von 2017 bis September 2023 gültig (◘ Tab. 22.2). Der Erfassung von Risikosituationen kam bereits seit langem hier eine besondere Bedeutung zu (◘ Tab. 22.3). Eine Anhebung der Therapieschwelle erfolgte damals um 0,5 T-Score bei 1 Risikofaktor bzw. um 1,0 T-Score bei 2 oder mehr Risikofaktoren (bis max. $-2{,}0$ T-score bei multiplen Risikofaktoren). Bei der Therapie einer Grunderkrankung mittels $> 7{,}5$ mg Prednisolon-Äquivalent tgl. für > 3 Monate sollte eine Therapie in jedem Alter bei einem T-Score von $< -1{,}5$ erfolgen. Bei der Therapie einer Grunderkrankung mittels $< 7{,}5$ mg Prednisolon-Äquivalent tgl. für > 3 Monate sollte ein „Anheben" der Therapieschwelle in der Tabelle um 1,0 T-Score erfolgen, ebenso bei Diabetes mellitus Typ 1 und bei 3 niedrig-

traumatischen Frakturen in den letzten 10 Jahren. Bei anderen Risikofaktoren wurde die Risikoschwelle um 0,5 T-Score angehoben. Es ist zu beachten, dass im September 2023 neue DVO-Leitlinien erschienen sind mit sehr ausführlichen und grundlegenden Veränderungen der Risikobewertung und der Therapieschwellen-Indikation. Hier sei auf die entsprechende Leitlinien der DVO 2023 in ihren Kurz- und Langfassungen und die umfangreichen Tabellenwerke verwiesen [6], die den Rahmen dieses Buches sprengen würden. Eine Auswahl dieser Riskofaktoren mit dem neu eingeführten Faktoren-Risikogradienten zeigt die ◘ Tab. 22.4. Bis zu 2 der Risikogradienten aus unterschiedlichen Gruppen können multipliziert werden. Mit diesem Wert wird dann in geschlechts-spezifischen Tabellen nach Alter und BMD definiert, ob die 3 %-Schwelle (keine Therapie oder nur bei immanentem Fraktur-Risiko), die 5 %-Schwelle (klassische Therapie-Indikation) oder die 10 %-Schwelle (sog. osteo-anabole Schwelle mit Indikation

Osteodensitometrie und Knochenumbauparameter

◘ Tab. 22.3 Risikofaktoren (nach [4]), damalige DVO-Leitlinie von 2017

Faktoren/Risiken	Erkrankungen/Zustände
Endokrinopathien	Hyperkortisolismus
	Diabetes mellitus Typ 1 (s. o. Anhebung um 1,0 T-score)
	primärer Hyperparathyreoidismus
	Hyperthyreose (TSH < 0,3 mU/l)
	Hypogonadismus
	GH-Mangel/Hypophyseninsuffizienz
Medikation	Antiepileptika/Epilepsie
	Antidepressiva
	Aromataseinhibitoren
	Protonenpumpeninhibitoren
	Glitazone
	Hormonablative Therapieformen
	Anti-Androgene
	orale Glukokortikoide (◘ Tab. 22.2)
Frakturen	periphere Fraktur nach dem 50. Lebensjahr (ohne Finger, Knöchel, Schädel)
	singuläre Wirbelkörperfraktur
	proximale Femurfraktur bei einem Elternteil
Lebensfaktoren	Immobilität
	multiple Stürze
	Nikotinabusus
Begleiterkrankungen	Epilepsie
	rheumatoide Arthritis
	Chronische Inflammation mit persistenter hsCRP-Erhöhung
	Herzinsuffizienz
	COPD, hohe Dosen inhalativer Glucocorticoide
	Sprue
	Z. n. BII-Gastrektomie

☐ Tab. 22.4 Risikofaktoren und Risikogradienten (modifiziert nach [6]), aktuelle DVO-Leitlinie von 2023

Risikogradient	Risikofaktoren
Medikation	
1,3	Prednisolon-Äquivalent < 2,5 mg/d > 3 Monate
2,3	Prednisolon-Äquivalent 2,5–7,5 mg/d > 3 Monate
4,0	Prednisolon-Äquivalent > 7,5 mg/d > 3 Monate
4,9	Prednisolon-Äquivalent > 5 mg/d neu begonnen/erhöht in den letzten 12 Monaten
*	Aromatase-Inhibitoren
1,4	Opiate
1,4	Protonenpumpeninhibitoren
Grunderkrankungen	
2,7	Rheumatoide Arthritis
1,5	Chronische Herzinsuffizienz
1,3	COPD
1,6	Niereninsuffizienz CKD 3a, 3b, 4
*	BII-Magenresektion/Gastrektomie/Bariatrische Operation
*	HIV
2,0	MGUS
1,6	Spondylarthropathien
*	Morbus Crohn, Colitis ulcerosa, Zöliakie, SLE
1,4	Chronische Hyponatriämie (SIADH)
1,6	Apoplex
2,1	Multiple Sklerose
1,7	Morbus Parkinson
1,2	Epilepsie/Antikonvulsiva-Therapie
1,6	Demenz/Morbus Alzheimer
1,3	Depression/Anti-Depressiva
1,6	Sturz in den letzten 12 Monaten infolge geriatrischer/neurologischer Erkrankungen
1,9	Mehr als 1 Sturz in den letzten 12 Monaten (wie oben genannt)
1,8	Pathologischer Timed Up-and-Go-Test > 12 s

Osteodensitometrie und Knochenumbauparameter

Tab. 22.4 (Fortsetzung)

Risikogradient	Risikofaktoren
Endokrinopathien	
2,7	Hyperthyreose mit TSH zwischen 0,1 bis 0,45 mU/l (TSH-Erniedrigung)
2,8	Hyperthyreose mit TSH < 0,1 mU/l (Suppression)
2,5	Diabetes mellitus Typ 1
1,2	Diabetes mellitus Typ 2 (Laufzeit 5–10 Jahre)
1,6	Diabetes mellitus Typ 2 (Laufzeit > 10 Jahre)
2,2	Primärer Hyperparathyreoidismus
*	Cushing-Syndrom
*	GH-Mangel, Hypophyseninsuffizienz
*	Hypogonadismus
Allgemeine Faktoren und Lebensgewohnheiten	
1,2	Hüftfraktur eines Elternteiles
2,2	BMI $\leq$ 15 kg/m^2
1,7	BMI 15–18,5 kg/m^2
1,3	BMI 18,5-< 20 kg/m^2
1,9	Alkoholabusus > 30 g/Tag
1,5	Nikotinabusus
Frakturanamnese	
4,2	Hüftfraktur in den letzten 12 Monaten
2,5	Hüftfraktur > 12 Monate
2,9	Wirbelkörperfraktur in den letzten 12 Monaten
	Wirbelkörperfraktur > 12 Monate: 2,0 bei 1 Fraktur 2,9 bei 2 Frakturen 5,0 bei 3 oder mehr Frakturen
1,7	Humerusfraktur, Beckenfraktur
1,6	Unterarmfraktur

Die Tabelle ist adaptiert, modifiziert und ohne Anspruch auf Vollständigkeit orientierend an der DVO-Leitlinie 2023 [6]
*Indikation zur Basisdiagnostik

zur primär osteo-anabolen Therapie) erreicht wird (s. Tabellenwerke der DVO in der Leitlinie 2023). Ohne jegliche Risikofaktoren erfolgt die Zuordnung zu diesen prozentualen Schwellen (3-Jahres-Fraktur-Risiko) wie gewohnt farbcodiert in geschlechts- und alters-spezifischen Tabellen nach dem T-Score

(BMD). Die ◻ Tab. 22.5 und 22.6 zeigen eine modifizierte und adaptierte Auswahl dieser Tabellen zur Illustration der neuen Vorgehensweis für Frauen und Männer, ausgewählt für das Erreichen der allgemeinen Therapie-Indikation (5 %-Schwelle) und der osteo-anabolen Indikation (10 %-Schwelle).

◻ **Tab. 22.5** Empfehlungen zur medikamentösen Osteoporosetherapie (Risikogradienten-Verfahren), modifiziert und adaptiert nach DVO aus dem Jahr 2023 [7] für Frauen

Frauen	T-score 0.0	T-score -0.5	T-score -1.0	T-score -1.5	T-score -2.0	T-score -2.5	T-score -3.0	T-score -3.5	T-score -4.0
50 J.	21	16	12	9	6	5	3,5	2,5	2
55 J.	14	10	8	6	4	3	2,3	1,7	
60 J.	10	7	5	4	3	2,2	1,6		
65 J.	7	5	4	3	2,1	1,5			
70 J.	5	4	2,7	2,1	1,5	1,1			
75 J.	4	3	2,1	1,5	1,1				
80 J.	3	2,2	1,6	1,1					
85 J.	2,4	1,8	1,3						
90 J.	2	1,4							

Zahlen: Faktoren-Indikations-Schwellen (Risikofaktoren) um 5%-Schwelle zu erreichen; orange: klassische osteo-spezifische Therapie-Indikation erreicht (5%-Schwelle), auch ohne Risikofaktoren; rot: osteo-anabole Therapie indiziert (10%-Schwelle), auch ohne Risikofaktoren. *Die Tabelle ist adaptiert, modifiziert und ohne Anspruch auf Vollständigkeit orientierend an der DVO-Leitlinie 2023* [18].

Osteodensitometrie und Knochenumbauparameter

◻ Tab. 22.6 Empfehlungen zur medikamentösen Osteoporosetherapie (Risikogradienten-Verfahren), modifiziert und adaptiert nach DVO aus dem Jahr 2023 [7] für Männer.

Männer	T-score 0.0	T-score -0.5	T-score -1.0	T-score -1.5	T-score -2.0	T-score -2.5	T-score -3.0	T-score -3.5	T-score -4.0
50 J.	17	12	8	6	4	2,6	1,8		
55 J.	13	9	6	4	2,9	2			
60 J.	10	7	5	3,2	2,2	1,5			
65 J.	8	5	3,6	2,4	1,6				
70 J.	6	4	2,8	1,9	1,3				
75 J.	5	3,4	2,3	1,4					
80 J.	4	2,7	1,8	1,2					
85 J.	3,3	2,1	1,4						
90 J.	2,4	1,5							

Zahlen: Faktoren-Indikations-Schwellen (Risikofaktoren) um 5%-Schwelle zu erreichen; orange: klassische osteo-spezifische Therapie-Indikation erreicht (5%-Schwelle), auch ohne Risikofaktoren; rot: osteo-anabole Therapie indiziert (10%-Schwelle), auch ohne Risikofaktoren. *Die Tabelle ist adaptiert, modifiziert und ohne Anspruch auf Vollständigkeit orientierend an der DVO-Leitlinie 2023* [18].

22.2 Knochenumbauparameter

22.2.1 Osteokalzin

■ **Indikationen**
— Diagnose und Therapieverlauf einer Ostoporose
— Beurteilung des Knochenumsatzes [7–9].

■ **Kontraindikationen und Nebenwirkungen**
Keine.

■ **Testprinzip**
Es werden ELISA und immunometrische Assays verwendet, wobei die jeweiligen Antikörper die N-terminalen oder die mittleren Anteile des Proteins erkennen. Die Messwerte unterschiedlicher Hersteller können nicht verglichen werden.

■ **Testdurchführung**
Standardisiert, wie folgt:

■ ■ **Vorbereitung und Rahmenbedingungen**
Die Messung erfolgt morgens nüchtern, da eine zirkadiane Rhythmik besteht.

■ ■ **Procedere**
Periphere Venenblutentnahme.

■ ■ **Interpretation**
Osteokalzin [7–9] dient als Marker der Osteoblastenfunktion und eines gesteigerten Knochenumbaus. Erhöhte Osteokalzinwerte finden sich auch bei primärem und sekundärem Hyperparathyreoidismus, bei Osteomalazie, bei M. Paget, Knochenfiliae und bei der High-turnover-Osteoporose (also z. B. bei der frühen postmenopausalen Osteoporose). Erniedrigte Werte werden bei der Low-turnover-Osteoporose berichtet.

Der Normbereich des Osteokalzins variiert je nach verwendetem Assay und liegt etwa im Bereich von 2–10 µg/l [7, 10].

- **Fallstricke**

Es besteht eine zirkadiane Rhythmik mit höheren Werten in den Morgenstunden sowie eine saisonale Rhythmik mit den höchsten Werten im Winter und den niedrigsten im Sommer, die Vitamin-D-Versorgung widerspiegelnd.

- **Praxistipps**
- Osteokalzin wird unter Einfluss von Vitamin D in den Osteoblasten gebildet und ist somit ein Marker der Osteoblastenfunktion und der Mineralisation des Osteoids.
- Da Osteokalzin nur eine Serum-Halbwertszeit von etwa 4 min aufweist und renal eliminiert wird, steigen die Spiegel bei höhergradiger Niereninsuffizienz an.
- Im Gegensatz zur alkalischen Phosphatase ist Osteokalzin bei Cholestase nicht erhöht.
- Das Therapie-Monitoring bei M. Paget erfolgt anhand der alkalischen Phosphatase.
- Steroide bewirken in unterschiedlichen Therapieformen ein schnelles Absinken des Osteokalzins, nicht aber der alkalischen Phosphatase.
- Generell wird die Bedeutung von Knochenumbauparametern hinsichtlich ihrer Wertigkeit und ihres klinischen Nutzens in der Alltagsroutine kontrovers diskutiert [8, 9].

22.2.2 Knochenspezifische alkalische Phosphatase

- **Indikationen**
- Beurteilung vermehrter Osteoblasten-Aktivität [11]
- Beurteilung des Knochenumsatzes [7–9]
- Diagnose und Verlauf bei verschiedenen Erkrankungen wie Knochenfiliae, M. Paget, osteogene Tumoren, Vitamin-D-Mangel (Osteomalazie), Osteoporomalazie
- Differenzialdiagnose einer erhöhten Gesamt-AP.

- **Kontraindikationen und Nebenwirkungen**

Keine.

- **Testprinzip**

ELISA und Immunometrie.

- **Testdurchführung**

Standardisiert, wie folgt:

- ■ **Vorbereitung und Rahmenbedingungen**

Keine.

- ■ **Procedere**

Periphere Venenblutentnahme.

- ■ **Interpretation**

Etwa die Hälfte der gesamten alkalischen Phosphatase ist durch das Isoenzym der Knochen-AP verursacht. Werte unterschiedlicher Assays sind nicht vergleichbar, es bestehen geschlechterspezifische Grenzwerte.

Der Normbereich der knochenspezifischen alkalischen Phosphatase beträgt in ELISA etwa 12–31 U/l bei Frauen und 15–41 U/l bei Männern [11, 12].

Der Normbereich der knochenspezifischen alkalischen Phosphatase beträgt in immunometrischen Assays etwa 3,4–15 µg/l bei Frauen und 3,8–21,3 µg/l bei Männern [11, 13].

- **Fallstricke**

Unter Biphosphonat-Therapie sinkt die Knochen-AP dauerhaft.

- **Praxistipps**
- Es existieren viele Isoenzyme der AP. Neben den Knochen kommt die AP auch z. B. im Dünndarm, den Gallenwegen und in der Plazenta vor.
- Eine Vielzahl maligner Tumoren bildet Skelettfiliae mit erhöhter Knochen-AP, insbesondere osteoblastische Metastasen.

Osteodensitometrie und Knochenumbauparameter

— Auch Knochenfrakturen können zu einer zum Teil monatelangen Erhöhung der Knochen-AP führen.
— Generell wird die Bedeutung von Knochenumbauparametern hinsichtlich ihrer Wertigkeit und ihres klinischen Nutzens in der Alltagsroutine kontrovers diskutiert [8, 9].

22.2.3 N-terminales Kollagen-Typ-1-Propeptid

■ **Indikationen**
— Verlaufsbeurteilung der Osteoporose, v. a. unter anaboler Therapie
— Indikator der Knochenneubildung.

■ **Kontraindikationen und Nebenwirkungen**
Keine.

■ **Testprinzip**
Two-site-Sandwich-Immuno-Assays unter Verwendung zweier Antikörper.

■ **Testdurchführung**
Standardisiert, wie folgt:

■ ■ **Vorbereitung und Rahmenbedingungen**
Keine.

■ ■ **Procedere**
Periphere Venenblutentnahme (Serum, ED-TA-Plasma).

■ ■ **Interpretation**
Der Referenzbereich [14] variiert je nach Assay und beträgt etwa 13,8–60,9 µg/l bei Frauen und 13,9–85,5 µg/l bei Männern. Interpretiert wird die Zunahme der Konzentration unter osteoanaboler Therapie.

■ **Fallstricke**
Unter Biphosphonat-Therapie können die gemessenen Konzentrationen abnehmen.

■ **Praxistipps**
— N-terminales Kollagen-Typ-1-Propeptid ist kein geeigneter Marker für die Diagnose oder Differenzialdiagnose einer Osteoporose.
— N-terminales Kollagen-Typ-1-Propeptid wird bei der Prozessierung von Kollagen Typ 1 abgespalten und gelangt ins Blut.
— Generell wird die Bedeutung von Knochenumbauparametern hinsichtlich ihrer Wertigkeit und ihres klinischen Nutzens in der Alltags-Routine kontrovers diskutiert [8, 9].

22.2.4 Carboxyterminale Telopeptide vom Typ-1-Kollagen

■ **Indikationen**
— Die carboxyterminal verlinkten Telopeptide des Typ-1-Kollagens (CTX, β-Crosslaps) werden bevorzugt als β-Crosslaps (isomerisierte Asparaginsäure) bestimmt.
— β-Crosslaps sind keine Parameter des Knochenaufbaus, sondern des gesteigerten Knochenabbaus.
— Therapieverlauf der Osteoporose und maligner Knochenerkrankungen.

■ **Kontraindikationen und Nebenwirkungen**
Keine.

■ **Testprinzip**
Two-site-Sandwich-Immuno-Assays unter Verwendung zweier Antikörper.

■ **Testdurchführung**
Standardisiert, wie folgt:

■ ■ **Vorbereitung und Rahmenbedingungen**
Die Blutentnahme soll nüchtern und morgens erfolgen (Abhängigkeit von der Nahrungsaufnahme).

▪▪ Procedere
Periphere Venenblutentnahme (EDTA-Plasma).

▪▪ Interpretation
Der Referenzbereich [15] variiert je nach Assay und beträgt im EDTA-Plasma etwa 0,1–0,6 µg/l [16].

▪ Fallstricke
- β-Crosslaps werden in geringerem Umfang auch von der Haut freigesetzt.
- Es besteht eine jahreszeitlich Rhythmik mit höheren Werten im Winter und niedrigeren Werten im Sommer.

▪ Praxistipps
- β-Crosslaps sind stark erhöht bei M. Paget, Osteoporomalazie, Knochenfiliae, Frakturen.
- Generell wird die Bedeutung von Knochenumbauparametern hinsichtlich ihrer Wertigkeit und ihres klinischen Nutzens in der Alltags-Routine kontrovers diskutiert [8, 9].

22.2.5 Pyridinolin und Deoxypyridinolin

▪ Indikationen
- Pyridinolin und Deoxypyridinolin sind Marker einer erhöhten Knochenresorption bzw. eines gesteigerten Knochenabbaus.
- Therapieverlauf der Osteoporose und maligner Knochenerkrankungen.

▪ Kontraindikationen und Nebenwirkungen
Keine.

▪ Testprinzip
Pyridinolin und Deoxypyridinolin werden infolge der Kollagen-Typ-1-Degradation freigesetzt und mit dem Urin ausgeschieden. Es existieren HPLC-basierte Nachweismethoden für die totalen Pyridinoline sowie HPLC- und immunoassaybasierte Methoden für den Nachweis der freien Pyridinoline. Die Angabe erfolgt in µg/g Kreatinin oder µmol/mol Kreatinin, das im Urin also mitbestimmt werden muss.

▪ Testdurchführung
Standardisiert, wie folgt:

▪▪ Vorbereitung und Rahmenbedingungen
Keine.

▪▪ Procedere
Es wird Morgenurin verwendet.

▪▪ Interpretation
Der Referenzbereich [17] variiert je nach Assay. In einer HPLC-basierten Methode [18] liegt der Referenzbereich der Pyridinoline für Frauen bei 120–300 µg/g Kreatinin prämenopausal und bei 150–400 µg/g Kreatinin postmenopausal; für Deoxypyridinoline bei 26–60 µg/g Kreatinin prämenopausal und bei 30–110 µg/g Kreatinin postmenopausal. Der Umrechnungsfaktor für Pyridinolin von mg/g Kreatinin in µmol/mol Kreatinin beträgt 0,263 und 0,278 für Deoxypyridinoline [17].

▪ Fallstricke
- Die Urinprobe muss dunkel aufbewahrt werden, da die Pyridinoline sonst abgebaut werden.
- Die intra- und interindividuellen Schwankungen der Konzentrationen sind durchaus nicht zu vernachlässigen.

▪ Praxistipps
Generell wird die Bedeutung von Knochenumbauparametern hinsichtlich ihrer Wertigkeit und ihres klinischen Nutzens in der Alltags-Routine kontrovers diskutiert [8, 9].

Literatur

1. Schneider P, Reiners C (1998) Quantitative Bestimmung der Knochenmasse: Heutiger Stand und Fallstricke der Methoden. Med Welt 49:157–163
2. Frost HM (1997) Defining osteopenias and osteoporoses: another view. Bone 20:385–391
3. Bartl L (2007) Leitliniengerechtes Management der Osteoporose. DMW 132:995–999
4. Schneider P (1992) Stellenwert zweier unterschiedlicher Knochendichtemessmethoden zur Bestimmung des Mineralgehaltes am peripheren und axialen Skelett. Z Orthop 130:16–21
5. DVO Leitlinie Osteoporose (2017) zur Prophylaxe, Diagnostik und Therapie der Osteoporose, Kurz- und Langfassung 2017. www.dv-osteologie.org

Osteodensitometrie und Knochenumbauparameter

6. DVO-Leitlinie 2023 Kurz- und Langfassung. www.dv-osteologie.org
7. Thomas L (2012) Labor und Diagnose, 8. Aufl. TH-Books, Frankfurt am Main, S 414–417
8. Hlaing TT, Compston JE (2014) Biochemical markers of bone turnover – uses and limitations. Ann Clin Biochem 51:189–202
9. Coates P (2013) Bone turnover markers. Aust Fam Physician 42:285–287
10. Diego EMD, Cuerrero R, Piedra C (1994) Six osteocalcin assays compared. Clin Chem 40:2071–2077
11. Thomas L (2012) Labor und Diagnose, 8. Aufl. TH-Books, Frankfurt am Main, S 413–414
12. Gomez B Jr, Ardakani S, Ju J et al (1995) Monoclonal antibody assay for measuring bone-specific alkaline phosphatase. Clin Chem 41:1560–1566
13. Withold W, Rick W (1994) Evaluation of an immunoradiometric assay for bone alkaline mass concentrations. J. Clin Chem. Clin Biochem 32:91–95
14. Thomas L (2012) Labor und Diagnose, 8. Aufl. TH-Books, Frankfurt am Main, S 417–418
15. Thomas L (2012) Labor und Diagnose, 8. Aufl. TH-Books, Frankfurt am Main, S 422–425
16. Garnero P, Borel O, Delmas PD (2001) Evaluation of a fully automated serum assay for C-terminal cross-linking telopeptide of type 1 collagen in osteoporosis. Clin Chem 47:694–702
17. Thomas L (2012) Labor und Diagnose, 8. Aufl. TH-Books, Frankfurt am Main, S 418–422
18. Meyer-Lüerssen B, Traber L, Knörzer T et al (2000) Bone resorption marker in pre- and postmenopausal females. Clin Lab 46:285–290

Neuropathie-Tests

Andreas Schäffler und Thomas Karrasch

Inhaltsverzeichnis

23.1 Periphere Neuropathie-Tests – 286
23.1.1 Apparative Untersuchungen zur peripheren Neuropathie – 287

23.2 Autonome Neuropathie-Tests – 290

Literatur – 291

© Der/die Autor(en), exklusiv lizenziert an Springer-Verlag GmbH, DE, ein Teil von Springer Nature 2024
A. Schäffler (Hrsg.), *Funktionsdiagnostik in Endokrinologie, Diabetologie und Stoffwechsel*,
https://doi.org/10.1007/978-3-662-68563-1_23

23.1 Periphere Neuropathie-Tests

- **Indikationen**

Verdacht auf sensomotorische diabetische und/oder alkoholische Polyneuropathie.

- **Kontraindikationen und Nebenwirkungen**

Keine.

- **Testprinzip**

Die verschiedenen Untersuchungen sind darauf angelegt, mit einfachem Gerät den Ist-Zustand einer motorischen Funktion (z. B. Muskeleigenreflex) oder sensorischen Sinnesqualität (Berührung, Temperatur, Schmerz, Spitz-Stumpf-Diskriminierung, Zweipunkt-Diskriminierung, Vibration) zu dokumentieren.

- **Testdurchführung**

Standardisiert, wie folgt:

- **Vorbereitung und Rahmenbedingungen**
- Anamnese und Differenzialdiagnose:
  - periphere arterielle Verschlusskrankheit,
  - Vitaminmangelzustände (z. B. Vitamin B12),
  - Kollagenosen,
  - maligne Erkrankungen,
  - Umweltgifte, Alkohol,
  - Medikamente, insbesondere Zytostatika,
  - Grunderkrankungen mit Nervenbeteiligung (z. B. M. Wegener).
- Klinische Untersuchung des peripheren Nervensystems:
  - Hautfarbe und -temperatur,
  - Schweißsekretion,
  - trophische Störungen,
  - Ulcera.

- **Procedere und Interpretation**

Muskeleigenreflexe

Die typischen monosynaptischen Muskeleigenreflexe wie
- Achillessehnenreflex,
- Patellarsehnenreflex,
- Bizepssehnenreflex,
- Trizepssehnenreflex

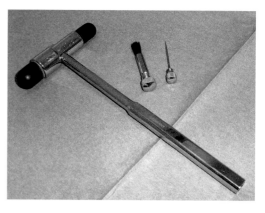

Abb. 23.1 Handelsüblicher Reflexhammer (mit Pinsel und Spitze zum Testen von Berührung und Spitz-/Schmerzempfindung)

werden mit einem Reflexhammer dokumentiert (Abb. 23.1).

Das Reflexniveau kann über den
- Masseter-Reflex sowie über den
- Trömner-Reflex und
- Knips-Reflex an den Fingern

bestimmt werden.

Zur Reflexbahnung bei sehr schwachen Reflexen kann der Handgriff nach Jendrassik versucht werden.

Vibrationsempfinden Die Messung der Tiefensensibilität (Vibrationsempfinden) [1] erfolgt mit einer kalibrierten (8/8) neurologische Stimmgabel (128 Hz) nach Rydel-Seiffer (Abb. 23.2). Die Untersuchungspunkte umfassen Großzehengrundgelenk, Malleolus medialis, Tuberositas tibiae und ggf. Spina iliaca anterior superior. Die Normalwerte sind altersabhängig:
- Am Malleolus medialis müssen Patienten unter dem 40. Lebensjahr 6/8, nach dem 40. Lebensjahr 5/8 bemerken [2].
- Am Großzehengrundgelenk müssen Patienten unter dem 30. Lebensjahr 6/8, nach dem 30. Lebensjahr 5/8 bemerken [3].

Schmerzempfindung Die Schmerzempfindung wird mit einem Spitz-Stumpf-Gegenstand gemessen, der dann auch die Spitz-Stumpf-Diskriminierung dokumentiert. Die meisten Reflexhämmer beinhalten eine Nadel zur Testung (Abb. 23.1).

Neuropathie-Tests

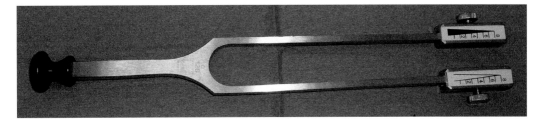

◘ **Abb. 23.2** Stimmgabel nach Rydel-Seiffer (Kalibrierung in 8/8 auf einer Schwarz/Weiß-Pyramide)

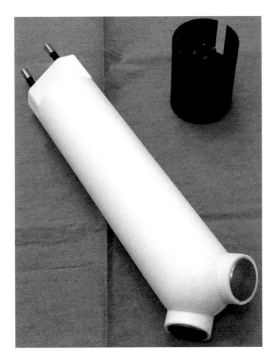

◘ **Abb. 23.3** Temperatursonde warm/kalt (Beispiel einer handelsüblichen, elektrisch aufladbaren Temperatursonde, Tiptherm®-Sonde, mit 2 Metallflächen für Warm/Kalt-Empfinden)

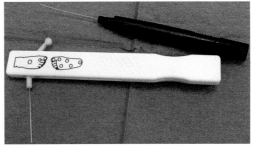

◘ **Abb. 23.4** Das 10-g-Monofilament nach Semmes-Weinstein (2 Beispiele eines handelsüblichen Filaments, das immer geschützt vor Verbiegen in einer Hülle aufbewahrt werden muss)

Temperaturempfindung Die Temperaturempfindung wird mit einer elektrischen Kalt/Warm-Sonde (z. B. Tiptherm®-Gerät) oder einem Reagenzglas, gefüllt mit kaltem oder warmem Wasser, geprüft (◘ Abb. 23.3).

Druckempfindung Die Drucksensibilität wird mit dem 10-g-Monofilament nach Semmes-Weinstein (◘ Abb. 23.4) erfasst. Dabei wird ein dünnes Plastikfilament eine Sekunde lang über den Metatarsalköpfchen der ersten, dritten und fünften Zehe aufgesetzt. Biegt sich das Filament gerade durch, wird ein Druck von 10 g ausgeübt. Wird dieser Druck an mindestens zwei aufgesetzten Punkten wahrgenommen, ist das Berührungsempfinden nicht wesentlich eingeschränkt.

23.1.1 Apparative Untersuchungen zur peripheren Neuropathie

Zur Untersuchung der peripheren Neuropathie stehen folgende Messmethoden zur Verfügung:
- Messung der **Biothesiometrie** (Vibrameter: Schwingungsamplitude in µm): Prinzip: Erkennen der Vibration nach standardisiertem Druck und Schwingungsamplitude mittels Sensor auf Hand- und Fußrücken bzw. Tibia. Mittelwert nach 3 Messungen (Aα- und Aβ-Fasern). ◘ Abb. 23.5 zeigt einen automatisierten, PC-gestützten Messplatz für das Vibrationsempfinden.
- Messung der **Temperaturdiskrimination (Thermosensibilität)** (Δ/°C): Die Thermosensibilität wird in Schritten von 0,5 °C in

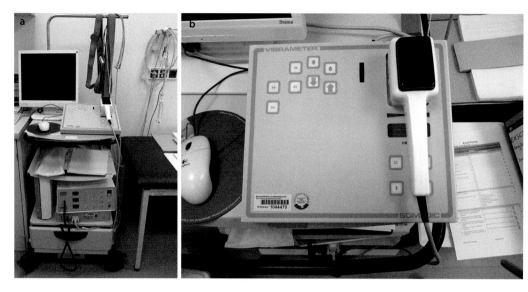

◘ Abb. 23.5 a, b Messplatz für Biothesiometrie mit Vibrameter

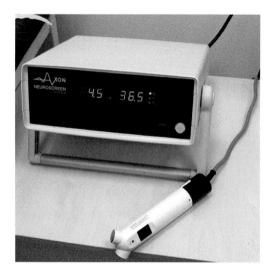

◘ Abb. 23.6 Messplatz für Thermosensibilität (Temperaturdiskrimination)

mind. 4 Messungen bestimmt (Normbereich: < 4; pathologisch: 4,5–9,5). ◘ Abb. 23.6 zeigt einen automatisierten, PC-gestützten Messplatz für die Thermosensibilität.
— Messung der **Nervenleitgeschwindigkeit** (NLG in ms): Im Regelfall werden untersucht: motorisch der Nervus medianus und Nervus peronaeus, sensorisch der Nervus medianus und Nervus suralis. Die Leitgeschwindigkeiten (Normbereich: > 40 m/s) werden am besten mit Oberflächenelektroden abgeleitet, um auch die Amplituden/Flächen der Muskelaktionspotenziale nach distaler und proximaler Stimulation verwerten zu können [2]. ◘ Abb. 23.7 zeigt einen automatisierten, PC-gestützten Messplatz für die Nervenleitgeschwindigkeit.

- **Fallstricke**
— Alle Untersuchungen sind sehr untersucherabhängig. Viele Einflussfaktoren und Medikamente können die Ergebnisse verfälschen.
— Pathologische Befunde sind nicht automatisch mit einer diabetischen Polyneuropathie gleichzusetzen.
— Viele Messparameter sind altersabhängig.

- **Praxistipps**
— Bei zweifelhaften Befunden ist eine fachärztlich-neurologische Vorstellung sinnvoll.
— ◘ Abb. 23.8 zeigt ein Beispiel für einen standardisierten Dokumentationsbogen für die periphere und autonome Neuropathie-Diagnostik.

Neuropathie-Tests

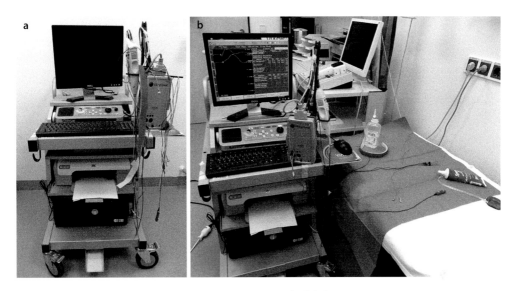

◘ Abb. 23.7 a, b Messplatz für die periphere Nervenleitgeschwindigkeit

Alter	Jahre	
Größe	cm	○ stationär ○ ambulant
Gewicht	kg	Telefon

Klinische Angaben
Dauer des Diabetes   Therapie
Fragestellung
Anforderung

Periphere Neuropathie   **Beurteilung**

☐ **I Biothesiometrie (μ Meter)**   rechts ○   links ○
  – Zeigefinger
  – Metacarpale II
  – Radius
  - Großzehe
  – Metatarsale
  – Tibia

☐ **II Temperaturdiskrimination (Δ°C)** (siehe beigefügte Dokumentationskarte)

☐ **Nervenleitgeschwindigkeitsmessung (NLG)**
  motorisch
  N. medianus
  N. peronaeus

  sensorisch
  N. medianus
  N. suralis

☐ **Test zur Erfassung der autonomen diabetischen Neuropathie**
  (Neuropathie-EKG)
  – Ruhe-Test
  – Valsalva-Test
  – Exsp.-Insp.-Test
  – Aufsteh-Test   30:15-ratio:

◘ Abb. 23.8 Standardisierter Auswerte- und Dokumentationsbogen für die periphere und autonome Neuropathie-Befundung

Beispiel für ein kommerzielles Gerät: Biothesiometrie/Vibrameter: Vibrameter Type IV SOMEDIC, Schweden; Thermosensibilität: Fa. Axon Neuroscreen; Nervenleitgeschwindigkeit: Viking Quest, Fa. VIASYS.

23.2 Autonome Neuropathie-Tests

■ Indikationen
Verdacht auf autonome diabetische Neuropathie.

■ Kontraindikationen und Nebenwirkungen
Keine.

■ Testprinzip
Die autonome diabetische Neuropathie (ADN) ist neben der sensomotorischen diabetischen Neuropathie die häufigste Form von Störungen am Nervensystem. Grundsätzlich kann die ADN jedes autonom innervierte Organ betreffen. Faktoren, die das Auftreten einer ADN begünstigen, sind Diabetesdauer und -einstellung [4].

Diagnostiziert wird die ADN mittels kardiovaskulärer autonomer Funktionstests, z. B. mittels des Computersystems Viasys® Health care-Neurocare.

■ Testdurchführung
Standardisiert, wie folgt:

■■ Vorbereitung und Rahmenbedingungen
Anamnese und Differenzialdiagnose:
- Vitaminmangelzustände (z. B. Vitamin B12),
- Kollagenosen,
- maligne Erkrankungen,
- Umweltgifte, Alkohol,
- Medikamente, insbesondere Zytostatika,
- Grunderkrankungen mit Nervenbeteiligung (z. B. M. Wegener).

■■ Procedere und Interpretation
- **Herzfrequenzvariabilität** (Ruhe-Test): Die Herzfrequenzvariabilität wird am liegenden normal atmenden Patienten über

5 min gemessen. Dazu wird aus 150 artefaktfreien aufeinanderfolgenden RR-Intervallen die Herzfrequenz und als Index zur Erfassung der vagalen Funktion der Variationskoeffizient (VK, altersabhängig) der RR-Intervalle berechnet.
- **Valsalva-Test**: Der Patient bläst in ein Manometer. Der Druck von 40 mmHg sollte über 15 s aufrechterhalten werden. Der Valsalva-Quotient wird berechnet, indem man das längste RR-Intervall während der in dem Pressversuch folgenden 15 s durch das kürzeste RR-Intervall des Manövers teilt [5]. Aufgrund der Gefahr von Netzhautblutungen soll das Manöver bei Patienten mit Retinopathie nicht durchgeführt werden.
- **Expirations-Inspirations-Test**: Der Patient atmet mit einer Frequenz von sechs Zügen pro Minute. Die Dauer der Inspirationsintervalle beträgt sechs Sekunden, die der Exspirationsintervalle vier Sekunden. In dem Atemzyklus mit der maximalen Herzfrequenzvariation werden das längste RR-Intervall während der Exspiration (RR max) und das kürzeste RR-Intervall während der Inspiration (RR min) ermittelt. Anschließend wird der Quotient (RR max/RR min) als sogenannter E/I-Quotient berechnet [6]. Ein anderes Maß ist die RR-Differenz. Die beim Gesunden ausgeprägten sinusförmigen Schwankungen der Herzfrequenz (Abnahme der Herzfrequenz beim Ausatmen, Zunahme beim Einatmen) werden durch parasympathische kardiale Nervenfasern vermittelt.
- **Aufsteh-Test 30:15-ratio** (Ewing-Test): Unter EKG-Dokumentation erhebt sich der liegende Patient so schnell wie möglich und stellt sich für 1 min neben die Untersuchungsliege. Beim Gesunden tritt das kürzeste RR-Intervall nach dem Aufstehen um den 15. Herzschlag interindividuell innerhalb der Schläge 5 bis 25 auf. Das längste RR-Intervall ist um den 30. Schlag innerhalb der Schläge 20 bis 40 zu erwarten. Als Testparameter wird der Maximum/Minimum-30:15-Quotient definiert als das längste RR-Intervall zwischen

Neuropathie-Tests

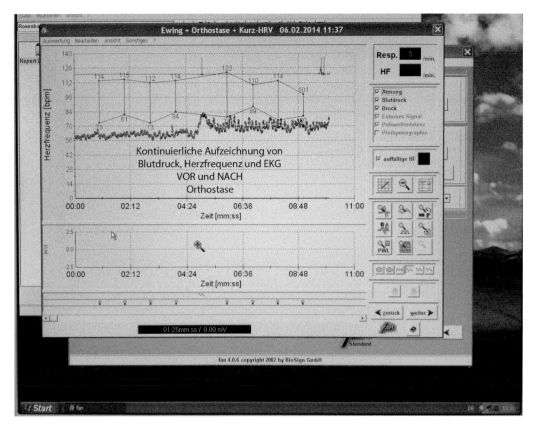

○ **Abb. 23.9 Auswerte-Monitor und Software für den Ewing-Test.** Unter Monitorkontrolle wird die Herzfrequenz über die Zeit in Abhängigkeit von den Atemphasen dokumentiert

Schlag 20 und 40, geteilt durch das kürzeste RR-Intervall um Herzschlag 15 (zwischen Schlag 5 und 25 nach dem Aufstehen [7]). Das Verhältnis wird als Ewing-Ratio bezeichnet. ○ Abb. 23.9 zeigt exemplarisch eine Auswerte-Software während der Testdurchführung.

– **Orthostase-Test**: Der liegende (mind. 5 min) Patient erhebt sich und stellt sich neben die Untersuchungsliege (mind. 5 min). Beim Gesunden beträgt der systolische RR-Abfall weniger al 20 mmHg und der diastolische RR-Abfall weniger als 10 mmHg. Gemessen wird jede Minute.

Nach den allgemein anerkannten Empfehlungen einer Konsensuskonferenz (American Diabetes Association 1988) kann bei zwei oder mehr pathologischen Tests eine kardiale autonome diabetische Neuropathie diagnostiziert werden.

▪ **Fallstricke**

Alle Untersuchungen sind bzgl. der Messparameter und Normwerte stark altersabhängig, hier muss auf einschlägige umfangreiche Tabellenwerte zurückgegriffen werden.

▪ **Praxistipps**

– Bei zweifelhaften Befunden ist eine fachärztlich-neurologische Vorstellung sinnvoll.
– Beispiel für eine kommerzielle Gerätschaft: Fa. Neurokard, Linden.

Literatur

1. Haslbeck M, Redaèlli M, Parandeh-Shab F et al (2000) Diagnostik, Therapie und Verlaufskontrolle der sensomotorischen diabetischen Neuropathie. Deutsche Diabetesgesellschaft-Leitlinien DDG
2. Claus D, Mustafa C, Vogel W, Herz M, Neundörfer B (1993) Assessment of diabetic neuropathy: defini-

tion of norm and discrimination of abnormal nerve function. Muscle Nerve 16:757–768

3. Hilz MJ, Axelrod FB, Hermann K, Haertl U, Duetsch M, Neundörfer B (1998) Normative values of vibratory perception in 530 children, juveniles and adults aged 3–79 years. J Neurol Sci 159:219–225

4. Haslbeck M, Luft D, Neundörfer B et al (2002) Diagnose, Therapie und Verlaufskontrolle der autonomen diabetischen Neuropathie. Deutsche Diabetesgesellschaft-Leitlinien DDG

5. Ewing DJ, Clarke BF (1982) Diagnosis and management of diabetic autonomic neuropathy. Br Med J 285:916–918

6. Smith SA (1982) Reduced sinus arrhythmia in diabetic autonomic neuropathy: diagnostic value of an age-related normal range. Br Med J 285:1599–1601

7. Ziegler D, Laux G, Dannehl K et al (1992) Assessment of cardiovascular autonomic function: age-related normal ranges and reproducibility of spectral analysis, vector analysis, and standard tests of heart rate variation and blood pressure responses. Diabet Med 9:166–175

Scoring- und Grading-Systeme in der Endokrinologie

Andreas Schäffler und Thomas Karrasch

Inhaltsverzeichnis

24.1 Hodenvolumenbestimmung mittels Orchidometer nach Prader – 295

24.2 Pubertätsentwicklung nach Tanner – 295

24.3 Hirsutismus-Score nach Ferriman und Gallwey – 297

24.4 Akne-Score nach dem Global Acne Grading System – 298

24.5 Alopezie-Score nach Ludwig – 298

24.6 Ophthalmometrie nach Hertel – 299

24.7 Klinische Stadieneinteilung der Struma – 300

24.8 Klinische Stadieneinteilung der endokrinen Orbitopathie – 301

24.9 Klinische Stadien-Einteilung des diabetischen Fuß-Ulkus – 302

24.10 Stadieneinteilung der diabetischen Nephropathie – 303

24.11 Scores zur Leberfibrose/Fettleberhepatitis – 303

24.12 Der Framingham Risk Score – 305

© Der/die Autor(en), exklusiv lizenziert an Springer-Verlag GmbH, DE, ein Teil von Springer Nature 2024
A. Schäffler (Hrsg.), *Funktionsdiagnostik in Endokrinologie, Diabetologie und Stoffwechsel*,
https://doi.org/10.1007/978-3-662-68563-1_24

24.13 Der Burch-Wartofsky Score – 305

24.14 Der Pituitary Apoplex Score (PAS) – 306

24.15 Stadieneinteilung, Prognose und Dialyse-prognose der Nephropathie nach KDIGO (Kidney Disease: Improving Global Outcome) – 307

24.16 Rotterdam-Kriterien und Diagnosekriterien beim PCOS (Polycystisches Ovar-Syndrom) – 308

24.17 Klinische Index-Scores für Statin-assoziierte Muskelsymptome und CK-Erhöhungen – 310

Literatur – 312

Scoring- und Grading-Systeme in der Endokrinologie

24.1 Hodenvolumenbestimmung mittels Orchidometer nach Prader

- **Indikationen**
- Bestimmung der Hodengröße absolut im Erwachsenenalter
- Bestimmung der Hodengröße relativ zum Lebensalter bei Kindern/Jugendlichen
- Abklärung eines Hypogonadismus jedweder Art
- V. a. Klinefelter-Syndrom.

- **Kontraindikationen und Nebenwirkungen**
Keine.

- **Testprinzip**
Anhand von auf einer Kette aufgereihter Ellipsoide (◘ Abb. 24.1) von 1 ml bis 25 ml aus Metall, Plastik oder Holz wird das Hodenvolumen mit dem Volumen des passenden Ellipsoides nach Prader [1] vergleichend-palpatorisch bestimmt (in ml).

- **Testdurchführung**
Standardisiert, wie folgt:

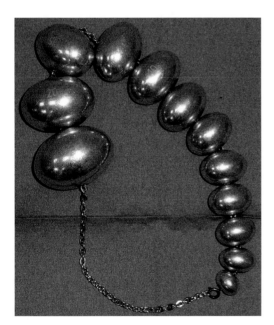

◘ Abb. 24.1 Das Orchidometer nach Prader. Metall-Ellipsoide (12 Stück) an Kette mit aufsteigenden Volumina (1, 2, 3, 4, 5, 6, 8, 10, 12, 15, 20, 25 ml)

- ■ **Vorbereitung und Rahmenbedingungen**
Keine.

- ■ **Procedere**
Testprinzip.

- ■ **Interpretation**
Das normale Hodenvolumen des gesunden erwachsenen Mannes beträgt etwa 20–25 ml.

- **Fallstricke**
- Fehleinschätzung
- Seitendifferenz
- Der Kopf des Nebenhodens darf nicht in die Volumetrie eingehen.

- **Praxistipps**
- Die sonografische Hodenvolumenbestimmung nach der vereinfachten Formel für ein Rotationsellipsoid ist genauer und liefert wertvolle Zusatzinformationen bzgl. Binnenreflexmuster (Orchitis, TART-Tumore, Karzinome) und Vaskularisation (Varikozele).
- Die orchidometerbasierte Volumetrie überschätzt das Hodenvolumen [2, 3].

24.2 Pubertätsentwicklung nach Tanner

- **Indikationen**
- Beurteilung der Entwicklung der Pubertät
- Stadienbeschreibung normaler, verzögerter oder akzelerierter Entwicklung.

- **Kontraindikationen und Nebenwirkungen**
Keine.

- **Testprinzip**
Visuelle und palpatorische Beschreibung und Graduierung von bestimmten Pubertätsmerkmalen wie Pubesbehaarung (PH), Brust- (B) und Genitalentwicklung (G).

- **Testdurchführung**
Standardisiert, wie folgt:

- ■ **Vorbereitung und Rahmenbedingungen**
Keine.

296   A. Schäffler und T. Karrasch

■■ Procedere
Testprinzip.

■■ Interpretation
❏ Tab. 24.1 gibt einen Überblick über die Pubertätsstadien nach Tanner und Whitehouse [4, 5].

■ Fallstricke
Fehleinschätzung.

■ Praxistipps
— Heranziehung von grafischen Schemata zur besseren Orientierung

❏ Tab. 24.1   Pubertätsstadien nach Tanner und Whitehouse [4, 5]

	Jungen	Mädchen
PH		
PH 1	keine Schambehaarung	keine Schambehaarung
PH 2	wenig Behaarung an Peniswurzel	wenig Behaarung an Labia majora
PH 3	dunklere Behaarung bis Symphyse, gekräuselt	dunklere Behaarung bis Symphyse, gekräuselt
PH 4	ähnlich wie bei Erwachsenen, nicht auf die Oberschenkel übergreifend	ähnlich wie bei Erwachsenen, nicht auf die Oberschenkel übergreifend, auf Mons pubis beschränkt
PH 5	auf die Oberschenkel übergreifend, dichter	auf die Oberschenkel übergreifend, dichter
PH 6	entlang der Linea alba aufsteigend zum Nabel in unterschiedlicher Ausprägung	entlang der Linea alba aufsteigend zum Nabel in unterschiedlicher Ausprägung
B	–	
B 1	–	infantil, nur minimale Brustwarze
B 2	–	Vorwölbung des Warzenhofs, Brustknospe entwickelt sich
B 3	–	Drüsenkörper größer als Areola, Brust gewölbt
B 4	–	Mamille und Areola bilden eine Erhebung über dem Drüsenkörper
B 5	–	Voll entwickelte Brust, vorspringende Mamille, kontinuierlicher Übergang vom Drüsenkörper zur Areola
G		
G1	Hoden, Skrotum, Penis infantil Hodenvolumen < 1,5 ml	–
G2	Hodenvolumen ca. 4 ml, Skrotum größer, Penis gleich	–
G3	Hodenvolumen größer 6–12 ml, Skrotum größer, Penis länger	–
G4	Hodenvolumen ca. 12 ml bis 20 ml, Skrotum dunkler pigmentiert, Penis länger/dicker	–
G5	volle männliche Entwicklung, Hodenvolumen 20–25 ml	–

PH Pubesbehaarung, *B* Brustentwicklung, *G* Genitalentwicklung

Scoring- und Grading-Systeme in der Endokrinologie

- Formel für die genetische Zielgröße des Längenwachstums: Zielgröße [cm] = (Größe des Vaters [cm] + Größe der Mutter [cm])/2 plus 6,5 cm für Jungen oder minus 6,5 cm für Mädchen.

24.3 Hirsutismus-Score nach Ferriman und Gallwey

- **Indikationen**
- Quantifizierung/Diagnose des Hirsutismus
- Beschreibung von Erkrankungen mit Hyperandrogenismus bei der Frau (PCO-Syndrom, Virilisierung)
- Abgrenzung der Hypertrichose vom Hirsutismus.

- **Kontraindikationen und Nebenwirkungen**
Keine.

- **Testprinzip**
Visuelle Beschreibung und punktebasierte Graduierung des Schweregrads der Behaarung vom männlichen Typ bei Frauen an insgesamt 9 androgensensitiven Hautarealen mit je 0–4 Punkten.

- **Testdurchführung**
Standardisiert, wie folgt:

- ■ **Vorbereitung und Rahmenbedingungen**
Keine.

- ■ **Procedere**
Vergabe von 0–4 Punkten ja nach Intensität der Behaarung an 9 androgensensitiven Arealen. Somit können maximal 36 Punkte vergeben werden.

- ■ **Interpretation**
◘ Tab. 24.2 gibt einen Überblick über die Punktevergabe. Bei > 7 Punkten liegt ein Hirsutismus vor, bei > 15 Punkten ein schwerer Hirsutismus.

- **Fallstricke**
Fehleinschätzung durch Rasur.

◘ **Tab. 24.2** Hirsutismus-Score nach Ferriman und Gallwey [6]

Areal	Bewertung
Oberlippe	1 vereinzelt Haare 2 minimaler Bart lateral 3 Oberlippenbart inkomplett 4 Oberlippenbart komplett
Kinn	1 vereinzelt Haare 2 Ansammlung von Haaren 3 Haardecke 4 dichte Haardecke
Brust	1 vereinzelt Haare periareolär 2 Haare in der Mittellinie 3 Brust zu ¾ bedeckt 4 Brust komplett bedeckt
Rücken	1 vereinzelt Haare 2 Ansammlung von Haaren 3 Haardecke 4 dichte Haardecke
Lenden/sakral	1 Haarpolster sakral 2 Haarpolster nach lateral reichend 3 Bedeckung zu ¾ 4 komplette Haardecke
Oberbauch	1 wenige Haare in der Mittellinie 2 mehrere Haare in der Mittellinie 3 Haardecke zu 50 % 4 komplette Haardecke
Unterbauch	1 wenige Haare in der Mittellinie 2 Haarstrich in der Mittellinie 3 Haarband 4 Haarpolster als umgekehrtes V
Oberarm	1 vereinzelt Haare 2 Ansammlung von Haaren 3 Haardecke 50 % 4 komplette Haardecke
Oberschenkel	1 vereinzelt Haare 2 Ansammlung von Haaren 3 Haardecke 50 % 4 komplette Haardecke

- **Praxistipps**
- Fotos von früher oder vor Rasur zeigen lassen.
- Unterarme und Unterschenkel zählen nicht zu den androgensensitiven Arealen.

24.4 Akne-Score nach dem Global Acne Grading System

■ **Indikationen**
Quantifizierung/Objektivierung von Akne im Rahmen von Androgenisierung.

■ **Kontraindikationen und Nebenwirkungen**
Keine.

■ **Testprinzip**
Visuelle Beschreibung und punkte- sowie faktorbasierte Graduierung des Schweregrads der Akne an 6 Regionen.

■ **Testdurchführung**
Standardisiert, wie folgt:

■■ **Vorbereitung und Rahmenbedingungen**
Keine.

■■ **Procedere**
Vergabe von 0–4 Punkten ja nach Intensität (0 = keine Läsion; 1 = Komedone; 2 = Papeln; 3 = Pusteln; 4 = Knoten). Diese Punkte werden in den 6 Regionen (Stirn, Rechte Wange, Linke Wange, Nase, Brust/Rücken, Kinn) mit einem Faktor von 1–3 multipliziert.

■■ **Interpretation**
■ Tab. 24.3 gibt einen Überblick über die Punkte- und Faktorenvergabe. Maximal sind 44 Punkte möglich.

Milde Akne:	Score 1–18
Moderate Akne:	Score 19–30
Schwere Akne:	Score 31–38
Sehr schwere Akne:	Score > 39

■ **Fallstricke**
Fehleinschätzung durch Behandlung.

■ **Tab. 24.3** Das Gobal Acne Grading System [7]

Areal	Bewertung
Stirn	Faktor 2 multipliziert mit 0–4 Punkten max. 8 Punkte
Rechte Wange	Faktor 2 multipliziert mit 0–4 Punkten max. 8 Punkte
Linke Wange	Faktor 2 multipliziert mit 0–4 Punkten max. 8 Punkte
Nase	Faktor 1 multipliziert mit 0–4 Punkten max. 4 Punkte
Kinn	Faktor 1 multipliziert mit 0–4 Punkten max. 4 Punkte
Brust/Rücken	Faktor 3 multipliziert mit 0–4 Punkten max. 12 Punkte

■ **Praxistipps**
Fotos von früher oder vor Behandlung zeigen lassen.

24.5 Alopezie-Score nach Ludwig

■ **Indikationen**
Quantifizierung/Objektivierung von androgenetischer Alopezie der Frau.

■ **Kontraindikationen und Nebenwirkungen**
Keine.

■ **Testprinzip**
Visuelle Beschreibung und Graduierung des Haarausfalls in 3 Schweregrade.

■ **Testdurchführung**
Standardisiert, wie folgt:

Scoring- und Grading-Systeme in der Endokrinologie

◘ Tab. 24.4 Der Alopezie-Score nach Ludwig [8]

Grad nach Ludwig	Beschreibung
I	Lichtung im Bereich des Frontalhaars
II	Lichtung im Frontal- und Parietalbereich
III	ausgedehnter Ausfall, beginnende Glatzenbildung

■ ■ **Vorbereitung und Rahmenbedingungen**
Keine.

■ ■ **Procedere**
Inspektion des Haupthaars.

■ ■ **Interpretation**
◘ Tab. 24.4 gibt einen Überblick über die Gradeinteilung.

■ **Fallstricke**
Fehleinschätzung durch Perücke, Hair-Extensions, begonnene topische Behandlung.

■ **Praxistipps**
Fotos von früher oder vor Behandlung zeigen lassen.

24.6 Ophthalmometrie nach Hertel

■ **Indikationen**
Praktische internistische und orientierende Quantifizierung eines Exophthalmus, v. a. bei endokriner Orbitopathie, beispielsweise bei M. Basedow.

■ **Kontraindikationen und Nebenwirkungen**
Keine.

■ **Testprinzip**
Das Ophthalmometer (Syn.: Exophthalmometer, Keratometer) vermisst bei einer gegebenen Basis (Abstand der Augenaußenwinkel) die sagittale Vorwölbung der Hornhaut über den knöchernen Außenrand der Orbita mit einer mm-Scala (◘ Abb. 24.2).

■ **Testdurchführung**
Standardisiert, wie folgt:

■ ■ **Vorbereitung und Rahmenbedingungen**
Desinfektion des Ophthalmometers.

■ ■ **Procedere**
Anlage des Geräts (Notieren der Basis in mm) und Ablesen der Vorwölbung in mm.

■ ■ **Interpretation**
Bei gegebener Basis gelten eine Vorwölbung von über 20 mm oder aber ein Seitenunterschied von > 2 mm als pathologisch.

■ **Fallstricke**
Fehlerhaftes Anlegen und Ablesen.

■ **Praxistipps**
– Diese Untersuchung dient der orientierenden Verlaufsbeobachtung und der Dokumentation, kann aber eine fachaugenärztliche Untersuchung keinesfalls ersetzen.
– Die Befunderhebung unterliegt erheblichen intra- und interindividuellen Schwankungen.

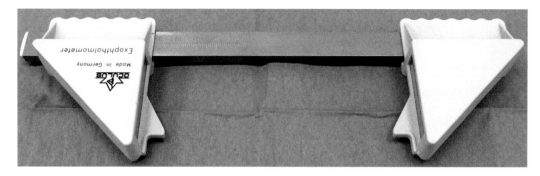

◘ Abb. 24.2 Ophthalmometer nach Hertel

24.7 Klinische Stadieneinteilung der Struma

- **Indikationen**
- Orientierende Erstuntersuchung der Schilddrüse
- Bedeutung durch exakte sonografische Volumetrie eher gering.

- **Kontraindikationen und Nebenwirkungen**

Keine.

- **Testprinzip**

Palpation der Schilddrüse.

- **Testdurchführung**

Standardisiert, wie folgt:

- - **Vorbereitung und Rahmenbedingungen**

Keine.

- - **Procedere**

Palpation von hinten mit beiden Händen (Arzt steht hinter dem Patienten und palpiert mit beiden Händen die Schilddrüse). Beim Schluckakt wird die Schluckverschieblichkeit getestet. Struma, Verhärtungen sowie lokale Kompressions- oder venöse Stauungserscheinungen werden registriert. Der regionale Lymphknotenstatus wird erhoben.

- - **Interpretation**

Inspektion und Palpation sind nur grobe orientierende Verfahren, die die Sonografie keinesfalls ersetzen können. Jeder auffällige

◘ Tab. 24.5 Klinische Stadieneinteilung der Struma

Stadium	Beschreibung
0	keine Struma sichtbar und palpabel
1a	Struma palpabel, aber nicht sichtbar
1b	Struma sichtbar bei Reklination des Halses
2	Struma sichtbar bei normaler Kopfhaltung
3	große Struma, ggf. lokale Verdrängungs-/Kompressionszeichen

Befund sollte mittels Sonografie abgeklärt werden. Alarmzeichen bzgl. Malignität sind länger bestehende Heiserkeit, Rekurrensparese, derb-palpable und nicht schmerzhafte Hals-Lymphknoten. Strumaassoziiert können Kloßgefühl, Räusperzwang und lokale venöse Stauungszeichen auftreten. ◘ Tab. 24.5 zeigt die klinische Stadieneinteilung der Struma. Sonografisch liegt eine Struma vor, wenn bei Frauen das Gesamtvolumen beider Lappen bei > 18 ml liegt und bei Männern > 25 ml.

- **Fallstricke**

Fehlerhafte Palpation.

- **Praxistipps**

In der Gravidität tritt eine Volumenvergrößerung der Schilddrüse um bis zu 30 % auf.

Scoring- und Grading-Systeme in der Endokrinologie

24.8 Klinische Stadieneinteilung der endokrinen Orbitopathie

- **Indikationen**
- Diagnose und Quantifizierung der endokrinen Orbitopathie [9, 10]
- Klinische Basisuntersuchung vor MRT der Orbita
- Verlaufsbeurteilung unter Therapie.

- **Kontraindikationen und Nebenwirkungen**
Keine.

- **Testprinzip**
Anamnese und klinische Untersuchung.

- **Testdurchführung**
Standardisiert, wie folgt:

- ■ **Vorbereitung und Rahmenbedingungen**
Keine.

- ■ **Procedere**
Punktebasierte Scoring-Systeme [9, 10] oder einfache Stadieneinteilung nach Anamnese und klinischem Befund (◘ Tab. 24.6 und 24.7).

◘ **Tab. 24.6** Einfache, klinische Stadieneinteilung der endokrinen Orbitopathie. (Modif. nach [11])

Stadium	Beschreibung
I	Tränen, Lichtscheu, Fremdkörpergefühl (anamnestisch)
II	Lidretraktion, Bindegewebsschwellung, Konjuktiven gerötet, Chemosis, Tränendrüsenschwellung
III	Protrusio bulbi
IV	Augenmuskelbeteiligung (Doppelbilder, Muskelblockaden, fixierter Blick)
V	Corneal-Affektion (Stippchen, Ulcera, Nekrose)
VI	Visusbeeinträchtigung

◘ **Tab. 24.7** LEMO-Klassifikation der endokrinen Orbitopathie. (Modif. nach [9, 10])

LEMO Befundgruppe	Beschreibung
L Veränderungen an Augenlidern	
0	keine
1	Lidödem
2	Lidretraktion
3	Lidretraktion und Oberlidödem
4	Lidretraktion und Unterlidödem
E Exophthalmus	
0	keiner
1	Lidschluss unbeeinträchtigt
2	Konjunctivale Reizung morgens
3	Konjunctivale Reizung ganztags
4	Corneale Komplikationen
M Augenmuskeln	
0	unbeeinträchtigt
1	Im MRT/CT/Sonogramm nachweisbar
2	Pseudoparese
3	Pseudoparalyse
O Optikusbeteiligung	
0	keine
1	Farbsehen und VEP verändert
2	periphere Gesichtsfelddefekte
3	Zentrale Gesichtsfelddefekte

VEP visuell evozierte Potenziale

- ■ **Interpretation**
◘ Tab. 24.6 zeigt eine einfache, klinische Stadieneinteilung der endokrinen Orbitopathie (modif. nach [11]).

◘ Tab. 24.7 zeigt die detailliertere LEMO-Klassifikation der endokrinen Orbitopathie.

Fallstricke
Fehleinschätzung bei anderen Erkrankungen (z. B. Infektion, maligne Orbitopathie).

Praxistipps
- Die endokrine Orbitopathie kann einer Schilddrüsenerkrankung vorausgehen, folgen oder simultan auftreten.
- Bei endokriner Orbitopathie muss eine Radioiodtherapie kritisch diskutiert werden und sollte unter Steroid-Schutz durchgeführt werden, da sonst eine klinische Verschlechterung auftreten kann.
- Klinisch kann das Ophthalmometer nach Hertel, v. a. für die Verlaufsbeobachtung, verwendet werden (▶ Abschn. 24.6), auch eine MRT der Orbita ist oftmals notwendig (Augenmuskelverdickung, KM-Aufnahme, retroorbitaler Fettkörper).
- Die endokrine Orbitopathie muss immer auch augenärztlich mitbetreut werden, sie ist eine interdisziplinäre Erkrankung (Endokrinologen, Augenärzte, Chirurgie, Strahlentherapie).
- Es existieren einfache und komplexere, scoring- und punktbezogene Einteilungssysteme der endokrinen Orbitopathie, zum Teil auch unter Verwendung von Fragebögen [11].

24.9 Klinische Stadien-Einteilung des diabetischen Fuß-Ulkus

Indikationen
- Diagnose und Quantifizierung des diabetischen Fuß-Ulkus
- Abgrenzung gegenüber anderen Differenzialdiagnosen
- Verlaufsbeurteilung unter Therapie
- Miterfassung von Infektion und Ischämie.

Kontraindikationen und Nebenwirkungen
Keine.

Testprinzip
Anamnese und klinische Untersuchung.

Testdurchführung
Standardisiert, wie folgt:

■■ Vorbereitung und Rahmenbedingungen
Keine.

■■ Procedere
Es erfolgt eine klinische Inspektion und Palpation im Seitenvergleich.

■■ Interpretation
◻ Tab. 24.8 zeigt die Stadieneinteilung des diabetischen Fuß-Ulkus, modifiziert nach Wagner und Armstrong [12–14].

Fallstricke
Fehleinschätzung bei anderen Erkrankungen.

Praxistipps
Die Untersuchung sollte immer mit der Duplex-Sonografie und der ABI-Bestimmung (ankle-brachial index = Knöchel-Arm-Index des systolischen Blutdrucks) durchgeführt werden (Normalwert 0,9–1,2; < 0,5 V. a. klinische Ischämie mit Nekrosegefahr; < 0,9 pAVK; > 1,3 V. a. Mönckeberg-Mediasklerose). Temperaturdifferenz und perkutane pO_2-Messung können ebenfalls sinnvollerweise hinzugezogen werden.

◻ **Tab. 24.8** Stadieneinteilung des diabetischen Fuß-Ulkus nach Wagner-Armstrong. Jedem Stadium ist eine Graduierung zuzuordnen, also von A0 bis D5

Stadien A-D nach Armstrong	Graduierung der Wunde nach Wagner 0–5
A Keine Infektion/Ischämie	0 prä- oder postulzeröse Läsion, Hyperkeratose
B Infektion	1 oberflächliche Läsion
C Ischämie	2 Wunde bis auf Sehne/Kapsel
D Infektion und Ischämie	3 Wunde bis auf Knochen/Gelenk
	4 Teilnekrose
	5 Gangrän

Scoring- und Grading-Systeme in der Endokrinologie

24.10 Stadieneinteilung der diabetischen Nephropathie

■ **Indikationen**

Diagnose und Graduierung der diabetischen Nephropathie.

■ **Kontraindikationen und Nebenwirkungen**

Keine.

■ **Testprinzip**

Bestimmung von Serum-Kreatinin, glomerulärer Filtrationsrate sowie Urin-Albumin.

■ **Testdurchführung**

Standardisiert, wie folgt:

■ ■ **Vorbereitung und Rahmenbedingungen**

Eine Harnwegsinfektion muss ausgeschlossen sein.

■ ■ **Interpretation**

◘ Tab. 24.9 zeigt die Stadieneinteilung der diabetischen Nephropathie modifiziert nach [15].

■ **Fallstricke**

Fehlberechnung der glomerulären Filtrationsrate (rechnerisch oder laborchemisch be-

◘ **Tab. 24.9** Stadieneinteilung der diabetischen Nephropathie

Sta-dium	Kreatinin-Clearance	Albuminausscheidung
Ia	> 90 ml/min	20–200 mg/l oder 30–300 mg/24 h
Ib	> 90 ml/min	> 200 mg/l oder > 300 mg/24 h
II	60–90	> 200 mg/l oder > 300 mg/24 h
III	30–60	Albuminurie kann wieder abnehmen
IV	15–30	Albuminurie kann wieder abnehmen
V	< 25	Albuminurie kann wieder abnehmen

stimmt), falsch positive Urin-Albuminbefunde bei Harnwegsinfektion.

■ **Praxistipps**
- Immer Urin-Status mitbestimmen.
- Mit Abnahme der Kreatinin-Clearance kann die Albuminurie ebenfalls wieder abnehmen.

24.11 Scores zur Leberfibrose/ Fettleberhepatitis

■ **Indikationen**

Nicht-invasive Vorhersage der Fibrosewahrscheinlichkeit der Leber bei Steatosis hepatis, Steatohepatitis, NASH (non-alcoholic steatohepatitis), NAFLD (non-alcoholic fatty liver disease).

■ **Kontraindikationen und Nebenwirkungen**

Keine.

■ **Testprinzip**

Berechnung der Wahrscheinlichkeit des Vorliegens einer signifikanten Leberfibrose bei NASH. Die pathophysiologische Sequenz besteht aus fließenden Übergängen von Leberverfettung (< 50 % der Leberzellen verfettet), Fettleber (> 50 % der Leberzellen verfettet), Steatosis hepatis im Ultraschall sichtbar, Steatohepatitis (Fettleberentzündung) mit Transaminasenerhöhung, Fibrose, Zirrhose und schließlich Hepatozelluläres Karzinom.

■ **Testdurchführung**

Standardisiert, wie folgt:

■ ■ **Vorbereitung und Rahmenbedingungen**

Keine besondere Vorbereitung erforderlich, Blutentnahme der Parameter im Nüchternzustand. Insbesondere bei adipösen Probanden und Diabetikern ist die Kenntnis des Ultraschallbefundes (Bild der „weissen Leber") hilfreich.

■ ■ **Interpretation**

◘ Tab. 24.10 gibt einen Überblick über unterschiedliche Scores [16–22], wie z. B. den

304 A. Schäffler und T. Karrasch

◻ Tab. 24.10 Nicht-invasive Scores zur Leberfibrose

Score	Parameter/Score	Literatur/Link
NAFLD Fibrose Score (NFS)	Alter, BMI, Diabetes (J/N), GPT, GOT, Thrombozyten, Albumin **Score:** < 1,455: Keine signifikante Fibrose (F0–F2) ≤ 1,455: bis ≤ 0,675: Graubereich > 0,675: Signifikanten Fibrose (F3–F4)	[16] ▶ http://nafldscore.com
Fibrosis-4-Score (FIB4)	Alter, GOT, GPT, Thrombozyten **Score:** < 1,45: 90 %ige negative Prädiktion einer signifikanten Fibrose (Ishak score 4–6) > 3,25: 97 %ige Spezifität und 65 %ige Prädiktion für eine fortgeschrittene Fibrose	[17] ▶ http://hepatitis.uw.edu/page/clinical-calculators/fib-4
NASH-Test	a_2-Makroglobulin, Haptoglobin, Apolipoprotein A1, Bilirubin, gGT, Nüchtern-Glucose, Triglyceride, Cholesterin, GOT, GPT, Alter, Geschlecht, Gewicht, Größe **Score:** N0: Keine NASH N1: Grenzwertig N2: NASH	[18] ▶ http://www.biopredictive.com/services/tests-OLD/nash-test/nashtest-en/view?set_language=en
Cyto-keratin-18	Kommerzieller Kit für Serumspiegel NASH: 322,1 U/l ± 104,8 U/l Keine NASH: 164,2 U/l ± 62 U/l	[19] ▶ https://biomarkerres.biomedcentral.com/articles/10.1186/2050-7771.1.7
Fettleber-index (FLI)	BMI, Taillenumfang, Triglyceride, gGT Score (0–100): < 30: Fettleber unwahrscheinlich 30–60: intermediär ≥ 60: Fettleber wahrscheinlich	[20] ▶ http://www.medicalalgorithms.com/fatty-liver-index-fli-of-bedogni-et-al-for-predicting-hepatic-steatosis
FLI-Score, erweitert	Hier wird der FLI-Score erweitert um die Parameter: Triglyceride und Serum-Glucose nach 2 h während eines OGTT sowie genetischer Test auf den mit NAFLD assoziierten Polymorphismus rs738409C > G im PNPLA3-Gen. Dadurch wird die Vorhersagekraft des FLI gesteigert.	[21]

NAFLD-Fibrose-Score, den Fibrosis-4-Score, den NASH-Test und die quantitative Bestimmung von Cytokeratin-18.

■ **Fallstricke**
Fehlerhafte Angaben zu Gewicht, BMI. Keine Nüchtern-Blutentnahme.

■ **Praxistipps**
— Bei der Fettleber findet man häufig eine Betonung der GPT und eine Erhöhung der Cholinesterasen

— Bei speziellen Fragestellungen kann der Fettgehalt der Leber mittels MRT-Protokollen quantifiziert werden
— Der Goldstandard zur Diagnose einer Steatohepatitis mit/ohne Fibrose ist die Leberpunktion
— PNPLA3 steht für das Patatin-like phospholipase domain-containing protein-3 (alternativer Name: Adiponutrin) welches für ein Protein codiert, welches während der Fettzelldifferenzierung hochreguliert wird.

24.12 Der Framingham Risk Score

■ **Indikationen**

Abschätzung des geschlechter-spezifischen 10-Jahres-Risikos für kardiovaskuläre Erkrankungen [23, 24].

■ **Kontraindikationen und Nebenwirkungen**

Keine.

■ **Testprinzip**

Klassifizierung des geschlechter-spezifischen 10-Jahres-Risikos für kardiovaskuläre Erkrankungen anhand klinischer und laborchemischer Daten.

■ **Testdurchführung**

Standardisiert, wie folgt:

■■ **Vorbereitung und Rahmenbedingungen**

Erfassung der klinischen und anthropometrischen Daten sowie Nüchtern-Blutentnahme für Gesamtcholesterin und HDL-Cholesterin.

■■ **Interpretation**

◘ Tab. 24.11 gibt einen Überblick über die Komponenten des Framingham-Scores und die Wertung.

■ **Fallstricke**

Fehlerhafte Angaben, fehlerhafte Einheiten.

■ **Praxistipps**

— Auf komfortablen online-basierten webpages kann man bequem die klinischen Daten eingeben und den Score errechnen lassen (z. B.: ► https://www.mdcalc.com/framingham-coronary-heart-disease-risk-score)

— Der initiale Score für die koronare Herzerkrankung wurde weiterentwickelt für andere vaskuläre Endstrecken.

◘ **Tab. 24.11** Komponenten des Framingham Scores

Komponente	Einheit
Alter	Jahre
Geschlecht	M/W
Gesamt-Cholesterin	mmol/l
HDL-Cholesterin	mmol/l
Nikotinabusus	Y/N
Systolischer Blutdruck	mmHg
Medikation gegen Hypertonie	Y/N
Risikoeinteilung	
low risk	< 10 %iges 10-Jahres-Risiko für KHK
intermediate risk	10–20 %iges 10-Jahres-Risiko für KHK
high risk	> 20 %iges 10-Jahres-Risiko für KHK

24.13 Der Burch-Wartofsky Score

■ **Indikationen**

Abschätzung, ob unabhängig von den peripheren Schilddrüsenhormonen sich eine Thyreotoxische Krise entwickelt.

■ **Kontraindikationen und Nebenwirkungen**

Keine.

■ **Testprinzip**

Einfacher, nicht-invasiver „bed side"-Test auf Basis einer Punkteskala ohne Erhebung von Laborwerten [23, 25]. Das Testprinzip beruht auf der Beobachtung, dass die Schwere einer Hyperthyreose nicht linear mit der Höhe der peripheren Schilddrüsenhormone fT3 und fT4 im Serum korreliert, sondern mit patientenbezogenen Faktoren und Organbeteiligungen.

306   A. Schäffler und T. Karrasch

- **Testdurchführung**
Standardisiert, wie folgt:

■■ **Vorbereitung und Rahmenbedingungen**
EKG und Temperaturmessung.

■■ **Interpretation**
◘ Tab. 24.12 gibt einen Überblick über die Komponenten des Burch-Wartofsky Scores und die Wertung.

◘ **Tab. 24.12**   Komponenten des Burch-Wartofsky Scores

Komponente	Punkte
Körpertemperatur °C	
37,2–37,7	5
37,8–38,3	10
38,4–38,8	15
38,9–39,4	20
39,5–39,9	25
> 40	30
Zentralnervöse Effekte	
Nein	0
Mild (Agitation)	10
Moderat (Delirium, Psychose, Lethargie)	20
Schwer (Koma, Krampfanfall)	30
Hepatogastrointestinale Effekte	
Nein	0
Moderat (Diarrhoe, Nausea, Erbrechen, Abdominalschmerz)	10
Schwer (Ikterus)	20
Kardiovaskuläre Dysfunktion	
Pulsfrequenz (Schläge/min.)	
90–109	5
110–119	10
120–129	15
130–139	20
≥ 140	25

◘ **Tab. 24.12**   (Fortsetzung)

Komponente	Punkte
Kongestives Herzversagen	
Nein	0
Mild (Fußödeme)	5
Moderat (beidseitige basale Rasselgeräusche)	10
Schwer (Lungenödem)	15
Vorhofflimmern	
Ja	10
Nein	0
Auslösendes Ereignis	
Ja	0
Nein	10
Risikoeinteilung	
< 25 Punkte	Thyreotoxische Krise wenig wahrscheinlich
25–44 Punkte	Thyreotoxische Krise möglich oder bevorstehend
> 44 Punkte	Thyreotoxische Krise sehr wahrscheinlich

- **Fallstricke**
Fehlerhafte Angaben, fehlerhafte Einheiten.

- **Praxistipps**
– Dieser Score ist eher schlecht validiert und trotz der Einfachheit der Variablen schlecht memorierbar.

24.14 Der Pituitary Apoplex Score (PAS)

- **Indikationen**
Quantifizierung der neuro-ophthalmologischen Defekte bei Hypophysenapoplex, Entscheidungshilfe zum therapeutischen Procedere und zur Verlaufsbeurteilung [23, 26].

Scoring- und Grading-Systeme in der Endokrinologie

■ **Kontraindikationen und Nebenwirkungen**
Keine.

■ **Testprinzip**
Einfacher, Punktebasierter Score unter Verwendung des Glasgow Coma Scale (GCS)

■ **Testdurchführung**
Standardisiert, wie folgt:

■ ■ **Vorbereitung und Rahmenbedingungen**
Neurologische und ophthalmologische Untersuchung.

■ ■ **Interpretation**
◘ Tab. 24.13 gibt einen Überblick über die Komponenten des PAS Scores und die Wertung.

■ **Fallstricke**
Fehlerhafte Angaben, fehlerhafte Einheiten.

■ **Praxistipps**
– Dieser Score ist eher schlecht validiert und trotz der Einfachkeit der Variablen schlecht memorierbar.

24.15 Stadieneinteilung, Prognose und Dialyseprognose der Nephropathie nach KDIGO (Kidney Disease: Improving Global Outcome)

■ **Indikationen**
– Diagnose und Graduierung jedweder diabetischen Nephropathie und Niereninsuffizienz.
– Abschätzung des Dialyserisisikos und des klinischen Verlaufes/Risikos.
– Indikationsstellung für den Beginn einer protektiven pharmakologischen Therapie (Finerenone, SGLT2-Inhibitoren) zum Aufhalten des Progresses der Nierenerkrankung
– Definition der Häufigkeit von Kontrollen (GFR, Urin-Albumin)

◘ **Tab. 24.13** Komponenten des PAS Scores

Komponente	Punkte
Glasgow Coma Scale	
15	0
8–14	2
< 8	4
Scharfes Sehen	
Normal (6/6)	0
Schlecht, unilateral	1
Schlecht, bilateral	2
Gesichtsfeldausfälle	
Nein	0
Ja, unilateral	1
Ja, bilateral	2
Augenmuskelparese	
Nein	0
Ja, unilateral	1
Ja, bilateral	2
Auslösendes Ereignis	
Ja	0
Nein	10
Risikoeinteilung	
≥ 4 Punkte	Chirurgische Intervention

■ **Kontraindikationen und Nebenwirkungen**
Keine.

■ **Testprinzip**
Bestimmung von Serum-Kreatinin, Urin-Kreatinin, glomerulärer Filtrationsrate sowie Urin-Albumin und Errechnung der UACR (Urinary-Albumin/Cratinine-Ratio).

■ **Testdurchführung**
Standardisiert, wie folgt:

■ ■ **Vorbereitung und Rahmenbedingungen**
Eine Harnwegsinfektion muss ausgeschlossen sein.

Tab. 24.14 Risiko, Stadium und Dialyseprognose einer chronischen Nephropahtie (CKD, chronic kidney disease)

Dialyseprognose und Risikostadien einer Nephropathie nach KDIGO anhang von GFR und UACR			UACR		
			A1	A2	A3
			< 30 mg/g	30-300 mg/g	>300 mg/g
Grad	Beschreibung	GFR (ml/min/1,73 m^2)			
G1	Normal	$\geq$90			
G2	Gering erniedrigt	60-89			
G3a	Gering-moderat erniedrigt	45-59			
G3b	Moderat-stark erniedrigt	30-44			
G4	Stark erniedrigt	15-29			
G5	Nierenversagen	<15			

■■ **Interpretation**

◻ Tab. 24.14 zeigt die Stadieneinteilung der diabetischen Nephropathie modifiziert nach [27].

Grün = kein CKD (chronic kidney disease), gelb = mäßiges, orange = hohes, rot = sehr hohes Risiko für Nierenversagen, Dialyse, Tod, kardiovaskuläre Ereignisse; UACR = urinary albumin/creatinine ratio aus Spontanurin.

■ **Fallstricke**

Fehlberechnung der glomerulären Filtrationsrate (rechnerisch oder laborchemisch bestimmt), falsch positive Urin-Albuminbefunde bei Harnwegsinfektion.

■ **Praxistipps**

— Immer Urin-Status mitbestimmen.
— Mit Abnahme der Kreatinin-Clearance kann die Albuminurie ebenfalls wieder abnehmen.

— Die UACR ist qualitativer als die alleinige Albuminbestimmung, da Verdünnungseffekte weniger zum Tragen kommen.
— Die UACR kann aus Spontanurin bestimmt werden, eine 24 h-Urinsammelung ist nicht erforderlich.

24.16 Rotterdam-Kriterien und Diagnosekriterien beim PCOS (Polycystisches Ovar-Syndrom)

■ **Indikationen**
— Diagnosestellung des PCOS
— Abgrenzung zu anderen Differenzialdiagnosen des Hyperandrogenismus und der Oligo-/An-Ovulation
— Beschreibung unterschiedlicher PCOS-Phänotypen

■ **Kontraindikationen und Nebenwirkungen**
Keine.

Scoring- und Grading-Systeme in der Endokrinologie

- **Testprinzip**

Anhand klinischer, sonografischer und laborchemischer Kriterien wir ein diagnostischer Score erstellt, welcher die Diagnosekriterien für ein PCOS beschreibt.

- **Testdurchführung**

Standardisiert, wie folgt:

- ■ **Vorbereitung und Rahmenbedingungen**

Eine Zyklusanmnese muss sorgfältig erstellt werden und eine sonografische Kompetenz

(transvaginal-sonographisch durch die Gynäkologie oder transabdominell durch qualifizierten Untersucher) muss vorhanden sein. Eine endokrinologische Abklärung zum Ausschluss anderer Ursachen von Teilaspekten des PCOS muss stattfinden.

- ■ **Interpretation**

◨ Tab. 24.15 zeigt die Diagnosekriterien nach Rotterdam für ein PCOS modifiziert nach [28–30].

◨ **Tab. 24.15** Diagnosekriterien für ein PCOS nach [28–30]

	Hauptkriterien	Methodik/Diagnostik
1	Hyperandro-genismus	**a) Klinischer Hyperandrogenismus** Pathologischer Hirsutismus-Score nach Ferriman-Gallwey, androgenetische Alopecia nach Ludwig-Score, Akne z.B. nach dem Global Acne Grading Score *oder* **b) Laborchemiser Hyperandrogenismus** am besten i.R.e. Androgenprofil (Testosteron-gesamt, Testosteron-frei, DHEAS, Androstendion)
2	Chronische Oligo-/An-Ovulation	**a) Klinisch durch Zyklus-Dokumentation** Verlängerte Zyklen > 35 Tage Verkürzte Zyklen < 21 Tage 1 Zyklus > 90 Tage Jahreszyklen < 8 *oder* **b) erniedrigte Progesteronkonzentration** entweder luteal oder bei Amenorrhoe beliebiger Zeitpunkt
3	Ovar-Morphologie	**a) Sonografie** $\geq$ 10 Follikelcysten (2–8 mm) pro Schnittebene oder Ovarvolumen > 10 ml/Seite *oder* **b) Überhöhte AMH-Konzentrationen** (2,41–17,10 bei PCOS; Median 6,81 ng/ml)* (> 3,2 ng/ml bzw. 23 pmol/l)**
	Die Diagnose PCOS kann gestellt werden, wenn 2 von 3 Haupt-Kriterien erfüllt sind (und Ausschlussdiagnosen erfolgt sind).	
4	*Ausschluss-diagnosen*	Prolaktinom, Hyperprolaktinämie, Hypo-/Hyperthyreose, Hypophysen-insuffizienz, Hashimoto-Thyreoiditis, Cushing-Syndrom, Morbus Cushing, Akromegalie, late-onset-AGS (adrenogenitales Syndrom), Hyperandrogenismus anderer Ursache
	Phänotypen des PCOS:	
A	Hyperandrogenismus + Chronische Oligo-/An-Ovulation + Polycystische Ovarmorphologie	
B	Hyperandrogenismus + Chronische Oligo-/An-Ovulation	
C	Hyperandrogenismus + Polycystische Ovarmorphologie	
D	Chronische Oligo-/An-Ovulation + Polycystische Ovarmorphologie	

* mittels ECLIA nach überarbeiteten Rotterdam-Kriterien; ** nach der APHRODITE7-Studie mittels ELECSYS[R] AMH Plus Immunoassay (Sensitivität: 88,6 %; Spezifität: 84,6 %)

- **Fallstricke**

Unterlassung der Ausschlussdiagnosen.

- **Praxistipps**
- Bei Diagnose eines PCOS muss immer das metabolische und kardiovaskuläre Risiko beurteilt werden (BMI, Diabetes-Screening, HOMA-Index, Blutdruckmessung, Lipidstatus, Leber-Sonografie sowie Transaminasen)

24.17 Klinische Index-Scores für Statin-assoziierte Muskelsymptome und CK-Erhöhungen

- **Indikationen**
- Diagnose und Differenzialdiagnose von Statin-assoziierten myalgischen Beschwerden
- Bewertung einer unter Statinen aufgetretenen CK (Creatin-Kinase)-Erhöhung

- **Kontraindikationen und Nebenwirkungen**

Keine.

- **Testprinzip**

Anamnese und klinisches Scoring.

- **Testdurchführung**

Standardisiert, wie folgt:

- ■ **Vorbereitung und Rahmenbedingungen**

Erfassung und zeitliche Zuordnung einzeler Statintherapien.

- ■ **Interpretation**

◘ Tab. 24.16 zeigt modifiziert nach [31, 32] den klinischen Index-Score der *Statin Muscle Safety Task Force*.

- **Fallstricke**
- Fehlerhafte Zuordnung der individuellen Beschwerden zu einer Diagnose.

◘ **Tab. 24.16** Klinischer Index-Score der *Statin Muscle Safety Task Force*

	Kriterium	Punkte
A	**Lokalisation**	
	Symmetrisch, Hüftflexoren, Oberschenkel	3
	Symmetrisch, Waden	2
	Symmetrisch, Oberarme	2
	Asymmetrisch, intermittierend	1
B	**Verlauf nach Beginn Statin-Therapie**	
	Symptome nach < 4 Wochen	3
	Symptome nach 4–12 Wochen	2
	Symptome nach > 12 Wochen	1
C	**Verlauf nach Absetzen des Statins**	
	Verbesserung nach < 2 Wochen	2
	Verbesserung nach 2–4 Wochen	1
	Keine Verbesserung nach > 4 Wochen	0
D	**Neuansetzen des Statins**	
	Symptome nach < 4 Wochen	3
	Symptome nach 4–12 Wochen	1
	Wertung	**Index-Score (Punkte)**
	Wahrscheinliche Statin-Nebenwirkung	**9–11**
	Mögliche Statin-Nebenwirkung	**7–8**
	Unwahrscheinliche Statin-Nebenwirkung	**< 7**

Scoring- und Grading-Systeme in der Endokrinologie

- Der Begriff „SAMS" (Statin-assoziierte Muskelsymptome) beschreibt keine Kausalität zwischen Statintherapie und klinischen Beschwerden.
- Nicht-Beachtung von Medikamenten, welche mit den jeweils die Statine metabolisierenden Cytochrom-Enzymen interferieren (z.B. Simvastatin und Calciumantagonisten; Statine und Makrolide).

■■ **Praxistipps**
- Etwa 90 % der Beschwerden, die von Patienten den Statinen angelastet werden, sind nicht auf Statine zurückzuführen [31].
- Muskelbeschwerden werden bei klinischer Anwendung von Patienten viel häufiger (etwa 10 %) berichtet als in randomisierten klinischen Studien beobachtet (etwa 1 %), sog. Nocebo-Effekt.
- Die Prävalenz einer echten Statinintoleranz beträgt je nach Studien und Metaanalysen etwa 9 %. Das Risiko für eine schwere Muskelschädigung incl. Rhabdomyolyse beträgt nur < 0,1 % pro Behandlungsjahr (schwere Hepatotoxizität 0,001 %; Diabetesmanifestation ca. 0,2 %) [31].
- CK-Erhöhungen werden regelhaft durch sportliche Betätigung verursacht, ebenso durch Hypothyreose, Cushing-Syndrom, Hypoparathyreoidismus, Alkohol, Drogen, epileptische Anfälle, Injektionen.

- Bei etwa 4 % der Personen mit asymptomatischer CK-Erhöhung kann eine sog. Makro-CK vorliegen. Es handelt sich um ein harmloses Phänomen bei CK-Varianten mit hoher Molekülmasse.
- ACE-Hemmer, Betablocker und Antibiotika können Muskelbeschwerden verursachen, ebenso Infektionen (viral-bakteriell-unspezifisch; Trichinen spezifisch).
- Bei schweren Beschwerden proximaler Muskelgruppen, sehr hohen CK-Werten (> 10-fach), zugleich erhöhten Werten für Myoglobin, LDH, BSG und CRP muss auch an rheumatologische Erkrankungen (z.B. Myositis, Lupus etc.) sowie neuromuskuläre Erkrankungen und metabolische Myopathien gedacht werden.
- Zur Bewertung einer CK-Erhöhung kann die Einteilung des Konsensuspapiers der Eurpäischen Atherosklerose-Gesellschaft herangezogen werden, die in ❏ Tab. 24.17 modifiziert nach [31, 33] wiedergegeben ist.
- Bei geplanter Umsetzung auf ein anderes Statin, muss die jeweilige Co-Medikation und der Mechanismus der Cytochrom-Metabolisierung bedacht werden. Es sollte bei Wechsel auf ein alternatives Statin auch auf den Wechsel eines anderen Cytochrom-Iso-Enzyms geachtet werden. Hierzu kann die ❏ Tab. 24.18 als Orientie-

❏ **Tab. 24.17** Einteilung und Bewertung einer CK-Erhöhung nach [31, 33]

Klinik	CK-Erhöhung	Bewertung
Muskelsymptome	Keine CK-Erhöhung	Statin kann weitergenommen werden
Muskelsymptome	< 4-fach < 4- bis 10-fach	Statin kann weitergenommen werden Statin absetzen bei niedrigem kardiovaskulärem Risiko
Schwere, proximal betonte Beschwerden, Myositis, Myopathie	> 10-fach	Absetzen des Statins Diagnostik und Therapie einleiten
Schwere, proximal betonte oder generalisierte Beschwerden, Myositis, Myopathie, Muskelschwäche, Myoglobinerhöhung, Myoglobinurie	> 40-fach	Absetzen des Statins Diagnostik und Therapie einleiten Nephrologische Behandlung

Tab. 24.18 Einteilung der Statine nach dem Mechanismus der Cytochrom-Metabolisierung

Statin-Gruppen	Metabolisierung
Gruppe 1 Simvastatin Lovastatin Atorvastatin	**Cytochrom P450** Isoenzym CYP 3A4
Gruppe 2 Fluvastatin	**Cytochrom P450** Isoenzym CYP 2C9 Isoenzym CYP 2D6 Isoenzym CYP 3A4
Gruppe 3 Pitavastatin	Nur minimal über Cytochrom P450 Isoenzym CYP 2C9 Isoenzym CYP 2C8
Gruppe 4 Rosuvastatin	Keine signifikante Metabolisierung über Cytochrom P450 Isoenzym CYP 2C9 (minimal)
Gruppe 5 Pravastatin	Keine Metabolisierung über Cytochrom P450

rung dienen. Statine, welche über das Cytochrom P450 metabolisiert werden, dürfen nicht zusammen mit P450 Inhibitoren wie Itraconazol, Ketoconazol, Proteaseninhibitoren, Erythromycin, Roxithromycin, Clarithromycin gegeben werden (eine Ausnahme unter den Makroliden stellt hier das Azithromycin dar).

Literatur

1. Prader A, Largo RH, Molinari L, Issler C (1989) Physical growth of Swiss children from birth to 20 years of age. First Zurich longitudinal study of growth and development. Helv Paediatr Acta Suppl 52:1–125
2. Behre HM, Nashan D, Nieschlag E (1989) Objective measurement of testicular volume by ultrasonography: evaluation of the technique and comparison with orchidometer estimates. Int J Androl 12:395–403
3. Salim A al, Murchison PJ, Rana A, Elton RA, Hargreave TB (1995) Evaluation of testicular volume by three orchidometers compared with ultrasonographic measurements. Br J Urol 76:632–635
4. Marshall WA, Tanner JM (1969) Variations in the pattern of pubertal changes in girls. Arch Dis Child 44:291–303
5. Marshall WA, Tanner JM (1970) Variations in the pattern of pubertal changes in boys. Arch Dis Child 45:13–23
6. Ferriman D, Gallwey JD (1961) Clinical assessment of body hair growth in women. J Clin Endocrinol 21:1440–1447
7. Doshi A, Zaheer A, Stiller MJ (1997) A comparison of current acne grading systems and proposal of a novel system. Int J Dermatol 36:416–418
8. Levy LL, Emer JJ (2013) Female pattern alopecia: current perspectives. Int J Womens Health 5:5412–5556
9. Heufelder E, Schworm D, Hofbauer C (1996) Die endokrine Orbitopathie: Aktueller Stand zur Pathogenese, Diagnostik und Therapie. DÄB 93:A-1336–AA1342
10. Boergen KP, Pickardt CR (1991) Neueinteilung der endokrinen Orbitopathien. Med Welt 42:72–76
11. Grußendorf M, Horster RA (1990) Klinische Befunde bie Patienten mit endokriner Orbitopathie. Dt Ärzteblatt 87:A750–A754
12. Armstrong DG, Lavery LA (1998) Diabetic foot ulcers: prevention, diagnosis and classification. Am Fam Physician 57(1325–1332):1337–1328
13. Armstrong DG, Lavery LA, Harkless LB (1998) Validation of a diabetic wound classification system. The contribution of depth, infection, and ischemia to risk of amputation. Diabetes Care 21:855–859
14. Armstrong DG, Peters EJ (2001) Classification of wounds of the diabetic foot. Curr Diab Rep 1:233–238
15. Kellerer M, Matthaei S (2011) Praxisempfehlungen der Deutschen Diabetesgesellchaft. Diabetische Nephropathie. Diabetol Stoffwechsel 10:S105–S206
16. Angulo P, Hui JM, Marchesini G et al (2007) The NAFLD fibrosis score. A noninvasive system that identifies liver fibrosis in patients with NAFLD. Hepatology 45:846–854
17. Sterling RK, Lissen E, Clumeck N et al (2006) Development of a simple noninvasive index to predict significant fibrosis in patients with HIV/HCV co-infection. Hepatology 43:1317–1325
18. Pulzi FB, Cisternas R, Melo MR et al (2011) New clinical score to diagnose nonalcoholic steatohepatitis in obese patients. Diabetol Metab Syndr 3:3
19. Feldstein AE, Alkhouri N, De Vito R et al (2013) Serum cytokeratin-18 fragment levels are useful biomarkers for nonalcoholic steatohepatitis in obese patients. Am J Gastroenterol 108:1526–1531
20. Bedogni G, Bellentani S, Miglioli L, Masutti F, Passalacqua M, Castiglione A, Tiribelli C (2006) The fatty liver index: a simple and accurate predictor of hepatic steatosis in the general population. BMC Gastroenterol 6:33

21. Kantartzis K, Rettig I, Staiger H et al (2017) An extended fatty liver index to predict non-alcoholic fatty liver disease. Diabetes Metab. https://doi.org/10.1016/j.diabet.2016.11006
22. Herzer K, Roeb E (2016) Modernes Management und neue Herausforderungen bei Fettleber-erkrankungen. Klinikarzt 45(12):596–601
23. Chakraborty PP, Ghosh S, Kaira S (2013) Online risk engines and scoring tools in endocrinology. Indian J Endocrinol Metab 17:S601–S607
24. Wilson PW, D Agostino RB, Levy D, Belanger AM, Silbershatz H, Kannel WB (1998) Prediction of coronary heart disease using risk factors categories. Circulation 97:1837–1847
25. Burch HB, Wartofsky L (1993) Life-threatening thyrotoxicosis. Thyrotoxic storm. Endorinol Metab Clin North Am 22:263–277
26. Eddy NL, Rajasekaran S, Han TS, Theodoraki A, Drake W, Vanderpump M et al (2011) An objective scoring tool in the management of patients with pituitary apoplexy. Clin Endocrinol (Oxf) 75:723
27. Levin A, Stevens PE, Bilous RW et al (2013) Kidney disease: improving global outcomes (KDIGO) CKD work group. KDIGO 2012 clinical practice guideline for the evaluation and management of chronic kidney disease. Kidney Int Suppl 3:1–150
28. Van Baal L, Tan S (2023) Das polyzystische Ovarsyndrom als genderspezifischer kardiometabolischer Risikofaktor. Die Innere Medizin 64:642–648
29. Rotterdam EA-SPcwg (2004) Revised 2003 consensus on diagnostic criteria and long-term health risks related to polycystic ovary syndrome (PCOS). Hum Reprod 19:41–47
30. Hoeger KM, Dokras A, Piltonen T (2021) Update on PCOS: consequences, challenges, and guiding treatment. J Clin Endocrinol Metab 106:e1071–e1083
31. Vogt A (2023) Statinunverträglichkeit – Statinverträglichkeit. Die Innere Medizin 64(7):622–627
32. Rosenson RS, Baker SK, Jakobson TA et al (2014) An assessment by the Statin Muscle Safety Task Force: 2014 update. J Clin Lipidol 8:S58–S71
33. Stroes ES, Thompson PD, Corsini A et al (2015) Statin-associated muscle symptoms: impact on statin therapy – European Atherosclerosis Society Consensus Panel Statement on Assessment, Aetiology and Management. Eur Heart Journal 36:1012–1022

Stadieneinteilung endokriner Tumore

Andreas Schäffler und Thomas Karrasch

Inhaltsverzeichnis

25.1 Hypophysenadenome – 317

25.2 Schilddrüsenkarzinome – 320

25.3 Nebennierenkarzinom – 322

25.4 Neuroendokrine Tumore und Neben-nieren-Tumore – 322

Literatur – 327

© Der/die Autor(en), exklusiv lizenziert an Springer-Verlag GmbH, DE, ein Teil von Springer Nature 2024
A. Schäffler (Hrsg.), *Funktionsdiagnostik in Endokrinologie, Diabetologie und Stoffwechsel*,
https://doi.org/10.1007/978-3-662-68563-1_25

Indikationen
- Bei Erstdiagnose eines Tumors zur Abschätzung der Prognose sowie zur Festlegung der Therapiestrategie (klassische pTNM-Stadieneinteilung, WHO-basierte Stadieneinteilung)
- Spezielle Klassifikation der lokalen Tumorausbreitung (z. B. Hypophyse) an besonderen Lokalisationen mittels alternativer Einteilungen
- Die folgenden Abschnitte sind an [1] und [2] angelehnt.

Kontraindikationen und Nebenwirkungen
- Keine.

Testprinzip
Erfassung von:
- Tumorgröße (T),
- Lymphknotenbefall (N),
- Fernmetastasen (M),
- Differenzierung (Grading G),
- Tumorinvasion von Lymphbahnen (L),
- Tumorinvasion von Gefäßen (V),
- Tumorbiologie (Vaskularisierung, Proliferation, Markerexpression)

mittels klinischer/bildgebender Verfahren (c-Stadien) und definitiv mittels histopathologischer Untersuchung (p-Stadien). Der Index „x" bedeutet „nicht klassifiziert".

Die R-Stadien klassifizieren das Vorhandensein von Restgewebe nach Operationen:
- R 0 = kein malignes Residualgewebe
- R 1 = mikroskopisches Residualgewebe
- R 2 = makroskopisches Residualgewebe

Testdurchführung
Standardisiert, wie folgt:

Vorbereitung und Rahmenbedingungen
- Je nach Organ etabliertes klinisches Vorgehen.

Procedere
- ◘ Tab. 25.1 erklärt die gängigen Abkürzungen des TNM-Systems, während in den folgenden Abschnitten die einzelnen Tumorentitäten im Detail behandelt werden.

◘ **Tab. 25.1** TNM-Klassifikation solider Tumore [3]

Tumorgröße T	
T1	je nach Organ/Tumortyp verschieden
T2	je nach Organ/Tumortyp verschieden
T3	je nach Organ/Tumortyp verschieden
T4	je nach Organ/Tumortyp verschieden
Lymphknotenbefall N	
N0	kein Lymphknotenbefall
N1	Zahl und Lokalisation des Lymphknotenbefalls
N2	zunehmende Zahl und Lokalisation des Lymphknotenbefalls
Metastasierung M	
M0	keine Fernmetastasen
M1	Fernmetastasen
Grading G	
G1	gute Differenzierung
G2	mäßige Differenzierung
G3	schlechte Differenzierung
G4	Entdifferenzierung
Invasion von Lymphbahnen L	
L0	ja
L1	nein
Invasion von Gefäßen V	
V0	nein
V1	ja, mikroskopisch
V2	ja, makroskopisch

Stadieneinteilung endokriner Tumore

•• **Interpretation**
— Festlegung des weiteren diagnostischen und therapeutischen Procedere anhand des Stadiums.

• **Fallstricke**
— Diskrepanz zwischen klinischem und histopathologischem Stadium
— Zweittumore
— Metastasenzuordnung
— Diskrepanz zwischen verschiedenen bildgebenden Verfahren
— Tumorentdifferenzierung im Verlauf (z. B. Verlust der Radioiodaufnahme beim differenzierten Schilddrüsenkarzinom)
— Unterschiedliche Relevanz von solublen Tumormarkern
— Wertung einer partiellen vs. einer kompletten Response manchmal schwierig, für die Beurteilung des Ansprechens einer Tumortherapie bei soliden Tumoren werden die sog. RECIST-Kriterien angewandt (Response Evaluation Criteria in Solid Tumors) [4].
— Immunhistochemie wird nicht immer routinemäßig ausgeschöpft (z. B. Hypophysen-Tumore).

• **Praxistipps**
— Vergleich unterschiedlicher, verfügbarer Stadieneinteilungen
— Tumortherapie möglichst in Studien evaluieren.

▣ **Tab. 25.2** Zusammenfassung der RECIST-Kriterien für die Target-Läsionen [5]

Ansprechen auf Therapie	Target-Läsionen
Komplette Response (CR)	komplette Rückbildung aller Target-Läsionen, Verkleinerung aller Lymphknoten auf < 10 mm
Partielle Response (PR)	mindestens 30 %ige Reduktion der Summe der Durchmesser aller Target-Läsionen
Progressive Disease (PD)	mindestens 20 %ige Zunahme der Summe der Durchmesser aller Target-Läsionen, mindestens aber 5 mm oder Auftreten neuer Läsionen
Stable Disease (SD)	keine Reduktion und keine Zunahme nach obigen Kriterien

▣ Tab. 25.2 fasst die RECIST-Kriterien für die Target-Läsionen zusammen [5].

25.1 Hypophysenadenome

Für Hypophysentumore existieren eine generelle histologische Einteilung nach WHO [7, 6] sowie alternative Einteilungen speziell der aggressiven Hypophysenadenome [7]. ▣ Tab. 25.3 gibt WHO-basiert unter Verweis

◘ Tab. 25.3 WHO-basierte (2022) histologische Einteilung der Hypophysentumore. (Nach [7–10])

Tumor-Typ	Bemerkung
Tumore der PIT1-Zell-Linie der Adenohypophyse	
Somatotroper PitNET	GH (GH-α-subunit)-Produktion, Akromegalie
Subtyp: dicht granuliert	viele sekretorische Granula
Subtyp: gering granuliert	wenig sekretorische Granula
Mammosomatotroper Pit-NET	Prolaktin-/GH-produzierendes Adenom, Akromegalie und Hyperprolaktinämie
Lactotropher PitNET (Prolaktinom)	Prolaktin-Produktion
Subtyp: dicht granuliert	viele sekretorische Granula
Subtyp: spärlich granuliert	wenig sekretorische Granula
Thyrotroper PitNET (Thyreotropinom)	TSH-Produktion, zentrale Hyperthyreose
Reifer, plurihormonaler Pit-NET	GH-, TSH- oder Prolaktin-Sekretion
Azidophiler Stammzell-PitNET	Sekretion von Prolaktin, GH
Unreifer PitNET	Sekretion von GH, Prolaktin, TSH. In 70 % nicht funktional.
Gemischt somatotroper/lacto-troper PitNET	Akromegalie und Hyperprolaktinämie
Tumore der TPIT Zell-Linie der Adenohypophyse	
Corticotroper PitNET	ACTH-Produktion, M. Cushing
Subtyp: dicht granuliert	Oft Mikroadenom, oft florider M. Cushing
Subtyp: gering granuliert	Oft Makroadenom
Subtyp: Crooke-Adenom	hyalines Zytoplasma, perinukleäre Zytokeratin-Akkumulation
Tumore der SF1-Zell-Linie der Adenohypophyse	
Gonadotroper PitNET	FSH- und LH-Produktion, Hypogonadismus (häufig), Hypergonadismus (selten)
PitNET ohne Zell-Linien-Differenzierung der Adenohypophyse	
Null-Zell- PitNET	Immunhistochemie negativ für alle Hormone und Transkriptonsfaktoren
Plurihormonaler PitNET	Expression von Hormonen und Transkriptionsfaktoren von > 1 Zell-Linie; klinisch entweder inaktiv oder aktiv
Metastasierende hypophysäre neuroendokrine Tumore	
Metastatischer PitNET (Hypophysenkarzinom)	M. Cushing, Hyperprolaktinämie, Akromegalie oder TSH-Sekretion
Andere Tumore der Adenohypophyse	
Adamantinomatöses Kranio-pharyngeom	Aktivierende CTNNB1 Mutation
Papilläres Kraniopharyn-geom	Aktivierende BRAF Mutation

Stadieneinteilung endokriner Tumore

◨ Tab. 25.3 (Fortsetzung)

Tumor-Typ	Bemerkung
Blastom der Hypophyse	Embryonaler Tumor aus Epithel der Rathke Tasche, M. Cushing und Hormonsekretion möglich, somatische DICER1 Varianten
Tumore der Neurohypophyse und des Hypothalamus	
Pituizytäre Tumore	
Pituizytom	Selten Hypercortisolismus, Akromegalie
Spindelzell-Onkozytom	Hormonell inaktiv
Granular Zell Tumor	Hormonell inaktiv
Ependymales Pituizytom	
Neuronale Tumore	
Gemischtes Gangliozytom-PitNET-Adenom	Sekretion von GH, GHRH möglich
Gangliozytom	Akromegalie, M. Cushing möglich
Selläres Neurozytom	Hormonsekretion selten möglich
Andere selläre Tumore	
Meningeom	Arachniodale Zellen
Chordom	Chorda dorsalis Zellen

auf spezielle Eigenheiten die histologische Einteilung wieder. 31,5 % der Hyphysenadenome sind nichtfunktionelle Adenome, 26,8 % Somatotropinome, 17,8 % Prolaktinome, 7,7 % ACTH-ome, 4,4 % Gonadotropinome, 1,2 % Thyreotropinome und 10,6 % „Andere" [8]. Die WHO-Klassifikation wurde 2022 zuletzt erneuert und angepasst [9, 10]. Neu daran ist, dass die hypophysären Transkriptionsfaktoren Pit1, TPit und SF1 nun als wichtige Einteilungsfaktoren dienen, sodass die Liste der hormoninaktiven Nullzelladenome differenzierter wurde. Neu ist auch, dass der Begriff des Hypophysenadenoms durch die Bezeichnung PitNET (Pituitary Neuroendocrine Tumor) ersetzt wurde.

Unabhängig vom histologischen Typ existieren radiologisch basierte Einteilungen zur Klassifikation der Ausbreitung (Hardy-Klassifikation, ◨ Tab. 25.4) und der Invasion des Sinus cavernosus (Knosp-Klassifikation, ◨ Tab. 25.5).

◨ Tab. 25.4 Hardy-Klassifikation der Hypophysenadenome [7, 11]

Hardy-Klassifikation	Bemerkung
Grad 0	normale Kontur der Sella; nicht invasiv
Grad I	Vorwölbung des Sella-Bodens; nicht invasiv
Grad II	Aufweitung der Sella; nicht invasiv
Grad III	lokale Sella-Destruktion; invasiv
Grad IV	diffuse Sella-Destruktion; invasiv

Tab. 25.5 Knosp-Klassifikation der Hypophysenadenome [7, 12]

Knosp-Klassifikation	Bemerkung
Grad 0	keine Beeinträchtigung des Sinus cavernosus
Grad I	mediale Sinuskompression Ausmaß bis medial einer beide ACI-Segmente verbindenden Linie
Grad II	mediale Sinuskompression Ausmaß bis zu einer beide ACI-Segmente verbindenden Linie
Grad III	Infiltration Ausmaß bis lateral einer beide ACI-Segmente verbindenden Linie
Grad IV	Infiltration Encasement der ACI

ACI = A. carotis interna

25.2 Schilddrüsenkarzinome

Tab. 25.6 gibt einen Überblick über die histologische Einteilung der Schilddrüsenkarzinome. Es sind nicht alle seltenen Entitäten aufgeführt.

Tab. 25.7 gibt die pTNM-Klassifikation der differenzierten Schilddrüsenkarzinome wieder. Für die anaplastischen, undifferenzierten Karzinome existieren 2 Klassifikationen, pT4a (Tumor auf Schilddrüse begrenzt) und pT4b (Tumor jenseits der Schilddrüsenkapsel).

Die Risikoeinstufung der differenzierten Schilddrüsencarcinome nach UICC beziffert alle anaplastischen Carcinome als Stadium IV. Die follikulären und papillären Karzinome werden in Stadien nach Altersgruppen eingeteilt.

Tab. 25.6 Histologische Einteilung der Schilddrüsentumore [2]

Epitheliale Tumoren	Bemerkung
Papilläres Karzinom	vorwiegend lymphogene Metastasierung
Varianten:	
Papilläres Mikrokarzinom	< 1 cm, nahezu 100 %ige Überlebensrate
Gekapselte Variante	
Diffus-sklerosierende Variante	oft jüngere Patienten
Follikuläre Variante	
Kolumnäre Variante	aggressives Wachstum
Großzellige Variante	Organüberschreitung, ältere Patientinnen
Onkozytäre Variante	
Kribriforme Variante	bei Gardner-Syndrom und familiärer Polyposis coli
Follikuläres Karzinom	vorwiegend hämatogene Metastasierung
Varianten:	
Minimal-invasiv	
Grob-invasiv	
Oxyphile Variante	geringere Iod-Speicherung, schlechtere Prognose, Synonym: Hürthle-Zell-Tumor
Hellzellige Variante	zu verwechseln mit Nierenzellkarzinom-Metastase
Anaplastisches Karzinom	infauste Prognose, lokale Destruktion
Tumore der C-Zellen	lymphogene und hämatogene Metastasierung

(Fortsetzung)

Stadieneinteilung endokriner Tumore

◻ Tab. 25.6 (Fortsetzung)

Epitheliale Tumoren	Bemerkung
Medulläres C-Zell-Karzinom	sporadisch, familiär (FMTC), MEN-2a, MEN-2b
Nichtepitheliale Tumoren	
Sarkome	
Maligne Lymphome	B-Zell-Lymphome bei Hashimoto-Thyreoiditis

◻ Tab. 25.7 pTNM-Klassifikation der differenzierten Schilddrüsenkarzinome [2]

T-Klassifikation	Bemerkung
pTx	keine Beurteilung möglich
pT0	kein Primarius
pT1a	Tumor ≤ 1 cm, auf die Schilddrüse begrenzt
pT1b	Tumor > 1 cm und < 2 cm, auf die Schilddrüse begrenzt
pT2	Tumor > 2 cm und ≤ 4 cm, auf die Schilddrüse begrenzt
pT3a	Tumor > 4 cm, auf die Schilddrüse begrenzt
pT3b	Tumor mit geringer, extrathyreoidaler Ausbreitung
pT4a	Tumor mit Ausbreitung jenseits der Kapsel und Invasion von Nachbarstrukturen
pT4b	Tumorinfiltration der prävertebralen Faszie, des Mediastinums oder Encasement der A. carotis

◻ Tab. 25.7 (Fortsetzung)

T-Klassifikation	Bemerkung
N-Klassifikation	
pNx	regionäre Lymphknoten nicht beurteilbar
pN0	keine regionalen Lymphknotenmetastasen
pN1	regionäre Lymphknotenmetastasen
pN1a	Lymphknotenmetastasen Level IV
pN1b	Lymphknotenmetastasen in anderen Kompartimenten
M-Klassifikation	
pMx	keine Beurteilung möglich
pM0	keine Fernmetastasen
pM1	Fernmetastasen

Für Patienten < 55 Jahre gilt:
- **Stadium I:** Jedes T, Jedes N, M0
- **Stadium II:** Jedes T, Jedes N, M0

Für Patienten > 55 Jahre gilt:
- **Stadium I:** T1a, T1b, N0, M0
- **Stadium II:** T1, T2, T3, N0, M0 oder T3, N1, M0
- **Stadium III:** T4a, Jedes N, M0
- **Stadium IVa:** T4b, Jedes N, M0
- **Stadium IVb:** jedes T, Jedes N, M1

Die Risikoeinstufung der differenzierten Schilddrüsencarcinome nach ATA und BTA [13–15] kennt drei Risikostadien:

25.3 Nebennierenkarzinom

Die Stadieneinteilung der Nebennierenrindenkarzinome erfolgt nach der Sullivan-Modifikation der MacFarlane-Klassifikation [2] und ist in ◘ Tab. 25.8 dargestellt.

Es existiert auch eine postoperative Risikostratifizierung:

- moderates Risiko (Stadium 1–2 UND R0-Resektion UND Ki-67-Index < 10 %)
- intermediäres Risiko (Stadium 3 UND R0-Resektion UND N0 UND Ki-67-Index < 10 %)
- hohes Risiko (Stadium 3 UND/ODER R1/2-Resektion UND/ODER N1 UND/ODER Ki-67-Index > 10 %) UND/ODER Tumorzellverschleppung

Vorangestellt aus der linken Spalte:

- **Niedriges Risiko:** pT1a uni-oder multifokal N0/Nx oder pT1b N0/Nx oder pT2 N0/Nx oder pT3 > 4 cm n0/Nx. Zusätzlich R0/1, M0, < 4 cm intrathyreoidal
- **Mittleres Risiko:** pT3, N0/Nx oder pT3, N1a oder N1b; R0, M0;
- **Hohes Risiko:** pT4 oder M1 oder R2

◘ **Tab. 25.8** Stadieneinteilung der Nebennierenrindenkarzinome nach ENSAT [16], modifiziert nach [2]

Stadium	TNM	Bemerkung
I	T1 N0 M0	T1 = Tumor < 5 cm
II	T2 N0 M0	T2 = Tumor > 5 cm
III	T1–2 N1 M0 oder T3–4 N0–1 M0	T3 = Tumor lokal infiltrierend T4 = Infiltration von Nachbarorganen oder Tumorthrombus N1 = regionale Lymphknoten befallen
IV	T1–4 N0–1 M1	M1 = Fernmetastasen

ENSAT = Europäisches Netzwerk für Nebennierentumore

25.4 Neuroendokrine Tumore und Nebennieren-Tumore

Die Stadieneinteilung der neuroendokrinen Tumore folgt einem mehrstufigen Algorithmus [2]. Generell wird für alle anatomischen Lokalisationen [17, 18] des GEP-Systems (GEP, gastroenteropankreatisches System) zwischen gut differenzierten (NET, neuroendokrine Tumore) und gering differenzierten Neoplasien (NEC, neuroendokrine Karzinome) unterschieden. ◘ Tab. 25.9 fasst die WHO-basierte Einteilung aus dem Jahr 2010 zusammen [19].

Das Grading erfolgt entweder anhand der Mitosezahl oder anhand des MIP-1-basierten Proliferationsindex, wobei sich letzterer durchgesetzt hat [2]. ◘ Tab. 25.10 fasst das Grading zusammen.

Die Einteilung erfolgt am Operationspräparat oder im Rahmen des klinischen Stagings anhand einer je nach Organ variierenden TNM-Klassifikation. Diese Informationen werden dann in einer Stadieneinteilung zusammengefasst, die in ◘ Tab. 25.11 dargestellt ist (gemäß [2]).

Die folgenden Tabellen (◘ Tab. 25.12, 25.13, 25.14, 25.15, 25.16 und 25.17) geben die TNM-Klassifikation von neuroendokrinen Tumoren (NET) für die einzelnen anatomischen Lokalisationen wieder. Die ◘ Tab. 25.18 fasst die WHO-Klassifikation der Nebennieren-Tumore zusammen.

Stadieneinteilung endokriner Tumore

◘ Tab. 25.9   WHO-basierte Einteilung der GEP-Neoplasien aus dem Jahr 2010, modifiziert nach [19] und [2]

Tumor	Histologie	Grading
NET Neuroendokriner Tumor	gute endokrine Differenzierung	G1; Proliferations-index < 2 % G2; Proliferationsindex 2–20 %
NEC Neuroendokrines Karzinom Kleinzellige Variante Großzellige Variante	geringe Differenzierung	G3; Proliferations-index > 20 %
MANEC Mixed adenoneuroendokrines Kar-zinom	Mischung aus Adenokarzinom und NEC	G3; Proliferations-index > 20 %
Hyperplasie/Präneoplasien		

◘ Tab. 25.10   Grading von GEP-Neoplasien (1 HPF = high power field = 2 mm^2)

Gra-ding	Mitosezahl (10 HPF)	MIB-1-Index (Ki-67-Antikörper)
G1	< 2	< 2 %
G2	2–20	2–20 %
G3	> 20	> 20 %

◘ Tab. 25.11   Stadieneinteilung der GEP-Lokalisationen Magen, Duodenum, Pankreas, Appendix, Kolon (für Kolon und Rektum gibt es pT1a- und pT1b-Tumore, entsprechend den Stadien Ia und Ib)

Stadium	T	N	M
0	Tis	N0	M0
I	T1	N0	M0
IIa	T2	N0	M0
IIb	T3	N0	M0
IIIa	T4	N0	M0
IIIb	jedes T	N1	M0
IV	jedes T	jedes N	M1

◘ Tab. 25.12   TNM-Klassifikation der NET des Magens, modifiziert nach [2]

T-Klassifikation	Bemerkung
Tx	keine Beurteilung möglich
T0	kein Primarius
Tis	In-situ-Tumor/Dys-plasie < 0,5 mm
T1	Infiltration Lamina propria oder Submukosa und ≤ 1 cm
T2	Infiltration Muscularis propria oder Subserosa oder > 1 cm
T3	Durchbruch der Serosa
T4	Infiltration von Nachbarorganen
N-Klassifikation	
Nx	regionäre Lymphknoten nicht beurteilbar
N0	keine regionalen Lymphknoten-metastasen
N1	regionäre Lymphknoten-metastasen
M-Klassifikation	
M0	keine Fernmetastasen
M1	Fernmetastasen

324   A. Schäffler und T. Karrasch

◻ Tab. 25.13 TNM-Klassifikation der NET des Duodenum, Ampulla, proximales Jejunum, modifiziert nach [2]

T-Klassifikation	Bemerkung
Tx	keine Beurteilung möglich
T0	kein Primarius
T1	Infiltration Lamina propria oder Submukosa und $\leq$ 1 cm
T2	Infiltration Muscularis propria oder Subserosa oder > 1 cm
T3	Durchbruch der Serosa
T4	Infiltration von Nachbarorganen
N-Klassifikation	
Nx	regionäre Lymphknoten nicht beurteilbar
N0	keine regionalen Lymphknoten-metastasen
N1	regionäre Lymphknoten-metastasen
M-Klassifikation	
M0	keine Fernmetastasen
M1	Fernmetastasen

◻ Tab. 25.14 TNM-Klassifikation der NET des distalen Jejunum/Ileum, modifiziert nach [2]

T-Klassifikation	Bemerkung
Tx	keine Beurteilung möglich
T0	keine Beurteilung möglich
T1	Infiltration Mucosa oder Submukosa und $\leq$ 1 cm
T2	Infiltration Muscularis propria oder > 1 cm
T3	Infiltration Serosa
T4	Infiltration Peritoneum/anderer Organe
N-Klassifikation	
Nx	regionäre Lymphknoten nicht beurteilbar

◻ Tab. 25.14 (Fortsetzung)

T-Klassifikation	Bemerkung
N0	keine regionalen Lymphknoten-metastasen
N1	regionäre Lymphknoten-metastasen
M-Klassifikation	
M0	keine Fernmetastasen
M1	Fernmetastasen

◻ Tab. 25.15 TNM-Klassifikation der NET der Appendix, modifiziert nach [2]

T-Klassifikation	Bemerkung
Tx	keine Beurteilung möglich
T0	kein Primarius
T1	Durchmesser $\leq$ 1 cm, Invasion Submukosa oder Muscularis propria
T2	Durchmesser $\leq$ 2 cm, Invasion Submukosa oder Muscularis propria oder Invasion (< 3 mm) Subserosa oder Meso-Appendix
T3	Durchmesser > 2 cm oder Invasion (> 3 mm) Subserosa
T4	Infiltration Peritoneum/anderer Organe
N-Klassifikation	
Nx	regionäre Lymphknoten nicht beurteilbar
N0	keine regionalen Lymphknoten-metastasen
N1	regionäre Lymphknotenmetastasen
M-Klassifikation	
M0	keine Fernmetastasen
M1	Fernmetastasen

Stadieneinteilung endokriner Tumore

◧ **Tab. 25.16** TNM-Klassifikation der NET des Kolon/Rektum, modifiziert nach [2]

T-Klassifikation	Bemerkung
Tx	keine Beurteilung möglich
T0	kein Primarius
T1	Infiltration Mukosa oder Submukosa T1a: < 1 cm T1b: 1–2 cm
T2	Invasion Muscularis propria oder > 2 cm
T3	Invasion der Subserosa, perikolisches/perirektales Fettgewebe
T4	Invasion Nachbarorgane, Durchbruch der Serosa
N-Klassifikation	
Nx	regionäre Lymphknoten nicht beurteilbar
N0	keine regionalen Lymphknotenmetastasen
N1	regionäre Lymphknotenmetastasen
M-Klassifikation	
M0	keine Fernmetastasen
M1	Fernmetastasen

◧ **Tab. 25.17** TNM-Klassifikation der NET des Pankreas, modifiziert nach [2]

T-Klassifikation	Bemerkung
Tx	keine Beurteilung möglich
T0	kein Primarius
T1	Tumor auf Pankreas begrenzt, < 2 cm
T2	Tumor auf Pankreas begrenzt, 2–4 cm
T3	Tumor auf Pankreas begrenzt, > 4 cm oder Invasion Duodenum/Gallengang
T4	Infiltration von Gefäßen, Nachbarorganen
N-Klassifikation	
Nx	regionäre Lymphknoten nicht beurteilbar
N0	keine regionalen Lymphknotenmetastasen
N1	regionäre Lymphknotenmetastasen
M-Klassifikation	
M0	keine Fernmetastasen
M1	Fernmetastasen

□ Tab. 25.18 WHO-Klassifikation 2022 der Nebennierentumore modifiziert nach [20, 21]

Tumor-Typ	Bemerkung
Tumore der Nebennierenrinde	
Kongenitale Nebennierenrinden-Hyperplasie	Angeborene Enzymdefekte der Steroidhormonsynthese; Hirsutismus, Virilisierung, Intersexualität (DSD; disorder of sexual differenziation). Beispiele: 21-Hydroxylase, 11β-Hydroxylase, 17α-Hydroxylase, 3β-Hydroxylase, P450 Oxidoreductase
Nodular disease, mikro-nodulär oder makro-nodulär	Cushing-Syndrom möglich
Nebennierenrinden-Adenom	Cushing-Syndrom, Conn-Syndrom, Hyperandrogenismus, inaktiv
Nebennierenrinden-Karzinom	Cushing-Syndrom, Conn-Syndrom, Hyperandrogenismus, inaktiv
Tumore des Nebennierenmarkes und Paraganglien	
Neuroblastom	Sekretion von VIP (vasoaktives intestinales Peptid) oder Katecholaminen
Ganglioneuroblastom, gemischt oder nodulär	maligne
Ganglioneurom	benigne
Phaeochromocytom	Katecholaminsekretion, benigne oder maligne. SDHB/A/C/D-Genmutationen möglich, MEN-2 (Ret-Proto-Onkogen-Mutation) möglich, sporadisch, VHL (von Hippel-Lindau-Syndrom), NF1 (Neurofibromatosis),
Sympathisches Paragangliom	SDHB-Genmutationen möglich
Parasympathisches Paragangliom	
Intra-adrenale, zusammengesetzte, paragangliomatöse Tumore	Neurofibromatose I möglich
Extra-adrenale, zusammengesetzte, para-gangliomatöse Tumore	
Sex cord stromal und andere Tumore	
Sex cord stroma tumor	Östrogen- und Androgen-Bildung möglich
Adenomatoid-Tumor der Nebenniere	
Melanom der Nebenniere	
Gutartige Veränderungen	
Nebennierenektopie	
Nebennierencysten	
Nebennieren-Myelolipom	Bestehend aus Fettzellen und Knochenmark

Stadieneinteilung endokriner Tumore

Literatur

1. DeLellis RA, Lloyd RV, Heitz PU, Eng C (2004) Word Health Organization classification of tumours. Pathology genetics. Tumours of endocrine organs. IARC Press, Lyon
2. Göke B, Fürst H, Reincke M, Auernhammer CJ (2013) Endokrine Tumoren. Manual des Tumorzentrums München. W. Zuckschwerdt Verlag, München
3. Wittekind C, Tannapfel A (2006) Prinzipien der Pathologie in der Onkologie. In: Schmoll HJ, Hoffken K, Possinger K (Hrsg) Kompendium Internistische Onkologie. Springer, Heidelberg, S 351–382
4. Therasse P, Arbuck SG, Eisenhauer EA, Wanders J et al (2000) New guidelines to evaluate the response to treatment in solid tumors. European Organization for Research and Treatment of Cancer. National Cancer Institute of the United States, National Cancer Institute of Canada. J Natl Cancer Inst 92:205–216
5. Eisenhauer EA, Therasse P, Bogaerts J et al (2009) New response evaluation criteria in solid tumours: revised RECIST guideline (version 1.1). Eur J Cancer 45:228–247
6. WHO IARC (2004) WHO classification of tumours of endocrine organs, 3. Aufl. WHO Press, Genf
7. Di Ieva A, Rotondo F, Syro LV, Cusimano MD, Kovacs K (2014) Aggressive pituitary adenomas-diagnosis and emerging treatments. Nat Rev Endocrinol 10:423–435
8. Osamura RY, Kajiya H, Takei M (2008) Pathology of the human pituitary adenomas. Histochem Cell Biol 130:495–507
9. Asa SL, Osamura RY, Mete O (2022) Pituitary gland. WHO classification of tumours Editorial Board. Endocrine and neuroendocrine tumours, Bd Bd 5. International agency for research on cancer, Lyon
10. Saeger W (2022) Die WHO-Klassifikation 2022 der hypophysären und sellären Tumoren. Endokrinol Inf 4/2022:11–19
11. Hardy J (1969) Transphenoidal microsurgery of the normal and pathological pituitary. Clin Neurosurg 16:185–217
12. Knosp E, Steiner E, Kitz K, Matula C (1993) Pituitary adenomas with invasion of the cavernous sinus space: a magnetic resonance imaging classification compared with surgical findings. Neurosurgery 33:610–617; discussion 617–618
13. Perros P, Colley S, Boelaert K et al (2014) Guidelines for the management of thyroid cancer. Clin Endocrinol 81:1–122
14. Cooper DS, Doherty GM, Haugen BR et al (2009) Revised American Thyroid Associationi management guidelines for patients with thyroid nodules and differentiated thyroid cancer. Thyroid 19:1167–1214
15. Paschke R, Lincke T, Müller SP, Kreissl MC, Dralle H, Fassnacht M (2015) The treatment of well-differentiated thyroid carcinoma. DÄB Int 112:452–458
16. Fassnacht M, Johanssen S, Quinkler M et al (2009) German Adrenocortical Carcinoma Registry, T. European Network for the Study of Adrenal, Limited prognostic value of the 2004 International Union Against Cancer staging classification for adrenocortical carcinoma: proposal for a Revised TNM Classification. Cancer 115:243–250
17. Rindi G, Kloppel G, Alhman H et al (2006) European Neuroendocrine Tumor, TNM staging of foregut (neuro)endocrine tumors: a consensus proposal including a grading system. Virchows Arch 449:395–401
18. Rindi G, Kloppel G, Couvelard A et al (2007) TNM staging of midgut and hindgut (neuro) endocrine tumors: a consensus proposal including a grading system. Virchows Arch 451:757–762
19. Bosman FT, Carneiro F, Hruban RH, Theise ND (Hrsg) (2010) WHO classification of tumours of the digestive system. IARC, Lyon
20. Gill AJ et al (2022) Tumours of the adrenal medulla and extra-adrenal paraganglia. In: Mete O (Hrsg) WHO classification of tumours editorial board. Endocrine and neuroendocrine tumours, 5. Aufl. International Agency for Resarch on Cancer, Lyon (France)
21. Saeger W (2023) Die WHO-Klassifikation 2022 der Nebennierentumoren. Endokrinol Inf 2/23:12–29

Die Schilddrüsenpunktion

Andreas Schäffler und Thomas Karrasch

Inhaltsverzeichnis

26.1   **Durchführung der Schilddrüsenpunktion – 330**

             Literatur – 332

© Der/die Autor(en), exklusiv lizenziert an Springer-Verlag GmbH, DE, ein Teil von Springer Nature 2024
A. Schäffler (Hrsg.), *Funktionsdiagnostik in Endokrinologie, Diabetologie und Stoffwechsel*,
https://doi.org/10.1007/978-3-662-68563-1_26

26.1 Durchführung der Schilddrüsenpunktion

- **Indikationen**
- Cytologische Abklärung suspekter Knoten, kalter Knoten und nicht-autonomer Knoten > 1 cm mit (mind. 2) sonografischen Malignitätskriterien [1–3]
- Generell bei suspekten Knoten (vgl. sonografische Malignitäts- und Benignitätskriterien unter ▶ Kap. 20, ▶ Tab. 20.6, 20.7 und 20.8) sowie lt. Empfehlungen in den Quellen [1, 2]
- Kalcitoninerhöhung ausserhalb von Nierenisuffizienz, Nikotinabusus und Gebrauch von Protonenpumpeninhibitoren
- V. a. nicht-thyreogene maligne Herdbefunde (Metastasen)
- Differenzialdiagnose Hashimoto-Thyreoiditis vs. Thyreoiditis de Quervain (selten)
- V. a. Thyreoiditis suppurativa (auch zur mikrobiologischen Testung)
- Mechanische Zystenentlastung
- Hinsichtlich sonografischer Malignitätskriterien allgemein sei auf ▶ Tab. 20.7 und 20.8 im ▶ Kap. 20 verwiesen.

- **Kontraindikationen und Nebenwirkungen**
- Fehlende therapeutische Konsequenz, unkooperativer Patient mit Unfähigkeit zur Lagerung bzw. zum Stillhalten, Blutungsneigung, Gebrauch von Anti-Koagulantien außer Acetylsalicylsäure (100 mg).
- Vasovagale Reaktionen, transiente Recurrensparese, Schmerzen und Blutungen sind selten, ebenso protrahierte Schmerzen oder lokale Infektionen, noch seltener eine Metastasenverschleppung.
- Verletzungen von größeren Nerven und Blutgefäßen kommen bei richtiger Durchführung und geschultem Untersucher praktisch nicht vor.

- **Testprinzip**
- Gewinnung von Zellmaterial für die cytologische (nicht: histologische) Untersuchung [4–6]. Gewinnung von Cystenflüssigkeit für die cytologische, ggf. auch mikrobiologische Untersuchung, Gewinnung von Material für genetische Untersuchungen wie z. B. die BRAFV600E-Mutation oder für die Calcitoninbestimmung aus dem Punktat.

- **Testdurchführung**
Standardisiert, wie folgt:

- **Vorbereitung und Rahmenbedingungen**
- Der Patient wird wie gewöhnlich in Rückenlage mit einer Nackenrolle zur Überstreckung des Halses gelagert.
- Für gewöhnlich ist auf eine Lokalanästhesie leicht verzichtbar, kann jedoch auf Wunsch durchgeführt werden.
- Die Punktion muss unter aseptischen Bedingungen stattfinden (sterile Handschuhe, sterile Abdeckung des Ultraschallkopfes und Ankoppelung des isolierten, sterilen Schallkopfes durch steriles Ultraschallgel oder alkoholische Desinfektionslösung, steriles Loch- oder Abdecktuch).
- Der Untersucher sollte einen Mundschutz tragen, da er sich bei der Technik „Punktion von kranial über dem Kopf des Patienten" über die Punktionsstelle beugt (◘ Abb. 26.1).
- Am besten wird die Punktion von 2 Ärzten durchgeführt. Arzt 1 stellt mit dem Schallkopf (10,5 MHz-Sonde) das zu punktierende Areal ein und zwar so, dass der punktierende Arzt 2 den Monitor einsehen kann. Arzt 2 steht am Kopfende der Patientenliege und führt die Punktion von kranial kommend unter Blick auf den Monitor durch. Die Punktionsnadel muss im bewegten Bild identifizierbar sein, am besten lässt man die Kanüle im 45°-Winkel den Schallkopf unterkreuzen.

- **Procedere**
- Der Patient wird aufgefordert, nicht zu atmen, sich nicht zu bewegen, nicht zu sprechen und nicht zu schlucken, dann erfolgt die Punktion in Aspirationstechnik unter Verwendung einer sterilen Kanüle (0,9 × 40 mm; 20 G; gelbe Farbe) und einer sterilen 20 ml Einmalspritze unter starkem Sog.

Die Schilddrüsenpunktion

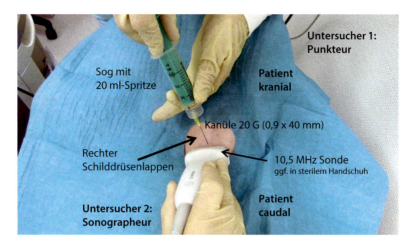

Abb. 26.1 Technik der Ultraschall-gesteuerten Schilddrüsenpunktion

- Der Knoten sollte „durchfächert" werden und der Einstichwinkel hierbei verändert werden („needling"). Vor dem Herausziehen der Nadel wird der Unterdruck langsam gelöst.
- Bei dicken Weichteilen und längerer Vorlaufstrecke muss eine längere Kanüle (0,9 × 70 mm; 20 G) verwendet werden.
- Manche Zentren verwenden ohne Aspiration die Technik mit einer Kanüle mit Mandrin.
- Nach der Punktion erfolgt ein Abdrücken der Stelle für 1 min, steriles Pflaster anschließend.
- Sorgfalt ist beim Anfertigen der Ausstriche anzuwenden. Ist genügend Zellmaterial gewonnen worden, so sind die Ausstriche schlierig (Kolloid) und wenig blutig. Ggf. muss bei sehr blutigem Aspirat das dünnflüssige Blut zuerst vorsichtig in ein Eppendorf-Cup asserviert werden, um das Kolloid enthaltende Material besser ausstreichen zu können. Cystenflüssigkeit sollte gesondert asserviert werden (Zytospin-Präparat, Mikrobiologie).
- Vor dem Ausstreichen wird die Kanüle von der Spritze entfernt, der Stempel wird angezogen, dann wird die Kanüle wieder aufgesetzt und der Ausstrich angefertigt. Die Gewebs-/Flüssigkeitstropfen werden durch das Auflegen eines zweiten Objektträgers ausgestrichen, sodass ein dünner, transparenter Film entsteht.
- Die Fixierung kann per Lufttrocknung bei Zimmertemperatur erfolgen, alternativ kann auch Fixierspray (z. B. Merckofix) verwendet werden. Bei hoher Zahl an möglichen Ausstrichen am besten beides simultan.
- Wichtig: Die Kanüle muss immer mit in die Pathologie gegeben werden, oftmals enthält diese im Konus das entscheidende Material, welches von der Pathologie ausgewaschen wird.

Entscheidend für den Pathologen ist die umfassende Information über Indikation und klinische Daten.

Interpretation

Tab. 26.1 zeigt die Wertung der zytologischen Befunde (nach [4]).

- **Fallstricke**
- Technisch minderwertige Punktionen durch nicht ausreichend geübtes Personal müssen vermieden werden.
- Zu wenig Material durch zu wenig Unterdruck bei der Aspiration, zu wenig Material durch nicht ausreichendes und zu „behutsames" Fächern im Knoten.
- Technische Mängel bei der Anfertigung der Ausstriche sind ein häufiges Problem.
- Sensitivität und Spezifität dürften in der breiten klinischen Routine niedriger ausfallen als in Studien.

□ Tab. 26.1 Cytologische Klassifikation der Feinnadelaspirations-Zytologie	
Grad	**Kriterium**
I	Nicht diagnostisch: Nicht genügend Zellmaterial (**Unzureichend**)
II	Kein Nachweis von Tumorzellen (**Negativ**)
III	Follikuläre Neoplasie unklarer Dignität (**Zweifelhaft**)
IV	Verdacht auf Tumorzellen (**Verdächtig**)
V	Tumorzellen klar nachgewiesen (**Positiv**)
Bei Thyreoiditis	Lymphoplasmazelluläres Infiltrat bei Hashimoto-Thyreoiditis Epitheloidzell-Granulome und Granulozyten bei Thyreoiditis de Quervain Bakterien und Granulozyten bei Thyreoiditis suppurativa

- **Praxistipps**
- Die Re-Punktion ist bei richtiger Indikationsstellung und cytologischer Klassifikation I (unzureichendes Material) ein wichtiger Schritt.
- Künftig könnte der molekulardiagnostischen Analyse aus Knoten eine höhere Bedeutung zukommen, sowohl Einzelmutationen (BRAF-Mutationen bei bis zu 70 % der papillären Schilddrüsenkarzinome) als auch Gen-Cluster.

- Bei Zysten immer auch randständiges Knotenmaterial punktieren.
- Optimales steriles Arbeiten durch sterile Handschuhe, steriles Lochtuch und Versenken der Sonografie-Sonde in sterilem Handschuh mit Utraschallgel. Der Handschuh wird über die Sonde knitterfrei gespannt, von innen im Handschuh erfolgt die Ankoppelung über das Gel, von außen an die Haut über alkoholisches Desinfektionsmittel.
- Der Kanülendurchmesser wird in G (Gauge) angegeben und bezeichnet den Außendurchmesser nach EN ISO 9626.

Literatur

1. Allelein S, Feldkamp J, Schott M (2017) Diagnostik und Therapie der Struma multinodosa im Jahr 2017. DMW 142:1097–1100
2. Haugen BR, Alexander EK, Bible KC et al (2016) American Thyroid Association Management guidelines for adult patients with thyroid nodules and differentiated thyroid cancer: the American Thyroid Association guidelines task force on thyroid nodules and differentiated thyroid cancer. Thyroid 26:1–33
3. Bojunga J (2022) Atlas der Schilddrüsensonographie, 1. Aufl. Elsevier, München
4. Feldkamp J, Führer D, Luster M, Musholt TJ, Spitzweg C, Schott M (2016) Feinnadelpunktion in der Abklärung von Schilddrüsenknoten. DÄB 113(20):353–359
5. Spieler P (2005) Die Feinnadelpunktion – ein Überblick. Schweiz Med Forum 5:1171–1181
6. Kavanagh J, McVeigh N, McCarthy E, Bennet K, Beddy P (2017) Ultrasound-guided fine needle aspiration of thyroid nodules: factors affecting diagnostic outcomes and confounding variable. Acta Radiol 58:301–306

Die ambulante Langzeit-blutdruckmessung (ABDM)

Andreas Schäffler und Thomas Karrasch

Inhaltsverzeichnis

27.1   Die Durchführung der ambulanten Langzeitblutdruckmessung (ABDM) – 334

         Literatur – 337

© Der/die Autor(en), exklusiv lizenziert an Springer-Verlag GmbH, DE, ein Teil von Springer Nature 2024

A. Schäffler (Hrsg.), *Funktionsdiagnostik in Endokrinologie, Diabetologie und Stoffwechsel*, https://doi.org/10.1007/978-3-662-68563-1_27

27

27.1 Die Durchführung der ambulanten Langzeitblutdruckmessung (ABDM)

▪ Indikationen

- Nicht-invasive ambulante Blutdruckmessung (ABDM) zur Diagnose, Verlaufsbeurteilung und Therapie-Einstellung eines arteriellen Hypertonus
- Quantifizierung eines arteriellen Hypertonus
- Klassifikation eines arteriellen Hypertonus (z. B. Tag-Nacht-Absenkung erhalten oder nicht erhalten; sog. dipper vs. non-dipper)
- Demaskierung eines „Praxis-Hypertonus" (Weißkitteleffekt) oder einer Praxis-Normotonie
- Missverhältnis zwischen Blutdruckhöhe in der Praxis oder bei Selbstmessungen in Relation zu den Endorganschäden
- bei v. a. sekundäre Hypertonie, Schlafapnoesyndrom, Diabetes mellitus und krisenhafte Blutdruckepisoden
- schwer einstellbarer Hypertonus und Therapienebenwirkungen

▪ Kontraindikationen und Nebenwirkungen

- Bestehende Oberarmvenenthrombose.

▪ Testprinzip

- Mittels einer Oberarmmanschette werden über 24 h der systolische und diastolische Blutdruck, der mittlere arterielle Druck (MAD) und die Herzfrequenz aus etwa 70 Einzelmessungen erfasst. Eine Geräte-Software erlaubt die quantitative Analyse der Abweichungen von der Norm sowie eine grafische Aufbereitung der Ergebnisse.

Tab. 27.1 Definition und Klassifikation von Bluthochdruck

Klassifikation	RR Systolisch	RR Diastolisch
Optimal	< 120	< 80
Normal	**120–129**	**80–84**
Hochnormal	130–139	85–89
Hypertonie Grad I°	140–159	90–99
Hypertonie Grad II°	160–179	100–109
Hypertonie Grad III°	≥ 180	≥ 110

- Die Tab. 27.1 fasst basierend auf [1] zunächst einmal die Normwerte für die diastolischen und systolischen Blutdruckwerte ohne Bezug auf die ABDM zusammen („Praxisblutdruck").

▪ Testdurchführung

Standardisiert, wie folgt:

▪▪ Vorbereitung und Rahmenbedingungen

- Während der Messung kein Koffein, keine sportliche Betätigung, kein Alkohol.

▪▪ Procedere

- Die Untersuchung soll stressfrei an einem ruhigen, repräsentativen Tag erfolgen.
- Wichtig ist die Auswahl der geeigneten Manschettenbreite.

▪▪ Interpretation

- Die Abb. 27.1, 27.2 und 27.3 zeigen beispielhaft das Ergebnisprotokoll einer gesunden Person.

Die ambulante Langzeitblutdruckmessung (ABDM)

	Gesamt		Tag		Nacht	
	Wert	Ziel	Wert	Ziel	Wert	Ziel
Zeit						
Start	03.02.2016 10:56		06:00		22:00	
Ende	04.02.2016 07:20		21:59		05:59	
Dauer	20:24		12:24		08:00	
Messwerte						
Gesamt	69		59		10	
Gültig	38		32		6	
Gültig %	55	>70	54		60	
Durchschnitt: Über alle Einzelwerte						
Systole mmHg	126	<130	123	<135	140	<120
Diastole mmHg	88	<80	90	<85	77	<75
MAD mmHg	105		105		106	
Herzfrequenz 1/min	86		86		74	
Pulsdruck mmHg	38		33	<60	63	
Std.-Abw.						
Systole mmHg	16,2		14,7	<17	16,6	<13
Diastole mmHg	14,7		12,4	<13	20,3	<10
MAD mmHg	11,5		12,1		8,2	
Herzfrequenz 1/min	14,2		14,1		6,7	
Pulsdruck mmHg	20,5		12,2		33,5	
Grenzwertüberschreitungen						
Systole %	18		6	<25 (1)	83	<25 (3)
Diastole %	53		50	<25 (2)	67	<25 (4)
Grenzwertüberschreitungen(1) >= 140 (2) >= 90 (3) >= 125 (4) >= 80						
Dipping						
Systole %	-13,8 (Inverted)					
Diastole %	14,4 (Normal)					
Dipping <0% Inverted; <10% Non-Dipper; <20% Normal; >=20% Extreme						

◘ Abb. 27.1 Ausgabeliste einer ABDM-Messung

- Ein Abfall des Blutdruckes nachts ist physiologisch und beträgt etwa 10–20 %. Ein Abfall < 10 % definiert einen sog. „non-dipper", ein Abfall > 20 % einen „extreme dipper". Gar kein Abfall bezeichnet eine als „inverted" titulierte Regulation des Blutdruckes.
- Die Blutdruckanalysen [2] erfolgen im Mittel über 24 h sowie für die Intervalle (tags, nachts, morgens).
- Die ◘ Tab. 27.2 fasst die Normwerte und Schweregrade der ABDM zusammen [2].

■ Fallstricke

- Verwendung falscher Manschettenbreiten in Relation zur Oberarmdicke.
- Es muss auf eine effektive Manschettenfixation am Oberarm geachtet werden.
- Anlegen der Manschette soll nicht an paretischen Extremitäten erfolgen.
- Die Ergebnisinterpretation ist bei einer kardialen Ejektionsfraktion < 50 % erschwert.
- Bei Vorhofflimmern sind die Messwerte nicht verwertbar.

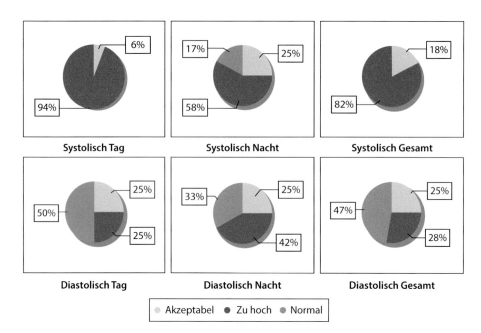

Abb. 27.2 Grafische Darstellung von Grenzwertüberschreitungen einer ABDM

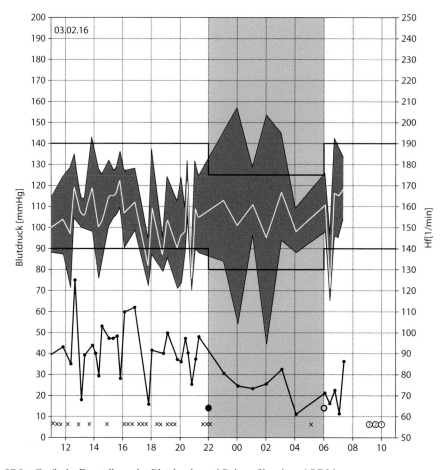

Abb. 27.3 Grafische Darstellung des Blutdruck- und Pulsprofiles einer ABDM

Die ambulante Langzeitblutdruckmessung (ABDM)

⊡ Tab. 27.2 Normwerte und Schweregrade bei der ABDM

Normalwerte	RR Werte systolisch/diastolisch
Tagesmittelwert	< 135/85 mmHg
Nachtmittelwert	< 120/75 mmHg
24 h-Mittelwert	< 130/80 mmHg
Schweregrade	**RR Werte systolisch/diastolisch**
Leichte Hypertonie	135–146/85–89 mmHg
Mittelgradige Hypertonie	147–156/90–95 mmHg
Schwere Hypertonie	> 157/96 mmHg

▪ **Praxistipps**
— Beispiel für eine Gerätetechnik: Mobil-O-Graph (als ABDM-Klassiker).
— Die Normwerte der ABDM sind niedriger als in der Praxismessung.

— Mit dem Upgrade *Dongle* kann simultan eine Pulswellenanalyse erfolgen (► Kap. 28).
— Ursachen für eine nächtliche Hypertonie können sein: Diabetes mellitus mit Nephropathie, Schlafapnoesyndrom, Schichtarbeit, sekundäre Hypertonieformen, Z. n. Apoplex, Z. n. Herz- oder Nierentransplantation, Schwangerschaftshypertonie, Herzinsuffizienz, Niereninsuffizienz.
— Zur besseren Bewertung des Blutdruckverhaltens empfiehlt sich das Anfertigen eines Patientenprotokolls zu den Tätigkeiten während der Messperiode.

Literatur

1. Leitlinien für das Management der arteriellen Hypertonie. ESC Pocket Guidelines. www.hochdruckliga.de
2. Middeke M (2006) Ambulante Blutdruck-Langzeitmessung. MMW-Fortschr Med 148(37):1–5

Die Analyse der Puls-wellengeschwindigkeit

Andreas Schäffler und Thomas Karrasch

Inhaltsverzeichnis

28.1   Die Durchführung der Pulswellenanalyse (PWA) – 340

         Literatur – 343

© Der/die Autor(en), exklusiv lizenziert an Springer-Verlag GmbH, DE, ein Teil von Springer Nature 2024
A. Schäffler (Hrsg.), *Funktionsdiagnostik in Endokrinologie, Diabetologie und Stoffwechsel*,
https://doi.org/10.1007/978-3-662-68563-1_28

28.1 Die Durchführung der Pulswellenanalyse (PWA)

- **Indikationen**
- Nicht-invasive Quantifizierung [1–3] der arteriellen Gefäßsteifigkeit („Gefäßalter" als subklinischer Organschaden)
- Risikoabschätzung der Atherosklerose und des kardiovaskulären Risikos
- Erleichterung der therapeutischen Entscheidungen für den Einsatz von Antihypertensiva und Lipidsenker bei Patienten mit Blutdruckwerten (130–159/85–99 mmHg) und Blutfettwerten (LDL-Cholesterin 130–160 mg/dl) im Grenzbereich (Risikostratifizierung)

- **Kontraindikationen und Nebenwirkungen**
- Bestehende Oberarmvenenthrombose.

- **Testprinzip**
- Evidenz-basierte Daten belegen, dass die Pulswellengeschwindigkeit (PWV), bestimmt durch Pulswellenanalyse (PWA) einen altersunabhängigen Prädiktor für tödliche und nicht-tödliche kardiovaskuläre Ereignisse darstellt [1].
- Blutdruck- und PWA-Messungen erfolgen in Einem mit einer Oberarm-Manschette
- Die klinische Validität beruht darauf, dass die aortalen PWV-Messungen mit den nicht-invasiven Methodiken der Oberarmmessung sehr gut übereinstimmen mit einer Korrelation von r = 0,81 und einer Wiederholungsgenauigkeit von 0,05 m/s [2].
- Die PWV (Messeinheit: m/s) hängt positiv von der Gefäßsteifigkeit ab und nimmt mit dem Alter zu. Im Menschen finden sich also altersabhängige Werte von 5–12 m/s in der Aorta. Bei jüngeren Probanden beträgt die PWV in der abdominalen Aorta 5–6 m/s. Durch die sog. Blutdruckamplifikation steigt der Blutdruck auf dem Weg in die Peripherie an, dieser sog. Trichtereffekt ist bei steifen Gefäßen deutlicher ausgeprägt [3].
- Erhöhte Gefäßsteifigkeit führt also zu einer höheren PWV und zu verfrühten und vermehrten Pulswellenreflexionen. Hierdurch wird der Blutdruck in der Aorta verstärkt (Augmentationsdruck). Der Anteil des Augmentationsdruckes am Pulsdruck wird als Augmentationsindex (AIx) bezeichnet [3]. Der AIx hängt u. a. von Pulsfrequenz und Körpergröße ab.

- **Testdurchführung**

Standardisiert, wie folgt:

- **Vorbereitung und Rahmenbedingungen**
- Etwa 3 h vor der Messung kein Koffein, Tabakgebrauch oder größere Mahlzeiten, 10 h kein Alkohol.

- **Procedere**
- Die Untersuchung soll stressfrei an einem ruhigen, repräsentativen Tag erfolgen.
- Wichtig ist die Auswahl der geeigneten Manschettenbreite.

- **Interpretation**
- Die PWV (Messeinheit: m/s) hängt positiv von der Gefäßsteifigkeit ab und nimmt mit dem Alter zu. Im Menschen finden sich also altersabhängige Werte von 5–12 m/s in der Aorta. Bei jüngeren Probanden beträgt die PWV in der abdominalen Aorta 5–6 m/s.
- Der Grenzwert für das Vorliegen eines gefäßbedingten Endorganschadens ist eine PWV von 10 m/s [3].
- Die Gerätesoftware übersetzt anhand von Rechenalgorithmen und eingespeicherten Methoden-spezifischen Referenzwerten die Messwerte in eine Risikostratifizierung.

Die Analyse der Pulswellengeschwindigkeit

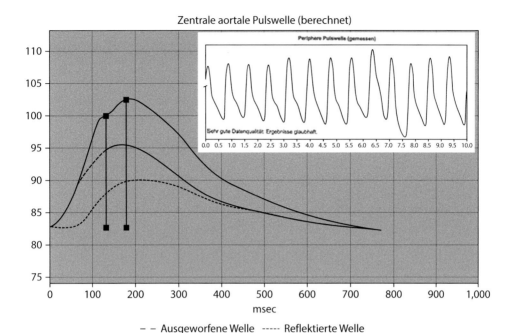

Abb. 28.1 Ergebnisprotokoll einer PWA: Ausgeworfene, reflektierte und berechnete zentrale aortale Pulswelle

- Die Abb. 28.1, 28.2, und 28.3 zeigen beispielhaft das Ergebnisprotokoll einer gesunden weiblichen Testperson unter Verwendung des Mobil-O-Graph^R NG (IEM).

Fallstricke
- Verwendung falscher Manschettenbreiten in Relation zur Oberarmdicke.
- Anlegen der Manschette nicht an paretischen Extremitäten.
- Die Ergebnisinterpretation ist bei einer kardialen Ejektionsfraktion <50 % erschwert.

Praxistipps
- Die Messung kann gemäß GOÄ 637 mit 1,8-fachem Satz abgerechnet werden.
- Beispiel für eine Gerätetechnik: Mobil-O-Graph^R NG bzw. Mobil-O-Graph^R PWA der Firma IEM.
- Die PWV kann prinzipiell tonometrisch oder oszillometrisch bestimmt werden.
- Nicht-medikamentöse Maßnahmen zur Verbesserung der arteriellen Steifigkeit und zur Blutdrucksenkung sind: Kochsalzreduktion, Gewichtsreduktion, körperliches Training, Nikotin-Karenz.
- Positiven Effekt auf die Blutdruckkurve haben unter den Antihypertensiva die vasoaktiven Substanzen wie z. B. Hemmer des Renin-Angiotensin-Aldosteron-Systems und Calciumantagonisten.

PWA Messung		
Datum		28.01.2016
Uhrzeit		11:53
Praxis BD		
Systole	mmHg	107
Diastole	mmHg	82
MAD	mmHg	93
Pulsdruck	mmHg	25
Herzfrequenz	1/min	76
zSys	mmHg	103
zDia	mmHg	83
zPD	mmHg	20
Pulsdruckamplifikation		1,2
Hämodynamik		
Schlagvolumen	ml	53,8
Herzminutenvolumen	l/min	4,1
Peripherer Widerstand	s*mmHg/ml	1,4
Herzindex	$l/min*1/m^2$	2,1
Gefäßsteifigkeit		
Augmentationsdruck	mmHg	2
Reflexionskoeffizient	%	58
Augméntationsindex@75 [90% CI]	%	11[19;39]
PWV [90% CI]	m/s	7,2 [7,0;8,3]
Körpermaße		
Größe	cm	176
Gewicht	kg	74
Body-Mass-Index	kg/m^2	23,9
Körperoberfläche	m^2	1,9

Abb. 28.2 Ergebnisprotokoll einer PWA: Ausgabe der Kennvariablen einer PWA im Kontext einer ABDM

Die Analyse der Pulswellengeschwindigkeit

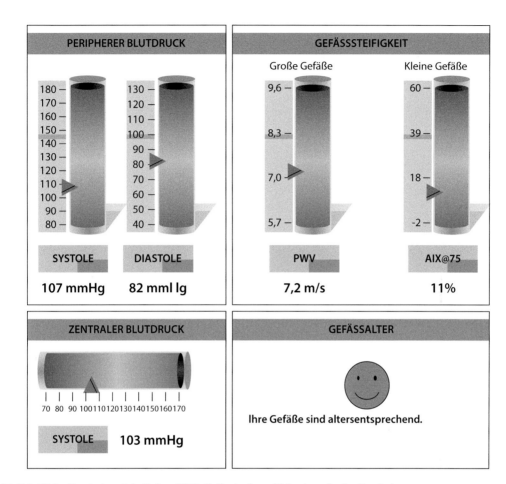

○ **Abb. 28.3** Ergebnisprotokoll einer PWA: Patientenfreundliche Ausgabe der Ergebnisse

Literatur

1. Ben-Shlomo Y, Spears M, Boustred C, May M, Anderson SG et al (2014) Aortic pulse wave velocity improves cardiovascular event prediction; an individual participant meta-analysis of prospective observational data from 17,635 subjects. J Am Coll Cardiol 63:636–646
2. Weber T, Hametner B et al (2013) Oscillometric estimation of aortic pulse wave velocity: comparison with intra-aortic catheter measurements. Blood Press Monit 18:173–176
3. Baulmann J, Nürnberger J, Slany J, Schmieder R, Schmidt-Trucksäss A, Baumgart D, Cremerius P, Hess O, Mortensen K, Weber T (2010) Arterielle Gefäßsteifigkeit und Pulswellenanalyse. DMW 135:4–14

Klassifikation des GdB (Grad der Behinderung) bei Endokrinopathien

Andreas Schäffler und Thomas Karrasch

Inhaltsverzeichnis

29.1 Die Bestimmung des GdB bei Diabetes mellitus und Endokrinopathien – 346

Literatur – 347

© Der/die Autor(en), exklusiv lizenziert an Springer-Verlag GmbH, DE, ein Teil von Springer Nature 2024
A. Schäffler (Hrsg.), *Funktionsdiagnostik in Endokrinologie, Diabetologie und Stoffwechsel*, https://doi.org/10.1007/978-3-662-68563-1_29

29.1 Die Bestimmung des GdB bei Diabetes mellitus und Endokrinopathien

- **Indikationen**
- Berücksichtigung der sozialmedizinischen Aspekte bei Diabetes mellitus wie Kündigungsschutz, Arbeitsschutz, vorzeitige Berentung ohne Abzüge, steuerliche Freibeträge etc. [1–3]
- Klassifikation der Krankheitsbedingten Einschränkungen nach GdB
- Klärung der Frage, ob eine sog. Schwerbehinderung (GdB von 50 %) vorliegt

- **Kontraindikationen und Nebenwirkungen**
Keine.

- **Testprinzip**
- Das Ausmaß der krankheitsbedingten Beeinträchtigung wird durch den GdB (Grad der Behinderung) auf einer Skala von 0–100 % angegeben. Hier wird berücksichtigt, in welchem Umfang sich die körperlichen, geistigen und sozialen Funktionen des Erkrankten beeinträchtigt zeigen.
- Die ▢ Tab. 29.1 fasst die Kriterien nach Literatur [1–3] sowie nach der Anlage zu § 2 der Versorgungsmedizin-Verordnung vom 10.12.2008, modifiziert durch die 2. Verordnung zur Änderung der Versorgungsmedizinverordnung vom 14.07.2010 zur Vergabe des GdB für den Diabetes mellitus zusammen.
- Die ▢ Tab. 29.2 fasst sehr knapp und orientierend die Kriterien nach Literatur [3] zur Vergabe des GdB für andere Endokrinopathien zusammen. Für detaillierte Angaben sei auf Spezialliteratur verwiesen [3].

- **Testdurchführung**
Standardisiert, wie folgt:

- **■ Vorbereitung und Rahmenbedingungen**
- Die Feststellung des GdB muss unter Wertung aller vorliegenden Beeinträchtigungen erfolgen.

▢ **Tab. 29.1** Kriterien zur Bestimmung des GdB bei Diabetes mellitus

GdB (%)	Merkmal des Diabetes
0 %	Rein diätetische Behandlung/life style-Modifikation
0 %	Therapie verursacht regelhaft keine Hypoglykämien
20 %	Therapie-bedingte Hypoglykämien sind möglich
30–40 %	Therapie-bedingte Hypoglykämien sind möglich, mindestens 1x täglich ist eine Blutzuckerselbstkontrolle erforderlich, weitere Einschnitte in der Lebensführung. Das Ausmaß des Therapieaufwandes und die Güte der Stoffwechseleinstellung müssen berücksichtigt werden.
50 %	Täglich mindestens 4 Insulininjektionen, Insulindosis muss nach aktuellem Blutzucker, Typ der Mahlzeit und dem Grand der körperlichen Betätigung berechnet und variiert werden (ICT; CSII). Es liegen erhebliche Einschnitte in der Lebensführung vor. Die Blutzuckermessungen und Insulindosen müssen dokumentiert sein.
> 50 %	Schwer regulierbare Stoffwechsellagen können höhere Grade auslösen (Brittle-Diabetes, gestörte Hypoglykämiewahrnehmung, Veränderungen der intestinalen Anatomie, Verlust des Pankreas)

- **■ ■ Procedere**
- Für die Feststellung der Schwerbehinderung muss beim örtlichen Versorgungsamt ein Antrag gestellt werden.
- Einzelne GdB's werden nicht addiert, sondern insgesamt bewertet. Also selbst wenn z. B. 3 einzelne Erkrankungen jeweils mit 30 % bewertet sind, beträgt der GdB nicht zwangsweise 50 %.

- **■ ■ Interpretation**
- Ab einem GdB von 50 % kann ein Schwerbehindertenausweis beantragt werden (§ 2, II SGB IX).
- Unter bestimmten Voraussetzungen kann auch ab einem GdB von 30 % die Möglichkeit bestehen, sich auf Antrag einem Schwerbehinderten gleichstellen zu lassen.

Klassifikation des GdB (Grad der Behinderung) bei Endokrinopathien

◘ Tab. 29.2 Kriterien zur Bestimmung des GdB bei Endokrinopathien

Erkrankung	GdB (%)	Klassifikationsmerkmale
Hypogonadismus	variabel	Osteoporose, Lebensalter, körperliches-psychisches Trauma
Phäochromocytom	variabel	Zeitlich befristete Berufs- und Erwerbsunfähigkeit
Cushing-Syndrom	variabel	Zeitlich befristete Berufs- und Erwerbsunfähigkeit
Z. n. bilateraler Adrenalektomie	40–60 %	Zeitlich befristete Berufs- und Erwerbsunfähigkeit
Nebenniereninsuffizienz	30–50 %	Zeitlich befristete Berufs- und Erwerbsunfähigkeit
Diabetes insipidus centralis	20 %	Zeitlich befristete Berufs- und Erwerbsunfähigkeit
Hypophysenvorder-lappen-Insuffizienz	variabel	Zeitlich befristete Berufs- und Erwerbsunfähigkeit. Andere Faktoren wie Osteoporose, eingeschränkte Fertilität
Akromegalie	variabel	Berufs- und Erwerbsunfähigkeit ist möglich. Schwere der Symptome und Einschränkungen spielen eine große Rolle
Hyperparathyreoidismus	variabel	Minderung der Erwerbsfähigkeit bei voll ausgeprägtem Krankheitsbild
Hypoparathyreoidismus	20 %	Bei Substitution mit Calcium und Vitamin D3 sowie Notwendigkeit der Calcium- und Phosphat-Kontrollen
Gicht	variabel	Zeitlich befristete Berufs- und Erwerbsunfähigkeit
Adipositas	variabel	Kann Berufs- und Erwerbsunfähigkeit bedingen
Schilddrüsenmalignom Papillär/follikulär ohne Lymphknotenbefall	50 % für 5 Jahre	Ausgedehntere Krankheitsverläufe bis 80 %. Regionale Komplikationen und Funktionsstörungen sind zu bewerten
Struma	variabel	Lokale Komplikationen sind zu bewerten
Hypothyreose	variabel	Bei ausgeprägter Symptomatik zeitlich befristete Berufs- und Erwerbsunfähigkeit möglich
Hyperthyreose	variabel	Bei ausgeprägter Symptomatik zeitlich befristete Berufs- und Erwerbsunfähigkeit möglich

■ Fallstricke
— Einreichung unvollständiger Unterlagen.
— Mangelnde Dokumentation des Behandlungsaufwandes (Blutzuckermessungen, Hypoglykämien, Spritzaufwand bei ICT und CSII).

■ Praxistipps
— Vor jeder Antragstellung sollte bedacht werden, ob mit einer Schwerbehinderung verbundene Nachteilsausgleiche auch tatsächlich für das betroffene Individuum Vorteile mit sich bringt und letztere überwiegen.

— Für genauere Angaben und Informationen zum Thema wird auf spezielle Werke [1–3] verwiesen.

Literatur

1. Häring HU, Gallwitz B, Müller-Wieland D, Usadel KH, Mehnert H (2011) Diabetologie in Klinik und Praxis, 6. Aufl. Thieme, Stuttgart, S 632–645
2. Schatz H (Hrsg) (2004) Diabetologie kompakt, 3. Aufl. Thieme, Stuttgart, S 373
3. Mehrhoff F (Hrsg) (2012) Die ärztliche Begutachtung, 8. Aufl. Springer, Heidelberg, S 497–515

Perzentilen-dokumentation bei Kindern und Jugendlichen

Andreas Schäffler und Christiane Girlich

Inhaltsverzeichnis

30.1 Die Dokumentation von Körperlänge und Gewicht nach Perzentilen – 350

30.2 Die Bestimmung des Knochenalters und der prospektiven Endlänge – 355

Literatur – 358

© Der/die Autor(en), exklusiv lizenziert an Springer-Verlag GmbH, DE, ein Teil von Springer Nature 2024
A. Schäffler (Hrsg.), *Funktionsdiagnostik in Endokrinologie, Diabetologie und Stoffwechsel*,
https://doi.org/10.1007/978-3-662-68563-1_30

30.1 Die Dokumentation von Körperlänge und Gewicht nach Perzentilen

■ **Indikationen**

━ Einordnung der Entwicklung longitudinal sowie in Relation zum genetischen Hintergrund der Eltern

━ Abklärung bei V. a. Wachstumshormonmangel, konstitutionelle Entwicklungsverzögerung (KEV), Pubertas tarda, Pubertas praecox etc.

━ Erhebung der Basisdaten zur Berechnung der prospektiven Endlänge zusammen mit dem Knochenalter

■ **Kontraindikationen und Nebenwirkungen**

━ Keine.

■ **Testprinzip**

━ Im Gegensatz zum Erwachsenen wird in der Pädiatrie sowie bei jungen Erwachsenen bis 18 Jahren das Gewicht und die Längenentwicklung in Perzentilen dargestellt.

■ **Testdurchführung**

Standardisiert, wie folgt:

■ ■ **Vorbereitung und Rahmenbedingungen**

━ Gewicht und Länge müssen mit kalibrierten Geräten ohne Kleidung direkt vor Ort bestimmt werden, anamnestische Angaben sind nicht zu verwenden.

━ Die Größe der leiblichen Eltern ist ebenfalls zu dokumentieren.

━ Es müssen die Perzentilen-Verlaufsformen ggf. vom Kinderarzt aus den U-Untersuchungen angefordert werden

■ ■ **Procedere**

Die Eintragung von Gewicht in kg und Körperlänge in cm erfolgt geschlechter-getrennt in Perzentilen-Bögen für Jungen (◘ Abb. 30.1) und Mädchen (◘ Abb. 30.2), deren Daten durch longitudinal-Studien gewonnen wurden [1–5]. Beim Alter ist genau auch der Monat zu berücksichtigen, so erfolgt die Altersangabe in Jahren und x/12, also z. B. 8 Jahre und 5/12 alter Junge. Zusätzlich erfolgt die Eintragung der Wachstumsgeschwindigkeit in cm/Jahr geschlechter-getrennt in Perzentilen-Bögen für Jungen (◘ Abb. 30.3) und Mädchen (◘ Abb. 30.4).

■ ■ **Interpretation**

━ Eine Länge auf der 90 %-Perzentile besagt, dass 90 % der gleichaltrigen Kinder kleiner oder maximal gleich groß sind wie der Index-Patient. Eine Länge auf der 3 %-Perzentile besagt, dass 3 % der gleichaltrigen Kinder kleiner oder maximal gleich groß sind, 97 % aber sind größer. Mit dem Gewicht verhält es sich ebenso.

━ Im Verlauf der Entwicklung ist auf einen sog. „Perzentilen-Knick" zu achten, also ein Herausfallen der Größe oder der Wachstumsgeschwindigkeit aus der bisherigen Perzentile. Normalerweise erfolgt das Wachstum parallel einer bestimmten Perzentile.

━ Das Charakteristikum der Kurven zur Wachstumsgeschwindigkeit ist der stets abfallende Kurvenverlauf, welcher nur durch den sog. präpubertären Wachstumsschub mit ansteigender Kurve unterbrochen ist.

━ Ein Kleinwuchs liegt vor, wenn die Längenentwicklung < der 3 %-Perzentile verläuft.

Perzentilendokumentation bei Kindern und Jugendlichen

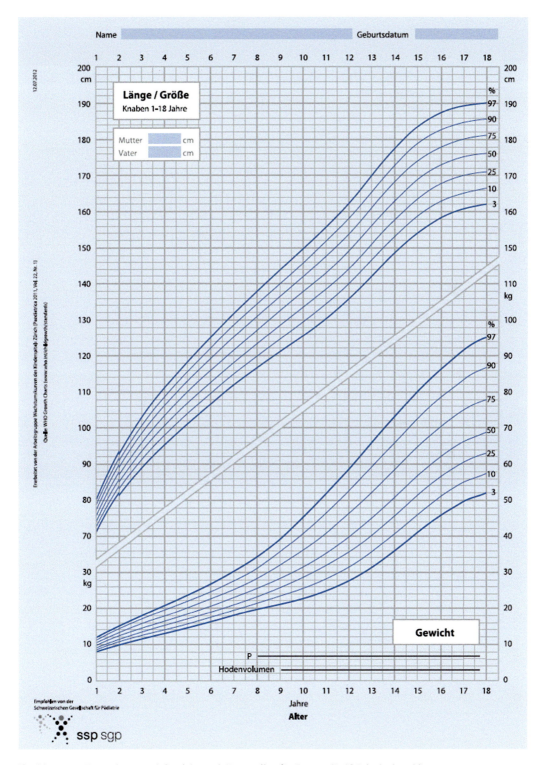

◻ Abb. 30.1   Körperlänge und Gewicht nach Perzentilen für Jungen (1–18 Jahre). Aus: [6]

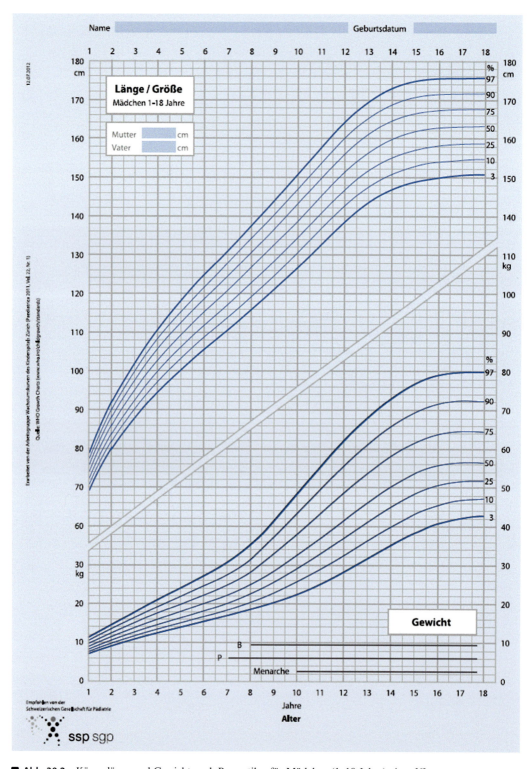

Abb. 30.2 Körperlänge und Gewicht nach Perzentilen für Mädchen (1–18 Jahre). Aus: [6]

Perzentilendokumentation bei Kindern und Jugendlichen

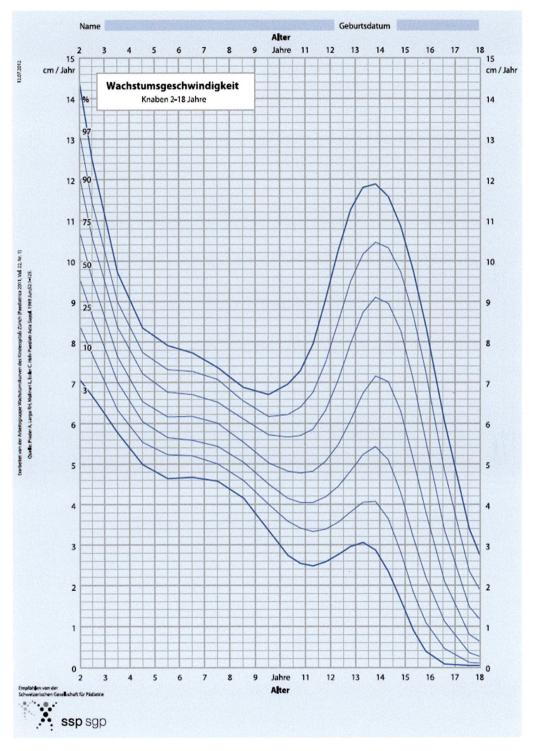

Abb. 30.3 Wachstumsgeschwindigkeit nach Perzentilen für Jungen (2–18 Jahre). Aus: [6]

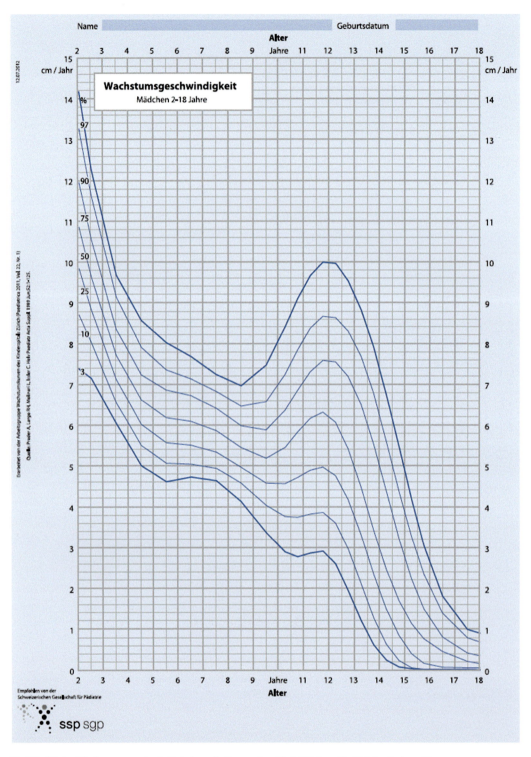

Abb. 30.4 Wachstumsgeschwindigkeit nach Perzentilen für Mädchen (2–18 Jahre). Aus: [6]

Perzentilendokumentation bei Kindern und Jugendlichen

- Ein Hochwuchs liegt vor, wenn die Längenentwicklung > der 97 %-Perzentile verläuft.
- Eine einfache (natürlich ungenaue und nicht-diagnostische) Formel, die sich zur Einordnung der Situation im Erstgespräch mit den Eltern eignet ist die sog. genetische Zielgröße nach Tanner. Diese berechnet sich aus: (Größe des leiblichen Vaters in cm + Größe der leiblichen Mutter in cm) geteilt durch 2. Für Jungen werden 6,5 cm addiert, für Mädchen 6,5 cm abgezogen. Der Wert ergibt den Bereich, welcher physiologisch und genetisch determiniert ist. Mit dieser Formel lassen sich oftmals unrealistische Erwartungen von Eltern gesunder Kinder korrigieren.

- **Fallstricke**
- Verlass auf anamnestische Angaben
- Mangelnde oder fehlerhafte Dokumentation

- **Praxistipps**
- Anfordern und Mitbeurteilung der U-ärztlichen Dokumentationen
- Konsultation eines Kinderendokrinologen bei Kindern < 16 LJ.
- Beurteilung des Knochenalters oftmals zwingend erforderlich
- Dringender Abklärungsbedarf besteht, wenn die geschlechts-spezifische und altersspezifische Perzentile der Körperlänge unter die 3 %-Perzentile fällt und/oder die Wachstumsgeschwindigkeit unter die 25 %-Perzentile [7].

30.2 Die Bestimmung des Knochenalters und der prospektiven Endlänge

- **Indikationen**
- Bestimmung des Knochenalters und Vergleich mit dem biologischen Lebensalter
- Bestimmung des Knochenalters und der prospektiven Endlänge
- Abklärung bei V. a. Wachstumshormonmangel vs. konstitutionelle Entwicklungsverzögerung

- **Kontraindikationen und Nebenwirkungen**
- Keine.

- **Testprinzip**
- Anhand einer Röntgenaufnahme wird durch die Beurteilung der Handwurzelknochen unter Verwendung von röntgenologischen Atlanten das genaue Knochenalter bestimmt.
- Das Knochenalter eines Kindes deckt sich im gesunden Zustand mit dem biologischen Lebensalter. Bei Erkrankungen findet sich ein verzögertes oder beschleunigtes Knochenalter.
- Die beiden prominentesten Verfahren zur Knochenalterbestimmung sind die Methodik nach *Greulich-Pyle* [8] sowie nach *Tanner-Whitehouse* [9].
- Beim Verfahren nach *Greulich-Pyle* wird die aktuelle Aufnahme mit Aufnahmen in einem Atlas mit Bildern aus einer Referenzpopulation verglichen.

356 A. Schäffler und C. Girlich

- Beim Verfahren nach *Tanner-Whitehouse* wird jeder einzelne Knochen bewertet und mit einer Tabelle verglichen.

■ **Testdurchführung**

Standardisiert, wie folgt:

■■ **Vorbereitung und Rahmenbedingungen**
- Gewicht und Länge müssen mit kalibrierten Geräten ohne Kleidung direkt vor Ort bestimmt werden, anamnestische Angaben sind nicht zu verwenden.
- Die Größe der leiblichen Eltern ist ebenfalls zu dokumentieren.

■■ **Procedere**

Geröntgt wird die linke Hand. Die Anforderung lautet z. B. „Linke Hand dorso-volar".

■■ **Interpretation**
- Der Vergleich von biologischem Lebensalter mit dem Knochenalter liefert die entscheidenden Hinweise, ob eine vorliegende Grunderkrankung besteht oder ob nur eine KEV (konstitutionelle Entwicklungsverzögerung von Wachstum und Pubertät) vorliegt.
- Typisch für eine KEV ist folgende Situation (■ Abb. 30.5): Ein 8-jähriger Junge

würde mit 120 cm Länge genau auf der 10 %-Perzentile liegen (vgl. ■ Abb. 30.1). Zur Abklärung bestimmt man nun das Knochenalter. Liegt dieses z. B. bei nur 6 Jahren, so verschiebt man den markierten Punkt für die Länge auf das Alter von 6 Jahren der X-Achse. Ist dies erfolgt, so ist leicht zu erkennen, dass der Junge dann hinsichtlich seines Längenwachstums genau auf der 75 %-Perzentile zu liegen kommt (■ Abb. 30.5). Es liegt eine KEV vor. Bei der KEV ist keine Therapie indiziert, und es wird die normale Zielgröße für das Erwachsenenalter erreicht.
- Aus Knochenalter und den auxologischen Daten der Eltern und des Index-Kindes kann die sog. „prospektive Endlänge" z. B. nach dem Verfahren von *Bayley und Pinneau* [10] errechnet werden.

■ **Fallstricke**
- Fehlbeurteilung durch mangelnde Erfahrung des Radiologen.

■ **Praxistipps**
- Anfordern und Mitbeurteilung der U-ärztlichen Dokumentationen.
- Konsultation eines Kinderendokrinologen bei Kindern < 16 LJ.

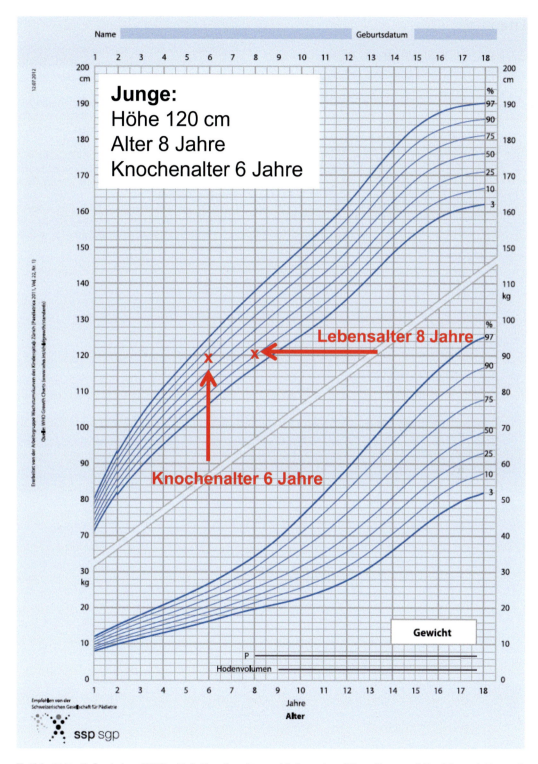

Abb. 30.5 Befund einer KEV mittels Knochenalter und Lebensalter. Körperlänge und Gewicht nach Perzentilen für Jungen (1–18 Jahre). Mod. nach [6]

Literatur

1. Reinken L, Stolley H, Droese W, van Oost G (1980) Longitudinal data of physical growth of healthy children. II. Height, weight, skinfold thickness of children aged 1.5–16 years. Klin Pädiatr 192:25–33
2. Brandt I (1980) Wachstums- und Gewichtskurven in Perzentilen. Der Kinderarzt 11:43–51
3. Brandt I (1986) Human growth. A comprehensive treatise In: Falkner F, Tanner JM (Hrsg), Bd 1, 2. Aufl. Plenum Press, New York
4. Brandt I, Reinken L (1988) The growth rate of healthy children in the first 16 years. Bonn-Dortmund longitudinal developmental study. Klin Pädiatr 200:451–456
5. Reinken L, van Oost G (1992) Longitudinal physical development of healthy children 0 to 18 years of age. Body length/height, weight, and growth velocity. Klin Pädiatr 204:129–133
6. Hoffmann G, Lentze M, Spranger J, Zepp F (2014) Pädiatrie, Bd 1, 4. Aufl. Springer, Berlin/Heidelberg
7. Hauffa BP (2008) Normales Wachstum und Wachstumsstörungen. Thieme Verlag, Stuttgart
8. Greulich WW, Pyle SI (1976) Radiographic atlas of skeletal development of the hand and wrist, 2. Aufl. Standford University Press, Stanford
9. Tanner JM, Healy MJR, Goldstein H, Cameron N (2001) Assessment of skeletal maturity and prediction of adult height (TW3 method), 3. Aufl. W. B. Saunders, London
10. Bayley N, Pinneau SR (1952) Table for predicting adult height from skeletal age: revised for use with the Greulich-Pyle hand standards. J Pediatr 40:423–441

Online engines, Apps und database tools in der Endokrinologie

Andreas Schäffler und Thomas Karrasch

Inhaltsverzeichnis

31.1   OMIM (Online Mendelian Inheritance in Man) – 360

31.2   PubMed – 361

31.3   HGQN (Humangenetisches Qualitäts-Netzwerk) – 361

31.4   Online engines und Apps – 362

31.5   UpToDate-Informationsdatenbank – 362

Literatur – 363

© Der/die Autor(en), exklusiv lizenziert an Springer-Verlag GmbH, DE, ein Teil von Springer Nature 2024
A. Schäffler (Hrsg.), *Funktionsdiagnostik in Endokrinologie, Diabetologie und Stoffwechsel*, https://doi.org/10.1007/978-3-662-68563-1_31

360   A. Schäffler und T. Karrasch

31.1 OMIM (Online Mendelian Inheritance in Man)

■ **Indikationen**
– Pathophysiologischer und molekularorientierter Überblick über genetische Erkrankungen [1]
– Suchfunktion ausgelegt vor allem über den Gen- oder Protein-Begriff
– Überblick über bekannte SNP's (single nucleotide polymorphisms) und pathogene Mutationen eines bestimmten Gens

■ **Kontraindikationen und Nebenwirkungen**
– Keine.

■ **Testprinzip**
– Aktualisierte Datenbank mit Suchfunktion und Review-Charakter mit Schwerpunkt auf genetischen Variationen.

■ **Testdurchführung**
Standardisiert, wie folgt:

■■ **Vorbereitung und Rahmenbedingungen**
– Online-Zugang.

■■ **Procedere**
– Suche über die Gen-Signatur, die Genbezeichnung, den Protein-Namen oder den Namen der Erkrankung.

■■ **Interpretation**
Die Darstellung erfolgt übersichtlich nach der Reihung Nomenklatur – Abkürzungen – Cytogenetische Lokalisation
– Beschreibung
– Klonierung und Expression
– Genfunktion
– Genstruktur
– Mapping
– Molekulare Genetik
– Genotyp-Phänotyp-Korrelation
– Cytogenetik
– Tiermodelle
– Geschichte
– Allelische Varianten
– Literatur

■ **Fallstricke**
– Keine.

■ **Praxistipps**
– Es gibt Links zu Klinischen Synopsen, zur Proteinstruktur und zur Gene Map.
– Die ◘ Tab. 31.1 gibt einen Überblick über professionelle Datenbanken zum Zwecke einer Einordnung und Interpretation von Genvarianten (in silico Analyse)

Online engines, Apps und database tools in der Endokrinologie

Tab. 31.1 Datenbanken zu Genvarianten und für die *in silico* Analyse

Datenbank	Zweck	Link
ExAc Browser	Daten zu den Allelfrequenzen	► www.exac.broadinstitute.org
Polyphen2	*In silico* Analyse zur Prädiktion der Funktion einer Genvariante	► http://genetics.bwh.harvard.edu/pph2/
MutationTaster	*In silico* Analyse zur Prädiktion der Funktion einer Genvariante	► http://www.mutationtaster.org/
NCBI (National Center for Biotechnology Information)	Übersicht über eingetragene Genvarianten und Allelfrequenzen	► https://www.ncbi.nlm.nih.gov/
NCBI (National Center for Biotechnology Information)	Eingetragene Gen-Referenzsequenzen	► https://www.ncbi.nlm.nih.gov/sites/entrez?db=gene
HGMD (Human Gene Mutation Database)	Eingetragene Gen-Mutationen	► www.hgmd.cf.ac.uk/ac/index.php
dbSNP	Polymorphismus-Datenbank, short genetic variations	► https://www.ncbi.nlm.nih.gov/projects/SNP/

31.2 PubMed

- **Indikationen**
- In der Medizin sicherlich am häufigsten verwendete Datenbank für die Suche nach wissenschaftlichen Publikationen [2].

- **Kontraindikationen und Nebenwirkungen**
- Keine.

- **Testprinzip**
- Aktualisierte Literatur-Datenbank mit diversen Suchfunktionen auf dem Gebiet von Medizin und Lebenswissenschaften.

- **Testdurchführung**
Standardisiert, wie folgt:

- ■ **Vorbereitung und Rahmenbedingungen**
- Online-Zugang.

- ■ **Procedere**
- Suche über Autoren, Themen, Jahrgänge, Zeitschriften-Name, Inhalt (z. B. Review-Artikel).

- ■ **Interpretation**
- Am wichtigsten für ein zugleich fokussiertes, aber auch vollständiges Suchergebnis ist die Verwendung der richtigen Verknüpfungen (z. B. AND; OR; etc.).

- **Fallstricke**
- Unvollständige oder zu wenig fokussierte Suchergebnisse durch falschen oder oberflächlichen Gebrauch der Suchfunktionen.

- **Praxistipps**
- Die sog. MeSH (Medical Subject Headings) ist das umfassende Vokabular für das Listen von Begriffen in Artikeln (► https://www.nlm.nih.gov/mesh/meshhome.html)
- Über den sog. Advanced Search Builder kann eine Detail-Suche nach definierten Kriterien erfolgen.

31.3 HGQN (Humangenetisches Qualitäts-Netzwerk)

- **Indikationen**
- Diese Datenbank liefert übersichtliche Informationen zu Genorten und genetischen Erkrankungen sowie eine Verlinkung zu Anbietern der entsprechenden genetischen Spezialdiagnostik [3].

A. Schäffler und T. Karrasch

- **Kontraindikationen und Nebenwirkungen**
- Keine.

- **Testprinzip**
- Aktualisierte Gen-Datenbank mit diversen Suchfunktionen auf dem Gebiet von genetisch bedingten Erkrankungen.

- **Testdurchführung**
Standardisiert, wie folgt:

- ■ **Vorbereitung und Rahmenbedingungen**
- Online-Zugang.

- ■ **Procedere**
- Suche über Erkrankung oder Genort.

- ■ **Interpretation**
- Am wichtigsten für ein zugleich fokussiertes, aber auch vollständiges Suchergebnis ist die Verwendung der richtigen Schlagwörter.

- **Fallstricke**
- Unvollständige oder zu wenig fokussierte Suchergebnisse durch falschen oder oberflächlichen Gebrauch der Suchfunktionen.

- **Praxistipps**
- Es besteht eine Verlinkung zu OMIM (▶ Abschn. 31.1).

31.4 Online engines und Apps

- **Indikationen**
- Online engines, online-Kalkulatoren und Patienten- sowie Arzt-orientierte Apps finden sich immer häufiger auch für die Endokrinologie [4, 5].

- **Kontraindikationen und Nebenwirkungen**
- Keine.

- **Testprinzip**
- Datenbank- oder Rechen-Algorithmen-basierte tools für praktische Zwecke (Übersicht: [4, 5]) und Selbst-Management.

- **Testdurchführung**
Standardisiert, wie folgt:

- ■ **Vorbereitung und Rahmenbedingungen**
- Online-Zugang, „mobile Apps".

- ■ **Procedere**
- Individuelle Instruktionen sind zu beachten.

- ■ **Interpretation**
- Anwender- und Anbieter-spezifisch.

- **Fallstricke**
- Auf regelmäßige updates und Seriosität der Anbieter ist zu achten.
- Nicht alle Angebote sind zertifiziert oder medizinisch-wissenschaftlich evaluiert.
- Hintergründe zu Regulation, Verantwortlichkeiten, Datenschutz, Datenbank-Quellen, Verlässlichkeit des Inhaltes u. ä. sind oftmals undurchsichtig oder schlecht belegt [5].

- **Praxistipps**
- Patienten-bezogene Apps finden sich aktuell v. a. im Bereich der Diabetes- und Blutzucker-Einstellung [5] sowie der Gewichtskontrolle mit steigenden Zahlen.
- Nach einer aktuellen Übersicht [5] gibt es 26 Apps für Nebennierenerkrankungen, 28 Apps für die Calciumhomöostase, 3 Apps für die Hypophyse, 19 Apps für Erkrankungen mit Bezug zu Geschlechtshormonen, 29 für Schilddrüsenerkrankungen und 563 Apps für den Bereich Diabetes.

31.5 UpToDate-Informationsdatenbank

- **Indikationen**
- Die online-Informationsdatenbank UpToDate [6] ist eine anerkannte, ständig aktualisierte medizinische Datenbank v. a. für Kliniker, welche in einer Review-Form einzelne Erkrankungen aus jeglichem

Blickwinkel heraus umfassend beleuchtet. Insbesondere wird Schwerpunkt gelegt auf das aktuelle Wissen hinsichtlich etablierter und neuer Therapieformen.

- **Kontraindikationen und Nebenwirkungen**
- Keine. Leider deutlich kostenpflichtig.

- **Testprinzip**
- Experten-basierte Informationsdatenbank, ständig aktualisiert mit ausführlichen Referenzen.

- **Testdurchführung**

Standardisiert, wie folgt:

- ■ **Vorbereitung und Rahmenbedingungen**
- Diese Informationsdatenbank ist kostenpflichtig und es muss ein lizensierter Zugang erworben werden, entweder für Einzelpersonen oder für Personengruppen bzw. ganze Kliniken.

- ■ **Procedere**
- Online-Zugang und „mobile Apps".

- ■ **Interpretation**
- Die Präsentation von Daten erfolgt nach einer einheitlichen Gliederung auf

Expertenbasis in einer Review-Form mit ausführlicher Literaturdiskussion.

- **Fallstricke**
- Keine.

- **Praxistipps**
- Diese Datenbank kann für die klinische Routine sehr gut genutzt werden, als Brücke zwischen ausführlicher PubMed-Analyse, Einzel-Reviews, Cochrane-Datenbank, Lehrbüchern und anderen Informationsquellen.

Literatur

1. https://www.ncbi.nlm.nih.gov/omim. Zugegriffen am 02.02.2018
2. https://www.ncbi.nlm.nih.gov/pubmed. Zugegriffen am 02.02.2018
3. http://www.hgqn.org. Zugegriffen am 02.02.2018
4. Chakraborty PP, Ghosh S, Kaira S (2013) Online risk engines and scoring tools in endocrinology. Indian J Endocrinol Metab 17(Suppl 3):S601–S607
5. Albrecht UV, von Jan U (2014) Therapeutic advances in endocrinology and metabolism. Ther Adv Endocrinol Metab 5:23–33
6. http://www.uptodate.com/de/home. Zugegriffen am 02.02.2018

Messung des Knöchel-Arm-Index (ankle brachial index; ABI)

Andreas Schäffler und Thomas Karrasch

Inhaltsverzeichnis

32.1 Die Messung des Knöchel-Arm-Index
(ankle brachial index; ABI) – 366

Literatur – 368

© Der/die Autor(en), exklusiv lizenziert an Springer-Verlag GmbH, DE, ein Teil von Springer Nature 2024
A. Schäffler (Hrsg.), *Funktionsdiagnostik in Endokrinologie, Diabetologie und Stoffwechsel*,
https://doi.org/10.1007/978-3-662-68563-1_32

32.1 Die Messung des Knöchel-Arm-Index (ankle brachial index; ABI)

■ **Indikationen**
- Der Knöchel-Arm-Index wird auch als ankle brachial index (ABI) zitiert und ist generell ein einfach in der Praxis durchzuführender, physiologischer und funktioneller Screening-Test [1, 2] für die periphere arterielle Verschlusskrankheit (pAVK).
- V. a. pAVK, insbesondere auch bei Diabetes-Patienten [3].
- Ausschluss oder Nachweis einer pAVK bei diabetischem Fußulcus mit schlechter Heilungstendenz [3].
- Differenzialdiagnostische Abklärung von Wunden der unteren Extremität.
- Abklärung nicht palpabler Fußpulse.
- Abklärung einer claudicatio intermittens-Symptomatik.
- Screening asymptomatischer Patienten > 65 Jahren, > 50 Jahren mit 1 Risikofaktor, > 40 Jahren mit Diabetes mellitus und anderen Risikofaktoren [1].
- „Entscheidungshilfe" bzw. „Vor-Screening" vor Planung und Durchführung bzw. Indikationsstellung einer Becken-Bein-Angiografie.

■ **Kontraindikationen und Nebenwirkungen**
Die Manschette darf nicht über einem Bypass oder einer offenen Wunde platziert werden.

■ **Testprinzip**
Unter physiologischen Bedingungen ist der systolische Blutdruck an den unteren Extremitäten höher als an den Armen. Durch die Bildung eines Index aus unterer und oberer Extremität (siehe Interpretation) kann unter Verwendung etablierter Grenzwerte eine stenosierende pAVK abgeleitet werden.

■■ **Vorbereitung und Rahmenbedingungen**
- Am Tag der Untersuchung soll Nikotin- und Alkoholgebrauch unterbleiben.
- Der Patient soll aufgewärmt sein und 10 min. bei Zimmertemperatur im Liegen geruht haben.

- Die Manschettenbreite muss der Extremitätendicke angepasst sein und mind. 40 % des Extremitätenumfanges betragen.
- Während der Untersuchung soll der Patient sich nicht bewegen.
- Offene Wunden müssen wasserdicht abgeklebt sein.
- Zur Ausstattung gehören ein Stethoskop, ein Sphygmomanometer und ein Dopplergerät mit einer 8–10 MHz-Sonde) sowie Ultraschallgel.

■■ **Procedere**
- Es erfolgt die Messung des systolischen Blutdruckes an beiden Armen mittels der Methode nach Korotkoff. Der höhere systolische Blutdruck wird zur Berechnung des ABI herangezogen.
- Die Messung des systolischen Blutdruckes am Bein erfolgt durch Anlegen der Manschette (10–12 cm Breite) etwa 2 cm oberhalb des Innen-Knöchels. Der systolische Blutdruck wird über die Dopplersonde (z. B. Stiftsonde 8–10 MHz) gemessen. Diese wird in einem Winkel von 45–60° aufgesetzt (◨ Abb. 32.1).

■ **Testdurchführung**
Standardisiert, wie folgt:

Zunächst wird das Signal an der A. dorsalis pedis gesucht. Die Manschette wird aufgeblasen, bis das Dopplersignal verschwindet und dann noch 30 mmHg darüber hinaus. Dann wird die Manschette langsam abgelassen, und der systolische Blutdruck registriert zu genau dem Zeitpunkt, wenn das Dopplersignal wieder erscheint. Diese Prozedur erfolgt auch über der A. tibialis posterior sowie identisch am kontralateralen Bein.

Es ist hilfreich, jede Messung einige Male zu wiederholen.

■■ **Interpretation**
Die Berechnung des ABI erfolgt seitengetrennt für beide Beine nach der Formel:
- **ABI links** = Höherer systolischer Blutdruck von A. dorsalis pedis sinistra und A. tibialis posterior sinistra/höherer systolischer Blutdruck beider Arme

Messung des Knöchel-Arm-Index (ankle brachial index; ABI)

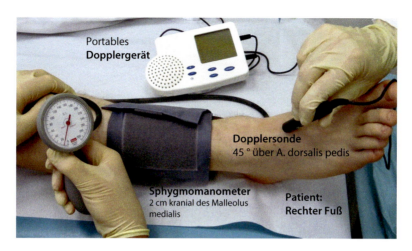

◘ Abb. 32.1   Bestimmung des ABI mittels Sphygmomanometer und Dopplersonde

— **ABI rechts** = Höherer systolischer Blutdruck von A. dorsalis pedis dextra und A. tibialis posterior dextra/höherer systolischer Blutdruck beider Arme

■ **Beispiele**

Bei einem gesunden Probanden mit einem höchsten systolischem Blutdruck beider Arme von 120 mmHg und einem höchsten systolischen Blutdruck von 140 mmHg an der unteren Extremität ergibt die Berechnung formelgetreu 140 mmHg/120 mmHg einen ABI von 1,16 was einem Normalbefund gleichkommt.

Bei einem Patienten mit einem höchsten systolischem Blutdruck beider Arme von 140 mmHg und einem höchsten systolischen Blutdruck von 70 mmHg an der unteren Extremität ergibt die Berechnung formelgetreu 70 mmHg/140 mmHg einen ABI von 0,5 was einer mäßig bis schweren pAVK entspricht.

Die ◘ Tab. 32.1 fasst die Grenzwerte zur Beurteilung des ABI zusammen [1].

■ **Fallstricke**
— Fehlerhafte oder schwankende Werte durch unerfahrene Untersucher
— Fehlerhafte Manschettenbreite
— Mönckeberg'sche Mediasklerose bei Diabetikern. Diese bewirkt durch eine Sklerose und Verkalkung der Tunica media eine Gefäßverhärtung ohne Lumeneinengung, sodass das Gefäß für die Blutdruckmessung nicht mehr komprimierbar ist. Es resultieren falsch hohe Blutdruckwerte (Pseudohypertonie) und falsch hohe ABI-Werte von typischerweise > 1,4.
— Auch Patienten mit fortgeschrittener Niereninsuffizienz haben oftmals das Phänomen der Mediasklerose.
— Diese Methodik sagt nichts aus über die Lokalisation der Stenose.
— Unplausible Relation zwischen klinischer Einteilung der pAVK (◘ Tab. 32.2 und 32.3) und funktioneller bzw. bildgebender Diagnostik.

◘ Tab. 32.1   Kriterien zur Interpretation des ABI

ABI	Interpretation
> 1,40	V. a. Pseudohypertonie, V. a. Mönckeberg'sche Mediasklerose
1,00 bis 1,40	Normalbefund. Keine pAVK
0,91 bis 0,99	Grenzwertiger Befund
0,71 bis 0,90	Geringe pAVK
0,41 bis 0,70	Mässige pAVK
≤ 0,4	Schwere pAVK

Tab. 32.3 Die Klassifikation der pAVK nach Rutherford. (Modifiziert nach [4, 5])

Grad	Kategorie	Klinischer Befund
0	0	Keine Symptomatik
I	1	leichte claudicatio intermittens
I	2	mäßige claudicatio intermittens
I	3	schwere claudicatio intermittens
II	4	Ruheschmerz infolge Ischämie
III	5	Kleine Nekrose
III	6	Gangrän

Tab. 32.2 Die Klassifikation der pAVK nach Fontaine. (Modifiziert nach [4, 5])

Stadium nach Fontaine	Klinischer Befund
I	Keine Symptomatik
IIa	Gehstrecke schmerzfrei > 200 m
IIb	Gehstrecke schmerzfrei < 200 m
III	Ruheschmerz infolge Ischämie
IV	Ulcus, Gangrän

Die ◘ Tab. 32.2 zeigt die klinische Klassifikation der pAVK nach Fontaine.

Die ◘ Tab. 32.3 fasst zeigt die klinische Klassifikation der pAVK nach Rutherford.

▪ **Praxistipps**
- Mehrfache Messungen und ggf. die Bildung eines Mittelwertes hieraus erhöhen Zuverlässigkeit und Genauigkeit der Untersuchung.
- Ein Abfall des ABI nach Belastung auf dem Laufband ist ein Hinweis auf eine fortgeschrittene pAVK.
- Eine Modifikation des ABI ist der sog. TBI (toe brachial index). Hier wird am großen Zeh mit einer kleinen Spezialmanschette und photoplethysmografischen mittels Infrarotsensor gemessen und analog zum ABI der TBI errechnet. Der Zehendruck liegt etwa 30 % unterhalb des Knöcheldruckes. Ein Wert von 0,75 gilt als Normalwert.
- Nachkontrollen sind generell sinnvoll. Ein Abfall des ABI-Wertes um > 0,15 lässt auf eine Verschlechterung der pAVK schließen.
- Der positiv prädiktive Wert der ABI für pAVK beträgt 90 %, der negativ prädiktive Wert sogar 99 % [1].
- Andere nicht-invasive angiologische Methoden der peripheren Gefäßdiagnostik umfassen die Laufbandergometrie, die continuous-wave-Dopplersonografie, die pneumatische segmentale Oszillographie, die Duplexsonografie, die Transkutane Sauerstoffpartialdruck-Messung, die MRT-Angiografie und die CT-Angiografie.

Literatur

1. Monti M, Mazzolai L (2012) Messung des ankle brachial index zur Früherfassung der pAVK an den unteren Extremitäten. Schweiz Med Forum 12:549–553
2. Ko SH, Bandyk DF (2013) Interpretation and significance of ankle-brachial systolic pressure index. Semin Vasc Surg 26:86–94
3. Brownrigg JR, Schaper NC, Hinchliffe RJ (2015) Diagnosis and assessment of peripheral arterial disease in the diabetic foot. Diabet Med 32:738–747
4. Espinola-Klein C, Weißer G (2017) Gefäßdiagnostik an peripheren Arterien. Der Internist 58:787–795
5. Lawall H, Kopp I (2016) S3-Leitlinie pAVK. Diagnostik, Therapie und Nachsorge der peripheren arteriellen Verschlusskrankheit. Vasa 45(Suppl 95): 1–95

Paraneoplastische Syndrome in Endokrinologie und Metabolismus

Andreas Schäffler und Thomas Karrasch

Inhaltsverzeichnis

33.1 Paraneoplastische Syndrome in der Endokrinologie – 370

33.2 Paraneoplastische Syndrome im Metabolismus – 373

Literatur – 375

© Der/die Autor(en), exklusiv lizenziert an Springer-Verlag GmbH, DE, ein Teil von Springer Nature 2024
A. Schäffler (Hrsg.), *Funktionsdiagnostik in Endokrinologie, Diabetologie und Stoffwechsel*,
https://doi.org/10.1007/978-3-662-68563-1_33

33.1 Paraneoplastische Syndrome in der Endokrinologie

■ **Indikationen**

— Klinischer Verdacht auf eine paraneoplastische bedingte Endokrinopathie bei diagnostiziertem malignem Tumor (z. B. bekannter neuroendokriner Tumor der Lunge, Hyponatriämie mit V. a. SIADH).

— Klinisch vorhandene endokrine Störung oder auffälliger Laborwert zur Tumorsuche (z. B. Hyphosphatämie/Hyperphosphaturie, Tumorsuche bei V. a. FGF-23-induziertes paraneoplastisches Syndrom).

■ **Kontraindikationen und Nebenwirkungen**

Keine.

■ **Testprinzip**

Es soll eine rationale Stufendiagnostik erfolgen mit basalem Laborscreening, Such- und Bestätigungstesten, gefolgt von einer Lokalisationsdiagnostik.

■■ **Vorbereitung und Rahmenbedingungen**

Diese unterscheiden sich je nach Situation und Indikation, hier wird bzgl. der einzelnen Laborparameter auf die jeweiligen Kapitel verwiesen.

■■ **Procedere**

Dieses unterscheidet sich je nach Situation und Indikation, hier wird bzgl. der einzelnen Laborparameter auf die jeweiligen Kapitel verwiesen.

■ **Testdurchführung**

Standardisiert, wie folgt:

Diese unterscheidet sich je nach Situation und Indikation, hier wird bzgl. der einzelnen Laborparameter auf die jeweiligen Kapitel verwiesen.

■■ **Interpretation**

Diese ist zum Teil schwierig, v. a. bei negativer Lokalisationsdiagnostik.

Die ◘ Tab. 33.1 gibt einen Überblick über klassische paraneoplastische Syndrome in der Endokrinologie [1–4].

■ **Fallstricke**

— Fehlerhafte Zuordnung zwichen Symptom, Laborwert und Tumor

— Fehlerhafte Interpretation bei negativer Lokalisationsdiagnostik

— Abgrenzung gegenüber sog. Inzidentalomen

■ **Praxistipps**

— Oftmals hilft bei negativen Befunden eine Verlaufskontrolle der Klinik, des Labors und der Bildgebung.

— In etlichen Fällen wird bei der Lokalisation des Tumors eine spezielle radiologische-nuklearmedizinische Methodik erforderlich sein.

— Die endokrinen Syndrome mit Sekretion von Gastrin (Gastrinom), Glucagon (Glucagonom), VIP (VIPom; Werner-Morrison-Syndrome, WDHH-Syndrom (wässrige Diarrhoe, Hypokaliämie, Hypochlorhydrie)), GIP (GIPom), Insulin (Insulinom), Serotonin (Carcinoid), PTH (Nebenschilddrüsen-Adenom/Carcinom), GH (Akromegalie bei Hypophysenadenom), Cortisol (bei Nebennierenrinden-Adenom, Hypophysen-Adenom)

◘ Tab. 33.1 Paraneoplastische Syndrome in der Endokrinologie

Syndrom	Labordiagnostik	Lokalisation	Tumore
Onkogene Osteomalazie infolge einer FGF-23 Sekretion durch maligne Tumore	Hypophosphatämie mit Phosphaturie Ausschluss eines Hyperparathyreoidismus Spezialdiagnostik: **FGF-23** im Serum erhöht	Ganz-Körper-Schnittbildgebung	Sarkome, Fibrome, Osteoblastom u. a.
Humorale Tumor-Hyper-Calcämie durch Sekretion von PTH-related peptide (PTHrP)	Hypercalcämie, normale bis niedrige PTH-Spiegel, Hypercalciurie Spezialdiagnostik: **PTH-related peptide (PTHrP)** im Serum erhöht	Ganz-Körper-Schnittbildgebung	Bronchial-, Nieren-, Mamma-, Blasen-Ca, Prostata-Ca, u. a.
Humorale Tumor-Hyper-Calcämie durch Synthese von Osteoklasten-aktiverenden Faktoren (OAFs) wie IL-1, TNF, Prostaglandine	Hypercalcämie, normale bis niedrige PTH-Spiegel, Hypercalciurie Spezialdiagnostik: keine (ggf. **IL-1, TNF**)	Knochen-PET-CT Knochenmark-Stanze Ganz-Körper-Schnittbildgebung	Multiples Myelom (Plasmocytom), Hämtologische Systemerkrankungen, Lymphome
Humorale Tumor-Hyper-Calcämie durch Synthese von 1,25-OH-Cholecalciferol (aktives Vitamin D3) in Granulom-Zellen	Hypercalcämie, normale bis niedrige PTH-Spiegel, Hypercalciurie Spezialdiagnostik: **1,25-OH-Cholecalciferol** im Serum erhöht	Rö-Thorax, CT-Thorax Ganz-Körper-Schnittbildgebung	Granulomatöse Erkrankungen, Sarkoidose
Cushing-Syndrom bei ektoper ACTH/CRH-Produktion	Spezialdiagnostik: **Cortisol** nach **1mg-Dexamethason-Hemmtest** (alternativ: Sammelurin 24h-freies Cortisol; sleeping midnight cortisol) **CRH-Test** **8mg-Dexamethason-Hemmtest**	Sinus petrosus inferior-Katheter Ganz-Körper-Schnittbildgebung MRT-Hypophyse, HR-CT-Lunge Ga^{68}-DOTATE/DOTATOC-PET Endoskopie	Kleinzelliges Bronchial-Carcinom, neuro-endokrine Tumore der Lunge und des Gastro-Intestinal-Traktes, Thymus-Tumore u. a.

(Fortsetzung)

33

□ Tab. 33.1 (Fortsetzung)

Syndrom	Labordiagnostik	Lokalisation	Tumore
Akromegalie durch ektope GHRH-Sekretion	**Spezialdiagnostik: IGF-1, GH** nach oraler Glukosebelastung (>1 ng/ml)	Ga^{68}-DOTATE/DOTATOC-PET Ganz-Körper-Schnittbildgebung MRT-Cerebrum Endoskopie	neuro-endokrine Tumore der Lunge und des Gastro-Intestinal-Traktes, hypothalamische Tumore, MEN-1
SIADH paraneoplastischer Genese	**Positive SIADH-Kriterien:** • **S-Natrium <135 mmol/l** • **S-Osmolarität <275 mOsm/kg** • **U-Natrium >40 mmol/l** • **U-Osmolarität >100 mOsm/kg** (Bei Euvolämie und nach Ausschluss von: Hypothyreose, Nebennieren-Insuffizienz, Niereninsuffizienz, Diuretika-Wirkung) Unterstützende Kriterien: • Fraktionelle Natrium-Exkretion >1 % • Harnstoff und Harnsäure verdünnt • S-Natrium-Anstieg nach Flüssigkeitsrestriktion	Ganz-Körper-Schnittbildgebung Endoskopie PET-CT	Kopf-Hals-Neck-Tumore, neuro-endokrine Tumore der Lunge und des Gastro-Intestinal-Traktes, kleinzelliges Bronchial-Carcinom, Lymphome, u.v.a. cave: ein SIADH kann auch erst nach Therapiebeginn auftreten, wenn z. B. bei Chemotherapie kleinzelliger Bronchial-Carcinome massiv ADH freigesetzt wird
HCG-induzierte Hyperthyreose	Exzessiv hohe HCG-Werte ohne Schwangerschaft, HCG-induzierte Hyperthyreose (molekulares Mimikry durch Identität der β-Kette von TSH/HCG, Hyperemesis Spezialdiagnostik: Serum-**HCG**)	Gynäkologische Sonografie Schnittbildgebung Becken	Invasive Blasenmole, Chorion-Carcinom, Trophoblast-Tumore

Paraneoplastische Syndrome in Endokrinologie und Metabolismus

zählen nicht zu den paraneoplastischen Syndromen, da sie einem spezifischem endokrinen Tumor zugeordnet sind.

33.2 Paraneoplastische Syndrome im Metabolismus

■ **Indikationen**
— Klinischer Verdacht auf eine paraneoplastische bedingte metabolische Störung bei diagnostiziertem malignem Tumor (z. B. Tumor-Hypoglykämie bei bekanntem Sarkom)
— Klinisch vorhandene endokrine Störung oder auffälliger Laborwert zur Tumorsuche (z. B. Hypoglykämie bei V. a. IGF-Sekretion durch einen Primarius)

■ **Kontraindikationen und Nebenwirkungen**
Keine.

■ **Testprinzip**
Es soll eine rationelle Stufendiagnostik erfolgen mit basalem Laborscreening, Such- und Bestätigungstesten, gefolgt von einer Lokalisationsdiagnostik.

■ ■ **Vorbereitung und Rahmenbedingungen**
Diese unterscheiden sich je nach Situation und Indikation, hier wird bzgl. der einzelnen Laborparameter auf die jeweiligen Kapitel verwiesen.

■ ■ **Procedere**
Dieses unterscheidet sich je nach Situation und Indikation, hier wird bzgl. der einzelnen Laborparameter auf die jeweiligen Kapitel verwiesen.

■ **Testdurchführung**
Standardisiert, wie folgt:

Diese unterscheidet sich je nach Situation und Indikation, hier wird bzgl. der einzelnen Laborparameter auf die jeweiligen Kapitel verwiesen.

■ ■ **Interpretation**
Diese ist zum Teil schwierig, v. a. bei negativer Lokalisationsdiagnostik.

Die ❏ Tab. 33.2 gibt einen Überblick über klassische paraneoplastische Syndrome des Metabolismus [5–8].

■ **Fallstricke**
— Fehlerhafte Zuordnung zwichen Symptom, Laborwert und Tumor
— Fehlerhafte Interpretation bei negativer Lokalisationsdiagnostik
— Abgrenzung gegenüber sog. Inzidentalomen

■ **Praxistipps**
— Oftmals hilft bei negativen Befunden eine Verlaufskontrolle der Klinik, des Labors und der Bildgebung.

◻ **Tab. 33.2**   Paraneoplastische Syndrome des Metabolismus

Syndrom	Labordiagnostik	Lokalisation	Tumore
Tumor-Lyse-Syndrom	Spezialdiagnostik: **Hyperphosphatämie** > 1,45 mmol/l **Hyperurikämie** > 476 µmol/l **Hyperkaliämie** > 6 mmol/l **Hypocalcämie** < 1,75 mmol/l (nach [5])	Tumor bekannt, da Therapie-assoziiert	Leukämien, Lymphome, große solide Tumormassen, nach Chemotherapie/Radiatio
Paraneoplastische Hypocalcämie durch ektope Calcitonin-Sekretion	Spezialdiagnostik: Hypokaliämie Hypomagnesiämie Hypophosphatämie Hyperglykämie	Ganz-Körper-Schnittbildgebung PET-CT	Rarität, Bronchial-Carcinom, u. a.
Paraneoplastische Hyperglykämie bei ektopem Cushing Syndrom	Spezialdiagnostik: **Cortisol** nach **1mg-Dexamethason-Hemmtest** (alternativ: Sammelurin 24h-freies Cortisol; sleeping midnight cortisol) **CRH-Test** **8mg-Dexamethason-Hemmtest**	Sinus petrosus inferior-Katheter Ganz-Körper-Schnittbildgebung MRT-Hypophyse, HR-CT-Lunge Ga^{68}-DOTATE/DOTATOC-PET Endoskopie	Kleinzelliges Bronchial-Carcinom, Adeno-Carcinom des Pancreas, u. a.
Paraneoplastische Hypoglykämie bei NICTH (non-islet cell tumor hypoglycemia) infolge Sekretion von IGF-2	Hypoglykämie bei erniedrigten Werten für Insulin, C-Peptid, Proinsulin Spezialdiagnostik: **IGF-2 erhöht** **IGF-2/IGF-1-Quotient erhöht**	Ganz-Körper-Schnittbildgebung PET-CT	Bronchial-Carcinom, Hämangioperizytom, u. a.
Paraneoplastische Hypoglykämie durch Tumorzell-Verbrauch	Hypoglykämie bei erniedrigten Werten für Insulin, C-Peptid, Proinsulin	Ganz-Körper-Schnittbildgebung PET-CT	Große Tumorlast, Sarkome, u. a.
Refeeding-Syndrom	Spezialdiagnostik: **Hypophosphatämie** **Hypokaliämie** **Hypomagnesiämie**	Bekannte (Tumor)-Kachexie	Jedwede Tumorkachexie (auch andere nicht-tumorbedingte Kachexieformen) nach Beginn einer Ernährungstherapie

Paraneoplastische Syndrome in Endokrinologie und Metabolismus

- In etlichen Fällen wird bei der Lokalisation des Tumors eine spezielle radiologische-nuklearmedizinische Methodik erforderlich sein.

Literatur

1. Reisch N et al (2018) Endokrine paraneoplastische Syndrome. Die. Innere Medizin 59:125–133
2. Brock J et al (2015) 77-year-old female with hyponatremia, pruritus and papulous exanthema. Dtsch Med Wochenschr 140:997–1000
3. Schäffler A et al (2015) Syndrome of inadequate ADH secretion: pitfalls in diagnosis and therapy. Dtsch Med Wochenschr 140:343–346
4. Beier F et al (2010) Papillary thyroid cancer associated with syndrome of inappropriate antidiuresis: a case report. J Med Case Rep 21(4):110
5. Krug S et al (2018) Metabolische Entgleisungen als paraneoplastische Syndrome. Die Innere Medizin 59:114–124
6. Karrasch T et al (2023) Whipples triad with high and low insulin levels. Die Innere Medizin 64:393–400
7. Plikat K et al (2003) Hypoglycemia associated with the production of insulin-like growth factor (IGF)-II by a hemangiopericytoma. Dtsch Med Wochenschr 128:257–260
8. Heuft L et al (2023) Refeeding Syndrom. Dtsch Ärztebl Int 120:107–114

Basaltemperatur, weiblicher Zyklus, Pearl-Index, Hypothermie, Hyperthermie, Fieber

Andreas Schäffler und Thomas Karrasch

Inhaltsverzeichnis

34.1 Basaltemperatur und hormonelle Abläufe im weiblichen Zyklus – 378

34.2 Temperaturmessung, Hypo-/Hyperthermie, Fieber – 380

Literatur – 381

© Der/die Autor(en), exklusiv lizenziert an Springer-Verlag GmbH, DE, ein Teil von Springer Nature 2024
A. Schäffler (Hrsg.), *Funktionsdiagnostik in Endokrinologie, Diabetologie und Stoffwechsel*, https://doi.org/10.1007/978-3-662-68563-1_34

34.1 Basaltemperatur und hormonelle Abläufe im weiblichen Zyklus

■ **Indikationen**
- Einschätzung der fertilen Tage
- Einschätzung des Ovulationszeitpunktes
- Schwangerschaftsplanung
- Nicht-invasive Verhütung

■ **Kontraindikationen und Nebenwirkungen**
Keine.

■ **Testprinzip**
Diese Methodik basiert auf der regelmäßigen Erfassung der rhythmischen Schwankungen der Körpertemperatur (Basaltemperatur) während des weiblichen Zyklus.

■ ■ **Vorbereitung und Rahmenbedingungen**
Diese Methodik ist sehr anfällig bei interkurrenten Erkrankungen, körperlichem und psychischem Stress sowie bei fehlender Standardisierung.

■ ■ **Procedere**
Testdurchführung
Standardisiert, wie folgt:

Anhand regelmäßiger (!), täglicher, standardisierter (Uhrzeit, Messpunkt) Temperaturmessungen wird eine Temperaturkurve (Papierform, Tabellen, Apps, PC) erstellt.

■ ■ **Interpretation**
◘ Abb. 34.1 zeigt die hormonellen Abläufe und die Basaltemperatur des weiblichen Zyklus. Die charakteristischen hormonellen Veränderungen können im Serum (LH, FSH, Estradiol, Progesteron) und im Urin (Estradiol, LH) messtechnisch erfasst werden. Die Basaltemperatur erfährt einen Abfall von etwa − 0,2 °C vor der Ovulation, gefolgt von einem Anstieg von + 0,5 °C nach der Ovulation. Die fertile Phase ist nur relativ unzuverlässig zu erfassen und erstreckt sich zwischen dem 10.–18. Zyklustag (bis 3 Tage nach Temperaturanstieg). Für die nicht-invasive Verhütung liegt der Pearl-Index bei etwa 2 % (Vergleich zur hormonellen Kontrazeption mittels „Pille": 0,1 %). Der Pearl-Index beschreibt die Schwangerschafts-Rate bei einer speziellen Art der Verhütung in Prozent von 100 sexuell aktiven Frauen. Je höher der Pearl-Index, umso unzuverlässiger ist eine Verhütungsmethode.

Pearl-Index (%) = (Anzahl Schwangerschaften x 1200) : (Anzahl Frauen x Anwendungsmonate)

■ **Fallstricke**
- Stress, Alkoholkonsum, endokrine und metabolische Erkrankungen wie Hypothyreose, Hyperthyreose, Infektionen, Schlafmangel und Schichtarbeit limitieren sehr stark die Verwertung der Basaltemperatur.

■ **Praxistipps**
- Kombinierte Methoden wie z. B. die Bestimmung von LH und Estradiol im Urin mittels Teststreifen oder teilweise mittels Patienten-bedienbarer, sog. „Schwangerschafts-Computer", können die Testsicherheit erhöhen.

Die ◘ Tab. 34.1 gibt einen Überblick über den Pearl-Index klassischer Verhütungsmethoden (Auswahl), adaptiert und modifiziert nach [1–2].

34

Basaltemperatur, weiblicher Zyklus, Pearl-Index, Hypothermie…

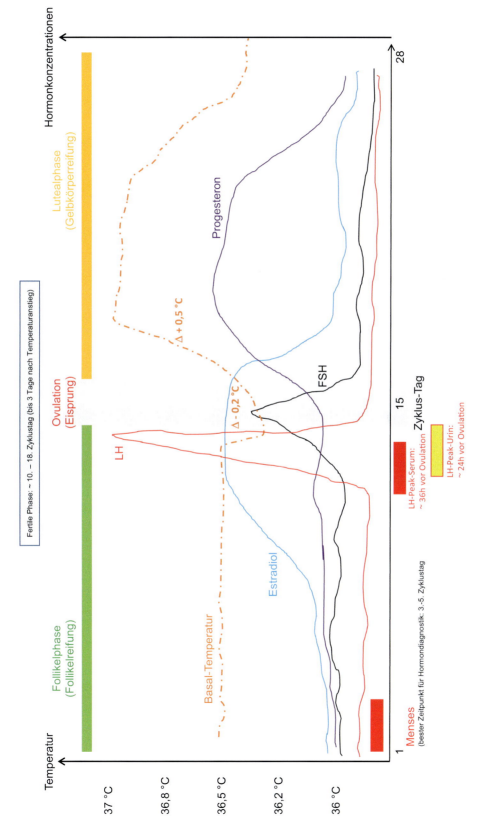

Abb. 34.1 Hormonelle Abläufe und Basaltemperatur während des weiblichen Zyklus

Tab. 34.1 Pearl-Index unterschiedlicher Verhütungsmethoden

Methode	Pearl-Index (%)
Femidom	5 bis 25
Coitus interruptus	4 bis 18
Diaphragma	1 bis 20
Kondom	2 bis 12
Basaltemperatur	2
Kuperspirale	0,3 bis 0,8
Mini-Pille	0,5 bis 3
Pille	0,1 bis 0,9
Hormonspirale	0,16
Hormonimplantat	ca. 0,008

34.2 Temperaturmessung, Hypo-/Hyperthermie, Fieber

■ **Indikationen**
— Bestimmung der Basaltemperatur
— Klinischer Verdacht auf Fieber oder B-Symptomatik
— Verdacht auf Hypothermie oder Hyperthermie
— Differenzialdiagnose von Erkrankungen (virale, bakterielle, parasitäre, fungale Infektionen, Autoimmunerkrankungen, hereditäre und familiäre Fiebersyndrome, Inflammations-Syndrome, Malignome, Medikamenten-induziertes Fieber, hämolytische Krisen)
— Abklärung einer Hyperhidrosis

■ **Kontraindikationen und Nebenwirkungen**
Keine.

■ **Testprinzip**
Die Temperaturmessung erfolgt entweder peripher mittels elektronischer Geräte bzw. Quecksilberthermometer über Arzt, Pflegepersonal oder den/die Patientin, zentral (z. B. Intensivstation) via Pulmonaliskatheter oder Blasenkatheter.

■■ **Vorbereitung und Rahmenbedingungen**
Bei Patientenselbstmessungen sollte auf ein Zeit-Protokoll geachtet werden, zudem sollten die Medikamente erfragt werden.

■■ **Procedere**
Die Temperaturmessung peripher kann axillär, rektal, aurikulär und bukkal erfolgen, zentral via Pulmonaliskatheter oder Blasenkatheter.

■ **Testdurchführung**
Standardisiert, wie folgt:
Ort und Art der Messung sowie Begleiterkrankungen, dazu aktueller Puls und Blutdruck, sollten erfasst sein.

■■ **Interpretation**
Die ◘ Tab. 34.2 gibt Definition und Einteilung der Fiebergrade nach [3] wieder, die ◘ Tab. 34.3 definiert einzelne Fiebertypen.

■ **Fallstricke**
— Fehlerhafte Geräte, methodisch falsche Messung
— Interkurrente Erkrankungen
— Medikamenten-Fieber
— Selbstmanipulation durch Patienten

■ **Praxistipps**
— Die differenzialdiagnostische Abklärung von Fieber kann im Einzelfalle eine große diagnostische Herausforderung darstellen.

Tab. 34.2 Definition und Einteilung der Fiebergrade

Temperatur in °C	Fiebergrad
36,5–37,4	Normale Körpertemperatur
37,5–38,0	Subfebrile Temperatur
38,1–38,5	Leichtes Fieber
38,6–39,0	Mäßiges Fieber
39,1–39,9	Hohes Fieber
40,0–42,0	Sehr hohes Fieber

Basaltemperatur, weiblicher Zyklus, Pearl-Index, Hypothermie…

Tab. 34.3 Definition und Einteilung der Fiebertypen	
Fiebertyp	**Definition**
Undulierend	Wellenförmiger Verlauf
Kontinua	Schwankungen < 1 °C/Tag
Remittierend	Schwankungen > 1 °C/Tag
Intermittierend	Schwankungen > 2 °C/Tag
Periodisch	Fieberfreie Intervalle und Fieberphasen definierter Dauer (z. B. Malariaformen)
Rekurrierend	Fieberfreie Intervalle und Fieberphasen unregelmäßiger Dauer

Moderne radiologische-nuklearmedizinische Verfahren (PET-CT), mikrobiologische Verfahren (Prokaryonten-PCR) und innovative Laborparameter (Auto-Antikörper, Procalcitonin, Zytokine, Genetik) können entscheidend sein.

— Bei Fieber ist der Soll-Wert im Hypothalamus verstellt (Pyrogene, Zytokine, Interferone, Toxine).

— Bei Hyperthermie ist der Soll-Wert im Hypothalamus hingegen nicht verstellt.

— Eine Hyperthermie kann bei Überhitzung, Exsiccose, Hyperthyreose, Phäochromocytom und als Komplikation einer Anästhesie (maligne Hyperthermie) vorkommen.

— Eine Hypothermie (< 36 °C) kann bei Unterkühlung und Hypothyreose auftreten.

— Der Begriff „FUO" bezeichnet „fever of unknown origin" und wird verwendet, wenn länger als 3 Wochen zu unterschiedlichen Messungen und Tageszeiten eine Körpertemperatur von > 38,3 °C besteht und die diagnostische Abklärung bei Zuverlegung keine Ursachen erbracht hat.

— Normale circadiane Schwankungen betragen etwa 0,5 °C.

— Die buccal gemessene Temperatur liegt etwa 0,4 °C unter der rectal gemessenen Temperatur.

— Die axillär gemessene Temperatur kann sogar 0,5 bis 1,0 °C unter der rectal gemessenen Temperatur liegen.

— Eine recto-orale Temperaturdifferenz von > 1,0 °C kann bei einer Appendicitis vorliegen.

Literatur

1. Schäffler A et al (2023) Pearl-Index. In: Gesundheit heute. Trias, Stuttgart, 3. Auflage (2014), aktualisiert 2023
2. Wiegratz I (2009) Hormonale Kontrazeption. In: Leidenberg, Strowitzki, Ortmann: Klinische Endokrinologie für Frauenärzte, 4. Aufl. Springer, Heidelberg, S 249–294
3. Kochanek M (2018) Diagnostisches Management von Fieber. Die Innere Medizin 59:218–226

Screening- und Diagnoseparameter für Mangelernährung

Andreas Schäffler und Thomas Karrasch

Inhaltsverzeichnis

Literatur – 385

© Der/die Autor(en), exklusiv lizenziert an Springer-Verlag GmbH, DE, ein Teil von Springer Nature 2024
A. Schäffler (Hrsg.), *Funktionsdiagnostik in Endokrinologie, Diabetologie und Stoffwechsel*, https://doi.org/10.1007/978-3-662-68563-1_35

Indikationen
- Screening auf Mangelernährung im Krankenhaus
- Erfassung und Schweregrad-Einteilung einer Mangelernährung im Krankenhaus zur Therapieoptimierung und Implementierung in das DRG-Wesen

Kontraindikationen und Nebenwirkungen
Keine.

Testprinzip
Das Screening mittels des Nutritional Risk Scores (NRS 2000) soll helfen, im Krankenhaus Patienten mit Mangelernährung routinemäßig und mit einfachem Aufwand zu identifizieren [1]. Die Diagnosestellung erfolgt daraufhin mittels der sog. GLIM (Global Leadership Initiative on Malnutrition)-Kriterien [2].

▪▪ Vorbereitung und Rahmenbedingungen
Keine.

▪▪ Procedere
Testdurchführung
Standardisiert, wie folgt:

Anhand vorgefertigter Standard-Erfassungsbögen werden die Gewichtsparameter, der BMI, das Ausmaß eines Gewichtsverlustes und die Ernährungszufuhr über einen Zeitverlauf erfasst, ebenso das Alter und Grunderkrankungen. Die Muskelmasse kann je nach örtlichen Gegebenheiten über DEXA, BIA, CT oder MRT erfasst werden, alternativ Oberarm- bzw. Wadenumfang.

▪▪ Interpretation
◘ Tab. 35.1 fasst das NRS-Screening zusammen, ◘ Tab. 35.2 zeigt die GLIM-Kriterien, jeweils modifiziert nach [1, 2, 3].

Fallstricke
- Unklare Angaben bei erschwerter Anamnese oder Fremdanamnese
- Keine Erfassung erfolgt bei Adipositas

Praxistipps
- Auch bei Adipositas kann eine Mangelernährung vorliegen
- Das höchste metabolische Risiko liegt bei sarkopener Adipositas (sarcopenic obesity) vor (Kombination aus Adipositas mit Insulinresistenz/Typ 2 Diabetes und Muskelschwund v. a. bei geriatrischen Patienten).
- Das sog. obesity paradoxon beschreibt, dass bei geriatrischen Patienten die Prognose bei einem (leicht) erhöhten BMI besser ist. Dies liegt daran, dass ein erhöhter BMI vorliegen muss, um überhaupt auf das notwendige kritische Maß an Muskelmasse zu kommen.

◘ **Tab. 35.1** Parameter und Einteilung des NRS-Screenings modifiziert nach [1, 2, 3]

Ernährungs-Status	Punkte
Normaler Ernährungs-Status	0
Gewichtsverlust > 5 % in 3 Monaten Ernährungszufuhr 50–75 % des Normalbedarfes in der letzten Woche	1 (mild)
Gewichtsverlust > 5 % in 2 Monaten Ernährungszufuhr 25–50 % des Normalbedarfes in der letzten Woche BMI 18,5–20,5 kg/m^2 mit reduziertem Allgemeinzustand	2 (moderat)
Gewichtsverlust > 5 % in 1 Monat Ernährungszufuhr 0–25 % des Normalbedarfes in der letzten Woche BMI < 18,0 kg/m^2 mit reduziertem Allgemeinzustand	3 (schwer)
+1 Punkt wenn Alter ≥ 70 Jahre	
Wenn NRS ≥ 3 Punkte sollen die GLIM-Kriterien erfasst werden	

Screening- und Diagnoseparameter für Mangelernährung

◘ Tab. 35.2 Parameter und Einteilung des GLIM-Screenings modifiziert nach [1, 2, 3]

Phänotypische Kriterien	
Ungewollter Gewichtsverlust > 5 % in 6 Monaten oder > 10 % in > 6 Monaten	1
Niedriger BMI < 20 kg/m^2 bei Alter < 70 Jahre oder < 22 bei Alter > 70 Jahre	1
Reduzierte Muskelmasse in DEXA, BIA, CT, MRT oder Oberarm bzw. Wadenumfang reduziert	1
Ätiologische Kriterien	
Reduzierte Nahrungsaufnahme oder Resorption Reduzierte Nahrungsaufnahme/Resorption < 50 % in mehr als 1 Woche oder Reduzierte Nahrungsaufnahme/Resorption über > 2 Wochen Chronisch-intestinale Erkrankung mit Maldigestion oder Malabsorption oder reduzierter Aufnahme	1
Krankheit-Inflammation Akute Erkrankung Trauma Chronisch-entzündliche Erkrankung	1
Die Diagnose Mangelernährung ist gestellt, wenn mind. 1 phänotypisches und 1 ätiologisches Kriterium erfüllt sind.	

- Eine Mangelernährung im Krankenhaus verschlechtert Prognose, 30-Tages-Mortalität, 30-Tages-Rehospitalisierung, Lebensqualität und Körperfunktionen.
- Künftig sollen Biomarker entwickelt werden (Adipokine, Myokine, Hepatokine, Inflammationsparameter), um Subgruppen besser zu identifizieren, zu quantifizieren und um möglicherweise individuelle Therapiestratifizierungen zu ermöglichen.

Literatur

1. Kondrup J, Rasmussen HH, Hamberg O, Stanga Z (2003) Nutritional risk screening (NRS 2002): a new method based on an analysis of controlled clinical trials. Clin Nutr 22:321–336
2. Cederholm T et al (2019) GLIM criteria for the diagnosis of malnutrition – a consensus report from the global clinical nutrition community. Clin Nutr 38:1–9
3. Kaegi-Braun N et al (2023) Mangelernährung in der Inneren Medizin. Screening, Assessment und Bedeutung. Die Innere Medizin 64:515–524

Kontinuierliche Gewebe-Glukosemessung (CGM) und ambulantes Glukoseprofil (AGP)

Andreas Schäffler und Sebastian Petry

Inhaltsverzeichnis

Literatur – 392

© Der/die Autor(en), exklusiv lizenziert an Springer-Verlag GmbH, DE, ein Teil von Springer Nature 2024
A. Schäffler (Hrsg.), *Funktionsdiagnostik in Endokrinologie, Diabetologie und Stoffwechsel*, https://doi.org/10.1007/978-3-662-68563-1_36

- **Indikationen** [1]
  - Typ 1 Diabetes mellitus, Typ 2 Diabetes mellitus mit ICT
  - insulinpflichtiger Diabetes mellitus mit gehäuft auftretenden Hypoglykämien und/oder Hypoglykämiewahrnehmungsstörung
  - Schwangerschaft mit vorbestehendem insulinpflichtigem Diabetes mellitus
  - Einzelfälle nach Ermessen
  - CGM-Systeme können mit einer ICT oder zusammen mit einer Insulinpumpe oder als Teil eines AID-Systems verwendet werden.

- **Kontraindikationen und Nebenwirkungen**

Streng genommen gibt es keine absoluten Kontraindikationen für die Nutzung von CGM. Eine individuelle Nutzen/Risiko-Abwägung sollte in speziellen Situation erfolgen (i.S. von relativen Kontraindikationen) [2]:
  - mangelnde Motivation zur Intensivierung des Therapieaufwands, Inadhärenz
  - Angst vor oder mangelndes Vertrauen in die technischen Systeme
  - Alkohol- und/oder Drogenmissbrauch
  - Schwere psychologische/psychiatrische Probleme, die nicht aus vergeblichen Versuchen die diabetischen Stoffwechsellage zu verbessern, erwachsen (z. B. Bulimie, Anorexie, Psychosen)

Als Nebenwirkung sind möglich:
  - Hautreizungen bis hin zu Pflasterallergien
  - Infektionen der Insertionsstelle
  - Mentale Überforderung durch die Datenflut und Alarme
  - Übertherapie aufgrund der Echtzeitdaten

- **Testprinzip**

Beim CGM werden Glukosewerte mittels eines Sensors im Interstitium erfasst und über zumeist fünf Minuten gemittelt auf einem Endgerät ausgegeben. Die meisten Systeme messen über eine Nadel enzymatisch (Glukoseoxidasemethode). Ein auf dem Markt verfügbarer Sensor wird subkutan implantiert und misst die Gewebeglukose fotometrisch [3]. Die Glukosewerte im Interstitium entsprechen bei stabiler Stoffwechsellage den Glukosewerten im Blut. Hingegen kommt es bei schnell steigenden oder fallenden Glukosewerten zu einer Verzögerung von einigen Minuten (bei schnell steigenden Werten sind die CGM-Werte niedriger, bei schnell fallenden Werten höher) [4]. Diese sogenannte „lag time" ist einerseits physiologisch – durch die Zeit, welche die Glukose für die Diffusion vom Blut ins Interstitium benötigt – zudem auch technisch bedingt [5]. Die Verzögerung liegt meist bei ca. 10–15 min, kann im Einzelfall allerdings auch 20 min und mehr betragen [6, 7]

- - **Vorbereitung und Rahmenbedingungen**

Voraussetzung für die Anwendung eines CGM-Systems ist das Beherrschen der Selbstmessung der kapillären Blutglukose (SMBG) [1] sowie eine CGM-Schulung. In Deutschland existiert hierfür das bereits in einer Studie evaluierte SPECTRUM-Programm [8]. Zudem muss eine zusätzliche technische Einweisung in das Medizinprodukt erfolgen. Auch die Diabetesteams müssen im Umgang mit der Technik sowie der Datenauswertung geschult und technisch in die Systeme eingeführt werden („train the trainer").

- - **Procedere**

Die Sensoren werden von den Menschen mit Diabetes oder ihren An- bzw. Zugehörigen mittels einer Setzhilfe selbstständig angelegt („gesetzt") und haben je nach Hersteller eine Verweildauer von bis zu 14 Tagen. Eine Ausnahme stellt der implantierbare Sensor, welcher alle 180 Tage ärztlich implantiert wird, dar. Die Ausgabe der CGM-Daten erfolgt entweder über ein herstellerspezifisches Lesegerät oder ein smartes Endgerät. Die meisten aktuell verfügbaren CGM-Systeme stellen einen Ersatz für die SMBG dar, wohingegen einige ältere Systeme formal nicht für die Therapieentscheidung zugelassen sind. Manche Systeme erfordern regelmäßige Kalibrierungen anhand von kapillär gemessenen Werten, andere sind werkskalibriert und erlauben keine Kalibrierung, einige Systeme bieten diese Möglichkeit fakultativ an.

- **Testdurchführung**

Standardisiert, wie folgt:

Kontinuierliche Gewebe-Glukosemessung (CGM) und ambulantes…

Der Sensor wird gesetzt, kabellos aktiviert und mit dem verwendeten Endgerät gekoppelt. Die Messwerte werden nach einer Initialisierungsphase (i. d. R. 1 h) automatisch auf das entsprechende Endgerät übertragen. Das einzige verfügbare „intermittent scanning continuous glucose monitoring"-System, bei welchen das Lesegerät über den Sensor gehalten werden muss, um den aktuellen Gewebeglukosewert anzuzeigen („scannen"), wird nicht mehr lange verfügbar sein und zukünftig keine Relevanz mehr haben. Kapilläre Messungen sind zur Kalibrierung und bei den älteren Systemen, welche nicht für Therapieentscheidungen zugelassen sind, notwendig. Sie sollten auch bei unplausiblen Gewebeglukosewerten bzw. einer Diskrepanz dieser zum subjektiven Empfinden (v. a. bei V. a. Hypoglykämie) durchgeführt werden. Es werden gelegentliche Vergleichsmessungen, insbesondere nach Aktivierung eines neuen Sensors, empfohlen [1].

■■ Interpretation

Die aktuelle Gewebeglukose wird in Echtzeit dargestellt. Eine Anzeige über Trendpfeile visualisiert zusätzlich zur Verlaufskurve den aktuellen Trend (↓Glukose fallend, ↑steigend, – stabil; je nach Hersteller auch schräge, doppelte oder dreifache Pfeile zur semiquantitativen Darstellung der Glukosedynamik). Zudem lassen sich Alarme zur Warnung kurz vor und/oder beim Über- und Unterschreiten konfigurierter Glukosewerte einrichten. Die Systeme bieten somit die Möglichkeit, in Echtzeit auf Veränderungen des Stoffwechsels zu reagieren und damit eine größere Flexibilität und Sicherheit im Alltag. Sie erlauben das diskrete Messen der Glukose und reduzieren die Zahl der schmerzhaften kapillären Messungen. Über telemedizinische Lösungen (Cloudsystem, Follower) besteht darüber hinaus die Möglichkeit, die Stoffwechsellage aus der Ferne zu überwachen, was z. B. für Kinder und Menschen mit eingeschränkten kognitiven Fähigkeiten Relevanz hat. Auch die Beurteilung der Stoffwechsellage im Rahmen von Telefon- oder Videosprechstunden wird so ermöglicht.

Für die Diabetesteams entstehen aus den kontinuierlichen Glukoseprofilen im Vergleich zu einzelnen kapillären Messungen umfassendere diagnostische Möglichkeiten, welche effektiv in Therapieempfehlungen zur Optimierung der Stoffwechsellage übersetzt werden können. Die täglichen Glukoseverläufe werden algorithmenbasiert ausgewertet und grafisch aufbereitet als sogenanntes ambulantes Glukoseprofil (AGP) dargestellt. In diesem Rahmen entstehen neue Parameter zur Beurteilung der Stoffwechselgüte. ◘ Tab. 36.1 fasst die Ziel-Parameter des CGM und den AGP-Bericht zusammen. Besonders relevant sind der Glukosemittelwert sowie die Zeit mit Werten im, unter und über dem Glukosezielbereich. Ziel- und Grenzwerte für diese neuen Parameter wurden von internationalen Experten erarbeitet und haben sich in der alltäglichen Praxis etabliert (◘ Abb. 36.1) [11], wobei es noch wenig Evidenz gibt. Teilweise wird das Diabetesteam softwareseitig durch die automatische Erkennung von Mustern und Vorschlägen zur Therapieanpassung unterstützt [12–14]. Eine besondere Bedeutung kommt den CGM-Systemen in Verbindung mit kompatiblen Insulinpumpen im Rahmen von Systemen zur automatisierten Insulinzufuhr (automated insulin delivery/ AID) zu. Hier werden die erhobenen Glukosedaten algorithmenbasiert direkt in eine angepasste Insulinzufuhr der Insulinpumpe übersetzt, um das Diabetesmanagement zunehmend autark vom Zutun der Menschen mit Diabetes zu steuern [15].

■ Fallstricke

— Bei schnell steigenden oder fallenden Glukosewerten kommt es zu einer Differenz zwischen den interstitiell gemessenen CGM-Werten und den kapillären Messungen (siehe „lag time" unter „Testprinzip"). So sind die CGM-Werte bei schnell steigenden Werten niedriger, bei schnell fallenden Werten höher als die kapillären.

— Durchgeführte Kalibrierungen müssen daher zwingend in Phasen der Glukosestabilität erfolgen, um die Messgenauigkeit zu gewährleisten. Dennoch kann die Güte

Tab. 36.1 Ziel-Parameter des CGM und AGP-Bericht

Parameter	Bemerkung
Time in Range (TIR, Zeit im Zielbereich) (%)	Prozentsatz der Zeit, in welcher die Glukosewerte im Zielbereich liegen
Time above range (TAR, Zeit über dem Zielbereich) (%)	Prozentsatz der Zeit, in welcher die Glukosewerte über dem Zielbereich liegen
Time below range (TBR, Zeit unter dem Zielbereich) (%)	Prozentsatz der Zeit, in welcher die Glukosewerte unter dem Zielbereich liegen
Glukosedurchschnitt (mg/dl)	Durchschnitt aller erhobenen Glukosewerte im gewählten Intervall
Glukose-Management-Indikator (GMI) (%)	Rechnerische Annäherung an den HbA1c-Wert anhand der erhobenen Glukosewerte. GMI (%) = 3,31 + 0,02392 x mittlere Glukose in mg/dl [9]
Glukose-Variabilität (GV) (%)	Variationskoeffizient der mittleren Glukosespiegel (%GV) GV = Standardabweichung der Glukose/mittlere Glukose in mg/dl x 100 [10] Zielwert < 36 %
Hypoglykämien	Frequenz, Dauer, Tiefe, Periodizität (= Häufung zu bestimmten Zeiten)
Trend-Pfeile	Grafische Information, ob ein abfallender, steigender oder gleichbleibender Trend der Glukosewerte vorliegt (je nach CGM-System): Schneller Anstieg: > + 2–3 mg/dl/min Anstieg: + 1–2 mg/dl/min Geringe Änderung: < +/– 1 mg/dl/min Abfallen: – 1–2 mg/dl/min Schnelles Abfallen: > – 2–3 mg/dl/min
Datenqualität	Sensortragedauer (Empfehlung: 14 Tage) und Prozentsatz der aktiven Sensorzeit (Empfehlung: > 70 %)
Ambulantes Glukoseprofil (AGP)	Das ambulante Glukoseprofil ist eine übersichtliche Zusammenfassung aller aufgeführten Parameter. Die Glukosedaten eines festgelegten Zeitraums werden mithilfe eines Algorithmus aufbereitet und grafisch dargestellt. Es entsteht eine Verlaufskurve über 24h mit farbcodierten Räumen für Abweichungen vom Zielwert, Median-Linie (unbeeinflusst von einzelnen Ausreißern), und Perzentilenangaben als Marker der Streuung. Das AGP erlaubt eine strukturierte und systematische Beurteilung der diabetischen Stoffwechsellage (◘ Abb. 36.2)

der Messung zwischen den Sensoren des gleichen Herstellers schwanken, sodass gelegentliche kapilläre Vergleichsmessungen sinnvoll sein können und empfohlen werden [1].

- Der Erfahrung nach kommt es insbesondere am ersten Tag nach Sensoranlage und häufig auch kurz vor Ende der Sensorlaufzeit zu deutlicheren Abweichungen.
- Die Sichere Anwendung erfordert die Schulung von Diabetesteams und Anwendern.
- Regelmäßige retrospektive Datenanalyse sind notwendig, um CGM effektiv zur Verbesserung des Diabetesmanagements nutzen zu können.
- Menschen mit Diabetes sollten vor CGM die SMBG erlernen (Ausnahme: Kinder).
- Die zugelassenen Sensorinsertionsstellen gemäß Hersteller müssen beachtet werden.
- Der Sensor muss an einer geeigneten Stelle (frei von Druck durch Gürtel etc.) angebracht werden.

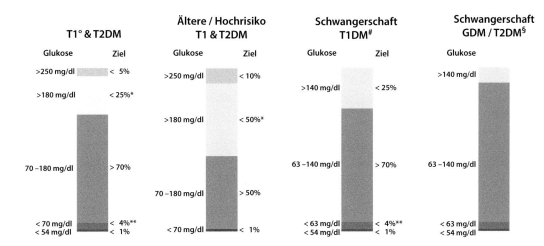

o   Bej jungen Patienten < 25 Jahre: Falls das HbA1c-Ziel < 7,5% ist, TIR-Ziel auf ca. 60% setzen
\#   Begrenzte Evidenz für die Zeiten in den Bereichen
§   Sehr begrenzte Evidenz für die Zeiten in den Bereichen, daher keine Zielangaben
*   Inkl. Werte > 250 mg/dl
** Inkl. Werte < 54 mg/dl

◘ **Abb. 36.1 Empfohlene CGM-Zielbereiche für verschiedene Patientengruppen**
Dargestellt sind die empfohlenen Zielbereiche für Menschen mit Typ 1 und 2 Diabetes mellitus, ältere Menschen und/oder solche mit hohem Hypoglykämierisiko und Schwangere mit Typ 1 Diabetes. Für Frauen mit Schwangerschaftsdiabetes oder Typ 2 Diabetes mellitus und Schwangerschaft gibt es ob der geringen Datenbasis bisher keine Empfehlung. Angepasst nach [11]. T1 & T2DM: Typ 1 & 2 Diabetes mellitus, GDM: Gestationsdiabetes mellitus

— Umweltfaktoren wie Hitze und Feuchtigkeit können zu Fehlmessungen oder dem Ablösen des Sensors führen.
— Herstellerspezifische Störfaktoren gemäß Handbuch (z. B. Vitamin C, Paracetamol, helles Licht) müssen berücksichtigt werden.
— Es gibt keinen etablierten Standard zur Beurteilung der Messgenauigkeit von CGM-Systemen.

■ **Praxistipps**
— Der HbA1c-Wert und der Wert des Glukose-Management-Indikators (GMI) stimmen gelegentlich nicht überein. Bei groben Abweichungen müssen Einflussfaktoren auf den HbA1c-Wert (falsch hohe, falsch niedrige Werte) überprüft werden (s. ▶ Abschn. 2.17). Interindividuell sollte die Differenz allerdings weitestgehend stabil sein.
— Wenn der GMI immer niedriger liegt als der HbA1c (und wenn Einflussfaktoren auf den HbA1c mit falsch-hohen Werten ausgeschlossen sind), so haben Patienten ein erhöhtes Hypoglykämie-Risiko bei Intensivierung der Insulintherapie und umgekehrt.
— Der HbA1c-Wert kann nicht die sog. Glukosevariabilität, d. h. Tagesschwankungen im Tagesverlauf, erfassen, CGM-Systeme schon.
— Während der HbA1c die Diabeteseinstellung der letzten 120 Tage (Erythrozytenüberlebensdauer) überprüft, können CGM-Systeme kürzere Zeiträume, z. B. 2–4 Wochen, übersichtlich erfassen. Beide Parameter ergänzen sich somit im klinischen Alltag.
— Es gibt Empfehlungen zur Anpassung der Insulindosis anhand der Trendpfeile der CGM-Systeme [16].

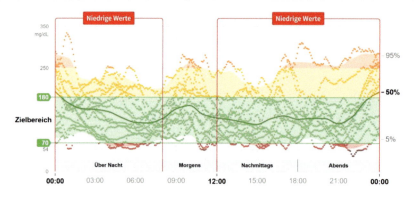

◘ **Abb. 36.2** Beispiel eines ambulanten Glukoseprofils Dargestellt ist die Zeit im, über und unter dem Zielbereich, die aktive Sensorzeit, der Glukosedurchschnitt, der Glukose-Management-Indikator (GMI) sowie die Mediankurve mit farblicher Hervorhebung der Glukosebereiche und der 5 % sowie 95 %-Perzentile

Literatur

1. Schlüter et al. (2022) Glukosemessung und -kontrolle bei Patienten mit Typ-1- oder Typ-2-Diabetes. Diabetologie und Stoffwechsel ; 17 (2022), 02. – S. S111–S132
2. Deutsche Diabetes-Hilfe (2019) Leitfaden kontinuierliche Glukosemessung (CGM). https://www.diabetesde.org/system/files/documents/leitfaden_cgm-antrag_diabetesde_ddh-m_ddg_2019.pdf. Zugriffsdatum am 9.4.2024
3. Freckmann G (2020) Basics and use of continuous glucose monitoring (CGM) in diabetes therapy. J Lab Med 44:71–79
4. Basu A, Dube S, Veettil S, Slama M, Kudva YC, Peyser T, Carter RE, Cobelli C, Basu R (2015) Time lag of glucose from intravascular to interstitial compartment in type 1 diabetes. J Diabetes Sci Technol. 9(1):63–68
5. Bailey TS, Chang A, Christiansen M (2015) Clinical accuracy of a continuous glucose monitoring system with an advanced algorithm. J Diabetes Sci Technol 9(2):209–214
6. Zaharieva DP, Turksoy K, McGaugh SM, Pooni R, Vienneau T, Ly T, Riddell MC (2019) Lag time remains with newer real-time continuous glucose monitoring technology during aerobic exercise in adults living with Type 1 diabetes. Diabetes Technol Ther 21(6):313–321
7. Schmelzeisen-Redeker G, Schoemaker M, Kirchsteiger H, Freckmann G, Heinemann L, Del Re L (2015) Time delay of CGM sensors: relevance, causes, and countermeasures. J Diabetes Sci Technol 9(5):1006–1015
8. Schlüter S, Freckmann G, Heinemann L, Wintergerst P, Lange K (2021) Evaluation of the SPECTRUM training programme for real-time continuous glucose monitoring: A real-world multicentre

prospective study in 120 adults with type 1 diabetes. Diabet Med 38(2):e14467

9. Bergenstal RM, Beck RW, Close KL, Grunberger G, Sacks DB, Kowalski A, Brown AS, Heinemann L, Aleppo G, Ryan DB, Riddlesworth TD, Cefalu WT (2018) Glucose Management Indicator (GMI): a new term for estimating A1C from continuous glucose monitoring. Diabetes Care 41(11):2275–2280

10. Monnier L, Colette C, Wojtusciszyn A, Dejager S, Renard E, Molinari N, Owens DR (2017) Toward defining the threshold between low and high glucose variability in diabetes. Diabetes Care 40(7):832–838

11. Battelino T, Danne T, Bergenstal RM, Amiel SA, Beck R, Biester T, Bosi E, Buckingham BA, Cefalu WT, Close KL, Cobelli C, Dassau E, DeVries JH, Donaghue KC, Dovc K, Doyle FJ 3rd, Garg S, Grunberger G, Heller S, Heinemann L, Hirsch IB, Hovorka R, Jia W, Kordonouri O, Kovatchev B, Kowalski A, Laffel L, Levine B, Mayorov A, Mathieu C, Murphy HR, Nimri R, Nørgaard K, Parkin CG, Renard E, Rodbard D, Saboo B, Schatz D, Stoner K, Urakami T, Weinzimer SA, Phillip M (2019) Clinical targets for continuous glucose monitoring data interpretation: recommendations from the international consensus on time in range. Diabetes Care 42(8):1593–1603

12. Freckmann G (2018) Continuous glucose monitoring: data management and evaluation by patients and health care professionals – current situation and developments. J Lab Med. https://doi.org/10.1515/labmed-2018-0119

13. Bergenstal RM (2018). Understanding continuous glucose monitoring data. In: Role of continuous glucose monitoring in diabetes treatment. Arlington (VA): American Diabetes Association. Aug, Arlinton, Virginia, USA

14. Andreas Thomas (2019) CGM interpretieren. 2. Aufl. Kirchheim. ISBN 978-3-87409-631-7

15. Sherr JL, Heinemann L, Fleming GA, Bergenstal RM, Bruttomesso D, Hanaire H, Holl RW, Petrie JR, Peters AL, Evans M (2022) Automated insulin delivery: benefits, challenges, and recommendations. A consensus report of the joint diabetes technology working group of the European Association for the Study of Diabetes and the American Diabetes Association. Diabetes Care 45(12):3058–3074

16. Ziegler R, von Sengbusch S, Kröger J, Schubert O, Werkmeister P, Deiss D, Siegmund T (2019) Therapy adjustments based on trend arrows using continuous glucose monitoring systems. J Diabetes Sci Technol 13(4):763–773

Serviceteil

Anhang – 396

Stichwortverzeichnis – 399

© Der/die Herausgeber bzw. der/die Autor(en), exklusiv lizenziert an Springer-Verlag GmbH, DE, ein Teil von Springer Nature 2024
A. Schäffler (Hrsg.), *Funktionsdiagnostik in Endokrinologie, Diabetologie und Stoffwechsel*,
https://doi.org/10.1007/978-3-662-68563-1

Anhang

Andreas Schäffler
und Thomas Karrasch

A. Schäffler
Medizinische Klinik und Poliklinik III
(Endokrinologie und Diabetologie),
Justus-Liebig-Universität Gießen (JLU),
Universitätsklinikum Gießen und Marburg
(UKGM), Standort Gießen, Gießen, Deutschland
e-mail: andreas.schaeffler@innere.med.uni-giessen.de

T. Karrasch
Medizinische Klinik und Poliklinik III
(Endokrinologie und Diabetologie),
Justus-Liebig-Universität Gießen (JLU),
Universitätsklinikum Gießen und Marburg
(UKGM), Standort Gießen, Gießen,
Deutschland
e-mail: thomas.karrasch@innere.med.uni-giessen.de

Nützliche Formeln und Definitionen für die klinische Praxis

- **Allelenfrequenz:**
  - p (= Häufigkeit des Gens für das Allel A) = $(2 \times AA + 1 \times Aa)/2N$
  - q (= Häufigkeit des Gens für das Allel a) = $(2 \times aa + 1 \times Aa)/2N$
- **Anionenlücke:**
  - Natrium [mmol/l] – Chlorid [mmol/l] – Bikarbonat [mmol/l].
  - Normbereich: 12 + 4 mmol/l.
  - Eine erhöhte Anionenlücke findet sich bei Additionsazidosen, z. B. bei Intoxikationen (s. auch osmotische Lücke).
- **Bauchumfang:**
  - < 102 cm bei Männern.
  - < 88 cm bei Frauen.
- **BMI(Body Mass Index):**
  - BMI = Körpergewicht[kg]/Größe $[m]^2$.
  - Interpretation ◘ Tab. A.1.
- **Broteinheit:**
  - 1 BE = 12 g Kohlenhydratäquivalent.

◘ **Tab. A.1** Interpretation des BMI (Body Mass Index)

BMI	Interpretation
< 18,5	**Untergewicht**
18,5–24,9	Normalgewicht
25,0–29,9	Übergewicht
30,0–34,9	Adipositas1. Grades
35,0–39,9	Adipositas 2. Grades
> 40,0	Adipositas 3. Grades

◘ **Tab. A.2** Energiegehalt der Nährstoffe

Nährstoff	Energiegehalt		
1 g Kohlenhydrate:	4,1 kcal	≙	17,2 kJ
1 g Protein:	4,1 kcal	≙	17,2 kJ
1 g Fett:	9,3 kcal	≙	38,9 kJ
1 g Alkohol:	7,1 kcal	≙	30 kJ

- **Kalziumkorrekturformelnach Payne:**
  - Korrigiertes Ca [mmol/l] = gemessenes Ca [mmol/l] – (0,025 × Albumin [g/l]) + 1.
- **Energieeinheit:**
  - 1 kcal = 4,2 kJ.
- **Energie,Tagesbedarf**(gesunder Erwachsener, leichte Tätigkeit):
  - 2500 kcal = 10.500 kJ.
- **Energiegehalt von Nährstoffen:**◘ Tab. A.2.

- Freier Androgen-Index (FAI)
  - Der sog. freie Androgenindex(FAI) kann nach folgender Formel berechnet werden:
  - FAI = $\text{Testosteron}_{gesamt}$[ng/ml]×347/ SHBG [nmol/l]
  - oderFAI=$\text{Testosteron}_{gesamt}$[nmol/l]×100/ SHBG [nmol/l]

Anhang

Der Normbereich des FAI für den Mann liegt bei 50–70 %. Bei Werten < 30 % kann in der Regel von einem deutlichen Testosteronmangel ausgegangen werden.

- **Friedewald-Formel:**
  - LDL-Cholesterin [mg/dl] = Gesamtcholesterin [mg/dl] – HDL-Cholesterin [mg/dl] – (Triglyzeride [mg/dl]:5).
  - (Nicht gültig bei Triglyzeriden > 400 mg/dl und bei Chylomikronämie.)
- **Genetische Zielgröße nach Tanner:**
  - Jungen: [Größe d. Vaters (cm) + Größe d. Mutter (cm)]/2 + 6,5 cm
  - Mädchen: [Größe d. Vaters (cm) + Größe d. Mutter (cm)]/2 + 6,5 cm
- **Glykämischer Index:**
  - Fläche unter der Kurve des Blutglukoseanstiegs nach oraler Kohlenhydratzufuhr.
  - Glykämischer Index von Glukose = 100 %.
- **Hardy-Weinberg-Equilibrium:**
  - $p^2 + 2pq + q^2 = 1$
- **Hepatische Glukoseproduktion:**
  - 2 mg/kg KG/min.
- **HOMA-Index**(„homeostatic model assessment"):
  - HOMA-Index = Nüchterninsulin [μU/ml]) × Nüchternglukose [mg/dl]:405.
  - Interpretation ◘ Tab. A.3.
- **Insulinogener Index:**
  - Insulinogener Index = Nüchterninsulin [μU/ml]/Nüchternglukose [mg/dl].
  - Interpretation: > 0,5 ist verdächtig für ein Insulinom (endogener Hyperinsulinismus).

- **Natriumkorrektur bei hyperosmolarem Koma:**
  - Korrigiertes S-Natrium [mmol/l] = gemessenes S-Natrium [mmol/l] + 0,016 × (Glukose [mg/dl] – 00).
- **Korrigierter Turner-Index:**
  - (Nüchterninsulin [μU/ml] × 100)/(Nüchternglukose [mg/dl] – 30).
  - Interpretation ◘ Tab. A.4.
- **NGSP-Formel (National Glycohemoglobin Standardization Program)**
  - IFCC HbA1c (mmol/mol) = [10 × NGSP HbA1c (%) – 21,52]/0,9148 oder:
  - IFCC HbA1c (mmol/mol) = [NGSP HbA1c (%) – 2,15] × 10,929
- **Osmotische Lücke:**
  - Osmotische Lücke = gemessene S-Osmolarität – errechnete S-Osmolarität.
  - Errechnete Osmolarität = 2 × (Natrium [mmol/l] + Kalium [mmol/l]) + Glukose [mg/dl]/18 + Harnstoff [mg/dl]/6.
  - Normbereich: bis 10 mmol/l.
  - Eine erhöhte osmotische Lücke findet sich bei Intoxikationen mit kleinmolekularen Substanzen (z. B. Ethanol-, Methanol-, Ethylenglykolintoxikation) oder bei Ketoazidosen.
- **Quicki-Index**(„quantitative insulin sensitivity check index"):
  - Quicki-Index = 1/(log Nüchterninsulin [mIU/l] + log Glukose [mg/dl]).
  - Normalwert: 0,38.
  - Insulinresistenz: < 0,38.
- **Respiratorischer Quotient:**
  - Respiratorischer Quotient (RQ) = Sauerstoffverbrauch/Kohlendioxidbildung.

◘ **Tab. A.3** Interpretation des HOMA-Index („homeostatic model assessment")

HOMA-Index	Interpretation
< 1	Normalbefund
> 2	Hinweis auf Insulinresistenz
> 2,5	Insulinresistenz wahrscheinlich
> 5	Insulinresistenz wie bei Diabetes mellitus Typ 2

◘ **Tab. A.4** Interpretation des Turner-Index

Turner-Index	Interpretation
< 30	normal
30–100	bei Adipositas möglich
> 100	endogener Hyperinsulinismus

- RQ von Glukose = 1.
- RQ von Fett = 0,7.
- RQ von Protein = 0,8.
- **Waist-hip-Ratio:**
  - Normalbereich Männer: < 0,9.
  - Normalbereich Frauen: < 0,85.

Nützliche Adressen und Links

- **Allgemeine Endokrinologie:** ▶ www.endokrinologie.net
- **Pädiatrische Endokrinologie:** ▶ www.paediatrische-endokrinologie.de
- **Gynäkologische Endokrinologie:** ▶ www.dggef.de
- **Diabetologie:** ▶ www.deutsche-diabetes--gesellschaft.de
- **Ernährung:** ▶ www.dge.de
- **Osteoporose:** ▶ www.dv-osteologie.de
- **Allgemeine Leitlinien:** ▶ www.awmf-leitlinien.de
- **Genetik, Referenzsequenzen:** ▶ www.ncbi.nlm.nih.gov/sites/entrez?db=gene
- **Genetik, Mutationen:** ▶ www.hgmd.cf.ac.uk/ac/index.php
- **Genetik, Polymorphismen:** ▶ www.ncbi.nlm.nih.gov/projects/SNP
- **Humangenetik:** ▶ www.ncbi.nlm.nih.gov/sites/entrez?db=omim
- **Deutsche Diabetesstiftung:** ▶ www.diabetesstiftung.de
- **Industrieforum Hormone:** ▶ www.endokrinologie.net/industrieforum-hormone.php
- **Selbsthilfegruppen:** ▶ www.endokrinologie.net/selbsthilfegruppen.php
- **Europäische Gesellschaft für Endokrinologie:** ▶ www.euro-endo.org
- **European Foundation for the Study of Diabetes:** ▶ www.europeandiabetesfoundation.org
- **European Association for the Study of Diabetes:** ▶ www.easd.org
- **Amerikanische Gesellschaft für Endokrinologie:** ▶ www.endo-society.org
- **Amerikanische Gesellschaft für Diabetologie:** ▶ www.diabetes.org/home.jsp

Stichwortverzeichnis

A

ABDM 334, 361
ACE-Hemmer 111
Achondroplasie 208
Achse
– adrenokortikotrope 149
– gonadotrope 128, 130, 159
– somatotrope 163
– thyreotrope 157
acid-labile subunit 164
ACTH (Adrenocorticotropes Hormon) 99, 149, 152, 153
– Insuffizienz 155
– Kurztest 99
– Test 135, 137
Adenom, aldosteronproduzierendes 103
ADH (Antidiuretisches Hormon) 180, 182
ADH-Mangel 182
Adipoflammation 222
Adipokin 220
Adiponektin 220, 222
Adipositas
– gluteofemorale 224
– viszerale 224
Adipositassyndrom 210
Adrenalektomie 115
Adrenalin 86, 88
Adrenogenitales Syndrom (AGS) 198
– heterozygotes 135
AIRE (Auto-Immun-Regulator) 236
AIRE-Gen 210
Akne 298
– Score 298
Akromegalie 4, 23, 163, 165
Aldosteron 102, 106
– Adenom, aldosteronproduzierendes 103
– ARQ 100
– Captoprilsuppressionstest 111
– Fludrocortisontest 109
– Kochsalzbelastungstest, oraler 107
– Kochsalzinfusionstest 106
– Nebennierenvenenkatheterisierung, selektive 114
– Orthostasetest 104
– Sammelurin 106
Aldosteron 106
Aldosteron-18-oxo-glukuronid 108
Aldosteron/Renin-Quotient 100, 102
Alkohol 3
Alopezie 298
– Score 298, 299
Alter 2
Amenorrhö 132
– uterine 133
AMH (Anti-Müller-Hormon) 129
Ammoniakserumspiegel 46

Androgene bei der Frau 138
Androgenindex, freier 139
Androgenprofil 138
Androgenrezeptor 208
– Defekt 122
Androgensuppressionstest 116
Androstendion 116, 138
Androstendion/Testosteron-Quotient 123
angiotensin converting enzyme (ACE) 101
Angiotensin I/II 101
Ankle brachial index (ABI) 366
Anorchie 122
Antikörper 8
– heterophiler 8
– kreuzreagierender 8
APECED 235
Apolipoprotein
– A-I 42
– B 42
– C-II 42
– E 42
Apolipoprotein-B-100-Mutant 42
Apolipoprotein-E-Polymorphismus 42
Apps 362
APUD-Zelle 79
ARFI-Wert 252
Arginin 170
Arginin-Infusionstest 187
Aromatase 208, 223
– Mangel 208
Aromatische L-Aminosäuren-Decarboxylase (AADC) 235
ARQ (Aldosteron/Renin-Quotient) 100, 102
Aufklärung 5
Aufsteh-Test 290
Augmentationsindex (Alx) 340
Autoantikörper 232
Autoimmunpluriglanduläres Syndrom (APS)
– Typ I 210
Autoimmunsyndrom, pluriglanduläres 232
Autoimmunthyreoiditis 52

B

Bardet-Biedl-Syndrom (BBS) 210
Basaltemperatur 380
Basaltemperaturkurve 133
Bayley und Pinneau 356
Begleithyperprolaktinämie 176
Bestätigungstest 7
Billroth-II-Magen 79
Biothesiometrie 287
Biotin-Streptavidin 9
Blutglukose, mittlere 31
Bluthochdruck 334

400   Stichwortverzeichnis

Body-Mass-Index (BMI) 2, 218
BRAF-mutation 332
Burch-Wartofsky Score 305

C

C282Y-mutation 201
cAMP 72
Captoprilsuppressionstest 111
Casanova-test 72
CASR (calcium sensing receptor) 209
CBG (kortisolbindendes Globulin) 96
Chemerin 221, 222
Cholezystokinin 79
Chorionzottenbiopsie 201
Chromogranin A 228, 229
CK-Erhöhung 310
Claudicatio intermittens 366
Clomiphentest 133
Clonidinhemmtest 90
Clonidin-Test 145
Coitus interruptus 380
Compound-mutation 203
Computertomografie der Nebenniere 240
COMT (Catecholamin-O-Methyl-Transferase) 86
Conn-Syndrom 103, 113
Copeptin 184, 186
Corpus luteum 128
C-Peptid
– C-Peptidsuppressionstest 30
– Glukagontest 28
– Glukosetoleranztest, oraler 21
– Glukostoleranztest, intravenöser 25
– Hungerversuch 27
– Tolbutamidtest 29
C-Peptidsuppressionstest 28, 29
CRH (Corticotropin-releasing Hormon) 152
– Test 149
CSWS (cerebral salt waisting syndrome) 184
CTRP-3 221, 222
Cushing-Syndrom 95, 149, 153, 155, 156
– zyklisches 97
Cushing-Syndrom 3
cycle-sequencing 193
CYP11B1-Gen 201
CYP21A2-Gen 198
Cytochrom-Metabolisierung 312
Cytokeratin-18 304
C-Zellkarzinom
– familiäres medulläres 191
C-Zellkarzinom, medulläres 53, 55, 58

D

Datenqualität 390
dbSNP 361
Dehydroepiandrosteronsulfat (DHEAS) 228
Deiodierung 51
11-Deoxykortisol 154
Deoxypyridinolin 282

Desmopressin 156, 180
– Test für ACTH 156
11-Desoxycortisol 135, 198
Desoxykortikosteron 135, 198
Detektions-Antikörper 8
DEXA (dual energy X-ray absorptiometry) 268
Dexamethasonhemmtest 94
Dexamethasonhemmtest
– 1mg 94
– 8mg 94
– 1-Tages-2-mg 94
DHEA (Dehydroepiandrosteron) 116, 138
– -S 116, 138
Diabetes insipidus 180
– *centralis* 187
Diabetesform, monogenetische 204
Diabetes-Therapieziel 34
Diaphragma 380
DIDMOAD 235
1,25-Dihydroxycholecalciferol 4
DNA, mitochondriale 209
DOPA (Dihydroxyphenylalanin) 86
DOPA-Decarboxylase 79
Dopamin 86, 175
Doping 265
Dopplersonde 367
Druckempfindung 287
Durstversuch 180, 181
DVO 274
Dysfunktion, neurosekretorische 169
Dyslipidämie 42

E

Effekt, thermogenetischer 129
Ejakulatparameter 123
Elastosonografie 252
Ellsworth-Howard-Test 71
Endlänge 355
– prospektive 350, 356
Energiebedarf 46
Entwicklungsverzögerung, konstitutionelle 159, 161, 162, 350, 356
Entzügelungshyperprolaktinämie 176
Ernährung 3
Ernährungsstatus 219, 384
Erythropoetinspiegel 4
17-β-Estradiol 128
Estradiol 128
Ewing-test 290
ExAc-Browser 361
excluded antrum 78
Exercise-test 143
Expirations-inspirations-test 290

F

Fancony-Syndrom 69
Fang-Antikörper 8
Fasten 3

Stichwortverzeichnis

18F-Deoxyglucose-PET 256
Feinnadelaspirationssytologie (FNAC) 332
Femidom 380
Feminisierung, testikuläre 208
Ferriman-und-Gallwey-Score 297
Ferroportin 201
– Ferroportin-Gen 202
Fertilitätsdiagnostik 123, 130
α1-Fetoprotein (AFP) 228, 229
Fettgewebe 218
Fettgewebe, ektopes 224
fever of unknown origin 381
FGF-23 3
FGFR3-Gen 208
FHH (familiäre hypokalzurische Hyperkalzämie) 64
Fibrosis-4-Score 304
Fiebergrad 380
Fiebertyp 381
Fludrokortisonsuppressionstest 109
Flush-Symptomatik 79
FMTC (familiäres medulläres C-Zellkarzinom) 53, 55, 191
Follikelphase 128
Fontaine 368
Foregut-Karzinoid 80
Framingham Risk Score 305
Freier Androgenindex (FAI) 120
Friedewald-Formel 39
Fruktosamin 32
FSH (Follikel-stimulierendes Hormon) 121, 130, 160, 161
fT3 50
fT3/T3 50, 361
fT4 50
fT4/T4 50
Funktionsreserve, ovarielle 129
Fußulkus, diabetisches 302

G

Ga68-Dotatoc-PET/CT 256
Ga68-Dotatoc-Szintigrafie 256
GAD (Glutamatdecarboxylase) 233
Gastrin 78
Gastrinom 78
Gastroenteropankreatisches System (GEP) 322
Gastrointestinaltrakt 78
GdB (Grad der Behinderung) 346
Gefäßsteifigkeit 340
Gendiagnostik 5
Genmutation 204, 208
GEP (Gastroenteropankreatisches System) 79, 322
– -Neoplasie 323
– -NET-Tumor 80
Geschlecht 2
Geschlechtsentwicklung 214
Gestagentest 131
Gestationsdiabetes 18
Gewebeglukose 389
Gewebeglukosewert 389

Gewicht 350
Gewichtsverlust 384
GH (growth hormone) 166, 169, 208
– Defizienz 173
– GH-Rezeptor 166
– Glusetoleranztest, oraler 23
– Insensitivität 167
– Mangel 142–145, 167, 170
– Sekretionsprofil 169
– Suppressionstest 23
Ghrelin 220, 222
GHRH (growth hormone receptor) 208
GHRH-Arginin-Infusionstest 170
GHRH-test 167
GH-Sekretoga 174
GLIM-Kriterien 384
Global Leadership Initiative on Malnutrition 384
Global-Acne-Grading-System 298
Globulin, kortisolbindendes 96
Glukagon 24, 80, 81
– Stimulationstest 91, 173
Glukagonom 80
Glukagontest
– C-Petidbestimmung 23
– für GH-Stimulation 172
– Insulinomdiagnostik 28
Glukokinase 209
Glukose
– Akromegalie 23
– Blutglukose, mittlere 31
– C-Peptidsuppressionstest 30
– Gestationsdiabetes 19
– Glukosetoleranztest, intravenöser 25
– Glukosetoleranztest, oraler 15
– Grenzwert 16
– 5-h-OGTT 21
– Insulinomdiagnostik 25
– Kindesalter 20
– OGTT mit Insulin/C-Peptid 20
– Plasmaglukose, kapilläre 18
– Plasmaglukose, venöse 15
– Screening Gestationsdiabetes 19
– Tolbutamidtest 29
– Vollblut, kapilläres 17
– Vollblut, venöses 17
"Glukosedurchschnitt" 390
Glukose-Management-Indikator (GMI) 390
Glukosetoleranztest, intravenöser 24
Glukosetoleranztest, oraler
– Akromegalie 23
– 50 g, 1 h, Screening
– Gestationsdiabetes 18
– 75 g, 2 h, Gestationsdiabetes 19
– 75 g, 2 h, kapilläre Plasmaglukose 18
– 75 g, 2 h, kapilläres Vollblut 17
– 75 g, 2 h, mit Insulin/C-Peptid 20
– 75 g, 2 h, venöses Vollblut 17
– 75 g, 5 h, Akromegalie 23
– 75 g, 5 h, postprandiale Hypoglykämie 22
– Gestationsdiabetes 19

402 Stichwortverzeichnis

Glukosetoleranztest, oraler (*Fortsetzung.*)
– Hypoglykämie, postprandiale 21
– Kindesalter 20
– mit Insulin/C-Peptid 20
– Plasmaglukose, kapilläre 18
– Plasmaglukose, venöse 15
– Screening Gestationsdiabetes 18
– Vollblut, kapilläres 17
– Vollblut, venöses 17
Glukose-Variabilität 390
Glykierung, enzymatische 30
Glykolyse-Inhibitor 17
GMI (Glukose-Management-Indikator) 390
GNAS1-Gen 209
GnRH (Gonadotropin releasing hormone) 131
GnRH-Gen 208
GnRH-Pumpe 160, 163
GnRH-Test, pulsatiler 162
Gobal-Acne-Grading-System 298
Gonadendysgenesie 131, 134
Gonadotropin 121, 130
Granulosazelle 129
Greulich-Pyle 355
G-Zellhyperplasie 78

H

H63D-Mutation 201
HAAAs (Human anti-animal antibodies) 8
Halsvenenkatheterisierung 62
– selektive 65
HAMAs (Human anti-mouse antibodies) 8
Hämochromatose 201
– juvenile hereditäre 202
Hämosiderose 201
Handwurzelknochen 355
Hardy-Klassifikation 319
Harnsäure 46
Harnsäurestein 48
Harnstoff 46
Harnstoff-Exkretion, fraktionelle 183
Harrison-Benedict-Formel 46
Hashimoto-Thyreoiditis 51
Hautfaltendicke 218
HbA1c 34
HbA$_{1c}$ 16
HbA1c-Wert 391
HCG 4
HCG-Test 122
HDL-Erniedrigung 38
Hemojuvelin-Gen HJV 202
Hepcidindefizienz 201
Hepcidin-Gen HAMP 202
Hermaphroditismus
– femininus 214
– masculinus 214
– verus 134
Herzfrequenzvariabilität 290
Herzinsuffizienz 4
HFE-Gen 201

HGMD (Human Gene Mutation Database) 361
HGQN (Humangenetisches Qualitäts-Netzwerk) 361
High-Dose-Hook-Effekt 8
Hirata's Syndrome 235
Hirata-Syndrom 262
Hirsutismus 135, 297
– Score 297
HMG-Test 134
HNF
– -1α 209
– -3β 209
– -4α 209
Hochwuchs 355
Hodenfunktion 122
Hodenvolumenbestimmung 295
Hook-Effekt 7, 176
Hormonanalytik 7
Hormonersatztherapie 264, 265
Hormonimplantat 380
Hormonspirale 380
Hormonüberdosierung 264, 265
Hounsfield-Einheiten (HE) 240
hTg 52, 53
Hüftumfang 218
human anti-animal antibodies (HAAAs) 8
Humanes Choriongonadotropin (HCG) 228, 229
Humanes Thyreoglobulin (hTg) 228
Hungerversuch 25
25-Hydroxycholecalciferol 4
5-Hydroxyindolessigsäure 228, 229
11-β-Hydroxylase 201
21-Hydroxylase 200
17-α-Hydroxylase (CYPc17) 235
21-Hydroxylase (CYPc21) 235
21-Hydroxylase-Gen 198
11-β-Hydroxylasemangel 137, 209
17-β-Hydroxylasemangel 137
21-Hydroxylasemangel 135, 209
17-α-Hydroxyprogesteron 135, 198
11-β-Hydroxysteroiddehydrogenase Typ II 98, 210
11β-Hydroxysteroid-Dehydrogenase Typ1 223
3-β-Hydroxysteroiddehydrogenasemangel 137
3-β-Hydroxysteroid-Dehydrogenasemangel 209
17-β-Hydroxysteroid-Dehydrogenasemangel 122
Hyperaldosteronismus 103, 105, 107, 109, 111, 113
– glukokortikoidsupprimierbarer 103
– primärer 100, 103
Hyperandrogenämie 116
Hyperandrogenismus 297
Hyperglykämie, paraneoplastische 6
Hyperinsulinismus
– endogener 27
– reaktiver 21
Hyperkalzämie
– familiäre hypokalzurische 63, 67, 209
Hyperkalziämie
– Korrekturformel nach Payne 67
Hyperkalzurie 68
Hyperkortisolismus 94, 96, 97
– ektoper 152
– hypophysärer 152

Stichwortverzeichnis

Hyperlipidämie 38
Hyperlipoproteinämie, gemischte 38
Hyperparathyreoidismus 64–66, 69
– Halle-Kriterien 65
– Miami-Kriterien 65
– primärer 68
– Wiener Kriterien 65
Hyperparathyreoidismus (HPT) 62
Hyperprolaktinämie 134
– Begleithyperprolaktinämie 176
– Entzügelungshyperprolaktinämie 176
– latente 159
Hyperthyreose 51, 158
Hyperthyreose, HCG-induzierte 4
Hypertonus 334
Hypertriglyreridämie 38
Hyperurikämie 47
Hypoglycaemia factitia 262
Hypoglykämie 22, 25, 142, 262
– Syndrome 20
Hypoglykämie, paraneoplastische 6
Hypogonadismus 120, 121, 128, 159
– hypogonadotroper 159, 161
– hypothalamischer 162
– idiopathischer hypogonadotroper 162
– tertiärer 208
Hypokalzämie, paraneoplastische 6
Hypokalziämie
– Korrekturformel nach Payne 67
Hypokalzurie 68
Hypomagnesiämie 63
Hyponatriämie 184, 186
Hypoparathyreoidismus 66, 69
Hypophosphatämie 3, 209
Hypophosphatämie 6
Hypophosphatasie 209
Hypophyse 233
Hypophysenadenomklassifikation 317
Hypophyseninsuffizienz 143
Hypophysen-Priming 162
Hypophysentumor 318
Hypophysenvorderlappen 157, 160, 161, 167, 170
– Insuffizienz 142
Hypophysitis 234
Hypospadie 122
– perineoskrotale 208
Hypothyreose 51

I

IA-2 233
IAIS 263
IFG (impaired fasting glucose) 15
IGF-1 163
IGF-1-Generationentest 166
IGF-1/IGF-1-Rezeptor 208
IGF-2 6
IGF-2/IGF-1-Quotient 6

IGF-BP-3 164, 165
IGT (impaired glucose tolerance) 15
IHH (isolierter hypogonadatroper
    Hypogonadismus) 160
131I-Methyl-Norcholesterol-Szintigrafie 256
Immuno-Assays 7
Impedanz-Analyse 219
In111-Octreotid-Szintigrafie 256
In111-Pentetreotid-Szintigrafie 256
Inhibin 129
Inselzelle 233
Insuffizienz
– adrenokortikotrope 100, 142, 144, 145
– somatotrope 142–145, 163
– thyreotrope 157
Insulin 233
– Glukosetoleranztest, oraler 21
– Hungerversuch 26
– Insulinantwort, frühe 24
– Sensitivität 20
Insulin/Glukose-Indizes 26
Insulinhypoglykämietest 142
Insulinom 25, 81, 262
Insulinomdiagnostik 25
Intermittent scanning continuous glucose
    monitoring 389
Intersexualität 122
IPF-1/PDX-1 209

J

Jet-Lag 3

K

Kalium 3
Kallmann-Syndrom 163, 208
Kalzitonin 53, 54, 56, 228
Kalzium
– Ausscheidung 67
– ionisiertes 67
– Kalziumstoffwechsel 66
– Serum 66
– Urin 67
Kalzium-Infusionstest 55
Kalzium-Stimulationstest, intra-arterieller 81
Karzinoidtumor 79
Katecholamine 86
– Clonidintest 90
– Glukagontest 91
– Sammelurin 86
*KDIGO (Kidney Disease Improving Global
    Outcome)* 307
Kearns-Sayre Syndrome 235
KEV (Konstitutionelle Entwicklungsverzögerung) 356
Kidney Disease: Improving Global Outcome
    (KDIGO) 307
Kleinwuchs 208, 350. *Siehe Auch* Minderwuchs

404 Stichwortverzeichnis

Klinefelter-Syndrom 214, 295
Knöchel-Arm-Index 366
Knochenalter 355
– Bestimmung 355
Knochenumbauparameter 279
Knosp-Klassifikation 319, 320
Kochsalzbelastungstest, oraler 106
Kochsalzinfusionstest 105
Kollagen-Typ-1-Propeptid, N-terminales 281
Kontrastmittel 58
Körperfettanteil 219
Körperfettmasse 218
Körpergewicht 2
Körperhaltung 2
Körperlänge 350
Körpertemperatur 378
Kortisol 150
– freies 96
– freies, im Speichel 98
– Serum 94, 98 (*Siehe Auch* Serumkortisol)
– Urin 95
Kreuzreaktion 8
Kryptorchismus 122
Kühlung 2
Kuperspirale 380

L

Labile plasma iron 201
Laboreinrichtung 4
Lag time 389
Längenentwicklung 350
Langzeitblutdruckmessung 334
Laron-Syndrom 166, 208
Late-onset-AGS 135, 198
Lateralisierungsindex 115
LC-MS/MS 10
LDL-Hypercholesterinämie 38
LDL-Rezeptor 42
Lean body mass (LBM) 218
Lebereisenkonzentration 203
Leberfibrose 303
Leberinsuffizienz 4
LEMO-Klassifikation 301
Leptin 210, 220, 222
Leptinrezeptor (ObRe) 210
Leri-Weill-Dyschondroosteose 208
LH (luteinisierendes Hormon) 121, 130, 160, 161
LH/FSH-Quotient 131
LHRH-Test
– Geschlecht, männliches 159
– Geschlecht, weibliches 161
Liddle-Test 94
Lipid 3
Lipoprotein(a) 38
Lipoproteinisotachophorese 42
Long-range-PCR 191, 198
LP(a) 42
Lp(a)-Polymorphismus 42
Ludwig-Score 299
Lutealphasendefekt 131

M

Macimorelin-Test 173
Magnesium 3
Makroprolaktin 176
MAO (Monoaminooxidase) 87
MC4-R (Melanocortin-4-Rezeptor) 210
Mediasklerose 367
MELAS-Syndrom 204, 209
MEN-1 190
MEN-2/-2A/-2B 191
Menin-Gen 190
Menopausengonadotropin, humanes (HMG) 134
Menstruationszyklus 3
Metabolically healthy obesity (MHO) 224
Metabolically unhealthy non-obesity (MUN) 224
Metabolically unhealthy obesity (MUO) 224
Metaflammation 222
Metanephrin 86, 88, 89
– Sammelurin 86
– Serum 89
Methylentetrahydrofolat-Reduktase (MTHFR) 42
Metoclopramidtest 134
Metyrapon 153
Metyrapon-Einzeldosis-Hemmtest 152
Metyrapon-Mehrfachdosis-Hemmtest 155
MHO (metabolically healthy obesity) 224
MIBG-Szintigrafie 256
MIDD (maternally transmitted, diabetes, deafness) 209
Minderwuchs 166, 208. *Siehe Auch* Kleinwuchs
Mini-Pille 380
Minirin 180
Mitternachtskortisol 97
MLPA (multiplex ligation-dependent probe amplification) 191, 200
MODY 204
MODY-1 bis MODY-6 (maturity onset diabetes of the young) 209
MODY-Typ 206
Mönckebergsche Mediasklerose 367
Monoaminoxidase 79
Monofilament 287
Monofilament nach Semmes-Weinstein 287
Morbus
– Basedow 52
MRT
– Hypophyse 246
– Nebenniere 240
– Nebenschilddrüsen 254
Multiple endokrine Neoplasie (MEN) Typ 1 190
MUN (metabolically unhealthy non-obesity) 224
MUO (metabolically unhealthy obesity) 224
Muskelsymptom, Statin-assoziiertes 310
Mutationsdatenbank 191, 193, 199
MutationTaster 361
Myasthenia gravis 234

N

NaCl 3% 186
NaCl-Infusionstest 105

Stichwortverzeichnis

Na-Exkretion, fraktionelle 183
NAFLD (non-alcoholic fatty liver disease) 303
NAFLD-Fibrose-Score 304
Nahrungsergänzungsmittel 3
NASH (non-alcoholic steatohepatitis) 303
NASH-test 304
Natriumausscheidung 108
Natriumchlorid 3
Natriumfluorid 17
NCBI (National Center for Biotechnology Information) 361
Nebenniere 233
Nebennierenandrogen 116
Nebennniereninsuffizienz 100, 149, 152
Nebennniereninzidentalom 86
Nebennierenkarzinom, aldosteronproduzierendes 103
Nebennierenmark 86
Nebennierenrindenkarzinomklassifikation 322
Nebennierentumor 326
Nebennierenvenenkatheter 113
Nebennierenvenenkatheterisierung, selektive 113
– Aldosteron 114
Nebenschilddrüse 65
Nebenschilddrüsenszintigrafie 256, 257
Neoplasie, multiple endokrine Typ 1 190
Nephropathie, diabetische 303, 307
Nervenleitgeschwindigkeit 288
Nesidioblastose 27, 81
NET (neuroendokrine Tumore)
– Appendix 324
– des Magens 323
– Duodenum, Ampulla, proximales Jejunum 324
– Jejunum/Ileum, distales 324
– Kolon/Rektum 325
– Pankreas 325
Neuro D 209
Neurofibromatose Typ 1 (M. Recklinghausen) 209
Neuronenspezifische Enolase (NSE) 228, 229
Neuropathie
– autonome diabetische 290
– periphere 287
Neuropathie-Test
– autonomer 290
– peripherer 286
NF-1-Gen 209
Nierenarterienstenose 4
Niereninsuffizienz 4
Nierenschwelle 4
Non-dipper 335
Non-islet cell tumor hypoglycemia (NICTH) 6
Non-thyreoidal illness syndrome (NTIS) 51, 158
Noonan-Syndrom 208
Noradrenalin 86, 88
Normetanephrin 88, 89
Nuklearmedizin 255
Nutritional Risk Scores (NRS) 384

O

OAFs 3
Oberarmmanschette 334

Obesity Paradoxon 222, 384
OGTT 17. *Siehe Auch* Glukosetoleranztest, oraler
1,25-(OH)2-Cholecalciferol 62
25-OH-Cholecalciferol 62
1,25-OH-Cholecalciferol 3
5-OH-Indolessigsäure 79
17-OH-Pregnenolon 135, 198
17-OH-Pregnenolon/17-OH-Progesteron-Quotient 137
5-OH-Tryptophan 79, 80
Oligo-/Amenorrhö 131
Omentin 221, 222
OMIM (Online Mendelian Inheritance in Man) 360
Online engines 362
Ophthalmometrie 299
– nach Hertel 299
Orbitopathie 301
– endokrine 301
Orchidometer 295
Orthostasetest 103
Orthostase-Test 291
Osteodensitometrie 268
Osteokalzin 279
Osteomalazie, onkogene 3
Osteopenie 268, 269
Osteoporose 268
Östrogen-Gestagen-Test 132
Östrogenresistenz 208
Östrogenrezeptor 208
Ovarialinsuffizienz 131
Ovulation 128

P

Paragangliom 87
Parathormon (PTH) 62
– intaktes 62
– intraoperatives 64
Parathormon-related Peptide (PTHrP) 62, 70
PAS (Pituitary Apoplex Score) 306
pAVK (periphere arterielle Verschlusskrankheit) 366, 368
Payne, Korrekturformel nach 67
PC-1 (Pro-Hormon-Convertase) 210
PCOS 308
PCO-Syndrom 131
PCR (Polymerase-Kettenreaktion) 190, 193, 199, 202
Pentagastrintest 53
Perchlorat 58
Periphere arterielle Verschlusskrankheit (pAVK) 366
Perniciosa 234
Perzentil 350
Perzentilen-Knick 350
Phänotyp, lipodystropher 224
Phäochromozytom 86, 89–91
PHEX-Gen 209
Phosphat
– Ausscheidung 70
– Clearance 70
– Phosphathaushalt 69
– Serum 69
– Urin 69

406   Stichwortverzeichnis

Phosphatase, knochenspezifische alkalische 280
Phosphomolybdatmethode 69
Pille 380
Pituitary Apoplex Score (PAS) 306
Plasma, plättchenreiches 80
Plasmaaldosteronkonzentration 102
Plasmaosmolalität 180
Plasmareninaktivität 102
Plasmareninkonzentration 102
POEMS 235
Polydipsie
– primäre 185, 187
– psychogene 180, 182, 184, 186
Polymorphismusdatenbank 191, 193, 199
Polypeptid, pankreatisches 80
Polyphen2 361
Polyurie-Polydipsie-Syndrom 180
POMC (Pro-Opio-Melanocortin) 210
Postmenopause 128
PP 81
PPom 80
Prader 295
Prader-Willi-Syndrom (PWS) 210
Pregnantriol 138
Pregnenolon 135, 198
Probe
– Anzahl 2
– Beschriftung 2
– Kühlung 2
– Logistik 2
Progesteron 128, 135, 198
Proinsulin, intaktes 33
Proinsulinspiegel 27
Prolactin-release inhibiting factor 175
Prolactoliberin 175
Prolaktin 174
Prolaktinom 174, 176
Propranolol-Glukagon-Test 144
Prostataspezifisches Antigen (PSA) 228
Proteinstoffwechsel 46
Pseudo-Cushing-Syndrom 95
Pseudohermaphroditismus femininus 134
Pseudohermaphroditismus masculinus 208
Pseudohypoparathyreoidismus 72, 209
Pseudopubertas praecox 160, 161
PTH (Parathormon) 62
– basales 62
– intraoperatives 64
– selektive Halsvenenkatheterisierung 65
PTH-related peptide (PTHrP) 3, 70
Pubarche, prämature 160
Pubertas
– praecox 128, 130
– praecox vera 160, 161
– tarda 128, 130
Pubertätsentwicklung 295
Pubertätsstadien 296
PubMed 361
Pulswellenanalyse (PWA) 340

Pulswellengeschwindigkeit (PWV) 340
PWA (Pulswellenanalyse) 340
PWV (Pulswellengeschwindigkeit) 340
Pyridinolin 282

R

RECIST-Kriterien 317
5-α-Reduktase 208
– Mangel 122
Refeeding-Syndrom 6
Reflexhammer 286
Reifenstein-Syndrom 208
Renin 100, 102
– ARQ 101
– Orthostasetest 104
Renin-Angiotensin-Aldosteron-System (RAAS) 107
Resistin 220, 222
RET-Protoonkogen 191
RET-Tyrosinkinase-Rezeptor 196
rhTHS 58
rhTSH 53, 58, 59
Rotterdam-Kriterien 308
Rutherford 368
Rydel-Seiffer 287

S

Sandwich-ELISA 7
Sarcopenic Obesity 223, 224, 384
Schichtarbeit 3
Schilddrüse 50
– Antikörper 52
– Hormonresistenz 51
– Schilddrüsenhormonresistenz 157, 209
– Schilddrüsenhormon-β-Rezeptor 209
– Schilddrüsenkarzinom 53
Schilddrüsenantikörper 51
Schilddrüsenhormon 50
Schilddrüsenkarzinom 320
– Klassifikation 320
Schilddrüsenpunktion 330
Schilddrüsenszintigrafie 255, 256
Schlafprotokoll 169
Schmerzempfindung 286
Schwangerschaft 4
– Gestationsdiabetes 18
Schwangerschaftsplanung 378
Schwelle, osteo-anabole 274
Schwerbehindertenausweis 346
Schwerbehinderung 346
Screening
– Testverfahren 7
Se75-Norcholesterolszintigrafie 256
Sekretintest 78
Selektivitätsindex 115
Sensitivität 7
Sensor 389

Stichwortverzeichnis

Sequenzanalyse 191
Sequenzierung 192
Serotonin 79, 228, 229
Serumeisen 204
Serumharnstoff/Kreatinin-Quotient 46
Serumkortisol 94
– ACTH-Test 99
– Dexamethasonhemmtest 94
– Mitternachtskortisol 97
Serummetanephrin 89
Serumtransferrin 203
SHBG (sexualhormonbindendes Globulin) 120, 129
SHOX-Gen 208
SIADH (Syndrom der inadäquaten ADH-Sekretion) 4, 182–184
SIADH-Kriterien 4
Single nucleotide polymorphims (SNPs) 360
Sinus-petrosus-inferior-Katheteruntersuchung 152
Sleeping adenomas 65
SMBG 388
Somatomedin C 163
Somatostatin 80, 81
Somatostatinom 80
Somatostatinrezeptor-Imaging 258
Sonografie
– Nebennieren 249
– Schilddrüse 250
Southern Blot 191, 198, 200
Spät-Dumping-Syndrom 21
Spermatogenese 122
Spermiogramm 123
Spezifität 7
Sphygmomanometer 367
Sprue 234
SRY-Gen-Translokation 214
Stadium nach Fontaine 368
Statin Muscle Safety Task Force 310
Stauungszeit 2
Sterilität 128
– Diagnostik 130
Sterol-27-Hydroxylase (CYP27A1) 42
stiff-man syndrome 234
Stimmgabel 287
Stress 4
Stresshyperglykämie 4
Struma 300
Succinat-Dehydrogenase-B/-D 209
Swyer-Syndrom 131, 214
Syndrom
– adrenogenitales 198
– IGF-1/-2-mediiertes 262
Systematic Coronary Risk Evaluation (SCORE) 39

T

T3 50
– reverse 51
T4 50
T4/TBG-Quotient 51

Tageszeit 3
Tag-Nacht-Absenkung 334
Taillenumfang 218, 219
Taillen-zu-Hüft-Umfangsverhältnis 219
Talspiegel 3
Tanner 295
– Stadien 296
Tanner-Whitehouse 355
TBG 50
Tc99m-Octreotid-Szintigrafie 256
Telopeptid, carboxyterminale 281
Temperaturdiskrimination 287
Temperaturempfindung 287
Temperaturmessung 380
Temperatursonde 287
Testosteron 116, 120, 138
– freies 120
Testosteron/Dihydrotestosteron-Quotient 123
Testosteronindex, freier 120
TFR2 202
Tg-Antikörper 52
Thyreoglobulin 53
Thyreoidektomie 192
Thyreotropinom 51
Tiefensensibilitätsmessung 286
Time above range (TAR) 390
Time below range (TBR) 390
Time in Range (TIR) 390
TNM-Klassifikation 316
Toe brachial index (TBI) 368
Tolbutamidtest 29
TPO-Antikörper 51, 52
TRAK-Antikörper 52
Transferrin-Eisen-Sättigung 203
Transferrinrezeptor (TFR) 201
Transferrinsättigung 202
Transition 142
Trend-Pfeil 390
TRH-Test 157
tRNA 209
Tryptophan 79
Tryptophan-Hydroxylase (TPH) 79, 235
T-Score 268
TSH (Thyreoidea-stimulierendes Hormon) 50, 51, 157
– TSH-Rezeptor 52
TSH-immunoassay 158
TSHom 157
TSH-Rezeptor 158
TSH-sezernierender Hypophysenadenom 158
Tumor
– Klassifikation der neuroendokrinen 322
– Stadieneinteilung 316
– TNM-Klassifikation 316
Tumorerkrankung 4
Tumor-Hyper-Calcämie, humorale 3
Tumor-Lyse-Syndrom 6
Tumormarker 228
Tyrosin 86
Tyrosin-Hydroxylase (TH) 235

408 Stichwortverzeichnis

U

UACR 307
Ullrich-Turner-Syndrom 214
UpToDate 362
Urat-Ausscheidung 48
Urinary-Albumin/Cratinine-Ratio (UACR) 307
Urinosmolalität 180

V

Vagotomie 79
Valsalva-Test 290
Vanillinmandelsäure 86
Vaspin 221, 222
Verdünnungsreihe 8
Verfahren nach Tanner-Whitehouse 356
Verhütung 378
Verhütungsmethode 378
Verner-Morrison-Syndrom 81
Versorgungsamt 346
Verweilkatheterverfälschung 2
Vibrationsempfinden 286
VIP (vasoaktives intestinales Polypeptid) 80, 81
VIPom 80
Visfatin 220, 222
Vitiligo 234
β-VLDL 42
von-Hippel-Lindau-Erkrankung 209
– VHL-Suppressorgen 209

W

Wachstumsgeschwindigkeit 350
Wachstumshormonmangel 163, 350
Wachstumshormonresistenz 166
WADA (Welt-Anti-Doping-Agentur) 266
Wagner und Armstrong 302

Waist-to-hip-ratio (WHR) 218
Wasserbelastungstest 183
WDHA-Syndrom 81
Weißkitteleffekt 334
Welt-Anti-Doping-Agentur (WADA) 266
Wermer-Syndrom 190
Wert
– negativ prädiktiver 7
– postiv/negativ prädiktiver 7
Whipple-Trias 27
Whitehouse 296
WHR (Waist-to-hip-ratio) 218
Wolfram's syndrome 235

X

XX-Mann-Syndrom 208

Z

Zeitverschiebung 3
Zelle, enterochromaffine 79
β-Zellfunktion 23
Zielgröße
– familiäre 355
– genetische nach Tanner 355
Zona
– fasciculata 94
– glomerulosa 100
– reticularis 116
Zyklus
– Anomalien 130
– anovulatorischer 133
– Diagnostik 128
– Zeitpunkt 128, 130
Zyklusphase 128

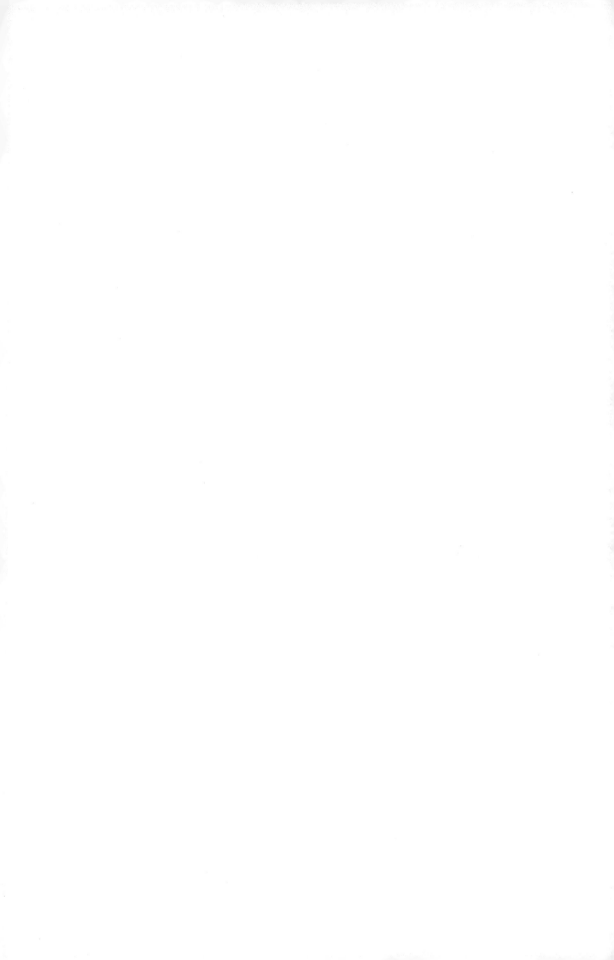

Printed in the United States
by Baker & Taylor Publisher Services